内容	項目
フィジカルアセスメントの目的 フィジカルアセスメントの構成要素と流れ インタビュー　スクリーニング　システムレビュー フィジカルイグザミネーション　検査　記録	フィジカルアセスメント の基本技術
フィジカルアセスメントの焦点と体液調節機能の概観 インタビュー　フィジカルイグザミネーション 検査　アセスメントシート	ホメオスタシス [体液調節機能]
フィジカルアセスメントの焦点と呼吸機能の概観 インタビュー　フィジカルイグザミネーション 検査　アセスメントシート	呼吸機能
フィジカルアセスメントの焦点と循環機能の概観 インタビュー　フィジカルイグザミネーション 検査　アセスメントシート	循環機能
フィジカルアセスメントの焦点と摂食・嚥下機能の概観 インタビュー　フィジカルイグザミネーション 検査　アセスメントシート	摂食・嚥下機能
フィジカルアセスメントの焦点と栄養吸収・代謝機能の概観 インタビュー　フィジカルイグザミネーション 検査　アセスメントシート	栄養吸収・代謝機能
①排便機能●フィジカルアセスメントの焦点と排便機能の概観 インタビュー　フィジカルイグザミネーション　検査　アセスメントシート ②排尿機能●フィジカルアセスメントの焦点と排尿機能の概観 インタビュー　フィジカルイグザミネーション　検査　アセスメントシート	排泄機能
フィジカルアセスメントの焦点と運動機能の概観 インタビュー　フィジカルイグザミネーション 検査　アセスメントシート	運動機能
フィジカルアセスメントの焦点と運動調節機能の概観 インタビュー　フィジカルイグザミネーション 検査　アセスメントシート	運動調節機能
フィジカルアセスメントの焦点と感覚機能の概観 インタビュー　フィジカルイグザミネーション 検査　アセスメントシート	感覚機能
フィジカルアセスメントの焦点と高次脳機能の概観 インタビュー　フィジカルイグザミネーション 検査　アセスメントシート	高次脳機能
フィジカルアセスメントの焦点と内分泌機能の概観 インタビュー　フィジカルイグザミネーション 検査　アセスメントシート	内部環境調節機能 [内分泌機能]
①皮膚●フィジカルアセスメントの焦点と皮膚の機能の概観 インタビュー　フィジカルイグザミネーション　検査　アセスメントシート ②免疫・リンパ系●フィジカルアセスメントの焦点と免疫・リンパ系の概観 インタビュー　フィジカルイグザミネーション　検査　アセスメントシート	生体防御機能
フィジカルアセスメントの焦点と女性生殖機能の概観 インタビュー　フィジカルイグザミネーション 検査　アセスメントシート	生殖機能

根拠と急変対応からみた
フィジカル アセスメント

●編集
清村紀子
西南女学院大学保健福祉学部看護学科准教授・救急看護学/
クリティカルケア看護学/看護形態機能学

工藤二郎
西南女学院大学保健福祉学部看護学科教授・内科学

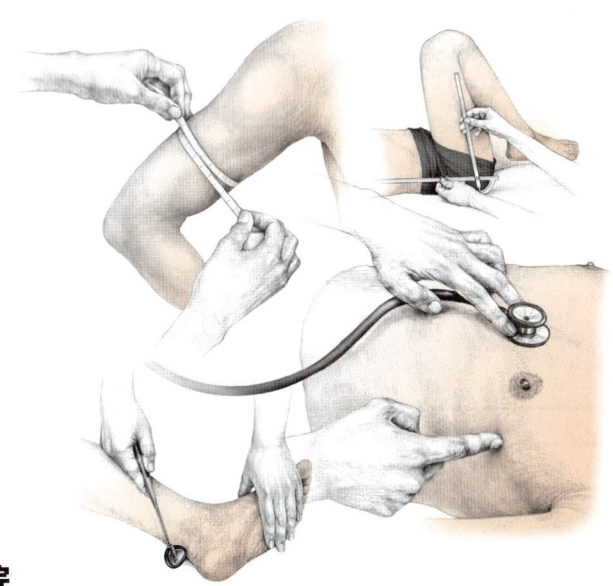

医学書院

ご注意

　本書に記載されている治療法や看護ケアに関しては，出版時点における最新の情報に基づき，正確を期するよう，著者，編集者ならびに出版社は，それぞれ最善の努力を払っています．しかし，医学，医療の進歩から見て，記載された内容があらゆる点において正確かつ完全であると保証するものではありません．

　したがって，看護実践への活用にあたっては，常に最新のデータに当たり，本書に記載された内容が正確であるか，読者御自身で細心の注意を払われることを要望いたします．本書記載の治療法・医薬品がその後の医学研究ならびに医療の進歩により本書発行後に変更された場合，その治療法・医薬品による不測の事故に対して，著者，編集者，ならびに出版社は，その責を負いかねます．

株式会社　医学書院

根拠と急変対応からみた　フィジカルアセスメント

発　行　2014年3月1日　第1版第1刷Ⓒ
編　集　清村紀子・工藤二郎
発行者　株式会社　医学書院
　　　　代表取締役　金原　優
　　　　〒113-8719　東京都文京区本郷1-28-23
　　　　電話　03-3817-5600(社内案内)
印刷・製本　山口北州印刷

本書の複製権・翻訳権・上映権・譲渡権・公衆送信権(送信可能化権を含む)は(株)医学書院が保有します．

ISBN978-4-260-01135-8

本書を無断で複製する行為(複写，スキャン，デジタルデータ化など)は，「私的使用のための複製」など著作権法上の限られた例外を除き禁じられています．大学，病院，診療所，企業などにおいて，業務上使用する目的(診療，研究活動を含む)で上記の行為を行うことは，その使用範囲が内部的であっても，私的使用には該当せず，違法です．また私的使用に該当する場合であっても，代行業者等の第三者に依頼して上記の行為を行うことは違法となります．

|JCOPY|　〈(社)出版者著作権管理機構　委託出版物〉
本書の無断複写は著作権法上での例外を除き禁じられています．複写される場合は，そのつど事前に，(社)出版者著作権管理機構(電話 03-3513-6969，FAX 03-3513-6979，info@jcopy.or.jp)の許諾を得てください．

はじめに

　看護職の実施するフィジカルアセスメントの意義は，身体的・生理的な健康問題を明確にする点にあります．そのためには，いのちを護り，生活を支援する看護実践に役立つフィジカルアセスメントでなければなりません．

　本書は，ヒトのからだを 13 の機能で捉え，その中で正常・異常を把握するためのフィジカルアセスメント技術について詳説しています．本書には大きく 2 つの特徴があります．

　1 つ目の特徴として，インタビューやフィジカルイグザミネーションで収集した情報のうち，特に迅速に次の観察・処置に移行しなければ生命に危険が及ぶような症候を"見逃してはならないサイン"として示し，その具体的対応のポイントについて明記しました．緊急時の対応には，観察・アセスメント・実践・評価の一連の看護のプロセスが集約されるため，フィジカルアセスメントと看護実践をつなぐ 1 つの具体例として捉えていただきたいと思います．

　2 つ目の特徴として，アセスメントシートによる記録を残せるようにしました．記録様式によっては，十分な情報が記載されていない，あるいは必要のない情報が羅列してある，といった臨床判断の質にも関わる問題が生じてしまいます．本書ではこうした問題を解決すべく，情報の整理とアセスメントまでの思考のプロセスを記録するためのアセスメントシートを準備しています．看護基礎教育課程での演習，臨床でのアセスメントにご活用ください．

　また，本書の構成は，姉妹書『フィジカルアセスメントの根拠がわかる！ 機能障害からみたからだのメカニズム』と連動していますので，2 冊あわせて活用していただくことで，①フィジカルアセスメントの基本となる正常なからだの機能（姉妹書），②機能が破綻した状態を示す疾患・病態とその症状・徴候（姉妹書），③上記②の情報を収集するためのフィジカルアセスメント技術と検査（本書），④情報整理とアセスメントまでの思考プロセスの記録（本書），⑤フィジカルアセスメントを看護実践に活かす具体例としての緊急時対応（本書），と①〜⑤のプロセスを踏んで学習していただけます．

本書と姉妹書の全てを通じて，新たに撮りおろした多数のカラー写真や挿図が加えられました．これらにより読者の皆様の理解を容易にし，ご信頼に誠実にお応えできると思います．

　専門分野をご執筆いただいた多数の先生方に心より感謝申し上げます．先生方のお力により本書の評価が確実に高まると考えております．その果実である本書が，1人でも多くの学生・看護職の方々にとって，知識・実践に役立つ1冊になることを切に願っております．

　最後になりますが，本書の企画・編集，構成に至る大変な作業を正確かつ緻密に進めていただき，明快なテキストとして完成してくださった医学書院看護出版部の皆様に心より感謝いたします．

2014年1月

清村紀子
工藤二郎

執筆者一覧

編集

清村　紀子　西南女学院大学保健福祉学部看護学科准教授・救急看護学/クリティカルケア看護学/看護形態機能学
工藤　二郎　西南女学院大学保健福祉学部看護学科教授・内科学

執筆・執筆協力（五十音順）

飯野　英親　西南女学院大学保健福祉学部看護学科教授・小児遺伝看護学・看護管理学
生島壮一郎　日本赤十字社医療センター呼吸器内科部長職務代理
伊藤　直子　西南女学院大学保健福祉学部看護学科教授・公衆衛生看護学
上野　恵子　前西南女学院大学助産別科講師・母性看護学・助産学
宇野　久光　日本赤十字広島看護大学看護学部看護学科教授・専門基礎
大田　明英　佐賀大学医学部看護学科教授・成人・老年看護学
岡田なぎさ　産業医科大学産業保健学部看護学科講師・基礎看護学
小田日出子　西南女学院大学保健福祉学部看護学科教授・基礎看護学
小野　　元　聖マリアンナ医科大学・脳神経外科学
鹿毛　美香　西南女学院大学保健福祉学部看護学科助教・公衆衛生看護学
鹿嶋　聡子　西南女学院大学保健福祉学部看護学科助教・成人看護学
梶原　江美　西南女学院大学保健福祉学部看護学科講師・基礎看護学
兼岡　秀俊　福岡大学医学部看護学科教授・病理病態学
清村　紀子　西南女学院大学保健福祉学部看護学科准教授・救急看護学/クリティカルケア看護学/看護形態機能学
工藤　二郎　西南女学院大学保健福祉学部看護学科教授・内科学
財津　倫子　前西南女学院大学保健福祉学部看護学科助教・成人看護学
末次　典恵　佐賀大学医学部看護学科講師・成人・老年看護学
相野さとこ　西南女学院大学保健福祉学部看護学科助教・成人看護学
髙橋　甲枝　西南女学院大学保健福祉学部看護学科講師・成人看護学
田川　辰也　西南女学院大学保健福祉学部栄養学科教授・循環器内科学
滝沢美智子　京都学園大学　大学事務局教育開発センター准教授
田中　克之　北杜市立甲陽病院脳神経外科
時吉佐和子　前西南女学院大学保健福祉学部看護学科講師・健康教育学
栃本しのぶ　聖マリアンナ医科大学病院リハビリテーション部・言語聴覚士
濱﨑　勲重　前産業医科大学産業保健学部教授・臨床病態学
布花原明子　西南女学院大学保健福祉学部看護学科准教授・公衆衛生看護学
藤野　智子　聖マリアンナ医科大学病院看護部専門・認定看護師統括師長
山田　　恵　西南女学院大学保健福祉学部看護学科非常勤助手・母性看護学・助産学

目次

はじめに ……………………………………………………………………… iii
本書の構成と使い方 ………………………………………………………… xvi

第1部　フィジカルアセスメントの基本

第1章　フィジカルアセスメント概論

1．フィジカルアセスメントの目的・意義 …………………… 清村紀子　4
　A．フィジカルアセスメントの定義と看護活動における位置づけ ……… 4
　B．看護におけるフィジカルアセスメントの目的 …………………………… 5
　C．看護におけるフィジカルアセスメントの意義 …………………………… 6
　D．看護実践に活かすフィジカルアセスメント ……………………………… 6
　E．フィジカルアセスメントとクリティカルシンキング ………………… 8
2．フィジカルアセスメントの構成要素とプロセス ………… 清村紀子　9
　A．スクリーニング …………………………………………………………… 10
　B．システムレビュー ………………………………………………………… 10

第2章　フィジカルアセスメントの基本技術

1．インタビュー（健康歴の聴取） ……………………………… 布花原明子　12
　A．目的 ………………………………………………………………………… 12
　B．基本的健康歴 ……………………………………………………………… 12
　C．インタビューの技法 ……………………………………………………… 13
2．スクリーニング
　❶ポイント ………………………………………………………… 時吉佐和子　15
　A．スクリーニングとは ……………………………………………………… 15
　B．スクリーニング実施上のポイント ……………………………………… 15
　C．実施時の基本となる見方・考え方 ……………………………………… 15
　D．必要物品 …………………………………………………………………… 16
　E．環境整備 …………………………………………………………………… 16
　F．患者の準備 ………………………………………………………………… 16
　❷全身の概観 ……………………………………………………… 時吉佐和子　17
　A．一般状態 …………………………………………………………………… 17
　B．フィジカルイグザミネーション ………………………………………… 20
　❸身体計測 ………………………………………………………… 時吉佐和子　22
　A．身長の計測 ………………………………………………………………… 22
　B．体重の計測 ………………………………………………………………… 22
　C．身長と体重から導かれる指標 …………………………………………… 24
　D．腹囲の計測 ………………………………………………………………… 25

目次

　❹バイタルサイン……………………………………伊藤直子・鹿毛美香　27
　　Ａ．呼吸……………………………………………………伊藤直子　27
　　Ｂ．脈拍……………………………………………………伊藤直子　31
　　Ｃ．血圧……………………………………………………鹿毛美香　34
　　Ｄ．体温……………………………………………………鹿毛美香　41
　　Ｅ．意識レベル……………………………………………鹿毛美香　48
　３．システムレビュー……………………………………………梶原江美　50
　　Ａ．システムレビューとは………………………………………　50
　４．フィジカルイグザミネーション(身体診査)…………………工藤二郎　53
　　Ａ．フィジカルイグザミネーションとは………………………　53
　　Ｂ．フィジカルイグザミネーションの方法……………………　55
　５．検査……………………………………………………………鹿嶋聡子　80
　　Ａ．主な検査項目と検査の意義，検査値の読み方……………　80
　　Ｂ．主な検査項目と基準値………………………………………　83
　６．記録……………………………………………………………鹿嶋聡子　84
　　Ａ．記録と記録用紙(アセスメントシート)……………………　84
　　Ｂ．参考例：呼吸機能のアセスメントシート…………………　84

第2部　機能障害からみたフィジカルアセスメント

第1章　ホメオスタシス

＊ここでは体液調節機能のフィジカルアセスメントについて解説する．血圧や体温の測定手技，アセスメントは，「第1部　第2章　フィジカルアセスメントの基本技術【2】スクリーニング ❹バイタルサイン」を参照

体液調節機能

１．フィジカルアセスメントの焦点と体液調節機能の概観……岡田なぎさ　92
　　Ａ．フィジカルアセスメントの焦点………………………………　92
　　Ｂ．体液調節機能の概観(全身の観察)……………………………　92
２．インタビュー…………………………………………………岡田なぎさ　94
３．フィジカルイグザミネーション……………………………岡田なぎさ　96
　　Ａ．概説………………………………………………………………　96
　　Ｂ．準備………………………………………………………………　96
　　Ｃ．手技………………………………………………………………　98
　　　1.体液調節機能の視診(98)／2.体液調節機能の触診(101)／3.体液調節機能の打診(104)
４．検査……………………………………………………………兼岡秀俊　105
　　Ａ．尿の検査…………………………………………………………　105
　　　1.尿量(105)／2.検査用尿の採取(105)／3.尿の外観(106)／4.尿定性試験

vii

(106)／5.尿沈渣(細胞診を含む)(106)／6.内科的血尿, 外科的血尿(107)／7.尿生化学検査(107)

  B．腎機能検査 108
   1.末梢血球数(108)／2.血液生化学検査(108)／3.糸球体濾過量(GFR)(109)／4.血液ガス分析(110)

  C．腎画像診断 111

 5．アセスメントシート 岡田なぎさ 113

第2章　呼吸機能

 1．フィジカルアセスメントの焦点と呼吸機能の概観 清村紀子 118
  A．フィジカルアセスメントの焦点 118
  B．呼吸機能の概観(全身の観察) 118
 2．インタビュー 清村紀子 120
 3．フィジカルイグザミネーション 清村紀子・生島壮一郎 123
  A．概説 123
  B．準備 123
  C．手技 127
   1.呼吸器の視診(127)／2.呼吸器の触診(132)／3.呼吸器の打診(136)／4.呼吸器の聴診(139)
 4．検査 清村紀子・生島壮一郎 145
  A．血液ガス分析 145
  B．呼吸機能検査 146
 5．アセスメントシート 清村紀子 148

第3章　循環機能

 1．フィジカルアセスメントの焦点と循環機能の概観 財津倫子 154
  A．フィジカルアセスメントの焦点 154
  B．循環機能の概観(全身の観察) 154
 2．インタビュー 財津倫子 156
 3．フィジカルイグザミネーション 財津倫子 159
  A．概説 159
  B．準備 159
  C．手技 160
   1.循環器の視診(160)／2.循環器の触診(162)／3.循環器の打診(172)／4.循環器の聴診(173)／5.スクラッチテスト(176)／6.中心静脈圧の推定(178)／7.末梢循環の確認(180)
 4．検査 財津倫子・田川辰也 186
  A．心電図検査 186

B．胸部X線検査……………………………………………… 187
　　C．心臓カテーテル検査……………………………………… 188
　　D．スワン・ガンツカテーテル検査………………………… 189
　　E．血液検査…………………………………………………… 190
　5．アセスメントシート………………………………財津倫子 193

第4章　摂食・嚥下機能

　1．フィジカルアセスメントの焦点と摂食・嚥下機能の概観…相野さとこ 198
　　A．フィジカルアセスメントの焦点…………………………… 198
　　B．摂食・嚥下機能の概観（全身の観察）…………………… 198
　2．インタビュー………………………………………相野さとこ 200
　3．フィジカルイグザミネーション…………………相野さとこ 203
　　A．概説………………………………………………………… 203
　　B．準備………………………………………………………… 203
　　C．手技………………………………………………………… 203
　　　1.摂食・嚥下機能に関する視診（203）／2.摂食・嚥下機能に関する触診（209）／
　　　3.摂食・嚥下機能に関する聴診（213）
　4．検査…………………………………………………栃本しのぶ 215
　　A．スクリーニング検査……………………………………… 215
　　B．嚥下造影検査……………………………………………… 216
　　C．嚥下内視鏡検査…………………………………………… 216
　5．アセスメントシート………………………………相野さとこ 217

第5章　栄養吸収・代謝機能

　1．フィジカルアセスメントの焦点と栄養吸収・代謝機能の概観
　　　………………………………………………………滝沢美智子 222
　　A．フィジカルアセスメントの焦点…………………………… 222
　　B．栄養吸収・代謝機能の概観（全身の観察）……………… 222
　2．インタビュー………………………………………滝沢美智子 224
　3．フィジカルイグザミネーション…………………滝沢美智子 227
　　A．概説………………………………………………………… 227
　　B．準備………………………………………………………… 227
　　C．手技………………………………………………………… 228
　　　1.腹部の視診（228）／2.腹部の聴診（231）／3.腹部の打診（234）／4.腹部の
　　　触診（238）／5.肝臓の触診（241）／6.腹囲測定（242）
　4．検査…………………………………………………滝澤美智子 244
　　A．身体計測…………………………………………………… 244
　　B．身体活動に伴うエネルギー消費………………………… 246

5．アセスメントシート……………………………………………滝沢美智子 248

第6章　排泄機能

1 排便機能

1．フィジカルアセスメントの焦点と排便機能の概観…………滝沢美智子 252
　　A．フィジカルアセスメントの焦点…………………………………… 252
　　B．排便機能の概観（全身の観察）…………………………………… 252
2．インタビュー……………………………………………………滝沢美智子 253
3．フィジカルイグザミネーション………………………………滝沢美智子 257
　　A．概説…………………………………………………………………… 257
　　B．準備…………………………………………………………………… 257
　　C．手技…………………………………………………………………… 257
　　　　1.肛門の視診（257）／2.直腸・肛門の指診（触診）（259）
4．検査……………………………………………………………滝沢美智子 261
　　A．便潜血検査…………………………………………………………… 261
　　B．便培養検査…………………………………………………………… 261
5．アセスメントシート……………………………………………滝沢美智子 262

2 排尿機能

1．フィジカルアセスメントの焦点と排尿機能の概観……………飯野英親 265
　　A．フィジカルアセスメントの焦点…………………………………… 265
　　B．排尿機能の概観（全身の観察）…………………………………… 265
2．インタビュー………………………………………………………飯野英親 267
3．フィジカルイグザミネーション…………………………………飯野英親 271
　　A．概説…………………………………………………………………… 271
　　B．準備…………………………………………………………………… 271
　　C．手技…………………………………………………………………… 273
　　　　1.排尿機能に関する視診（273）／2.排尿機能に関する触診（276）／3.排尿機能に関する打診（280）
4．検査…………………………………………………………………飯野英親 282
　　A．蓄尿障害の検査……………………………………………………… 282
　　B．尿沈渣………………………………………………………………… 282
　　C．残尿測定……………………………………………………………… 283
　　D．尿流動態検査（ウロダイナミクス）……………………………… 283
5．アセスメントシート………………………………………………飯野英親 285

第7章　運動機能

1．フィジカルアセスメントの焦点と運動機能の概観…………小田日出子 290
　　A．フィジカルアセスメントの焦点…………………………………… 290

B．運動機能の概観（全身の観察）…………………………………………… 290
　2．インタビュー……………………………………………………小田日出子 295
　3．フィジカルイグザミネーション………………………………小田日出子 298
　　　A．概説……………………………………………………………………… 298
　　　B．準備……………………………………………………………………… 298
　　　C．手技……………………………………………………………………… 300
　　　　1.運動器系の視診・触診（300）
　4．検査………………………………………………………………髙橋甲枝 310
　　　A．四肢周囲長の測定……………………………………………………… 310
　　　B．上肢長・下肢長の測定………………………………………………… 311
　　　C．徒手筋力検査法………………………………………………………… 312
　　　D．関節可動域測定………………………………………………………… 313
　5．アセスメントシート……………………………………………小田日出子 319

第8章　運動調節機能

　1．フィジカルアセスメントの焦点と運動調節機能の概観………藤野智子 326
　　　A．フィジカルアセスメントの焦点………………………………………… 326
　　　B．運動調節機能の概観（全身の観察）…………………………………… 326
　2．インタビュー……………………………………………………藤野智子 328
　3．フィジカルイグザミネーション／検査…………………………田中克之 330
　　　A．概説……………………………………………………………………… 330
　　　B．準備……………………………………………………………………… 330
　　　C．手技……………………………………………………………………… 332
　　　　1.運動調節機能の視診・触診（332）／2.運動調節機能の神経診察（336）
　4．アセスメントシート……………………………………………藤野智子 353

第9章　感覚機能

　1．フィジカルアセスメントの焦点と感覚機能の概観……………藤野智子 360
　　　A．フィジカルアセスメントの焦点………………………………………… 360
　　　B．感覚機能の概観（全身の観察）………………………………………… 360
　2．インタビュー……………………………………………………藤野智子 362
　3．フィジカルイグザミネーション／検査…………………………田中克之 365
　　　A．概説……………………………………………………………………… 365
　　　B．準備……………………………………………………………………… 365
　　　C．手技……………………………………………………………………… 368
　　　　1.感覚機能の診察（368）
　4．アセスメントシート……………………………………………藤野智子 384

第10章　高次脳機能

1. フィジカルアセスメントの焦点と高次脳機能の概観………小野　元　392
   - A．フィジカルアセスメントの焦点………………………………… 392
   - B．高次脳機能の概観(全身の観察)………………………………… 392
2. インタビュー……………………………………………………小野　元　395
3. フィジカルイグザミネーション………………………………小野　元　397
   - A．概説……………………………………………………………… 397
   - B．準備……………………………………………………………… 397
   - C．手技……………………………………………………………… 398
     1. 高次脳機能の観察(398)
4. 検査………………………………………………………………小野　元　402
   - A．見当識障害……………………………………………………… 402
   - B．学習，記憶……………………………………………………… 402
   - C．言語活動(失語症)……………………………………………… 402
5. アセスメントシート……………………………………………小野　元　404

第11章　内部環境調節機能

＊ここでは内分泌機能のフィジカルアセスメントについて解説する．内部環境の調節に働くその他の機能のフィジカルアセスメントについては，関連する各章を参照
体液調節機能⇒「第2部　第1章　体液調節機能」
血圧調節機能，体温調節機能⇒「第1部　第2章　フィジカルアセスメントの基本技術【2】スクリーニング❹バイタルサイン」

内分泌機能

1. フィジカルアセスメントの焦点と内分泌機能の概観………清村紀子　408
   - A．フィジカルアセスメントの焦点………………………………… 408
   - B．内分泌機能の概観(全身の観察)………………………………… 408
2. インタビュー……………………………………………………清村紀子　412
3. フィジカルイグザミネーション………………………………清村紀子　416
   - A．概説……………………………………………………………… 416
   - B．準備……………………………………………………………… 416
   - C．手技……………………………………………………………… 416
     1. 内分泌系の視診(416)／2. 内分泌系の触診(423)／3. 内分泌系の聴診(424)／4. 内分泌系に関わる神経診察(425)
4. 検査………………………………………………………………清村紀子　427
   - A．ホルモン検査…………………………………………………… 427
   - B．一般検査………………………………………………………… 431
   - C．負荷試験………………………………………………………… 433
   - D．心電図検査……………………………………………………… 433
5. アセスメントシート……………………………………………清村紀子　434

第12章　生体防御機能

1 皮膚

1. フィジカルアセスメントの焦点と皮膚の機能の概観 ………鹿嶋聡子　438
    - A．フィジカルアセスメントの焦点 ……………………………… 438
    - B．皮膚の機能の概観(全身の観察) …………………………… 438
2. インタビュー ……………………………………………………鹿嶋聡子　440
3. フィジカルイグザミネーション ………………………………鹿嶋聡子　442
    - A．概説 ……………………………………………………………… 442
    - B．準備 ……………………………………………………………… 442
    - C．手技 ……………………………………………………………… 443
        1. 皮膚の視診(443)／2. 皮膚の触診(449)
4. 検査 ………………………………………………………………兼岡秀俊　454
    - A．皮膚の検査 ……………………………………………………… 454
5. アセスメントシート …………………………………………鹿嶋聡子　457

2 免疫・リンパ系

1. フィジカルアセスメントの焦点と免疫・リンパ系の概観 ……大田明英　460
    - A．フィジカルアセスメントの焦点 ……………………………… 460
    - B．免疫・リンパ系の概観(全身の観察) ………………………… 460
2. インタビュー …………………………………………末次典恵・大田明英　463
3. フィジカルイグザミネーション ……………………末次典恵・大田明英　465
    - A．概説 ……………………………………………………………… 465
    - B．準備 ……………………………………………………………… 465
    - C．手技 ……………………………………………………………… 468
        1. 口腔内の視診(感染の徴候)(468)／2. 皮膚の視診・触診(469)／3. 関節の視診・触診(470)／4. リンパ浮腫の視診・触診(472)／5. リンパ節の視診・触診(473)／6. リンパ管炎の視診・触診(475)／7. 脾臓の触診(476)
4. 検査 ………………………………………………………………大田明英　478
5. アセスメントシート …………………………………末次典恵・大田明英　480

第13章　生殖機能

1. フィジカルアセスメントの焦点と女性生殖機能の概観 ………上野恵子　484
    - A．フィジカルアセスメントの焦点 ……………………………… 484
    - B．女性生殖機能に関する概観(全身の観察) …………………… 484
2. インタビュー ……………………………………………………上野恵子　485
3. フィジカルイグザミネーション ………………………………山田　恵　486
    - A．概説 ……………………………………………………………… 486
    - B．準備 ……………………………………………………………… 486
    - C．手技 ……………………………………………………………… 490

　　　　1. 女性生殖器の視診(490)／2. 女性生殖器の触診(497)
 4．検査……………………………………………………………………濱﨑勲重　504
　　A．細胞診………………………………………………………………………　504
　　B．組織診………………………………………………………………………　505
　　C．コルポスコープ診（腟拡大鏡診）…………………………………………　506
　　D．細菌・ウイルス検査………………………………………………………　506
　　E．超音波検査…………………………………………………………………　506
　　F．腫瘍マーカー検査…………………………………………………………　507
 5．アセスメントシート……………………………………………山田　恵　509

索引……………………………………………………………………………………　513

本書の構成と使い方

◆第1部　フィジカルアセスメントの基本
　フィジカルアセスメントの基本について，概論，基本技術について解説しています．第2部の各論へ進む前に，土台となる知識を学びましょう．

◆第2部　機能障害からみたフィジカルアセスメント
　第2部は，からだの機能で分類した13の章からなります．各章は，
【1】フィジカルアセスメントの焦点と概観（全身の観察）
【2】インタビュー
【3】フィジカルイグザミネーション
【4】検査
【5】アセスメントシート
の5節から構成されています（「第8章　運動調節機能」および「第9章　感覚機能」では，「【3】フィジカルイグザミネーション／検査」と統合）．

フィジカルアセスメントの焦点
- からだの各機能にフォーカスし，どのような観点からアセスメントするのか確認します．漫然とデータを収集しても，アセスメントに活かされません．からだの機能のどの要素に注目してデータ収集するのか，初めに整理しておきましょう．

概観（全身の観察）
- 全身を概観し，患者の全体像を捉えます．正常からの逸脱が疑われる場合はより詳細なアセスメントが必要です．
- 機能障害が全身にどのような影響を与えているか，緊急に対処すべき徴候がないかを確認します．

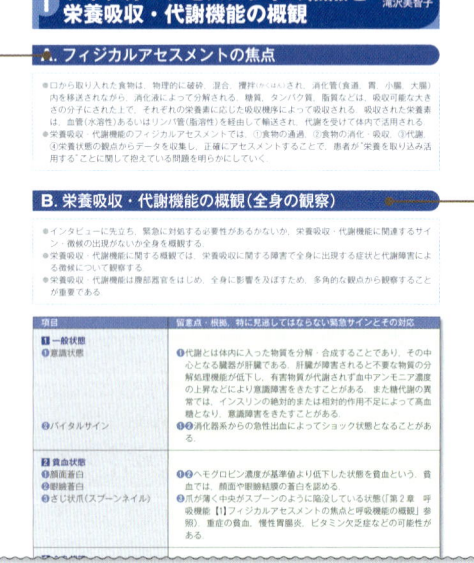

インタビュー（問診）

- 主訴，現病歴，既往歴，生活歴，家族歴など，患者に関する情報を系統的に収集していきます．
- 患者は，現れている徴候をすべて自覚しているわけではありません．患者の主訴だけでなく，それに随伴する可能性のある徴候が出ていないか，併せて確認します．

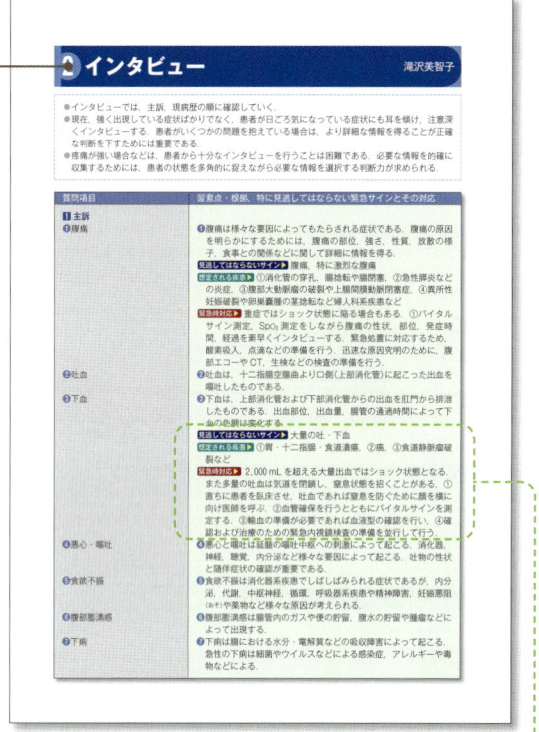

CHECK

見逃してはならないサイン▶ 機能障害を示す徴候のうち，生命に関わる可能性が高いもの．アセスメント中にこうしたサインを発見したら，即時の対応が必要！

想定される疾患▶ 見逃してはならないサインから想定される疾患および病態．生殖器領域では，妊娠による変化も含みます．

緊急時対応▶ 緊急時には，ドクターコールと並行して行うことがいくつもあります．慌てることなく，優先順位を正確に判断して対応できるよう，ポイントを示しました．

本書の構成と使い方

フィジカルイグザミネーション

- ここまでの観察とインタビューで収集した情報を念頭に，フィジカルイグザミネーションを行います．
- イグザミネーションの手技とアセスメントのポイントを，豊富な写真とイラストで解説しました．

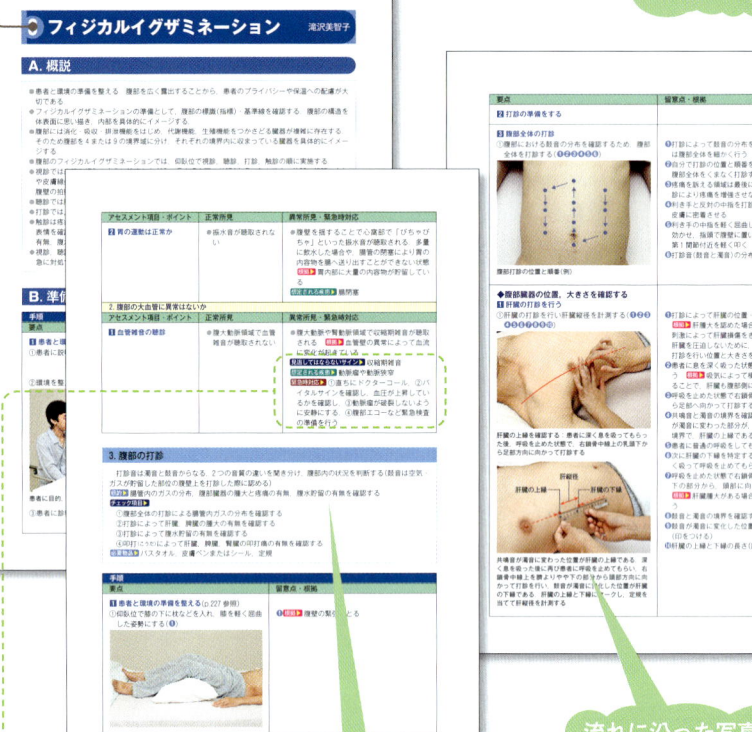

根拠がよくわかる

流れに沿った写真とイラストで，ひと目でわかる

目的やチェック項目を頭に入れ，必要物品をそろえてからスタート

CHECK

異常所見のうち，緊急を要するものには 見逃してはならないサイン ▶ ， 想定される疾患 ▶ ， 緊急時対応 ▶ を示しました．

本書の構成と使い方

検査
- 臨床検査を中心に，フィジカルアセスメントを実施するうえで重要な検査について簡潔にまとめました．
- フィジカルイグザミネーションによって得られた情報と検査結果を合わせてアセスメントすることで，身体内部の状況を正確に把握することができます．

アセスメントシート
- 概観（全身の観察），インタビュー，フィジカルイグザミネーションの結果を記録する用紙です．その章に記載された内容に沿ってつくられています．
- 情報収集だけでなく，情報の整理や解釈，情報共有に役立ちます．

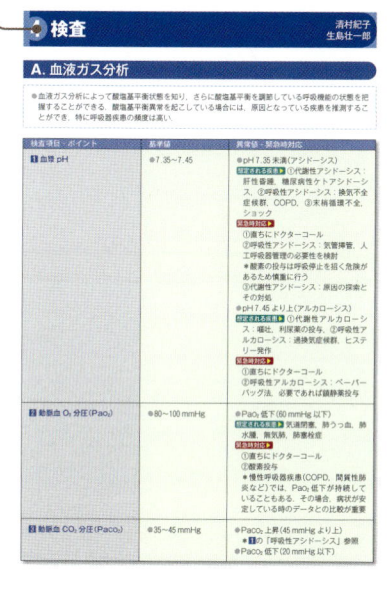

数値で表現するものは測定値を記入

✓点によるチェックで効率よく記録

経過などは自由記載に

advance 本書には，姉妹書となる『フィジカルアセスメントの根拠がわかる！ 機能障害からみた からだのメカニズム』があります．本書と対応する構成で，フィジカルアセスメントの実施に不可欠な解剖生理と機能障害の知識を整理できます．あわせて活用してください．

xix

第1部

フィジカルアセスメントの基本

第1章

フィジカルアセスメント概論

1 フィジカルアセスメントの目的・意義

清村紀子

> フィジカルアセスメント physical assessment は，1990年代初頭に米国から導入された概念で，ここ数年で急速にわが国の看護の中に浸透し始めた．フィジカルアセスメント能力の習得は，根拠に基づいた適切で安全・安楽な看護を提供する上で，看護職者にとって最も重要な課題の1つである．

A. フィジカルアセスメントの定義と看護活動における位置づけ

　看護活動におけるフィジカルアセスメントは，看護過程の1つの段階である看護アセスメントと同義的なヘルスアセスメント health assessment もしくはナーシングアセスメント nursing assessment の中に位置づけられる（図A-1）．フィジカルアセスメントという用語は，「身体的な」あるいは，「理学的な」と訳される physical と，「査定」あるいは「評価」という意味をもち，物事の質・量または価値について推定・判断する思考過程を内包する assessment という2つの単語から成り立っている．看護活動における位置づけ，および用語の成り立ちの2つの観点から，フィジカルアセスメントは，「ヘルスアセスメントの一部をなし，組織的・系統的アプローチを用いた身体的側面に特化した情報の収集と情報の分析・統合・判断までの一連の過程」と定義できる．フィジカルアセスメントに関連した用語については表A-1に示す．

　ここで，アセスメントに包含される思考について整理しておこう．何らかの対象についてあれこれと思いを巡らせたり，頭を働かせることを思考という．看護における思考の対象となるのは，「人間」「環境」「健康」「看護」という4つの看護の主要概念であり，看護における思考の目的は，学問体系の構築，エビデンスの探究などレベルは様々である．しかし，われわれ看護職者が，人間について探究し，環境との相互作用や健康レベルとの関連について日々思いを巡らせるのは，究極のところ"よりよい看護実践"を提供するためにほかならない．フィジカルアセスメントは，身体情報に関する事実をより正確に，より確実に捉えることで"よりよい看護実践"のために重要な根拠を与えてくれる．

　マーサ・E. ロジャーズは，看護の対象である人間について，「部分の総和以上の存在で，また総和とは異なる存在である」と表した．これは，"身体的側面＋心理社会的側面＋スピリチュアルな側面＝人間"ではないことを意味している．やや難解に感じるかもしれないが，"人間とはどんな存在なのか"について実に明解に表現されている．例えば，80歳の高齢者は，身体能力では20歳の若者にはかなわないし，社会の第一線から退いていくばくかの時間が経過しているために，最新の情報ツールを使いこなすことはできないかもしれない．しかし，それまでの経験と実績に裏打ちされた生活のためのすべや知恵に，われわれは到底及ぶことはできない．80歳の高齢者は，引き算や足し算の結果として"今"あるのではなく，生まれた時から現在まで，その人がその人らしく生きてきた結果として"今"存在している．フィジカルアセスメントは，からだという実体を診て，正確な事実を捉えることに主眼が置かれる．だが，人間そのものに関心をもって生活を支援することを生業とする看護職者が実施するフィジカルアセスメントは，対象一人ひとりにその人らしさがあるということを前提にした「からだの査定」でなければならない．

■表A-1　用語の整理

ヘルスアセスメント (health assessment)	健康状態を身体的側面・心理社会的側面・スピリチュアルな側面から質的・量的に査定あるいは評価するプロセス
フィジカルアセスメント (physical assessment)	ヘルスアセスメントの一部をなし，組織的・系統的アプローチを用いた身体的側面に特化した情報の収集と，情報の分析・統合・判断までの一連の過程
フィジカルイグザミネーション (physical examination)	フィジカルアセスメントに必要なからだの内外に現れている現象（事実）を収集する際に用いる，視診・触診・打診・聴診のスキルを駆使して行う診査

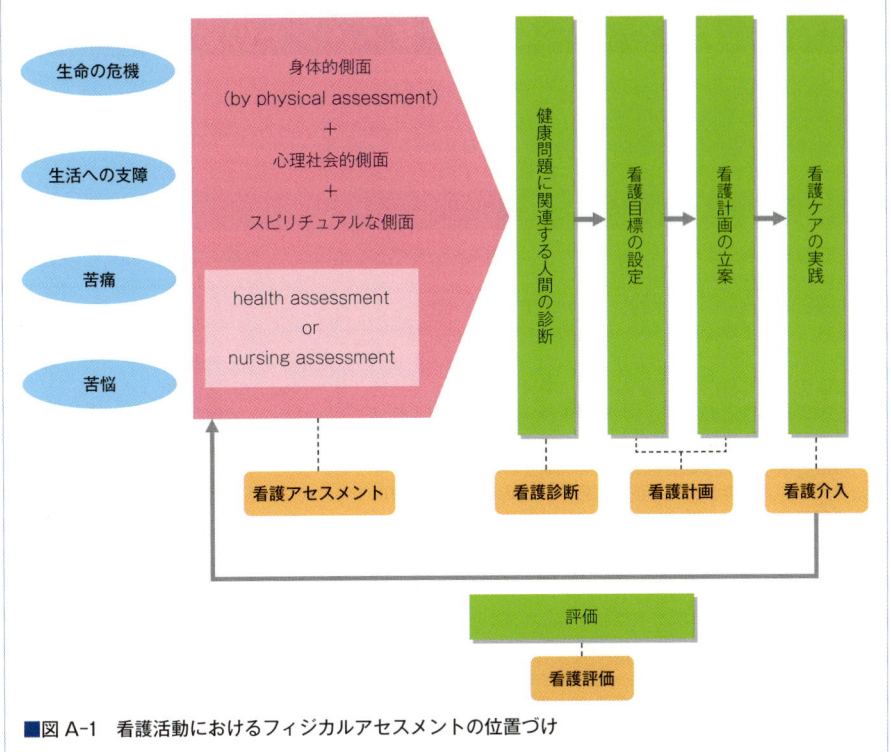

■図 A-1 看護活動におけるフィジカルアセスメントの位置づけ

B. 看護におけるフィジカルアセスメントの目的

　看護におけるフィジカルアセスメントの目的は，看護ケアにつながる身体的側面に特化した情報を収集し，そしてその情報を判断，評価することにある．
　フィジカルアセスメントは，医師が実施する場合と看護師が実施する場合では用いられる用語が異なっている．例えば，医師がフィジカルイグザミネーションを駆使しフィジカルアセスメントする場合は「診察」と呼び，看護師の場合は「身体診査」と呼ぶ．フィジカルイグザミネーションを駆使しアセスメントすることそのものは，医師であっても看護師であっても変わりはないし，医学，看護という大局でみると，フィジカルアセスメントは目的達成のための1つの手段に過ぎないが，その達成すべき目的は異なっている．
　医師は，臨床所見やフィジカルアセスメント，検査データを統合し，医学診断・治療へと結びつける．看護師は，フィジカルアセスメント，心理社会的情報・スピリチュアルな情報の評価を統合し，患者の生活を支援する看護を導いていく．例えば，断続性副雑音であるコース・クラックル（水泡音）を聴取した場合，医師は肺水腫，あるいは気管支拡張症などを疑って検査を進めていく．看護師は，聴取される部位が気管支レベルか肺胞レベルか確認し，症状や喀痰の性状の観察結果を踏まえ，"息をする"ことに関連して，空気の通り路に問題があるのか，ガス交換に問題があるのかを判断していく．医師も看護師も，第一義的に大切なことは，断続性副雑音と連続性副雑音を聴き分けることではなく，からだの中で起こっているサインをキャッチし，適切な治療，看護を導くことである．いずれにしてもフィジカルアセスメントのみで治療や看護を実践することはできない．

C. 看護におけるフィジカルアセスメントの意義

　意義は，言葉によって表される意味・内容，その事柄にふさわしい価値・値打ちという意味をもつ．看護におけるフィジカルアセスメントの意義は，大きく①医療環境の変化に関連した社会的側面，②看護の専門性に関連した側面の2点で捉えることができる．

1. 医療環境の変化に関連した社会的側面

　医療を取り巻く環境は大きく変化した．看護職の活動範囲や場の拡大，医療の高度化に伴い，看護の果たすべき役割と責任は増してきた．
①医療の高度化に伴い，看護師には，高度な知識・技術のより正確な習得が求められている．
②高騰する医療費抑制のため，医療保険制度改革の一環として在院日数削減，および社会的入院に対する措置としての在宅医療が推進された．在院日数の削減で，病院に入院する患者の病態は重症化かつ複雑化したため，看護師には患者の身体機能に関するアセスメント能力が一層求められている．
③在宅医療の推進によって，今まで病院や施設でケアを受けていた患者は，複雑な疾病や身体機能の障害を抱えたまま地域で生活していくこととなった．これに伴い，訪問看護ステーションなどの医師が常駐しない場で，看護師が独自の判断で行動しなければならない機会が増えた．このため，施設内外を問わず，患者の状態を正確に把握・判断し，適切に対応するために，看護師には専門的知識・技術の習得が求められている．
④1992年の医療法改正によって，看護職者は医療の担い手として明示され，医療専門職として法的責任を負う立場となった．

2. 看護の専門性に関連した側面

　フィジカルアセスメントは，専門職としての根拠の提示と責任の遂行において重要な意味をもつ．専門職である看護職者の思考・行為には法的責任が伴い，より明確な説明責任が求められる．看護職者が提供するケアは，患者の安全・安楽・自立が守られていなければならないし，その人がその人らしく健康に生活を送れるための支援でなければならない．フィジカルアセスメントは，こうした看護を提供する上での科学的根拠を担保してくれる．また，フィジカルアセスメントは，生検などの検査とは異なり身体侵襲を伴わない．加えて，場所を問わず，知識と技術さえあればいつでもどこででも実施することが可能である．ベッドサイドで常に患者を見つめ，患者に直接触れる機会の多い看護職者にとって，フィジカルアセスメントは利便性が高く，看護の機能を発揮し得るエキスパートとしての技の1つでもある．
　看護の専門性に関連して，2000年度からは認定看護師制度，専門看護師制度といった看護職者の専門的教育体制整備が進められてきた．さらに，ここにきて，特定の医療行為の実施を含むより高度な看護実践者育成に向けた取り組みも模索され始めた．こうしたスペシャリストには，フィジカルアセスメント能力が求められることは必至で，今後ますますフィジカルアセスメントの重要性は増してくることが予測される．

D. 看護実践に活かすフィジカルアセスメント

1. フィジカルアセスメントに欠かせない知識

　どんなに複雑な病態であっても，看護職者の適切な判断と行動に必要なのは，基本的なからだの構造や機能に関する知識である．フィジカルアセスメントには，からだの外から内を"透かして観る力"が求められるため，からだの構造と機能に関する知識が絶対的に必要とされる．看護基礎教育課程において，からだの構造と機能に関連した教科目は，その後に続く疾病や看護を理解する上での基礎的な知識となるため，専門基礎科目として1年次の早い段階で講義が展開される．多くの学生は，その重要性を十分には認識できず，からだの機能や，機能に見合った巧みなからだの構造を理解するに至らないま

memo 高度・専門的な看護実践に関する制度・呼称

- 認定看護師(日本)：certified nurse. 実務経験5年以上，うち通算3年以上は特定の看護分野での経験を有する看護職者が，日本看護協会が承認した教育機関で6か月以上の教育課程を修了し，日本看護協会が実施する認定看護師認定審査に合格すると，認定看護師として認定される．2013(平成25)年9月現在，集中ケア，糖尿病看護など21分野に及ぶ．
- 専門看護師(日本)：certified nurse specialist. 実務経験5年以上，うち専門分野の経験を3年以上有し，かつ大学院修士課程で日本看護系大学評議会専門看護師教育課程基準の所定の単位を取得した看護職者で，教育課程修了後6か月以上の実務研修を積んだのち，日本看護協会が実施する専門看護師認定審査に合格すると，専門看護師として認定される．2013(平成25)年9月現在，がん看護，精神看護など11分野に及ぶ．
- 上級実践看護師(米国)：看護職の区分で，米国では，ナースプラクティショナー，クリニカルナーススペシャリスト，麻酔看護師，助産師の4つが承認されている．
- ナースプラクティショナー(米国)：nurse practitioner；NP. 比較的安定した状態にある患者を対象として，問診，検査依頼，州によっては薬剤の処方が行える看護師．ナースプラクティショナーのための大学院教育課程を修了している必要がある．
  ＊日本では，制度設定に先駆け，ナースプラクティショナー制度を推進するために，2008年度から大分県立看護科学大学大学院でのナースプラクティショナー教育(実践者養成コース)が開講された．2013年9月現在では7大学大学院で養成教育が行われている．
- クリニカルナーススペシャリスト(米国)：clinical nurse specialist；CNS. 臨床をベースとし，患者および看護職者の相談・教育・実践に当たり，加えて研究成果創出も求められる．日本の専門看護師に近い．

ま，単位認定試験に向けて，筋肉・ホルモン・消化酵素などの専門的用語を必死に覚えることだけに全力を尽くしているのではないだろうか．記憶は薄れていくものである．高度な実践家としての看護師を目指すなら，知識を看護に活かすために，理解する作業を決して怠ってはならない．

2. フィジカルアセスメントを看護実践に活かす

看護とは，「人間が健康的な日常生活をその人なりに支障なく送れるように支援すること」である．看護は，人間に対する限りない関心をもって，その人らしい生活のありようを支えることに専門家としての知恵と技を使う．息をする，食べる，排泄する，動く．こうした日常生活動作の1つ1つは，人間の生命活動につながる営みである．私たちは，空気を吸って酸素を取り込み，食物を食べて栄養を摂取している．酸素と栄養から生み出されるエネルギーは，生命の源である．看護は，息をする，食べる，排泄する，動くといった日常生活を安全・安楽に，かつその人らしく生きるための営みを支援する．看護の専門家として看護を実践するためには，患者を日常生活動作と生命活動との関連性においてアセスメントし，必要とする日常生活援助を実践しなくてはならない．

ここでは，具体的に"フィジカルアセスメントを看護実践に活かすとはどういうことか"について考えてみる．例えば，"息をする"という日常生活動作は，呼吸機能に関連している．呼吸機能は，①呼吸の調節機構，②換気(呼吸運動)，③ガス交換とガスの運搬，④肺の循環と血流，という大きく4つの要素によって成り立つ．フィジカルアセスメントでは，この4つの要素が"息をする"ことに問題を生じさせているか否か，あるいは問題があるとするとその問題の大きさはどの程度なのかについて判断していく．

4つの要素は，単独で破綻をきたしている場合もあれば，連動して破綻している場合もある．断続性副雑音であるコース・クラックル(水泡音)を聴取した場合，看護職者は，聴取される部位が気管支レベルか肺胞レベルか確認し，症状や喀痰の性状の観察結果を踏まえ，"息をする"ことに関連して，空気の通り路に問題があるのか，ガス交換に問題があるのかを判断していく．このことは，すでに記述した．液体膜様物が，気管支レベルで確認され，空気の通り路の障害物となっている可能性があるならば，分泌物を呼吸理学療法や体位ドレナージを駆使して主気管支へと導き，吸引によって取り除く．おそらく，コース・クラックルであるならば吸入は必要としない．空気の通り路の障害物を適切な方法で除去

することは，安全・安楽に"息をする"ことを助ける．フィジカルアセスメントは，単に正常か正常からの逸脱かを判断するにとどまらず，看護実践がその先にあることを忘れてはならない．

E. フィジカルアセスメントとクリティカルシンキング

　専門職である看護職者の判断や行為には何よりも正確性が求められる．患者の多くは，看護職者から提供されるケアを"本当に大丈夫なのか？"と疑ったりはせず，"看護師さんだから"と安心してケアを受け入れる．専門職の判断と行為は，患者の安心と信頼の付託を受けている．それほど重いものである．専門職として責任を持った判断と行為を遂行するためには，あらゆる場面でクリティカルシンキングが必要となる．

　クリティカルシンキング critical thinking は，批判的思考と訳されるが，「批判」という言葉は，「否定」と同義的に用いられることが少なくない．「批判」には，物事に検討を加えて判定・評価する，あるいは誤りや欠点を指摘し正すべきであるとして論じるといった意味があり，客観的要素が含まれる．一方，打ち消す，認めないといったことを意味する「否定」は，主観的要素を含んでおり，「批判」とは大きな隔たりがあることを認識しなければならない．クリティカルシンキングは，対象となる物事を客観的・分析的に捉えた上で，論理的で偏りのない解釈を導き出す意図的・目的志向的な思考と位置づけられる．

　クリティカルシンキングは，"なぜ？""根拠は何？""根拠は妥当？""根拠は信頼できる？""導き出した結論に説明はつく？"と自問自答し，自身の推論に吟味を重ねて，何を信じ，何を主張し，どう行動するのかを決めていく作業における思考の枠組みでもある．したがって，クリティカルシンキングには，知力，知識，想像力，経験，洞察力，推察力などが動員されなければならない．"なぜ？""根拠は？"──この言葉，どこかで聞き覚えはないだろうか．学生諸君はおそらく，教員や臨床指導者から，常にこう問いかけられているに違いない．正確さの精度を上げていくもの，それがクリティカルシンキングである．

　われわれ看護職者は，看護過程のすべての局面において，クリティカルシンキングすることを要求される．収集した膨大な情報は，慎重に吟味されなければならないし，看護診断や看護上の問題は，早合点せずに選択肢に留意しながら確定されなければならない．計画の立案および実施したケアの評価，いずれの場面においても同様である．看護過程のアセスメント段階にあるフィジカルアセスメントでは，できる限り多くのデータを収集し，考えられる可能性を1つ1つつぶしていく必要がある．はじめから結論を決めつけていると，収集するデータ範囲が限定され，限られたデータから導かれる判断の信頼性は薄れる．

　フィジカルアセスメントでは，"なぜ？""根拠は何？""他の結論は考えられない？""導き出した結論に説明はつく？"とクリティカルシンキングしながら進めていくことが肝要となる．

2 フィジカルアセスメントの構成要素とプロセス

清村紀子

　フィジカルアセスメントは，健康歴の聴取 interview，身体診査 physical examination，記録 documentation の 3 つの相からなる（表 A-2）．身体診査は，からだに現れているサインや徴候を抽出していくプロセスで，アプローチ方法として，①スクリーニングとしての頭尾診査 head to toe examination，②システムレビューとしての系統的診査 body systems examination の 2 つがあり，特に系統的診査では，視診 inspection，触診 palpation，打診 percussion，聴診 auscultation という 4 つのテクニックが用いられる．系統的診査においては，4 つのテクニックに加え，神経学的検査や筋骨格系に関する検査を駆使したり，さらに各種臨床検査結果を加味することで患者の抱える問題の絞り込みが可能となる．

　フィジカルアセスメントは，看護の目的達成に向け，患者を適切かつ正確に理解・把握するために駆使されるツールの 1 つである．フィジカルアセスメントという 1 つのツールを効果的に活用するには，図 A-2 に示す要素を身につけておく必要がある．すべての前提となるのは，患者との援助的人間関係におけるラポール rapport（疎通性）の形成であり，看護の専門家としての高い倫理観をもって患者に接する姿勢である．フィジカルアセスメントの根幹をなすのは，専門的知識に基づくアセスメント力である．イグザミネーションスキル，コミュニケーションスキル，観察力，鋭敏な感性は，顕在的・潜在的な身体的サインや徴候を細部にわたって抽出していく上において重要となる．

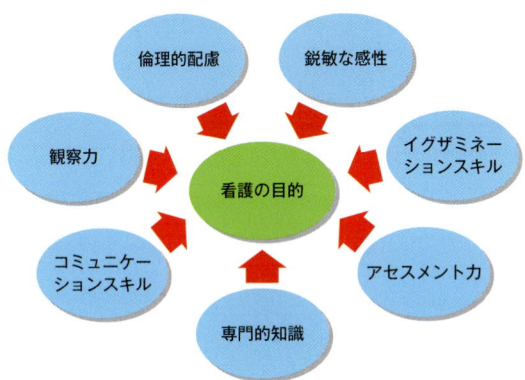

■図 A-2　フィジカルアセスメントを効果的にするために必要な能力的要素

■表 A-2　フィジカルアセスメントの 3 つの相と構成要素

健康歴の聴取または問診：interview
身体診査：physical examination
【レベル】　1. スクリーニング：screening（head to toe examination） 　　　　　　　・全身の概観 　　　　　　　・身体計測 　　　　　　　・バイタルサインの測定 　　　　　　2. システムレビュー：systems review（body systems examination） 【スキル】　1. 視診 inspection 　　　　　　2. 触診 palpation 　　　　　　3. 打診 percussion 　　　　　　4. 聴診 auscultation
記録：documentation

A. スクリーニング

　スクリーニングには，全身の概観，身体計測，バイタルサイン測定が含まれる．スクリーニングでは，頭からつま先まで全身を概観することでターゲットに接近していく．ここでターゲットとなるのは，明らかな，もしくは正常とは断定しきれない症状や徴候，および五感を駆使した"何か変だ"という感覚である．明らかな，もしくは正常とは断定しきれない症状や徴候からは，顕在化する問題を適切に判断するための裏づけとなる事実が蓄積され，"何か変だ"という感覚は，潜在化する問題のあぶり出しにつながる．"何か変だ"という感覚には，"いつもと違う""以前と違う""どことなくおかしい""気になる"といったものが含まれ曖昧模糊(もこ)としたものだが，状態を悪化させるかあるいは食い止めるかの重要な岐路にある指標ともいえる．

B. システムレビュー

　システムレビューでは，スクリーニングによって接近したターゲットにフォーカスを当て徹底的に情報を収集していく．一般的には，呼吸器系，循環器系，消化器系といった器官系統別に進められるため，系統的診査 body systems examination と呼ばれる．

　ただ，看護で展開されるフィジカルアセスメントは，各器官の機能障害を突き止めることを目的とはしないため，看護ケアに直結した情報収集とアセスメントでなければならない．したがって，看護の枠組みに沿ったシステムレビューであることが望ましい．ただし，丸ごとの人間を包括的に取り扱う看護の枠組みの中で展開可能なヘルスアセスメントとは異なり，丸ごとのからだに焦点を当てるフィジカルアセスメントでは，看護の枠組みの一部を活用することになる．

　また，特に迅速に対応すべき症状・徴候については，「急変時の対応」として解説している．この部分は，看護の枠組みではないものの，大きな意味で人間の生命活動に基盤を置いており，看護が関心を寄せる日常生活動作とのつながりを意識した枠組みであることをしっかりと理解してほしい．

第2章 フィジカルアセスメントの基本技術

第1部／フィジカルアセスメントの基本

1 インタビュー（健康歴の聴取）

布花原明子

A. 目的

- 健康歴を聴取するインタビューは，フィジカルアセスメントで初めに行うものである．したがって，患者と信頼関係を形成するための最初の出会いとなる．
- インタビュー後，入院中の患者との日常的な関わりからも健康歴を聴取することができる．
- 健康歴は，患者の身体的問題を表出するものである．しかし患者を身体的・社会的環境と相互作用する人間として捉えることで，患者のヘルスニーズおよび生活上の課題に対する認識を把握でき，その後のアセスメントに役立てることができる．

B. 基本的健康歴

- 基本的健康歴には，個人情報，主訴，現病歴，既往歴，生活歴，家族歴が含まれる（表B-1）．

1. 個人情報
- 年齢，性別，配偶者の有無，教育レベル（年齢相応の知的判断能力の有無），職歴が含まれる．

2. 主訴
- 現在，最も苦痛に感じている症状を聞く．それがいつから始まったのか，そのことで困っていることは何かと質問を続けていく．また受診のきっかけ（受診動機）について聞く．

3. 現病歴
- 現在までの症状とその変化の有無，それに対する対処行動，服薬状況など，受診に至るまでの状況を経時的に詳しく聞く．
- 症状の出現状況と経過は，今後の治療において有効な情報となるので，可能な限り正確に答えてもらうよう質問の方法を工夫する．

4. 既往歴
- 現病歴以外の疾患，過去にかかった疾患とその経過，治療法，入院歴や手術歴，予防接種や検査などの経験，服薬歴，アレルギーの有無，輸血歴を経時的に聞く．
- 女性の場合には，月経の有無や周期，妊娠・出産歴などについて聞く．

■表B-1　基本的健康歴の聴取項目

1. 個人情報 ①年齢 ②性別 ③配偶者の有無 ④教育レベル（最終学歴，年齢相応の知的判断能力の有無） ⑤職業 **2. 主訴** ①現在，患者が苦痛に感じている症状や困っていること，受診動機 **3. 現病歴** ①現在までの症状とその変化，および徴候の変化 ②①に対する対処行動，受療行動 **4. 既往歴** ①現病歴以外の疾患と，それへの対処行動，これまでに経験した疾患や外傷 ②①に関わる入院や手術，予防接種や検査などの経	験，服薬歴 ③アレルギーの有無 ④輸血歴の有無 ⑤月経の有無，妊娠・出産歴など **5. 生活歴** ①現在の生活スタイル，24時間の過ごし方 ②①に対する生活信条，生活環境 ③仕事の内容と働き方，職場環境や過去の職業歴 ④食生活，睡眠の状況 ⑤排泄の状況 ⑥休息のとり方 ⑦運動のパターン ⑧喫煙習慣，飲酒習慣，その他の嗜好品 **6. 家族歴** ①祖父母，父母，兄弟姉妹，子ども，孫までの家族構成員の健康状態と年齢（死亡年齢を含む） ②家族内の役割や関係性

5. 生活歴
- 生活やライフスタイル全般に関わること：現在の生活スタイルや 24 時間の過ごし方，生活信条，生活環境(環境汚染の有無を含む)を聞く．睡眠や休息のとり方，排泄の状況，食生活，常用薬や健康食品の摂取，喫煙，飲酒，その他の嗜好品の習慣などである．
- 仕事の内容，職場環境：健康状態に影響する場合がある．
- 日常の健康管理方法や健診の受診歴：生活指導を行う上での重要な情報となる．
- 生活パターン：生活背景を知る情報となる．

6. 家族歴(図 B-1)
- 祖父母，父母，兄弟姉妹，子ども，孫(二親等内)までの家族成員が，罹患したあるいは罹患している疾患名，すでに亡くなっている場合には，死因と死亡年齢を確認する．また，現在の同居者を確認する．疾患によっては家族性のものがあり，家族歴を知ることによって，患者の現在から将来の健康問題を予測する情報となる．
- 患者の健康状態は，同居家族の健康状態と影響しあっていることがあり，家族の環境的傾向による健康問題を予測する情報となる．患者の主訴に似た問題をもつ人が血縁者にいるかどうか質問する．

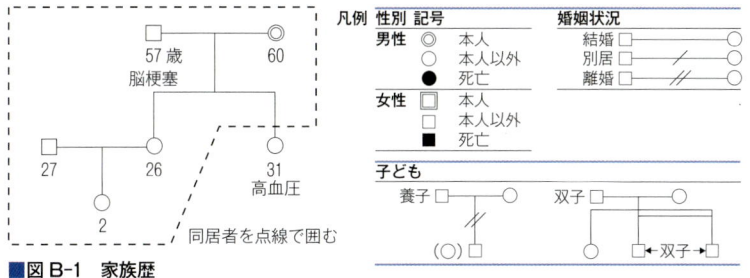

■図 B-1　家族歴

C. インタビューの技法

1. 環境設定
- インタビューでは，患者の身体的・心理的安寧を保つよう配慮する．
- 静かでプライバシーの守れる場所であり，ゆったりと落ち着ける環境を確保することが大切である．
- 会話が周囲に聞こえてしまうような大部屋のベッドサイド，様々な人が出入りするデイルームなどは避ける．

2. 自己紹介と座り方(位置関係)
- 患者を理解し，信頼関係を結ぶためのコミュニケーション技術が必要である．
- 挨拶と自己紹介をしたのち，インタビューの目的を説明し，了承を得てから始める．
- 患者と看護師の距離や座る位置によって患者の緊張度は異なる．患者の緊張を取り除き，看護師から患者を観察できる座り方が望ましい(次ページ写真ⓐ，ⓑ)．
- 患者が臥床している場合には，椅子に座り，できるだけ視線を低くする．

3. インタビューの方法
- 質問者の態度
  ① 不快感を招く話し方や高圧的な態度を慎み，患者の自尊心を大切にする．
  ② 十分に時間を確保して，患者が自由にじっくりと話せる雰囲気を作る．
  ③ 医学用語や専門用語は避け，日常的に使われている言葉で質問し，看護師の質問を理解しているか確認しながら進める．

第1部／フィジカルアセスメントの基本

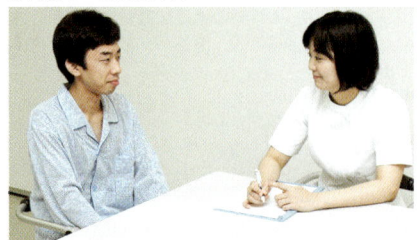
ⓐ角度をつけた座り方
患者に向かって90度に座ると，適度に視線を意識しながら，表情も観察できる．通常の座り方

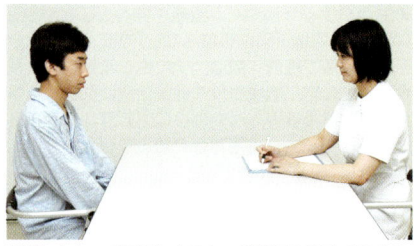
ⓑ向かい合わせの座り方
患者に向かって正面に座ると，看護師の視線で患者の緊張度が高くなる可能性がある

● 質問の種類と選択（表B-2）
①アセスメントに役立つ豊富な情報を聴取するには，一問一答式の一方的なインタビュー（クローズドクエスチョン）に終始せず，適宜，患者が語れるような質問形式（オープンクエスチョン）を取り入れる．
②インタビューでは，情報の客観性や正確さよりも，まず患者が感じていることに着眼し，主観的情報を収集することが大切である．客観的情報はインタビュー後のフィジカルイグザミネーションによって収集する．
③基本情報をクローズドクエスチョンで聞き始め，項目の内容を具体的に聴取するところでオープンクエスチョンを用いるなどの工夫をする．
④患者の様子をみながら，どのような方法で質問を行うかを判断する．
⑤オープンクエスチョンを行うことで患者の負担が大きくなる場合には，「はい」「いいえ」で簡潔に答えてもらえるクローズドクエスチョンに変更することも必要である．その際には，チェックリストなどを活用すると効率がよい場合もある．
⑥患者にとって質問されたくないと思われる事柄は，その時点では無理に聞かない．ただし，治療または看護援助の中で，必要な項目については，それを説明し同意を得て尋ねることが大切である．

4. インタビュー終了

● 終了前にインタビュー内容を整理して，患者とともに確認しあう．患者が伝えたかった内容を看護師が理解できていたかどうかを尋ね，誤りがあれば修正する．患者に礼を述べ，インタビューを終了する．
● 患者以外のインタビューから得た情報には，情報源を明確に記録する（患者の年齢や身体的状態，あるいは意識レベルや精神状態などによっては，家族から話を聞いた方が情報を得られることがあるため）．
● インタビュー後，患者から得た主観的情報を裏づけるための，客観的情報の収集も必要である．

■表B-2 質問の種類

種類	内容
オープンクエスチョン（自由回答型質問）	「あなたが今困っていることについて話してくださいますか」「何か気になっていることがありますか」というように，患者に自分の言葉で，症状や事柄を自由に語ってもらう質問形式
クローズドクエスチョン（閉鎖型質問）	喫煙の有無など，「はい」「いいえ」あるいは二者択一といった，簡単に答えを引き出す質問形式

〈例〉 看護師 「退院後，受診はしましたか」（クローズドクエスチョン）
    患 者 「いいえ」
    看護師 「退院のあと，具合はいかがでしたか」（オープンクエスチョン）
    患 者 「痛みがとれたので，よく眠れるようになりました．でもまだ，すっきりした体調にはなりませんね」
    看護師 「眠れるようになられたのはよかったですね．すっきりしないというのは，どういう感じですか」（オープンクエスチョン）
    患 者 「うーん．身体が重たくて外に出るのがおっくう，という感じかな」

2 スクリーニング ❶ポイント

時吉佐和子

A. スクリーニングとは

- スクリーニングは，全身の概観から一般状態を観察し，身体計測およびバイタルサイン測定により患者の全体像を捉え，正常から逸脱していないかを把握することである（表B-3）。
- 正常からの逸脱が疑われる場合は，関連領域をフォーカスし，アセスメントにつなげていく。
- スクリーニングは，主観的な情報と客観的な情報から構成され，表B-3に示すような方法で情報収集を行う。
- 精神的側面・社会的側面には，主観的情報と客観的情報が混じっている。
- 全身の概観やバイタルサイン，身体計測は，主に健康歴の聴取と同時もしくは聴取後に行う。
- 全身状態を正確に捉えておくことは，その後の経過や看護計画の上で重要となる。

B. スクリーニング実施上のポイント

- 実施上のポイントは，頭から足の先まで系統的に捉え，全身状態を把握することである。気になるところ，異常の部分だけを捉えるのではなく「head to toe（頭からつま先まで）の原則」に基づいて実施することが重要である。

C. 実施時の基本となる見方・考え方

- 正常を把握しておくことで，異変や異常を捉えることができる。
- 異常なところに注目しがちであるが，正常であるということも重要な情報である。
- 全体のバランスや左右差を捉えることも重要な情報である。

■表 B-3　スクリーニングの構成

区分	主観的情報	客観的情報
スクリーニング	健康歴の聴取 （基本的な健康歴の聴取）	身体的側面 ・全身の概観 ・バイタルサイン ・身体計測
	精神的側面・社会的側面	
アセスメント	システムレビュー ・呼吸 ・循環 ・摂食・嚥下 ・栄養吸収・代謝 ・排泄 ・運動，運動調節 ・感覚，高次脳，内部環境調節 ・生体防御 ・生殖	フィジカルイグザミネーション ・呼吸 ・循環 ・摂食・嚥下 ・栄養吸収・代謝 ・排泄 ・運動，運動調節 ・感覚，高次脳，内部環境調節 ・生体防御 ・生殖

D. 必要物品

- 主な物品は，電子体温計（水銀体温計），聴診器，血圧計，秒針付き時計，タオル，バスタオル，膿盆，アルコール綿，メジャー，ペンライト，体重計，身長計，タオルケットなど．

E. 環境整備

- 患者が，不安や緊張なく検査を受けられるよう環境を整える．
- スクリーンなどを用いて，他人に見られたり，聞かれたりしないようプライバシーに配慮する．
- 場所は静かで暖かく，光や室温，照明，騒音を調整できる部屋が望ましい．

F. 患者の準備

- 患者に恐怖心や不快感がないか確認する．ある場合は，その気持ちを取り除けるように配慮し，了解を得てから始める．

2 スクリーニング ❷全身の概観

時吉佐和子

A. 一般状態

- 全身の概観の観察は，患者と出会った瞬間から始まり，主に視診が中心となる．患者が部屋に入る様子や挨拶をしている様子，そして指示による行動の様子も観察する．
- 観察は視覚ばかりでなく，嗅覚や聴覚，触覚も動員して行う．必要であれば触診や打診を行う．
- 全身の概観で正常からの逸脱が疑われる場合は，関連領域の詳しいアセスメントが必要となる．
- 患者の全身の概観を観察する上での視点とポイントを方法別に解説する．

1. 意識状態の観察

- 意識とは，あらゆる精神的および感覚的機能が統合されながら活動している状態で，周囲のことも自分のことも正しく理解している状態を意識が清明であるという（風祭元，『看護・医学事典』第6版，医学書院）．
- 意識は，脳幹と大脳皮質間の複雑な相互作用によって生じるとされており，最も重要な脳幹部位の1つに中脳から延髄にかけて存在する網様体賦活系がある．
- 意識状態の観察の際は，患者は覚醒しているか，声かけや周囲の環境に反応するか，周囲の状況が理解できる状態にあるかなどを確認する．反応がなければ，意識障害の評価を行う必要がある．
- 意識レベルの評価は，グラスゴー・コーマ・スケール（GCS）やジャパン・コーマ・スケール（JCS，3-3-9度方式）で客観的に実施する（p.49, 表B-22, 23）．

2. 苦痛の徴候の観察

- 患者が呼吸・循環，痛みなどに関する苦痛の徴候を示していないか観察する．
- 呼吸困難の有無は，喘鳴，咳嗽，努力呼吸などがみられるかを観察する．呼吸機能のアセスメント方法については，「第2部 第2章 呼吸機能」を参照．
- 痛みの有無は，痛みにより顔をしかめる，冷や汗，痛い部分をかばう姿勢などがみられるかを観察する．また痛みの程度についても確認する．

3. 歩行状態

- 歩行は，筋肉，骨，関節および小脳や深部知覚，神経系そして平衡感覚機能などが関連して行われる動作である．これらの1つでも障害されると，スムーズに歩行することが難しくなる（図B-2）．
- 歩行状態の観察は，患者が入室する時から始め，部屋に入り，椅子に座る様子などを観察する．
- ドアから椅子までの距離をある程度とることが望ましい．
- 歩行はスムーズか，歩行の際の動作やスタイル，スピード，歩幅は正常か，前傾姿勢や麻痺の有無などはないか，補助具を必要としているかなどを観察する．
- 同時に不随意運動や麻痺の有無，麻痺がある場合は部位や左右どちらか，などについても観察する．
- 異常歩行には，中殿筋歩行，殿筋歩行，下垂足歩行，鶏歩（けいほ），膝押さえ歩行，はさみ脚歩行，尖足（せんそく）歩行，片麻痺歩行，失調性歩行，パーキンソン歩行，疼痛回避歩行などがある．

4. 姿勢

- 姿勢とは，人体の頭部・体幹・四肢の相対的位置関係のことをいい，立位，座位，臥位など様々な姿勢がある．
- 正常な姿勢は各関節に余分なストレスがかからない状態で，筋肉の協調性とバランス感覚を要する．
- 立位では，頭部から足関節までの体軸は前傾となっている．また，直立姿勢を保つ際に重力に抗して

■図B-2　正常歩行の歩行周期

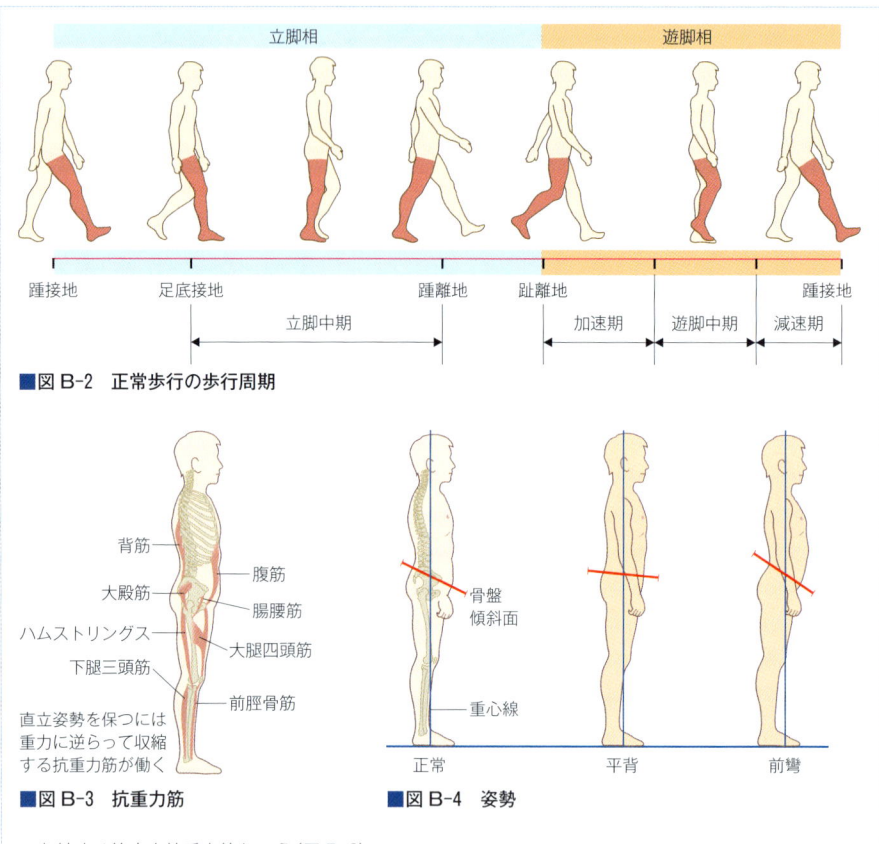

■図B-3　抗重力筋

直立姿勢を保つには重力に逆らって収縮する抗重力筋が働く

■図B-4　姿勢

収縮する筋肉を抗重力筋という（図B-3）．
● 姿勢の観察は背部や側面から，生理的彎（わん）曲異常がないか，立位や座位が保たれているか，前傾姿勢や左右の傾きがないか，筋肉に余分な負担がかかっていないか，などを観察する（図B-4）．

5. 体格

● 体格とは骨格，筋肉，皮下脂肪など，身体の外観的形状を総合的に表現するもので，身体的計測値と皮下脂肪の量が関係してくる．
● 体格の観察では，性や年齢に見合った身長・体重・胸囲・座高であるか，肥満やるいそう（やせ）はないか，筋肉質か，脂肪の分布は平均的か，もしくは集中して脂肪の蓄積がみられるかなどを観察する．

6. 身体構造の対称性

● 身体の構造は，大きさや形などがほぼ左右対称であるのが正常である．左右を比較し，対称で全身のつり合いがとれているか，四肢の長さや変形はないかを観察する．

7. 皮膚の状態

● 顔面，頸部，上肢，下肢などの皮膚の状態を観察する．皮膚の色，性状，発疹・腫瘤の有無や腫脹，浮腫，外傷，出血，痛みなどの皮膚病変の有無やその程度，分布状況，左右対称性について観察する

■表 B-4　皮膚の観察の視点

色調	チアノーゼ，黄疸，蒼白，発赤の有無など
性状	乾燥の有無，湿潤の状態など
発疹	分布の仕方，形態，色調など
腫瘤	性状，部位など

■表 B-5　口臭，呼気臭，体臭の要因

口腔内要因	歯垢（こう）による歯周病やう歯，舌苔（ぜったい），義歯の汚れ，唾液不足など
全身的要因	扁桃腺炎，副鼻腔炎，気管支拡張症，咽頭炎，肺炎，気管支炎，肝疾患（肝不全など），代謝疾患（糖尿病），腎疾患（尿毒症など），消化器疾患など
薬剤の要因	薬剤の種類によっては唾液分泌が減少するために口臭が起こることもある

（表 B-4）．
● 皮膚のアセスメント方法については，「第 2 部　第 12 章　生体防御機能　①皮膚」を参照．

8. 表情・顔貌

- 表情は感情や気分を表すものであり，顔面神経の支配を受け，表情筋群の動きによってつくられる．
- 患者と会話をする際，目を合わせるか，まばたきはするか，視線をそらさないか，喜怒哀楽を表現しているかなどを観察する．
- 凝視するような表情や無表情，不安や恐怖，悲しみを示すような表情がないかなどを観察する．
- 眼がくぼんでいる，浮腫がある，眼瞼下垂や眼球突出，口のゆがみや満月様顔貌などがないか，観察する．

9. 発声の状態，会話の状態

- 患者との会話から，患者の声や話し方の特徴を把握する．
- 声は，スムーズに出るか，失声や嗄（さ）声がないか，話し声の大きさや速度はどうか，ろれつが回らなかったり不明瞭な発音はないか，つじつまの合わない言動がないか，言葉の使い方や話し方は年齢相応かなどを観察する．

10. 服装，身だしなみ，個人の衛生状態

- 服装や履き物は，その人の自尊心や自己イメージ，社会的経済状況などを知る手がかりとなる．
- 爪や髪の毛が手入れされていない時は，身だしなみへの興味が薄れていると考えられるなど，患者の気分や生活様式の手がかりを把握することができる．
- 着用している服は季節や気温，天候に適切であるか，その人にふさわしい服装か，衣服は清潔で汚染されていないか，ボタンはとめられ，ファスナーは閉められているかなどを観察する．
- 履き物では，穴は開いていないか，靴紐は結ばれているかなどを観察する．
- 毛・爪については，色やつや，手入れの状態，また化粧については，時と場に適した化粧であるかについて観察する．

11. 臭気

- 口臭，呼気臭，体臭の有無を観察する．患者から発散される臭いには様々な要因があり，患者の状態を判断する手がかりとなる（表 B-5）．
- 臭いには，アルコール臭，酸臭，肝性口臭，アンモニア臭，アセトン臭，刺激臭などがある．

12. 精神的側面に関すること

- 理解力，注意力，気分・情緒，見当識などについて観察する．

第1部／フィジカルアセスメントの基本

B. フィジカルイグザミネーション

- 全身の概観を捉える際に実施する機会の多いフィジカルイグザミネーションについて述べる．実施の際は，head to toe の原則に基づいて，頭部から足先まで順序よく観察する．
- 下記の観察項目すべてを実施するというわけではなく，インタビューや一般状態の観察において，イグザミネーションの必要性があると捉えた項目について実施することが多い．ここで逸脱が疑われる場合は，関連領域において詳細なアセスメントを行う．

1. 頭部

- 毛髪の状態：脱毛や疥癬(かいせん)などの有無，髪の分布や量など
- 頭皮の状態：外傷や発疹などの有無など
- 頭蓋の状態：大きさ，左右対称性，変形，圧痛の有無など

2. 顔面，眼，耳，鼻

- 顔面の状態：左右対称性，皮膚の状態，顔面の動き，痛みの有無など
- 視覚
- 眼の左右対称性，形，対光反射
- 眼球の状態：眼球運動，眼球突出の有無，陥没や浮腫の有無など
- 眼瞼結膜の状態，眼球結膜の状態など
- 角膜の状態，瞳孔の左右対称性など
- 聴覚
- 外耳の外観，外耳道の状態，左右対称性，痛みの有無
- 鼻の外観，鼻腔の状態
- 嗅覚

3. 口腔

- 口唇の状態，顎関節の動き
- 口腔粘膜の状態，舌の形状，舌の動き
- 扁桃の発赤，腫脹，大きさなど

4. 頸部

- 頸の可動域，左右対称性，腫瘤の有無
- リンパ節の視診・触診：①後頭部リンパ節，②耳介後リンパ節，③耳介前リンパ節，④扁桃リンパ節（下顎角直下のリンパ節），⑤顎下リンパ節，⑥オトガイ(頤)下リンパ節，⑦後頸部リンパ節，⑧鎖骨上リンパ節，⑨浅頸リンパ節および深頸リンパ節
- リンパ系は，一般的に頭頸部，上肢および腋窩，下肢および鼠径部，胸壁および腹壁などの全身のリンパ系を系統的に視診・触診する．頭頸部以外では，腋窩リンパ節，鼠径リンパ節，膝窩リンパ節，

■表 B-6　リンパ節腫脹の観察ポイント

- 大きさ，リンパ節の数
- 部位・分布，対称性
- 形・硬度
- 表面の性状(平滑か，凹凸があるか)
- 圧痛の有無
- 周囲組織との癒着の有無，可動性
- 皮膚所見(発赤や熱感がないかなど)

■表 B-7　甲状腺の観察ポイント

右葉左葉，峡部に関して
- 大きさ
- 形
- 表面の性状
- 可動性の有無，癒着の有無など
- 硬さ
- 結節の有無

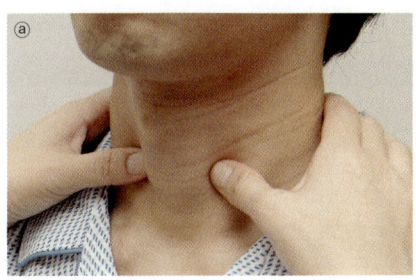

患者の前面から両母指の指腹で甲状腺を触診する

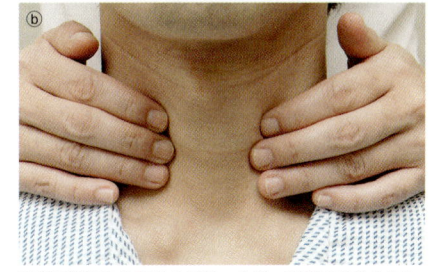

患者の後面から両手の示指，中指，薬指の指をそろえ，指腹で甲状腺を触診する

胸壁リンパ節，腹壁リンパ節などをみる．観察のポイントを表B-6に示す．
- 甲状腺の視診・触診（表B-7）：甲状腺は，腫大が著しい時は視診でもすぐ見分けることができるが，軽度の場合は触診を行う．
- 甲状腺の触診には，①患者の前面から母指で触診する方法（写真ⓐ）と，②患者の背面に回って後ろから母指以外の指で触診する方法（写真ⓑ）がある．

5. 上肢

- 皮膚病変の有無，爪の状態
- 筋肉の萎縮・肥大の有無，左右対称性
- 骨格・関節の動きなど

6. 前胸部

- 呼吸パターン
- 皮膚病変の有無
- 胸郭運動，胸郭の変形の有無，左右対称性，胸郭の可動域など
- 呼吸音

7. 背部

- 脊椎の並び，動きの範囲
- 痛みの有無
- 背部の胸郭部の状態

8. 腹部

- 腹部の形態，左右対称性
- 皮膚病変の有無
- 腹部膨満，腫瘤の有無，圧痛の有無

9. 下肢・下腿

- 皮膚病変の有無
- 筋肉の萎縮・肥大の有無，左右対称性
- 骨格・関節の動きなど
- 脛骨前部の浮腫の有無など

第1部／フィジカルアセスメントの基本

2 スクリーニング ❸身体計測

時吉佐和子

- 身体計測は，健康状態や発育・発達，栄養状態の指標となるとともに，診断や治療を検討する際や疾患の経過などを判断する上でも重要な目安となる。

A. 身長の計測

- 身長は床面から頭頂点までの垂直最大距離であり，標準体重や BMI などの算出のため，骨格や筋の発育状態の指標とするために測定する。
- 立位で測定する場合は，ふらつきなどによる転倒に気をつけて実施する。

1. 計測の準備

- 身長計の尺柱は固定されてぐらつきがないか，横規は滑らかに動くかを確認する。
- 測定は，水平な床で，尺柱が垂直に立つ場所を選択する。
- 目盛りの文字が薄れていないかを確認する。

2. 計測上の注意点（次頁写真ⓐ）

- 患者は履き物や靴下を脱ぎ，裸足で測定を行う。
- 身長計の尺柱に後頭部，背部の一部，殿部，両踵をつけ，膝を伸ばした直立姿勢になってもらう。
- 足先は 30〜40 度開いた状態で，両腕を自然に垂らしてもらう。
- 顎を引いてもらい，外耳孔上縁と眼窩下縁を水平の高さにした耳眼水平位を保つ。
- 測定の際，結んだ髪が邪魔な場合は，ほどいてもらう。

3. 計測の方法（次頁写真ⓑ）

- 左手で患者の前頭部を支えたまま，右手で横規を持って上下に軽く移動させ，数回頭頂部に軽く当てる。
- 目盛りは必ず視線を水平にして読む。患者の身長が計測者より高い時は，踏み台などを用いて測定する。
- 2 回ほど測定し，同一の値が得られるか確認し，同一の値が得られれば正しい測定値と判定する。
- 身長の測定単位は cm で，小数点第 1 位まで記入する。

4. その他

- 起立できない場合は，身長と相関の高い踵（しょう）骨から脛骨点までの高さである膝高から，以下の式により推定する（宮澤ら，日本静脈経腸栄養学会発表，2004）。
  男性　64.02＋(2.12×膝高)－(0.07×年齢)
  女性　77.88＋(1.77×膝高)－(0.10×年齢)　＊膝高：cm
- 新生児や乳児の場合は，乳児用身長計を用いる。
- 性・年齢ごとの身長の平均値は，表 B-8 のとおりである。

B. 体重の計測

- 体重は，成長・発達状態や健康状態，栄養状態を表す指標となる。
- 水分貯留の増減や治療の効果判定，投薬量の決定などにおいても，体重は重要な目安となる。

● 2. スクリーニング ❸身体計測

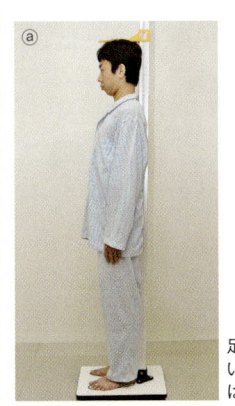

足先を30~40度開いて直立し、両腕は自然に垂らす

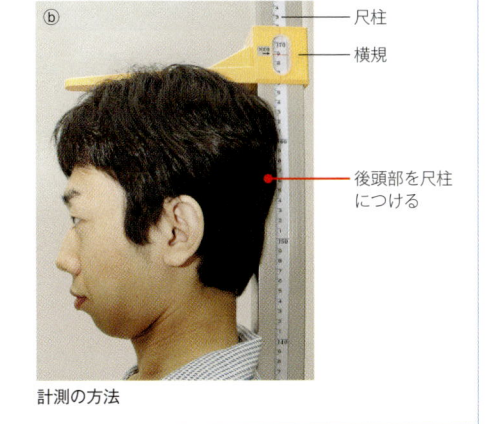

計測時の姿勢

尺柱
横規
後頭部を尺柱につける

計測の方法

1. 計測の準備

- 計り台が水平に保たれ、移動したり振動したりしないように固定されているか確認する。
- デジタル体重計のスイッチをONにし、0.0 kgのデジタル表示を確認する。針が体重を示すアナログ体重計の場合は、針を0の位置に正しく調整する。
- 計測前に用便をすませる、食後すぐや激しい運動の直後を避けるなど、計測条件が一定になるように調整する。

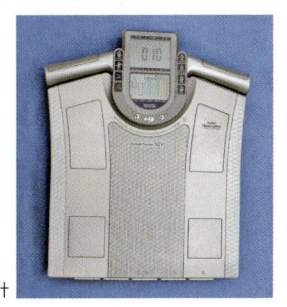

デジタル体重計

■表B-8　身長・体重の平均値（性・年齢階級別）〔平成23(2011)年〕

年齢(歳)	男性 身長(cm)	男性 体重(kg)	女性 身長(cm)	女性 体重(kg)	年齢(歳)	男性 身長(cm)	男性 体重(kg)	女性 身長(cm)	女性 体重(kg)
1	81.0	11.2	80.6	10.2	16	169.5	59.7	157.3	53.0
2	89.8	12.7	86.5	11.9	17	170.5	61.9	157.4	50.4
3	96.6	14.5	94.0	14.0	18	171.1	66.3	157.1	51.3
4	104.1	16.6	103.2	16.0	19	170.7	63.9	157.7	51.2
5	108.7	17.8	110.9	19.6	20	168.7	64.6	157.7	52.4
6	116.2	20.9	115.7	20.2	21	170.2	62.6	157.5	55.2
7	121.0	23.6	120.5	22.6	22	170.4	66.2	159.0	51.4
8	127.8	26.9	127.7	26.1	23	170.2	65.5	156.0	50.2
9	132.0	28.4	133.2	29.4	24	170.4	62.6	158.5	49.9
10	139.2	34.5	140.5	35.9	25	169.7	67.5	159.1	53.0
11	145.3	38.2	143.5	35.0	26~29	172.6	68.9	157.4	51.9
12	150.6	42.0	152.7	42.4	30~39	171.5	70.0	158.1	53.9
13	159.4	48.2	153.4	44.3	40~49	169.7	69.6	158.0	55.9
14	164.5	52.8	154.1	44.3	50~59	168.8	68.5	155.4	54.9
15	170.7	58.8	157.4	50.1	60~69	165.7	65.2	152.9	53.4
					70歳以上	161.4	60.4	147.4	49.7

資料：厚生労働省「平成23年　国民健康・栄養調査」
注：体重については妊婦を除外している

2. 計測上の注意点

- 履き物や靴下を脱ぎ，裸足で計り台の中央に静かに立ってもらう．
- 計り台に立ち，表示値が静止した後，目盛りを読む．アナログ体重計の場合は，針が停止した後に，視線を水平にして目盛りを読む．
- 衣類を着たまま測定した場合は，衣類の重量を差し引く．常時，できる限り統一した条件で計測する．
- 体重の測定単位はkgで，小数点第1位まで記入する．

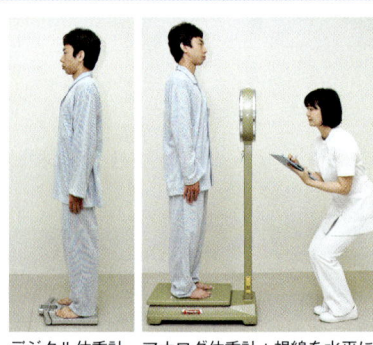

デジタル体重計　　アナログ体重計：視線を水平にして目盛りを読み取る

3. その他

- 立位がとれない場合は，車椅子のまま測定できる体重計を用いる．
- 新生児や乳児の場合は，自動式の体重計を用いる．
- 性・年齢ごとの体重の平均値は，表B-8の通りである．

C. 身長と体重から導かれる指標

1. 体格指数

- 身長，体重などの計測値を計算式に当てはめて算出するBMI(body mass index)が，最もよく用いられている．
  BMI＝〔実測体重(kg)〕／〔身長(m)〕^{2}

2. 標準体重

- 同一身長の平均的な体重を示し，成人において最も疾病の少ない基準とされる．よく用いられる計算式は下記である．
  ①標準体重(kg)＝〔身長(m)〕^{2}×22，②標準体重(kg)＝〔身長(cm)－100〕×0.9(ブローカ指数)

3. 肥満判定

- 成人の場合，WHOの診断基準では，BMIが25.0以上を過体重，30.0以上を肥満と判定する．日本肥満学会では，BMI 18.5以上25.0未満を普通体重とし，BMI 25.0以上を肥満と判定している(表B-9)．
- 肥満度は各体格指数より求めた標準体重の何％になるかを求めたもので，計算式は以下の通りである．
  肥満度＝〔実測体重(kg)－標準体重(kg)〕／標準体重(kg)×100

4. その他

- 乳幼児や学童の発育状況の判定には，カウプ指数(乳幼児)やローレル指数(学童)などが用いられる．計算式は，以下の通りである．
  ・カウプ指数＝〔体重(g)／身長(cm)^2〕×10
  ・ローレル指数＝〔体重(kg)／身長(cm)^3〕×10^7

■表 B-9　肥満の判定（日本肥満学会）

BMI 値	判定
BMI＜18.5	低体重
18.5≦BMI＜25.0	普通体重
25.0≦BMI＜30.0	肥満（1度）
30.0≦BMI＜35.0	肥満（2度）
35.0≦BMI＜40.0	肥満（3度）
40.0≦BMI	肥満（4度）

- ただしこれらは，身長と体重から計算された値であるため，肥満の種類などは，判定できない．

D. 腹囲の計測

- 腹囲は，健康状態や発育・発達，栄養状態の指標となる．
- 診断や治療を検討する際や疾患などの経過を判断する上でも，腹囲は重要な目安となる．
- 内臓脂肪蓄積を簡便に測定できる指標としても腹囲は用いられている．

1. 計測上の注意点

- メジャーの金具などで皮膚を傷つけないように注意する．
- 非伸縮性のメジャーを用いて，0.1 cm 単位で計測する．
- メジャーが伸びていると誤差が生じるため，伸びていないことを確認する．
- 腹囲の前後が水平になるように計測し，メジャーが腹部にくい込まないように注意する．
- 患者の準備として，食事の影響を受けないように空腹時に計測する．

2. 仰臥位での計測方法

- 仰臥位になり，膝を伸ばしてもらう．
- メジャーを臍の高さに合わせて巻く．
- 呼気終了時の腹囲を計測する．
- 腹水や腹部腫脹などがある場合は，臍の位置での計測に加えて，最大腹囲を測定する．その場合は，測定位置を一定に保つ．

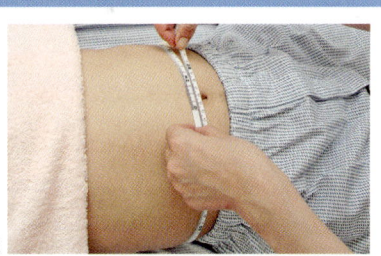

仰臥位での腹囲の測定

3. 立位での計測方法

- メタボリックシンドロームの診断などでは，立位での腹囲計測を行う．
- 測定の際は，両足をそろえて立位の姿勢をとり，両腕を身体の脇に自然に垂らしてもう．
- 腹壁の緊張を取り除き，軽い呼気の終期に計測する．
- 計測部位は，臍レベルが一般的だが，脂肪蓄積が著明で臍が下方に偏位している場合は，肋骨弓下縁と前腸骨稜上線の中点を計測する（図 B-5）．

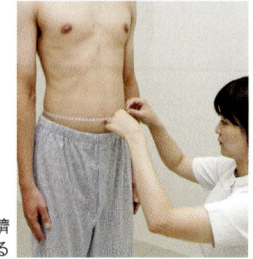

立位での腹囲の測定：臍レベルで水平に計測する

■図 B-5　腹囲の計測方法（立位）

①通常の測定
②脂肪蓄積による臍の下方偏位がある場合

―― 肋骨弓下縁
―― ②
―― ①
―― 前腸骨稜上線

①の場合，立位で軽い呼気の終期に臍の位置で水平に計測する
②の場合，肋骨弓下縁と前腸骨稜上線の中点で計測する

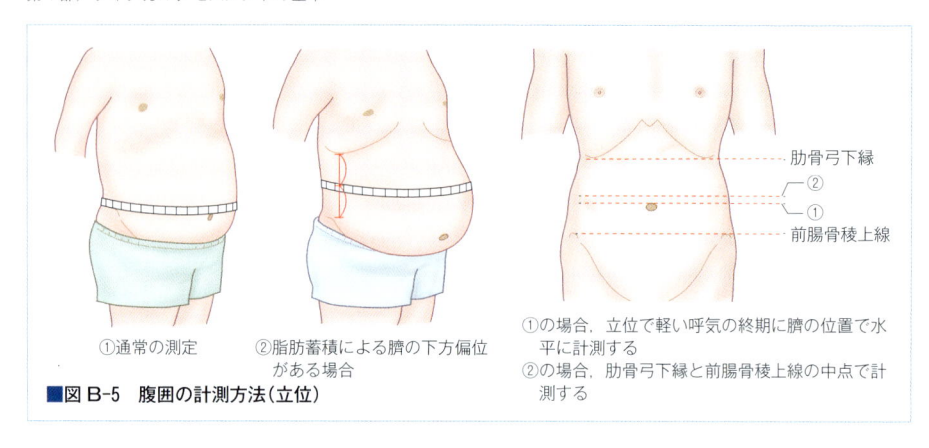

memo　腹囲とメタボリックシンドローム

- メタボリックシンドロームは，過栄養や運動不足などにより内臓脂肪が蓄積し，肥満，高血糖，高血圧，脂質異常症などの動脈硬化を引き起こす危険因子を複数合併し，心血管疾患に至る病態である．そのため内臓脂肪の蓄積は，メタボリックシンドロームを診断する上で必須となる．
- メタボリックシンドロームを疾患概念として確立する目的は，増加してきた心血管疾患の予防対策を確立することにある．これらの経緯から，腹部周囲の内臓に脂肪が蓄積した内臓脂肪蓄積に加えて，高血糖，血圧高値，脂質異常のうちいずれか2つ以上をあわせもった状態を，メタボリックシンドローム（代謝症候群，内臓脂肪症候群）と定義している（図 B-6）．

内臓脂肪（腹腔内脂肪）蓄積
ウエスト周囲長　男性 85 cm 以上／女性 90 cm 以上
（内臓脂肪面積　男女とも 100 cm² 以上に相当）

上記の内臓脂肪蓄積の条件を満たし，以下のうち2項目以上を満たすこと

脂質
中性脂肪（TG）　150 mg/dL 以上
かつ／または
HDL-コレステロール　40 mg/dL 未満

血糖値
空腹時血糖値　110 mg/dL 以上

血圧
収縮期血圧　130 mmHg 以上
かつ／または
拡張期血圧　85 mmHg 以上

■図 B-6　日本のメタボリックシンドロームの診断基準
メタボリックシンドローム診断基準検討委員会：メタボリックシンドロームの定義と診断基準，日本内科学会雑誌 94：797，表1，2005 より著者作成

② スクリーニング ④バイタルサイン

伊藤直子
鹿毛美香

- バイタルサインとは生命の徴候をいい，呼吸，脈拍，血圧，体温に意識を加えた5つを指す．
- バイタルサイン測定の目的は，以下の3つである．
  ①生命の徴候に関する情報を得る
  ②適切な治療・看護を行う際の判断基準となる基礎データを得る
  ③継続的な観察を通して，患者の特徴や傾向を明らかにするとともに，異常の早期発見につなげる

A. 呼吸

伊藤直子

- 呼吸とは，生体が生命を維持していくために必要な酸素（O_2）を外部から取り入れ，代謝の過程で生じた二酸化炭素（CO_2）を外に出すための営みである．
- 呼吸には，血液循環を介してつながる内呼吸と外呼吸がある．
- 内呼吸とは，O_2を血液中から細胞へ，CO_2を細胞から血液中へと運搬・交換するもので，組織呼吸ともいう．
- 外呼吸とは，O_2を肺胞から血液中へ，CO_2を血液中から肺胞へと運搬・交換するもので，肺呼吸ともいう．
- バイタルサイン測定における呼吸とは，通常，外呼吸を指す．
- 呼吸は，吸息と呼息を交互に行う．
- 呼吸は意識的に変化をさせることが可能であるため，できるだけ，無意識の呼吸状態を観察することが必要である．

1. 基準値と観察項目

- 呼吸は，呼吸の数および深さ，リズムなどにより，呼吸運動の状態，呼吸運動調節機能の障害および中枢神経系の障害などを観察する（表B-10）．
- 呼吸状態を観察する上で，表B-11に示す呼吸の異常を捉えておく．

2. 手技

目的▶ 呼吸状態を観察することで，呼吸状態の変化を捉え，異常を早期に発見する．
チェック項目▶ 呼吸の数と深さ，呼吸のリズム，呼吸音，呼吸の仕方，胸郭の形状
必要物品▶ 秒針付き時計またはストップウォッチ，聴診器，筆記用具，タオル（必要時）

手順

要点	留意点・根拠
❶ 必要物品を準備し，環境を整える（❶❷）	❶必要物品がすべてそろっているか，必要物品に破損がないかを確認する **根拠▶** 動作や時間の無駄をなくすことで，正確な測定を行う ❷胸背部を露出しても安心できる環境を作り，患者の羞恥心やプライバシーに配慮する
❷ 患者に目的と方法を説明し，同意を得る	
❸ 患者が意識しないように呼吸状態の観察を行う（❶）	❶呼吸状態（数，深さ，リズムおよび呼吸の仕方）の観察は，患者の安静時に行い，患者に測定し

■表 B-10　観察項目と基準値

観察項目	基準値(安静時)
呼吸数	呼吸回数は，体位や体格，活動状況，精神状態，環境など様々な要因により変化する 　成人 14〜20 回/分* 　学童 20〜30 回/分 　幼児 25〜30 回/分 　新生児 30〜45 回/分 　*高齢者の場合，比較的ゆっくりした呼吸となる
呼吸の深さ	成人の 1 回換気量 400〜500 mL，分時換気量 5〜7 L/分
呼吸のリズム	規則的に吸息期，呼息期，休止期と繰り返される

観察項目	観察内容
呼吸音	・呼吸時の音の大きさ，聞こえる部位 ・異常音(副雑音)があった場合は，吸息時か呼息時か，連続的か断続的かを観察する⇒気道や気管支において，気流が通る部位に障害がある場合に生じる．そのため，呼吸による空気の出入り具合を聴診によって確認する
呼吸様式	・胸郭や腹壁の動きを観察する ・呼吸補助筋である頸部，胸部，背部，腹部の筋肉の動き方を観察する

■表 B-11　呼吸の異常

呼吸状態の分類			疑われる疾患，症状出現時の状況
数と深さの異常	頻呼吸	呼吸数：増加(24 回/分以上) 深さ：変化なし	発熱，肺炎，呼吸不全，代償性呼吸性アルカローシス
	徐呼吸	呼吸数：減少(12 回/分以下) 深さ：変化なし	頭蓋内圧亢進，脳卒中，麻酔・睡眠薬投与時
	多呼吸	呼吸数：増加(24 回/分以上) 深さ：増大	過換気症候群，肺塞栓症，呼吸窮迫症候群，甲状腺機能亢進症，代謝性アシドーシス時，不安時
	少呼吸	呼吸数：減少 深さ：浅くなる	死亡直前，麻痺
	過呼吸	呼吸数：ほぼ変化なし 深さ：異常な増大	神経症，もやもや病
	減呼吸	呼吸数：ほぼ変化なし 深さ：浅い 1 回換気量：減少	呼吸筋の麻痺時，モルヒネ中毒
	無呼吸	安静呼気位での呼吸が一時的に停止した状態	睡眠時無呼吸症候群
リズムの異常	クスマウル呼吸	リズムは遅いが，深い規則的	糖尿病性ケトアシドーシス，尿毒症
	チェーン・ストークス呼吸	無呼吸(数秒〜数十秒)→過呼吸→減呼吸→無呼吸を呼吸パターンとして，これを周期的かつほぼ規則的に繰り返す	脳血管障害，脳腫瘍，尿毒症，重症心不全，死亡直前
	ビオー呼吸	無呼吸(10〜30 秒)と数回の深い頻呼吸を不規則に繰り返す	脳腫瘍，髄膜炎，脳炎，脳外傷
呼吸運動の異常	口すぼめ呼吸	口唇をすぼめ，ゆっくり息を吐き出す(気道内圧を高める) 呼気時の末梢気道閉塞あるいは虚脱を防ぐため	慢性閉塞性肺疾患(COPD)
	奇異呼吸	吸気時に腹部が陥没し，呼気時に膨大する	フレイルチェスト(動揺胸壁)，睡眠時無呼吸症候群，一側の無気肺，気胸，血胸，頸椎損傷

要点	留意点・根拠
①1分間の呼吸数を測定する(❷) ②呼吸の深さを観察する ③規則正しいリズムであるか，呼吸の間隔や換気量を観察する ④呼吸の仕方を観察する(❸)	ていることを意識させない．脈拍をとりながら，測定するとよい　根拠▶呼吸筋は随意筋であり，意識的に変化させることができる ❷呼吸が微弱な場合は，鼻腔や口腔に，鏡や薄紙を近づけて空気の出入りを捉える ❸一般に成人は胸式・腹式呼吸混合型である．男性は腹式呼吸，女性は胸式呼吸が多くみられる．新生児は腹式呼吸，妊婦は胸式呼吸の傾向がある　根拠▶胸式呼吸は主に肋骨と外肋間筋の運動，腹式呼吸は横隔膜の伸展による運動である
4 胸郭の形状，可動性，脊椎の形態を視診する ①患者の正面，真後ろから，左右対称性を観察する ②胸郭の前後径と横径を観察する ③胸郭の形態，広がりを確認する ④吸息時の胸郭の拡大と呼息時の胸郭の復元を確認する ⑤椎骨線を確認する ⑥脊椎の左右対称性を観察する	
5 胸郭の状態を触診する ①肋骨，胸骨，脊椎などを触診する ②背部の胸郭に手を当て，呼吸運動や振動音の伝わり方をみる(❶❷❸)	❶呼吸による胸郭の動き：背面から左右対称の位置で胸郭に両手を当て，両側母指の位置で胸郭の動きがわかる ❷音声伝導(声音振盪(とう))：患者に低い声で発声させ，声の振動を背部に当てた手の尺側面で感じ取る．左右差をみる ❸指先や手掌を使って，視診所見をさらに確実にする
6 横隔膜の動きを知るために打診する(❶) ①左手中指を患者の体表面に密着させ，右手中指の指先でその背面を一定の強さで軽く叩く	❶最大吸息時と呼息終末時に息を止めた状態で打診する

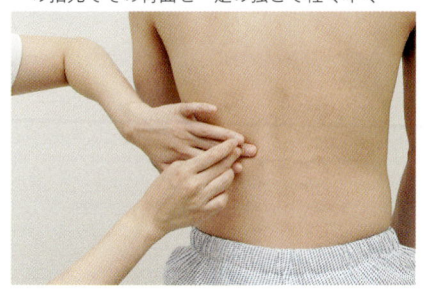

要点	留意点・根拠
②左右均等に打診音を対比しながら行う(❷❸)	❷筋肉の発達により，左右差がみられる場合もある．また患者の体位や口の開閉状態により打診音は変化する ❸音の強さと長さは，組織の空気含有量に比例する ・濁音：小さく，短く，高調音で空気を含んでいない音 ・清音：大きく，長く，低調音で空気を含んでいる音 ・鼓音：大きく，長く，規則正しい振動の高調音

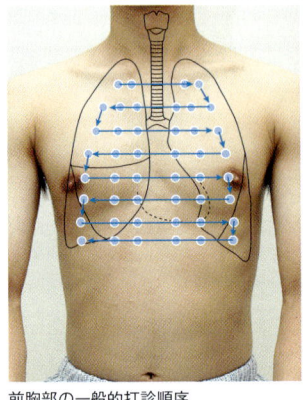

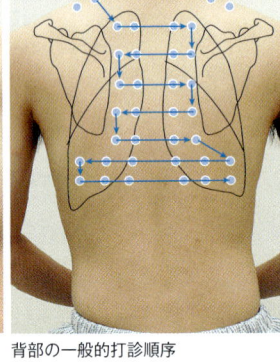

前胸部の一般的打診順序　　背部の一般的打診順序

■図 B-7　打診の部位と順序（●打診部位）

要点	留意点・根拠
7 患者の体表面に聴診器を当て，呼吸音を聴取する(①②)(表 B-12) ①音を聴取できる環境を整える ②椅子またはベッドに座り，胸部・背部の聴取が可能な体位とする(❸) ③患者にゆっくりと深く呼吸してもらう ④前胸部：肺尖部から肺底部へ左右対称に呼気時と吸気時の音を聞く ⑤呼吸音の強弱や性状，異常呼吸の有無を確認す	❶露出部をできるだけ少なくし，肌に触れる看護師の手や聴診器を温めてから聴診する ❷ **根拠▶** 体内から伝わる音響を聴取することで，体内の呼吸状態を推定する ❸座位をとれない場合は仰臥位で前胸部，側臥位で側面と背部を一側面ずつ聴取する

■表 B-12　呼吸音の種類

種類		特徴
肺胞呼吸音	吸った空気が肺胞へ入る時に生じる音	・風が吹く時の木の葉のような柔らかい音 ・肺野全体で聞こえ，吸気時の方が呼気時より強い
気管支肺胞呼吸音	気管支と肺胞を出入りする空気の音	・肺胞呼吸音よりやや高く長い ・肺尖部，胸骨線上，両肩甲骨間部で聴取され，呼気時の方がやや強い
気管・気管支呼吸音	気管・気管支など肺外の気道を空気が出入りする時に生じる振動音	・高調で長く粗い感じの音 ・頸部から胸骨上の気管・気管支の部位で聴取され，呼気時に強い
副雑音 （異常な呼吸音） 　1）肺性副雑音 　　（ラ音）	気管の狭窄部や分泌物貯留部で空気の流れに乱流が生じたり，分泌物が移動したりすることで起こる ①連続性副雑音(乾性ラ音) ②断続性副雑音(湿性ラ音)	・高調性連続性副雑音(ウィーズ)：笛声音，ヒュー音 ・低調性連続性副雑音(ロンカイ)：いびき音 ・細かい断続性副雑音(ファイン・クラックル)：捻髪（ねんぱつ）音 ・粗い断続性副雑音(コース・クラックル)：水泡音
2）非肺性副雑音		・胸膜摩擦音 ・ハンマン徴候

● 2. スクリーニング ❹バイタルサイン

要点	留意点・根拠
る ⑥胸郭の動きを観察する ⑦患者に肩を前方に寄せて肩甲骨を外転させてもらう ⑧背部：肺尖部から肺底部へ左右対称に呼気時と吸気時の音を聞く ⑨呼吸音の強弱や性状，異常呼吸の有無を確認する ⑩胸郭の動きを観察する	
前胸部の一般的聴診順序　　背部の一般的聴診順序 ■図 B-8　聴診の部位と順序（●聴診部位）	
❽ 測定終了後，寝衣，体位，寝具を整える	
❾ 手洗いをし(❶)，記録する	❶ 根拠▶ 感染予防のため

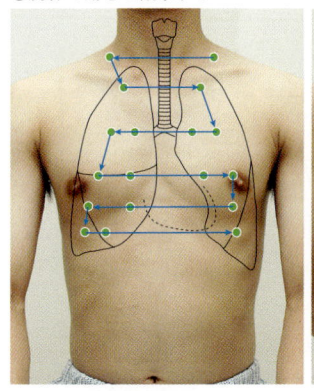

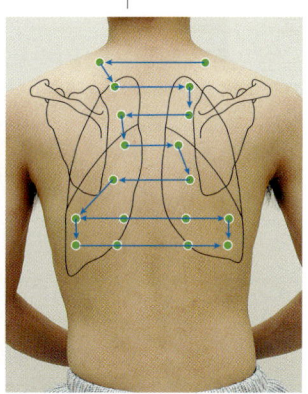

B. 脈拍

伊藤直子

- 脈拍とは，心臓の収縮により血液が血管に流入する時に生じる動脈の拍動である．心臓から末梢に動脈血が行きわたっているかをみるために，心拍動に対応した動脈内の血液の圧力の変化を体表面から捉えたものである．
- 心拍数や調律・性状などから，背景にある心臓の状態を知ることができる．
- 一般に脈拍は橈(とう)骨動脈で測定される．ほかに頸動脈，上腕動脈，大腿動脈，足背動脈などで測定する（図 B-9）．
- 脈拍が一定の間隔で規則正しければ「整」，不規則ならば「不整」という．不整の場合，心拍と脈拍は一致しないことがある．

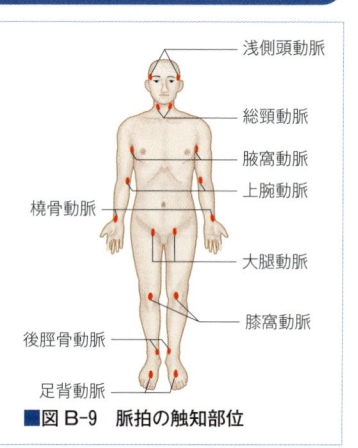

■図 B-9　脈拍の触知部位

2 フィジカルアセスメントの基本技術

1. 基準値と観察項目

- 脈拍は，脈拍数，リズム，大きさ，立ち上がり，緊張度，血管壁の性状，左右差または上下肢差などを観察する（表B-13）．
- 脈拍を観察する上で，表B-14に示す脈拍の異常を捉える必要がある．

■表B-13　観察項目と基準値

項目	基準値および観察内容
脈拍数	成人　60〜80回/分 高齢者　60〜70回/分 ・脈拍数は年齢，性別，運動，疾患，発熱，精神状態などの要因によって異なる
脈拍のリズム	一定の間隔で規則正しく拍動しているかをみる（整・不整）
脈拍の大きさ	動脈の拍動の振幅をみるもので，測定している指先を拍動が押し上げる力として感じる 収縮期血圧と拡張期血圧の差である脈圧に影響される
立ち上がりの遅速	脈拍の立ち上がりが急に大きくなったり，遅くなったりしてないかを観察する 動脈壁が上下に動く速さとして捉える
緊張度	動脈が外からの力に圧迫されやすいかを観察する 橈骨動脈を圧迫し，脈拍を触れなくなるのに必要な力で判断する

■表B-14　脈拍の異常

状態			疑われる疾患，症状出現時の状況
脈拍数の異常	頻脈	脈拍数：100回/分以上	発熱（代謝亢進のため），貧血（組織の酸素欠乏に対する代償機転のため），運動（組織の酸素消費量増加のため），呼吸器疾患（低酸素血症），甲状腺機能亢進（甲状腺ホルモンによる代謝亢進），ショック（循環血液量の減少のため），心疾患（発作性頻拍，ウォルフ・パーキンソン・ホワイト（WPW）症候群などの刺激伝導系の異常）
	徐脈	脈拍数：50〜60回/分以下	スポーツ心臓（心臓が肥大し，1回拍出量が増すため），心疾患（洞房ブロック・房室ブロックなどの興奮伝導障害）
リズム・大きさの異常	不整脈	脈拍と脈拍の間隔すべてが一定でなく，強弱も大小不動である	心房細動
		リズムが不整になったり，結滞になったりする	心房期外収縮
		結滞であったり，弱い脈であったりする	心室期外収縮
	大脈	脈拍の振幅が大きく触れる	大動脈弁閉鎖不全症，動脈硬化症
	小脈	振幅が小さく触れる	大動脈弁狭窄症，心不全
立ち上がりの遅速	速脈	脈拍が急に大きくなって，急に小さくなるもの	大動脈弁閉鎖不全症，発熱，甲状腺機能亢進症
	遅脈	脈拍の立ち上がりが遅く，ゆっくりと大きくなるもの	大動脈弁狭窄症，甲状腺機能低下症
緊張度の異常	硬脈	緊張度の強いもの	高血圧症
	軟脈	緊張度の弱いもの	低血圧症，ショックなど
左右差，上下肢差	左右橈骨動脈差	左右差がある	血栓塞栓症，大動脈炎症候群など
	上下肢動脈差	上下肢差がある	血栓塞栓症，大動脈弁狭窄症，解離性動脈瘤など

2. 手技

目的▶ 血流の状態，心臓から駆出される血液量，刺激伝導系の状態を把握し，異常を早期発見する．
チェック項目▶ 脈拍数，リズム，大きさ，立ち上がり，緊張度，左右差・上下肢差
必要物品▶ 秒針付き時計またはストップウォッチ，聴診器，筆記用具，タオル（必要時）

手順 要点	留意点・根拠
1 必要物品を準備する（❶）	❶必要物品がすべてそろっているか，必要物品に破損がないかを確認する　**根拠▶** 動作や時間の無駄をなくすことで，正確な測定を行う
2 患者に測定することを説明する（❶）	❶脈拍の測定は，患者の安静時に行う
3 患者を座位またはベッド上仰臥位にする（❶）	❶ **根拠▶** 脈拍は精神的な影響を受けるので，精神的安静を図る．また，頸部を曲げると鎖骨下動脈を圧迫して，拍動が弱くなる
4 示指から薬指の3本の指を橈骨動脈に軽く当てる ①座位の場合は正面から左右の手首の橈骨動脈に軽く触れる（❶） ②ベッド上仰臥位の場合はベッドの側方に立って，両手首の橈骨動脈に軽く触れる（❶） ③脈拍数を数える前に，しばらく脈拍の性状を観察する（❷） 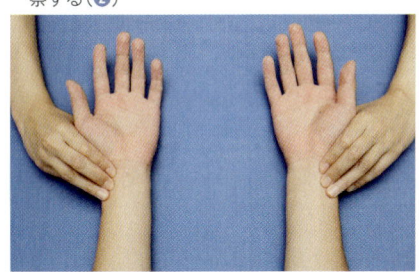	❶ **根拠▶** 橈骨動脈の太さや緊張度に左右差を認める場合があるため，確認が必要である ❷ **根拠▶** 脈拍は精神的な影響を受けるので，しばらく安定するのを待つ
5 1分間脈拍数を数え，リズム，大きさ，緊張度を観察する（❶❷❸❹） 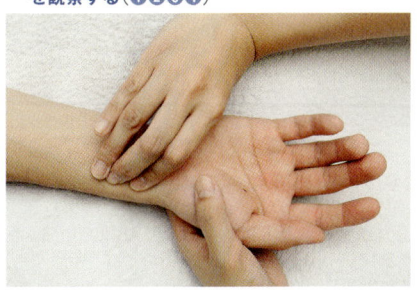	❶脈拍数は15秒間測定した結果を4倍したり，30秒測定し2倍してもよいが，脈拍の異常を感じた場合は1分間測定する ❷脈拍を数えながら，リズム，大きさを観察する ❸緊張度は，動脈に当てた3指のうち最も中枢側にある指にどのくらいの力を入れて圧迫すると，末梢側にある指に拍動が触れなくなるかをみることで測定する ❹通常，脈拍を測定するのは橈骨動脈だが，拍動が触れにくい時は上腕動脈，頸動脈，大腿動脈で測定する．また大動脈や末梢動脈の疾患では，腋窩動脈，大腿動脈，膝窩動脈，足背動脈で測定する

要点	留意点・根拠

上腕動脈　　　　　　頸動脈　　　　　　大腿動脈

膝窩動脈　　　　　　後脛骨動脈　　　　足背動脈

| 6 測定終了後，寝衣，体位，寝具を整える | |
| 7 手洗いをし(❶)，記録する | ❶ 根拠▶ 感染予防のため |

C. 血圧

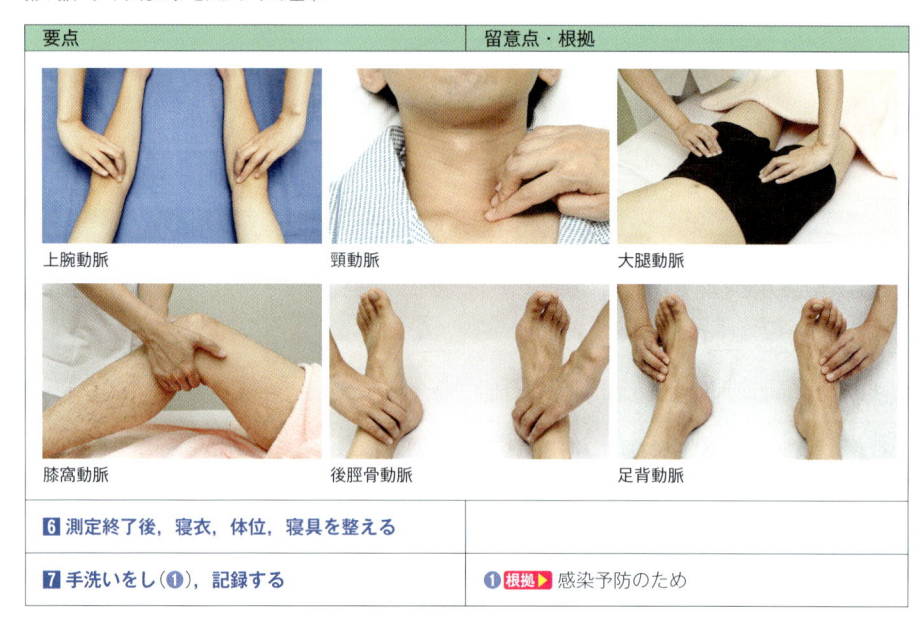

鹿毛美香

- 心臓と各臓器や組織を結ぶ血管には，どこであっても常に圧がかかっており，これを血圧と呼ぶ．
- 血圧は心拍出量と末梢血管抵抗との積で表され，血液の循環動態を把握できる重要な値である．
- 心臓が収縮し，心室から血液が駆出された瞬間，動脈系の血管壁には最大の圧がかかり，その圧力を収縮期血圧(最高血圧)という．
- 押し出された血液が体循環および肺循環の回路を一巡して心臓に戻り，心臓が次に駆出する血液を最大にためて拡張した瞬間，動脈壁にかかる圧は最も低くなる．この時の圧力を拡張期血圧(最低血圧)という．
- 血圧の測定方法には，観血的方法(直接法)と非観血的方法(間接法)がある．
・観血的方法とは，経皮的に動脈内にカテーテルを留置し，動脈圧を直接測定する方法である．
・非観血的方法とは，侵襲を伴わない測定法で，動脈を筋肉や骨などの周囲組織ごと圧迫し，その圧の変化を水銀血圧計やアネロイド式血圧計で測定するものである．
- 血圧は，健康な人で同じ測定部位であっても1日のうちで大きく変動する．睡眠中は特に拡張期血圧が低くなり，食事や排泄，運動などの動作のたびに大きく変動する．また，姿勢の変化や感情，緊張，ストレスなどをはじめ，気温や振動，騒音などの外的環境などによっても大きく変動する．
- 継続的に血圧の変化をみる場合，上記のような変動因子をできるだけ排除し，測定条件(時間，機器，部位など)を統一することが必要である．

1. 基準値と観察項目

- 高血圧治療ガイドライン(2009)では，成人の場合，収縮期血圧130 mmHg未満，かつ拡張期血圧85 mmHg未満を正常血圧，収縮期血圧140 mmHg以上または拡張期血圧90 mmHg以上を高血圧としている．
- 同ガイドラインは血圧値により，至適血圧，正常血圧，正常高値血圧，Ⅰ度高血圧，Ⅱ度高血圧，Ⅲ度高血圧，(孤立性)収縮期高血圧に分類している(表B-15)．
- 低血圧の基準は特に定められておらず，一般的には収縮期血圧100 mmHg未満を低血圧と呼んでいる．

2. スクリーニング ❹バイタルサイン

■表 B-15　成人における血圧値の分類

分類	収縮期血圧		拡張期血圧
至適血圧	<120	かつ	<80
正常血圧	<130	かつ	<85
正常高値血圧	130〜139	または	85〜89
Ⅰ度高血圧	140〜159	または	90〜99
Ⅱ度高血圧	160〜179	または	100〜109
Ⅲ度高血圧	≧180	または	≧110
(孤立性)収縮期高血圧	≧140	かつ	<90

単位：mmHg
日本高血圧学会高血圧治療ガイドライン作成委員会：高血圧治療ガイドライン 2009, p.14, 表 2-6, 日本高血圧学会, 2009

■表 B-16　小児の健診用の高血圧基準

区分	収縮期血圧	拡張期血圧
幼児	≧120	≧70
小学校　低学年	≧130	≧80
高学年	≧135	≧80
中学校　男子	≧140	≧85
女子	≧135	≧80
高等学校	≧140	≧85

単位：mmHg
日本高血圧学会高血圧治療ガイドライン作成委員会：高血圧治療ガイドライン 2009, p.84, 表 10-1, 日本高血圧学会, 2009

■表 B-17　血圧計の種類

種類	特徴
水銀血圧計	・加圧のためのカフを内蔵したマンシェット(腕帯)とカフに空気を送り込むためのゴム球とを1本のゴム管でつないだ加圧部と、カフ内にかかっている圧を測定するための水銀計とカフとを1本のゴム管でつないだ計測部の2つの部分からできている ・カフ内のゴム囊に送り込まれた空気の圧が水銀槽の表面を押し、水銀柱を上昇させる ・上腕動脈の血流が遮断された時の圧が、収縮期血圧である ・世界保健機関(WHO)は2013年10月、水銀血圧計の使用を2020年までに全廃するとの指針を発表しており、今後は他方式の血圧計への切り替えが進むとみられる
アネロイド式血圧計	・加圧部の構造は水銀血圧計と同様だが、計測部に水銀計はなく、針が文字盤を回転する仕組みである ・アネロイドとは「液を用いていない」という意味であり、発明者の名を取ってタイコス式血圧計ともいう
電子血圧計	・マイクロコンピュータを内蔵し、自動的に加圧・減圧することが可能である ・自己測定に適している ・上腕用、手首用、指用があり、同時に記録ができるタイプもある

第 1 部／フィジカルアセスメントの基本

- 座位による安静時の上腕の血圧では，成人の場合，収縮期血圧 110～130 mmHg，拡張期血圧 60～90 mmHg 程度である．
- 小児期の血圧は成人期より低値（表 B-16）であり，加齢とともに徐々に上昇する．
- 非観血的方法に用いる血圧計で，現在，医療現場で一般的に使用されているものには，水銀血圧計やアネロイド式血圧計，簡易的な電子血圧計がある（表 B-17）．

2. 手技

　初めて血圧を測定する患者の場合は，触診法で収縮期血圧の予測値を測定し，続いて聴診法で正確な血圧を測定する．触診法による予測値は，聴診法での測定時に送気の目安となる（予測値より 20 mmHg 程度高い値まで送気する）ことにより，過度な送気による患者の苦痛を防ぐことができる．
　また，ショック時やターミナル期など，聴診法で測定できない状態においても，触診法での測定を行う．
目的▶ 血圧の正常・異常を観察し，循環系の状態を知り，身体の生理的変化をより早期に発見する．
チェック項目▶ 血圧の状態
必要物品▶ 水銀血圧計*，聴診器，アルコール綿，筆記用具
＊右側からゴム管が出ている左腕用マンシェットが一般的に使用されている

手順	
要点	留意点・根拠
◆触診法による血圧測定 **1 必要物品を準備し，事前に点検する** ① 必要物品がすべてそろっているか確認する ② 水銀血圧計を垂直に立てて，加圧しない状態で水銀コックを開き，水銀柱がゼロ点にあるか確認する ③ ゴム管を全部連結して送気し，200 mmHg に達した時，送気を中止して弁を閉じ，そのまま 3 分間放置しても水銀柱が 2 mm 以上下降しないことを確認する ④ 水銀漏れ，水銀柱の切れはないか確認する ⑤ ③の状態から，弁を全開にした時，1 秒以内で目盛りがゼロ点に戻るか確認する ⑥ マンシェットの幅は患者の上腕の太さに適しているか（❶） ⑦ 点検後は血圧計を傾けて水銀をすべて水銀槽に入れ，水銀コックを閉める（❷）	❶ カフは，幅が腋窩から肘（ちゅう）窩までの 2/3 以上，長さが上腕中点周囲長の 80～100% のものが適切である．一般に成人の場合，幅 12～13 cm，長さ 22～24 cm のものが用いられる ❷ **根拠▶** 動作や時間の無駄をなくし，正確な測定を行うため

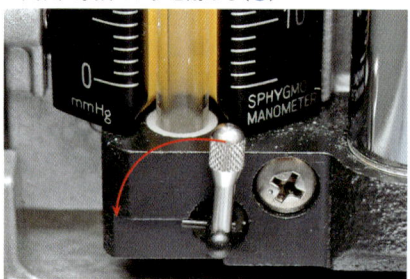

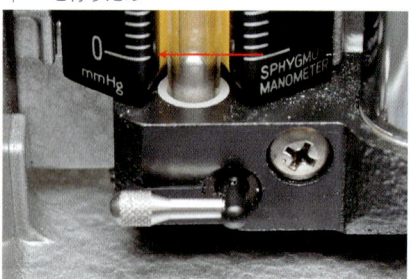

水銀槽のコックを左に倒し

水銀柱の値が 0 を指すことを確認する

● 2. スクリーニング ❹バイタルサイン

要点	留意点・根拠
2 準備した物品を患者の元に運び，血圧測定について説明する ①測定の方法や要する時間などを説明し，血圧の変動因子の有無を確認する（❶） ②5～15分程度安静にしてもらう	❶ 根拠▶ 患者の不安や緊張を軽減し，変動因子を取り除き正確な測定を行うため
3 測定前の患者の準備をする ①患者をリラックスさせ，体位を整える（仰臥位または座位） ②測定部位を圧迫するような衣服はあらかじめ脱いでもらい，測定側の寝衣の袖は肩のあたりまでたくし上げる（❶） ③手掌は上を向けてもらう	❶ 根拠▶ 上腕を圧迫すると末梢にうっ血が起こり，血圧値が低くなるため
4 上腕の圧迫部位を心臓と同じ高さに調整する（❶） 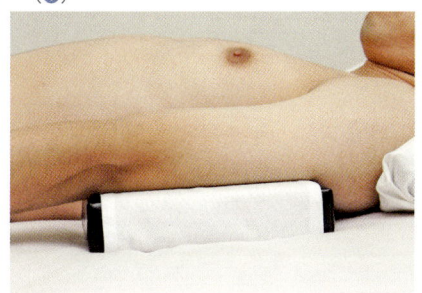	❶心臓と同じ高さにするために，肘枕やタオルなどを用いる　根拠▶ 心臓よりも高くすると血圧は低く測定され，反対に低くすると高く測定されるため
5 患者の上腕にマンシェットを正しく巻く ①触診で上腕動脈の拍動を確認する 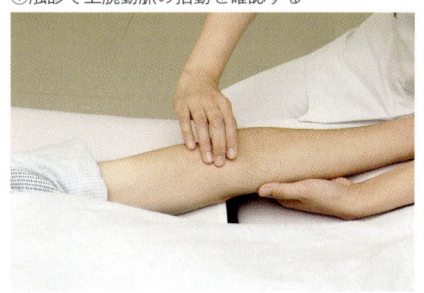 利き手の示指，中指，薬指の3指の指腹で動脈の拍動を確認する ②マンシェットのゴム管を末梢側に出す．右腕で測定する時は上下逆にしてマンシェットを巻く	

2 フィジカルアセスメントの基本技術

37

要点	留意点・根拠
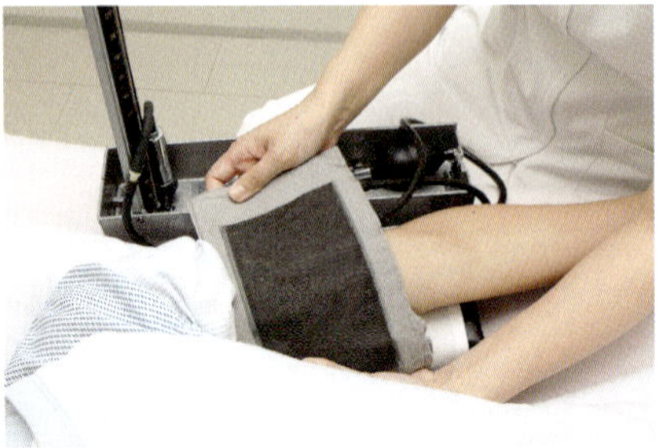 マンシェットのゴム管は末梢側に出して巻く ③ゴム囊の中央が上腕動脈の走行に沿い，マンシェットの下端は肘から2cm程度上になるように巻く(❶) 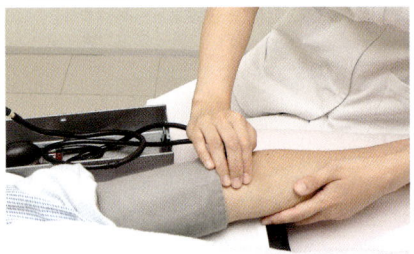 ゴム囊の中央部分が上腕動脈の上にあるか，示指，中指，薬指の3指で動脈の拍動を確認する	❶上腕動脈は腋窩中央から肘窩中央やや内側に向かって下降している
6 マンシェットの圧迫状態を確認する ①巻き終わったあとの圧迫状態は，指1〜2本が入る程度とする(❶) 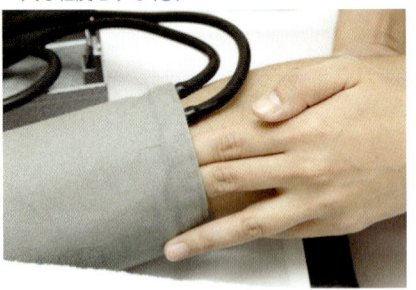 マンシェットを巻き終え，指を1〜2本入れて圧迫状態を確認する	❶ 根拠▶ マンシェットの巻き方が強すぎると，駆血時に通常よりゴム囊による圧迫面が広くなって，測定値が実際よりも低くなる．一方巻き方がゆるいと，圧迫面が小さくなるために測定値が実際よりも高くなる
7 マンシェットに送気する ①水銀コックを開き，利き手で送気球を握り，母指と示指でねじを閉め，排気弁を閉じる(❶) ②利き手でない方の手で橈(とう)骨動脈(あるいは	❶排気弁のねじは母指と示指で力を入れて挟むようにしながら徐々に緩める．この2指の対立運動が身についていないと，排気弁のねじをうま

● 2. スクリーニング ❹バイタルサイン

2 フィジカルアセスメントの基本技術

要点	留意点・根拠
上腕動脈)を触知しながら，脈が触れなくなるまで空気を送る(加圧する)	く回せない
③脈拍が触れなくなった目盛りから，さらに約20 mmHg 程度水銀柱が上がるまで送気する	
8 収縮期血圧を読む ①排気弁をゆっくり開放しながら，1拍動につき2 mmHg ずつ水銀柱を下げる(❶) ②脈拍が初めて触れた時の目盛りを読み，収縮期血圧(最高血圧)予測値とする(❷) 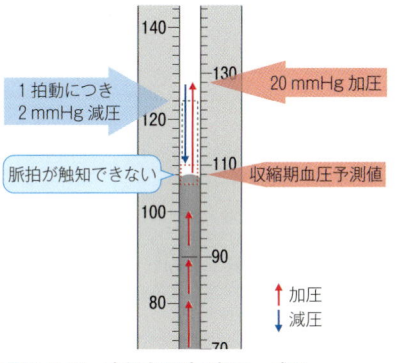	❶**根拠▶** 速過ぎると目盛りを読み落とす可能性があり，正確な値が得られにくい ❷水銀柱は液面の一番高い所の値を目の高さ(水平)で読む
■図 B-10 水銀血圧計の加圧・減圧	
9 送気球の排気弁を全開にして，圧迫を速やかに解除する	
◆聴診法による血圧測定 **1** 触診法に引き続き，聴診法で正確な血圧を測定する ①肘窩部に3指(示指，中指，薬指)を当て，上腕動脈の拍動を確かめた後，その部位に聴診器の集音部(膜面)を当てる(❶❷)	❶集音部がマンシェットやゴム管の下にならないようにする **根拠▶** 加圧に偏りが出たり，雑音を誤って聴取し，正確に測定できないため ❷聴診器は，上腕動脈の中央を捉えるように，軽く密着させる

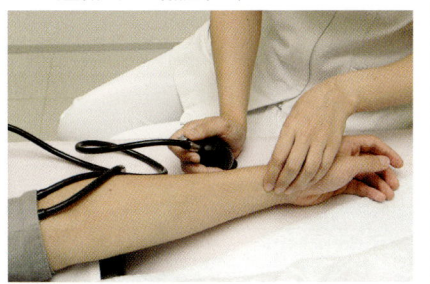

図内ラベル：1拍動につき2 mmHg 減圧／20 mmHg 加圧／脈拍が触知できない／収縮期血圧予測値／↑加圧 ↓減圧

39

第1部／フィジカルアセスメントの基本

要点	留意点・根拠
上腕動脈の拍動確認後，聴診器(膜面)を当てる	
2 マンシェットに送気する ①触診法で測定した収縮期血圧予測値より，20 mmHg 程度高い値まで水銀柱を上げる(❶)	❶ 根拠▶ 送気(加圧)による患者の苦痛を最小限にするため
3 収縮期血圧と拡張期血圧を読む(図 B-11) ①脈拍1拍につき2 mmHg 程度の速さで減圧する(❶) ②血管音〔コロトコフ音(❷)〕の聞こえ始めの目盛りを読み，収縮期血圧とする ③さらに減圧し，血管音が聞こえなくなった時の目盛りを読み，拡張期血圧とする(❸)	❶拍動音と拍動音の間に減圧しないようにする 根拠▶ 音が聞き取れなくなるため．また速過ぎると目盛りを読み落とす可能性があり，正確な値が得られにくい．遅過ぎると末梢のうっ血のため拡張期血圧が高くなる ❷コロトコフ音：聴診法による血圧測定で聴取される血管音．拍動性で「トン，トン」とリズムよく響くタップ音と，「ザー」という血管雑音の2種類がある．コロトコフ音は第1相から第4相まで分けられ，血管雑音は第2相のみで聴取される(図 B-12) ❸血管音が最後まで消失しない場合，音が急に小さくなった時(スワン第4点)の値を拡張期血圧とする(図 B-12)
4 送気球の排気弁を全開にして，圧迫を速やかに解除する	
5 30秒程度おいて，1～4 を再度繰り返し，測定する(❶)	❶ 根拠▶ 測定値の確認のため
6 後片づけをする ①マンシェットを外し，患者の寝衣や体位を整え	❶寝衣を整えながら，患者の訴えや症状の有無を

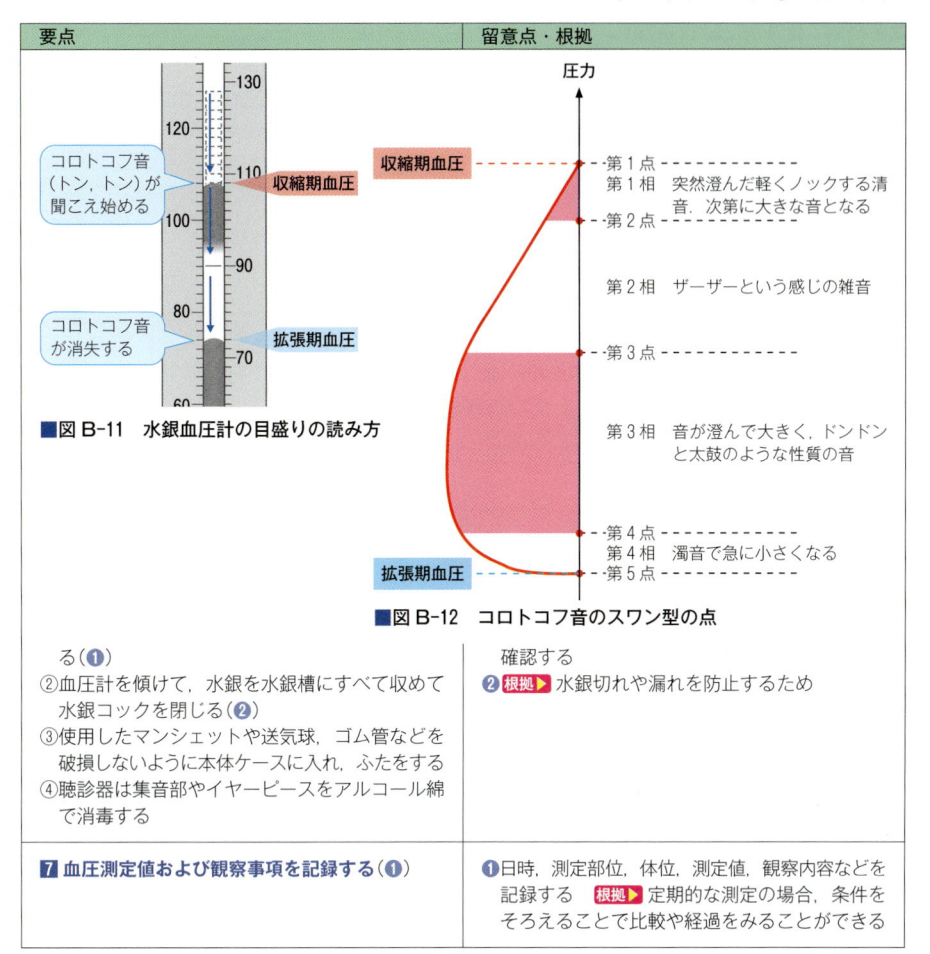

● 2. スクリーニング ❹バイタルサイン

要点	留意点・根拠

図 B-11 水銀血圧計の目盛りの読み方

- コロトコフ音（トン，トン）が聞こえ始める → 収縮期血圧
- コロトコフ音が消失する → 拡張期血圧

図 B-12 コロトコフ音のスワン型の点

- 第1点／第1相　突然澄んだ軽くノックする清音．次第に大きな音となる
- 第2点
- 第2相　ザーザーという感じの雑音
- 第3点
- 第3相　音が澄んで大きく，ドンドンと太鼓のような性質の音
- 第4点
- 第4相　濁音で急に小さくなる
- 第5点

る(❶) ②血圧計を傾けて，水銀を水銀槽にすべて収めて水銀コックを閉じる(❷) ③使用したマンシェットや送球，ゴム管などを破損しないように本体ケースに入れ，ふたをする ④聴診器は集音部やイヤーピースをアルコール綿で消毒する	確認する ❷ 根拠▶ 水銀切れや漏れを防止するため
７ 血圧測定値および観察事項を記録する(❶)	❶日時，測定部位，体位，測定値，観察内容などを記録する　根拠▶ 定期的な測定の場合，条件をそろえることで比較や経過をみることができる

D. 体温

鹿毛美香

- 体温とは身体内部の温度をいい，熱生産と放散のバランスで一定に保たれている．
- 身体の末端や表面の温度は外気の影響を受け，身体内部の温度よりやや低く，変動しやすい．
- 身体内部の温度を中核温といい，これを日常的に測定するのは困難なため，熱の放散が少なく中核温に近い値を示す腋窩，口腔，鼓膜，直腸で測定する．
- 健康な人でも体温には相当の個人差があり，基準値から外れたからといってただちに異常と判断するものではない．
- 体温には個人差以外にも表 B-18 に示すような生理的変動因子がある．

1. 基準値と観察項目

- 身体のどこかに感染が起こる，体温調節をつかさどる中枢神経に異常をきたす，または，外気温の変化が体温調節機能の対応能力を上回る状態が続くと，体温は正常な振れ幅を超えて変動する．高体温

■表 B-18 体温の生理的変動因子

変動因子	体温の変化
年齢	・新生児は体温が高く不安定であり，10歳を過ぎたころから体温調節機能が安定してくる ・高齢者では皮膚の熱伝導が低いため，一般的に体温は低くなる
日内変動	・1日の中で1℃以内の変動を示す ・朝方が低く，午後から夕方にかけて高くなる
運動	・運動により代謝の亢進が起こり，体温が高くなる ・入浴中に体温は上昇するが，拡張した末梢血管に血液が流れるために体熱が放散され，入浴後は次第に低くなる
食事	・食後は代謝が亢進し，体温が少し高くなる ・飢餓状態では代謝が低下し，体温は低くなる ・飲酒により初期には体温が上昇するが，血管拡張作用によって次第に低くなる
月経周期	・排卵期から基礎体温が高くなる高温相になり，月経とともに基礎体温が下降し，低温相となる
その他	・感動や興奮などの感情の変化は，体温を上昇させる ・安静・睡眠などは体温を低下させる

■表 B-19 発熱時の観察項目

項目	観察内容
体温	体温測定と経過の観察
前駆症状(発熱直前)	悪寒戦慄，立毛，頭痛，倦怠感，関節痛など
発熱の随伴症状	脈拍の上昇，呼吸促迫，発汗(不感蒸泄の増加)，熱感・冷感，尿量減少，チアノーゼなど
解熱時の症状	著明な発汗，悪心，頭痛，めまい，尿量減少，眼窩(がんか)のくぼみ，口渇感，倦怠感など
熱型	稽(けい)留熱，弛張熱，間欠熱(図 B-20)
炎症所見	血中の白血球数，白血球分画，CRP 値など

■表 B-20 代表的な熱型

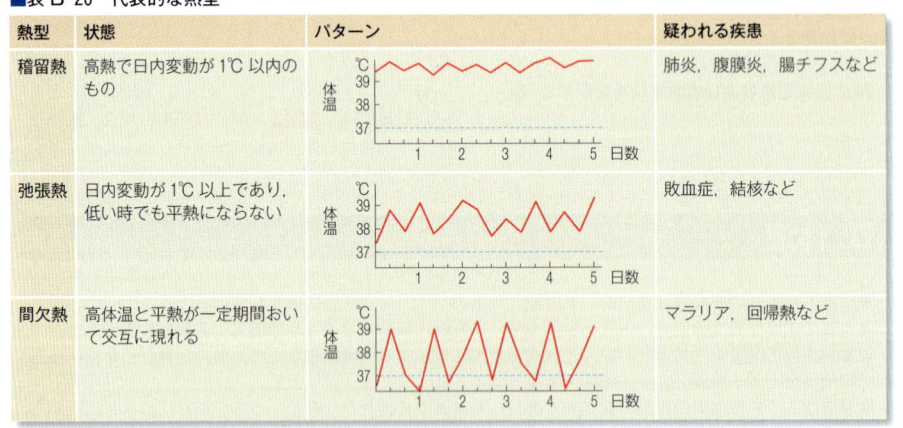

熱型	状態	パターン	疑われる疾患
稽留熱	高熱で日内変動が1℃以内のもの		肺炎，腹膜炎，腸チフスなど
弛張熱	日内変動が1℃以上であり，低い時でも平熱にならない		敗血症，結核など
間欠熱	高体温と平熱が一定期間おいて交互に現れる		マラリア，回帰熱など

には，発熱とうつ熱がある．
● 発熱とは，体温調節をつかさどる中枢神経において，体温が正常よりも高温にセットされた状態をいう．例えば，感染や脳の機能障害による中枢性発熱がある．
● うつ熱とは，外気温の変化が体温調節機能の対応能力を上回り，熱放散を障害された状態をいい，熱射病(重症の熱中症)がそれである．

● 2. スクリーニング ❹バイタルサイン

- 一時点の体温をアセスメントすることも必要であるが，日内や数日の経過を観察し，アセスメントすることも重要である（表B-19, 20）．
- 基準値は腋窩温36.0～37.0℃で，直腸温＞口腔温・鼓膜温＞腋窩温である．口腔温・鼓膜温は約0.2℃，腋窩温は約0.5℃，直腸温よりも低い．
- 体温計には，水銀体温計（ガラス体温計）と電子体温計，赤外線鼓膜用体温計などがある（表B-21）．

2. 手技

目的▶ 体温の正常・異常を観察し，身体的変化をより早期に発見する．
チェック項目▶ 体温の状態，熱型の把握
必要物品▶ 体温計（患者の状態に合わせた種類を選択），秒針付き時計またはストップウォッチ，タオル，筆記用具

手順	
要点	留意点・根拠
◆腋窩温測定 **1** 必要物品を準備し，点検を行う（①） 〈各種体温計共通〉 ①必要物品がすべてそろっているか	❶ **根拠▶** 動作や時間の無駄をなくし，正確な測定を行うため

■表B-21 主な体温計

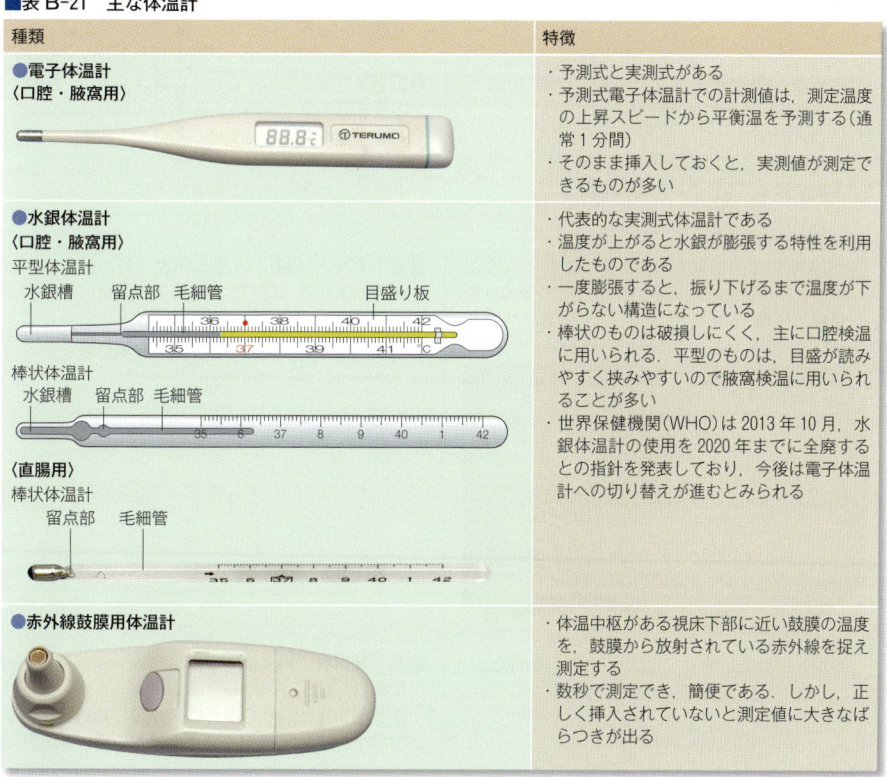

種類	特徴
●電子体温計 〈口腔・腋窩用〉	・予測式と実測式がある ・予測式電子体温計での計測値は，測定温度の上昇スピードから平衡温を予測する（通常1分間） ・そのまま挿入しておくと，実測値が測定できるものが多い
●水銀体温計 〈口腔・腋窩用〉 平型体温計 棒状体温計	・代表的な実測式体温計である ・温度が上がると水銀が膨張する特性を利用したものである ・一度膨張すると，振り下げるまで温度が下がらない構造になっている ・棒状のものは破損しにくく，主に口腔検温に用いられる．平型のものは，目盛が読みやすく挟みやすいので腋窩検温に用いられることが多い ・世界保健機関（WHO）は2013年10月，水銀体温計の使用を2020年までに全廃するとの指針を発表しており，今後は電子体温計への切り替えが進むとみられる
〈直腸用〉 棒状体温計	
●赤外線鼓膜用体温計	・体温中枢がある視床下部に近い鼓膜の温度を，鼓膜から放射されている赤外線を捉え測定する ・数秒で測定でき，簡便である．しかし，正しく挿入されていないと測定値に大きなばらつきが出る

43

第1部／フィジカルアセスメントの基本

要点	留意点・根拠
②体温計に破損はないか ③消毒済みであるか，または，患者専用であるか 〈電子体温計の場合〉 ①電池は消耗していないか ②測定スタンバイになるか(❷) 〈水銀体温計の場合〉 ①水銀漏れ，水銀柱の切れはないか ②水銀柱は35℃以下に下がっているか	❷メーカーによって取り扱いが異なるので事前に確認し，注意する
2 患者に体温(腋窩温)測定について説明する ①必要物品を患者の元に運ぶ ②測定の方法や要する時間などを説明する(❶) ③体温の変動因子の有無を確認する(❷)	❶根拠▶ 不安や緊張を軽減する ❷根拠▶ 変動因子を取り除き正確な測定を行うため
3 患者の準備をする(❶) ①患者の状態に合わせ，測定部位を決める(❷❸) ②あらかじめ腋窩を閉じた状態で，約10分程度，蓄熱してもらう(❹) ③測定側になる腋窩の発汗状態を確認し，必要な場合はタオルで汗を拭き取る(❺)	❶不用意な肌の露出は避ける　根拠▶ 患者の羞恥心に配慮し，外気温による熱放散を避けるため ❷側臥位の場合は上側，麻痺がある場合は健側で測定する　根拠▶ 麻痺側は健側より血液循環が悪く，体温が低く測定されるため ❸測定部位は統一しておく．体温経過をみるには，同じ部位，同じ方法で測定することが原則である　根拠▶ 体温には左右差がある．また，腋窩の左右差だけでなく，基準値にも記載したように測定部位によって温度差がある ❹根拠▶ 腋窩を閉じることで皮膚が密着し，腋窩の皮膚温の低下を防ぎ，腋窩最深部の温度を安定させ，中核温に近づけることができる ❺根拠▶ 発汗があると気化で腋窩表面の温度を低下させ，正確な体温が測定できない
4 体温計を挿入する ①体温計を体軸に対して45度の角度で，金属キャップ部分(水銀体温計では水銀槽)が腋窩最深部に位置するように挿入し，腋窩を閉じる(❶) ②腋窩を閉じた状態で，しばらく待つ(❷❸❹)	❶前下方から体軸に45度の角度で斜め上方に向けて挿入する　根拠▶ 腋窩中央付近には腋窩動脈が走行しており，皮膚温が動脈温に近くなる．また，中央よりやや前方の温度が最も高い ❷電子体温計の場合は測定終了の電子音が鳴るまで待つ．ただし，予測値および実測値が両方測定できる電子体温計の場合は，1回目の電子音(通常約1分間)は予測値である．通常，電子体温計

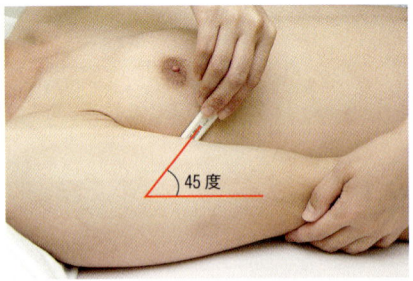

● 2. スクリーニング ❹バイタルサイン

2 フィジカルアセスメントの基本技術

要点	留意点・根拠
	は実測値が測定できたところで2回目の電子音が鳴る仕組みになっているので，使用する体温計の仕組みをあらかじめ確認しておき測定する ❸水銀体温計の場合は測定開始から10分以上待つ 根拠▶ 熱により水銀が膨張し安定するまで5～10分程度かかるため，腋窩は口腔内に比べて，値の上昇が緩やかなので時間をかける ❹やせ気味の患者の場合には，体温計と皮膚が密着しているか確認し，すき間がある場合は測定している側の腕を反対側の手で保持してもらうか，看護師が上腕を軽く押さえ，腋窩のすき間を少なくする 根拠▶ 正確な測定を行うため
5 体温計の目盛り・数字を読み取り，記録する（❶）	❶体温計の長軸と視線が直角になるようにして読む
6 終了を告げ，寝衣などを整え，使用した物品を片づける ①電子体温計の場合，電源を切り，体温計をアルコール綿で消毒し収納する（❶） ②水銀体温計の場合，水銀柱を最低目盛り以下に振り下げたあと，体温計をアルコール綿で消毒する（❶） ③物品を所定の場所に収納する	❶ 根拠▶ 感染予防のため
7 測定値および観察事項を記録する ①日時，測定値，観察内容を記入する	
◆口腔温測定 1 必要物品を準備し，点検を行う ①基本の必要物品に加え，ディスポーザブル手袋を追加する（❶）	❶ 根拠▶ 感染予防のため
2 患者に体温（口腔温）測定について説明する ①測定の方法や要する時間などを説明する（❶） ②体温の変動因子の有無を確認する（❷）	❶ 根拠▶ 患者の不安や緊張を軽減する ❷直前に熱いものや冷たいものを飲食していないか確認する 根拠▶ 飲食後は口腔温が変化する．元に戻るまで25分ほどかかる
3 患者の準備をする ①あらかじめ口を閉じた状態で3～5分待機し，蓄熱してもらう（❶❷）	❶ 根拠▶ 口を閉じることで口腔温の低下を防ぎ，安定させる ❷舌下は腋窩に比べ血流量が多いため，蓄熱・待機の時間は腋窩温測定時より短くてよい．長過ぎると唾液量が増え，誤差が生じやすい
4 体温計を挿入する ①看護師はディスポーザブル手袋を装着する（❶） ②体温計の金属キャップ部分（水銀体温計では水銀槽）を舌下に置く	❶ 根拠▶ 感染予防のため

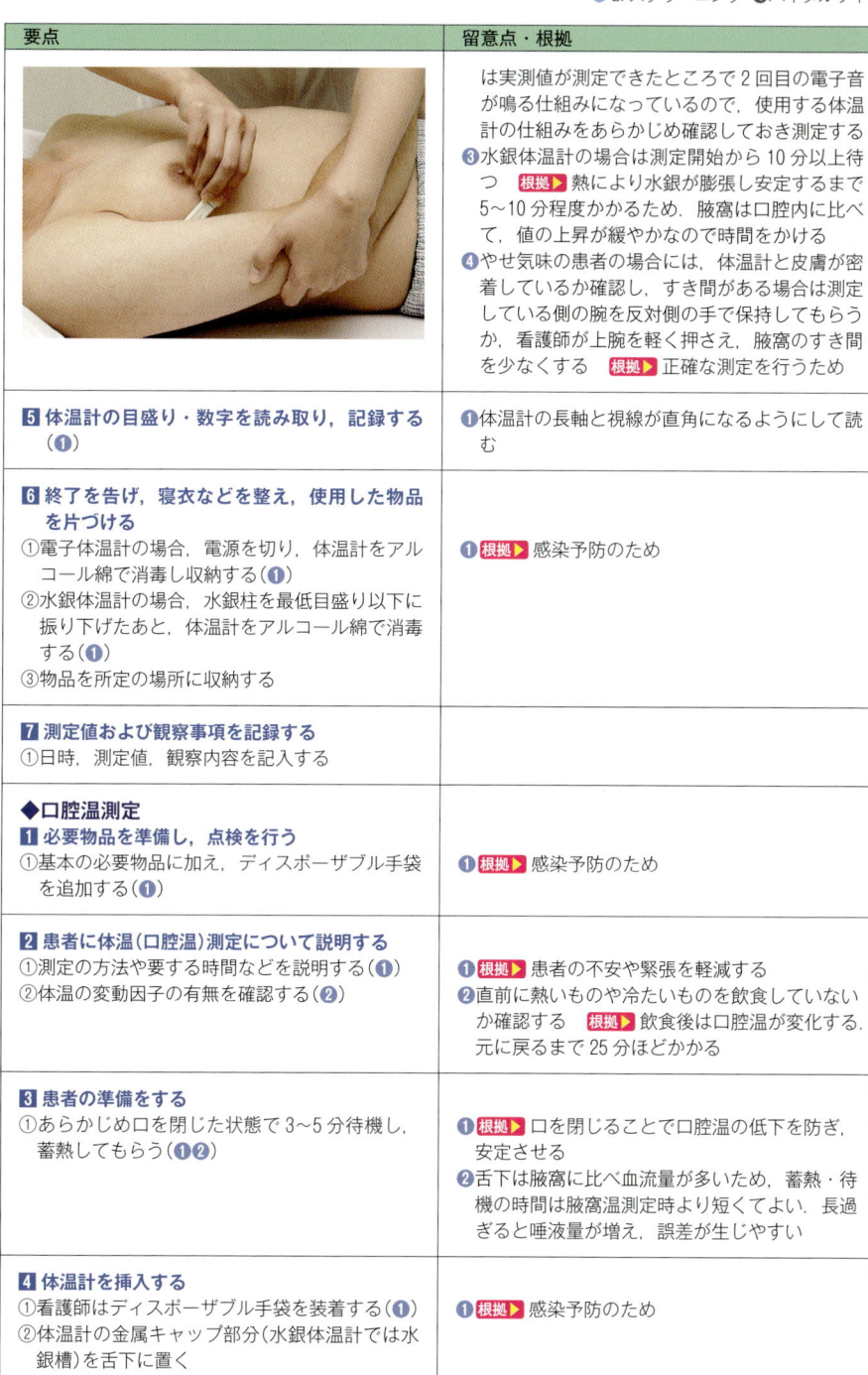

45

要点	留意点・根拠
③舌小帯を避けて正中線から左右どちらかに30～40度斜めに挿入し、口を閉じてもらう(❷) 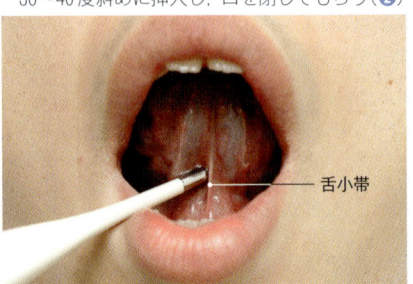	❷根拠▶舌小帯を避け、斜めに挿入することで密閉性と安定性を得ることができる
④測定中、体温計を口唇で軽くはさむようにし、決してかまないように説明する(❸) ⑤口を閉じた状態で、しばらく待つ(❹❺) 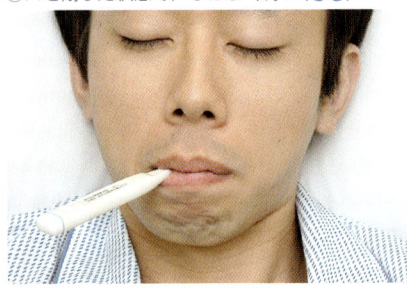	❸幼児や高齢者などは特に注意する ❹電子体温計の場合は測定終了の電子音が鳴るまで待つ。ただし、予測値および実測値が両方測定できる電子体温計の場合は、1回目の電子音(通常約1分間)は予測値である。通常、電子体温計は実測値が測定できたところで2回目の電子音が鳴る仕組みになっているので、使用する体温計の仕組みをあらかじめ確認しておき測定する ❺水銀体温計の場合、測定開始から3～5分程度待つ 根拠▶熱により水銀が膨張し安定するまで3～5分程度かかるため。口腔内は腋窩に比べて、値の上昇を得やすいので、短時間でよい
⑤ 体温計の目盛り・数字を読み取り、記録する	
⑥ 後片づけをする(❶) ①終了を告げ、寝衣を整える ②手袋を外し、所定の手順に従って使用した物品を片づける ③手洗いを行う	❶腋窩温測定に準じる
◆鼓膜温測定(耳内式) ① 必要物品を準備し、点検を行う(腋窩温測定に準じる) ①プローブカバーは、毎回取り替えられ、きちんと装着されていることを確認する(❶)	❶根拠▶患者の感染予防のため
② 患者に体温(鼓膜温)測定について説明する ①測定の方法や要する時間などを説明し、体温の変動因子の有無を確認する(❶)	❶根拠▶患者の不安や緊張を軽減するとともに、変動因子を取り除き正確な測定を行うため
③ 体温計を挿入する ①外耳道が直線になるようにしながら、プローブ部分を耳の奥へまっすぐ挿入する(❶❷)	❶耳輪を母指と示指で引っ張り上げるとよい ❷根拠▶挿入方法が間違っていると測定値にばらつきが出る

要点	留意点・根拠
②スタートボタンを押し,しばらく待つ(❸)	❸測定終了の電子音が鳴るまで待つ 根拠▶ 正確に測定するため
4 表示部の数字を読み取り,記録する	
5 以下⇒腋窩温測定に準じる	
◆直腸温測定 **1** 必要物品を準備する ①感染予防や患者の安全・安楽を考え,必要物品を追加する(❶)	❶基本の必要物品に加え,次の物を準備する.①ディスポーザブル手袋,②体温計カバー,③潤滑油,④ガーゼ,⑤ティッシュペーパー,⑥タオルケット(またはバスタオル),⑦スクリーン(必要時)
2 患者に体温(直腸温)測定について説明する(❶) ①測定の方法や要する時間などを説明し,体温の変動因子の有無を確認する(❷) ②便意の有無について確認する(❸)	❶直腸温測定は,新生児や乳児,重症患者で正確な体温が必要な場合に行われる.患者にとって不快感が強いので,日常的には実施されない ❷根拠▶ 患者の不安や緊張を軽減するとともに,変動因子を取り除き正確な測定を行うため ❸根拠▶ 直腸内に便がたまっていると,便に含まれる有機物の分解と熱生産により,測定値を上昇させるため
3 患者の準備をする ①便意がある場合は,測定前に排便を促す ②ベッドサイドにカーテンがある場合は閉め,ない場合はスクリーンを立てる(❶) ③タオルケットをかけながら,掛け物を扇子折りにする(❷) ④側臥位または仰臥位にし,膝関節を深く曲げてもらう(❸) ⑤タオルケットをかけたまま寝衣と下着をずらす	❶根拠▶ 患者の羞恥心に最大限配慮し,プライバシーを保護する ❷根拠▶ 掛け物が汚染されないようにするため ❸根拠▶ 腹筋を緩め,安楽な姿勢をとるため
4 体温計を挿入する ①看護師はディスポーザブル手袋を装着する(❶) ②体温計に体温計カバーを装着する ③体温計の先端から6cmまでの部分に潤滑油をつける ④患者に口で呼吸するように説明し,側臥位の場合は上側の殿部を持ち上げ,肛門が見えるようにする ⑤体温計をゆっくり5~6cm挿入する(❷❸)	❶根拠▶ 感染予防のため ❷乳幼児では2.5~3cm挿入する ❸根拠▶ 成人の肛門管は約3cmであり,それ以上挿入しなければ体腔温度にならない

要点	留意点・根拠
⑥体温計を手で保持し，3分間待つ(❹)	❹体腔内であるため，2〜3分で測定できる
5 体温計の目盛りを読み取り，記録する(❶)	❶腋窩温測定に準じる
6 後片づけをする ①終了を告げ，寝衣や体位などを整える ②手袋を外し，所定の手順に従って使用した物品を片づける(❶❷) ③手洗いを行う	❶体温計カバーは取り除き，汚染物として廃棄する ❷直腸用体温計は，ティッシュペーパーで拭き，付着物を取り除いた後，3%クレゾール液に2時間浸しておく　根拠▶感染予防のため
7 測定値および観察事項を記録する(❶)	❶腋窩温測定に準じる

E. 意識レベル

鹿毛美香

- 「意識が清明である」とは，覚醒していて，自分と外界の区別がつき，様々な刺激に対して的確に反応している状態を指す．

1. 意識状態の評価

- 患者が覚醒しているか，呼びかけや周囲の様子に反応しているか，状況を理解しているかなどを確認する．
- ジャパン・コーマ・スケール(JCS，3-3-9度方式)，グラスゴー・コーマ・スケール(GCS)などを用いて，客観的に意識状態を評価する．
- JCSは患者の状態を観察し，刺激しないでも覚醒していれば1桁(Ⅰ)，目は閉じているが刺激して覚醒すれば2桁(Ⅱ)，刺激しても覚醒しなければ3桁(Ⅲ)と，3つに大分類する．次に各々をさらに分類する．
- JCSは構造化されているので，その桁数と数字を見れば重症度がわかる．桁数が増え，数字が大きいほど重症である(表B-22)．しかし，評価点数はある時点の状態を示しているに過ぎない．
- GCSは，JCSとは逆に，数字が小さいほど重症である(表B-23)．
- GCSは，同じ点数でも状態が異なることがある．そこで合計点だけを用いずに，表B-24のように3つの観察項目の点数も時系列に記録していけば，患者の状態がどのように変化してきたのか，それぞれの観点ごとの経過をきめ細かく残すことが可能である．
- 患者の姿勢から緊急事態を見抜くことも必要である．意識障害を起こしている場合，状態が安定しているようにみえても，急変し生命の危機に陥る可能性があるからである．
- 除皮質硬直肢位や除脳硬直肢位をとっていたら緊急事態として，直ちに医師に連絡し処置の準備をする(図B-13)．

■図 B-13　緊急を要する肢位

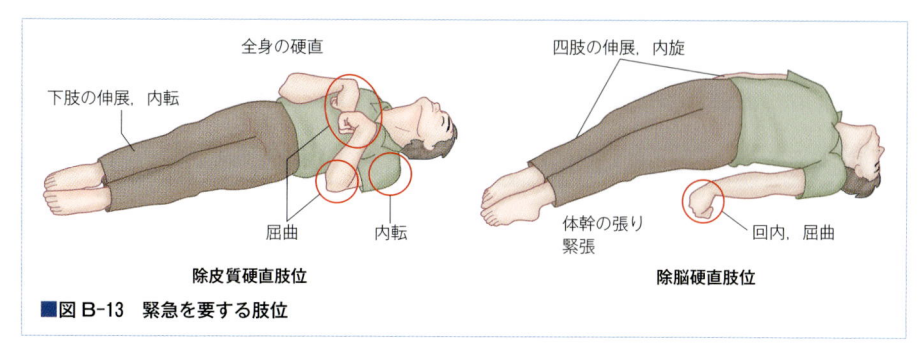

■表 B-22　ジャパン・コーマ・スケール（JCS, 3-3-9度方式）

Ⅰ. 刺激しないでも覚醒している
0　意識清明
1　大体意識清明だが，今ひとつはっきりしない
2　見当識障害がある
3　自分の名前，生年月日が言えない
Ⅱ. 刺激すると覚醒する＊
10　普通の呼びかけで開眼する
20　大きな声または体を揺さぶることにより開眼する
30　痛み刺激を加えつつ呼びかけを繰り返すとかろうじて開眼する
Ⅲ. 刺激しても覚醒しない
100　痛み刺激に対し，はらいのけるような動作をする
200　痛み刺激で少し手足を動かしたり，顔をしかめる（除脳硬直を含む）
300　痛み刺激に応じない

＊覚醒後の意識内容は考慮しない
R：不穏，Ｉ：糞尿失禁，ａ：自発性喪失を別に表示する（例：30-R　3-Ｉ　3-a）

■表 B-23　グラスゴー・コーマ・スケール（GCS）

A. 開眼（eye opening：E）
4　自発的に
3　言葉により
2　痛み刺激により
1　開眼しない
B. 言語反応（best verbal response：V）
5　見当識あり
4　錯乱状態
3　不適当な言葉
2　理解できない声
1　発語がみられない
C. 運動反応（best motor response：M）
6　命令に従う
5　痛み刺激部位に手足をもってくる
4　四肢を屈曲する　逃避
3　四肢を屈曲する　異常屈曲
2　四肢伸展
1　まったく動かさない

■表 B-24　観察項目の記録方法（GCS の例）

日時	12/14 22：00	12/14 23：00	12/15 0：00	12/15 1：00
開眼（E）	1	2	2	3
言語（V）	3	3	3	3
運動（M）	4	4	5	5
合計	8	9	10	11

第1部／フィジカルアセスメントの基本

3 システムレビュー

梶原江美

A. システムレビューとは

　システムレビュー(review of system；ROS)とは、『看護大事典』第2版(医学書院)によると「問題志向型システム problem-oriented medical system(POS(POMS))において、対象者のアセスメントをするとき、過去から現在までの病歴や生活歴などを聞くが、そのあとで身体的状況を臓器別に系統的に診察して、問題を整理すること」と記述されている。「第1章　フィジカルアセスメント概論」において、フィジカルアセスメントは"ヘルスアセスメントの一部をなし、組織的・系統的アプローチを用いた身体的側面に特化した情報の収集と情報の分析・統合・判断までの一連の過程"と定義され、看護におけるフィジカルアセスメントの目的は、看護ケアにつながる身体的側面から捉えた情報を収集し、情報を判断することであると記されている。これは、フィジカルアセスメントが対象者である人間のその人らしさを重視しながら看護ケアを実践するための1つのツールであることを指しているが、システムレビューは、そのフィジカルアセスメントを正確に捉えるための1つの方法と捉えることができる。

　フィジカルアセスメントの構成要素は「健康歴の聴取」「身体診査」「記録」から成っている。このうち、システムレビューは、「身体診査」の中に位置づけられる。しかし、最初から特定した部分のみの査定を行うことはしない。システムレビューの目的は、全身のスクリーニングを行った上で、スクリーニングによって特定化された部分に焦点を当て、視診・触診・聴診・打診のテクニックをもって詳細な情報の収集をし、判断し、患者のニーズにマッチした看護ケアへとつなげていくことである。

　システムレビューをする上で重要なことは、一定の原理、法則に従って系統的にまんべんなく情報を網羅し、スクリーニングで捉えた患者の全体像をより具体的に把握し、順序だててアセスメントすることである。そのためには、看護理論や看護モデルに基づいたアセスメントツールを用いたり、循環器系・呼吸器系・消化器系といった器官系統別に機能の概観をみていくといった何らかの枠組み(フレーム)が必要となる。これらの枠組みをもとに質問項目を示した情報収集用紙を一般にデータベースと呼んでいる。

　システムレビューをする際の留意点としては、患者が「型にはまった反応」をとる可能性があることを念頭におく必要がある。例えば、長いリストになった質問に対して、「はい」もしくは「いいえ」で答えやすく進めた場合には特別に意識することなく答えてしまう可能性が高くなる。看護師は、健康歴の聴取やスクリーニングで得た情報を加味しながら、関連づけて質問をしたり、変化を聞いたりする必要がある。一方で患者に自由に答えてもらう質問様式も答えにくい場合がある。例えば、痛みの性状などで、自由に性状を答えてもらうよう質問すると、患者によっては何と表現してよいか迷うことがある。そのような場合には、"しくしくした痛み""刺すような痛み""ジーンとくる鈍い痛み"などと、あらかじめ痛みの性状を用意して質問すると答えやすくなることがある。

　表B-25に、本書で示している枠組みにおけるシステムレビューの一部を参考に示す。

■表B-25　システムレビューのための質問項目と質問例(本書枠組みによる)

機能	質問項目(一部)	質問例
①ホメオスタシス	浮腫 皮膚・粘膜乾燥 尿の量や性状 水分摂取状況	●顔や足がむくむことがありますか ●皮膚や口の中が乾いていると感じますか ●おしっこの量や回数に変化がありますか ●1日に水分をどのくらいとっていますか
②呼吸機能	呼吸状態(回数、深さ、リズム、呼吸音) 咳や痰の有無、性状 呼吸困難	●咳や痰は出ますか、また出る時に自分で出せますか ●呼吸が苦しいと感じたり、息切れすることがありますか ●息をする時にゼイゼイいうことがありますか ●結核にかかったことがありますか

(表 B-25 システムレビューのための質問項目と質問例 つづき)

機能	質問項目(一部)	質問例
③循環機能	循環状態(脈拍，血圧) 胸痛や動悸の有無，頻度	●胸が痛むことがありますか ●背中や肩が痛いと感じることがありますか ●動悸がしたり，不整脈があるといわれたことはありますか
④摂食・嚥下機能	食事動作 歯や舌の状態(欠損歯やう歯，義歯，舌苔や麻痺の状況) むせや嚥下困難の状態	●食事を口までもっていく時に困っていることはありませんか ●食事をとる時に痛みや噛みづらさはありませんか ●口に食物が残ることはありませんか ●食べ物がのどに引っかかる感じはありませんか ●食べている時にむせることはありますか
⑤栄養吸収・代謝機能	食生活のパターン(食事回数と内容，食事をとる時間帯や1回の食事内容，間食や偏食状況など) 食欲 体重の変化(著しい体重増加やいそう) 食事をすることで現れる症状	●1日に何回，何時頃，食事をとられますか ●普段の食事内容と1回の食事量を教えてください ●最近，食欲に変化はありますか．また，体重が急に増えたり，減ったりしていませんか ●食事をしてお腹が痛くなったり，胸やけ，吐き気が起こることはありますか
⑥排泄機能	排便パターン(排便の頻度，量や色，性状，時間) 便通を整えるための習慣 薬の使用状況 ストーマの造設 排尿パターン(日中と夜間の排尿頻度，量，色，性状) 排尿時に起こる諸問題(排尿時痛や排尿困難，残尿感，尿失禁など) 自己導尿	●どのくらいの間隔でお通じがありますか ●お通じの固さや量はどうですか．お通じをした後のすっきり感はありますか ●お通じがない時に工夫されていることはありますか ●お薬を使われることはありますか ●便の色を確認していますか．その時に便に血が混じっていたり，黒っぽい便が出たりすることはありませんか ●どのくらいの間隔でおしっこに行きますか．昼と夜ではどうですか ●おしっこに行く時にトイレに間に合わなかったり，くしゃみをする時におしっこが漏れることはありませんか ●おしっこをする時に痛みがあることがありますか ●おしっこが出にくいと思ったり，おしっこをした後にまだ残っていると感じることはありませんか
⑦運動機能	1日の過ごし方 運動制限に関する状況(疼痛，関節可動域，筋力) 日常生活動作の自立度(移動，食事，排泄，入浴，更衣，買い物，調理，洗濯など) 運動習慣	●1日どのように過ごしていますか ●身体を動かす時に痛むところがありませんか ●関節を動かしにくいと感じたことはありますか ●力が入らないと感じる時がありますか ●日常生活を送る上で困っている動作はありますか ●何か定期的にしている運動はありますか
⑧運動調節機能	非協調運動 めまい	●身体のどこかにしびれや麻痺がありますか ●手がふるえたりすることがありますか ●めまいが起こることがありますか
⑨感覚機能	視覚(視野，視力，補助具の使用) 聴覚(聴力，耳鳴，補助具の使用) 嗅覚 味覚 触覚 痛み	●見えにくく感じたり，物が二重に見えたりすることはありませんか ●コンタクトレンズをつけていますか ●耳が聞こえなくなったと感じることはありませんか ●においをはっきり感じますか ●味を感じないと思うことがありますか ●触っている感覚がありますか ●物が当たる感覚や，痛みを感じますか
⑩高次脳機能	理解力 記憶力 判断力	●物覚えが悪くなったり，物忘れがひどくなった感じがしますか ●意識がなくなったりしたことはありませんか ●頭痛やめまいはありませんか

(表 B-25 システムレビューのための質問項目と質問例 つづき)

機能	質問項目(一部)	質問例
⑩高次脳機能つづき	見当識障害 記憶障害 コミュニケーション能力	
⑪内部環境調節機能	口渇 易疲労感	●のどが渇いて水をよく飲むことがありますか ●疲れやすくなったり，夜眠れなくなったりしていませんか
⑫生体防御機能	発疹 かゆみ 皮膚や粘膜，爪，毛髪の状態	●身体のどこかに傷やできものはありませんか ●髪の毛が抜けやすくありませんか ●皮膚や粘膜に傷がありますか．また，傷ができた時に治りにくいと感じたことはありませんか ●爪が割れやすくなったり，形が変わったりしていませんか
⑬生殖機能	婚姻状況 性器の異常 月経異常	●現在結婚していますか．または，決まったパートナーの方はいますか ●性器に関して気になることはありますか ●月経が始まったのはいつですか．毎月定期的に月経がありますか ●性器出血やかゆみ，疼痛はありませんか

4 フィジカルイグザミネーション（身体診査）

工藤二郎

A. フィジカルイグザミネーションとは

　看護師（検者）の感覚を用いて患者の身体情報を得ることをフィジカルイグザミネーション（身体診査）と呼ぶ．ここでは，フィジカルイグザミネーションの基本事項と，本書 第2部「人体の機能からみたフィジカルアセスメント」を補足する事項のいくつかを解説する．

1. フィジカルイグザミネーションのポイント

- フィジカルイグザミネーションを行う時，患者の訴えが明らかであるほど正確なフィジカルアセスメントに到達しやすい．したがって，意識のある患者では問診が必須である．問診による患者の主な訴えを「症状」と呼び，フィジカルイグザミネーションによる客観的な病的変化を「徴候」と呼ぶ．
- 問診により患者の症状，病歴などを総合したのち，フィジカルイグザミネーションが始められる．
- フィジカルイグザミネーションでは，開始までに患者とラポール（共感的関係，疎通性）ができることがきわめて重要である．検者は患者に近づく際，落ち着いたやさしい表情とともに，あらかじめ手や顔，服装を清潔にしておくことが非常に大切である．ことに手や指，爪の清潔には注意する．また，不親切と受け取られる態度や無分別な質問などは避け，患者が安心した状態でフィジカルイグザミネーションを始める（図B-14）．
- 感覚による診査を，視診，触診，打診，聴診と呼ぶ．1つの診査で異常があれば，他の診査で，その証拠を補強する努力を行う．すべての診査によって患者の状態を総合する．

患者に近づく	→	ラポールの形成	→	問診内容の総合	→	フィジカルイグザミネーション（身体診査）
表情，服装，整容，清潔		挨拶，自己紹介，傾聴		主訴，病歴		

■図B-14　フィジカルイグザミネーションに至る過程

2. 実施上の注意

1）個人の尊厳の尊重

- 患者の多くは，身体を診査されることに羞恥心やためらいを感じているものである．
- 患者の羞恥心やためらいといった感情を重視し，診査にあたっては患者の周囲に仕切りやカーテンを設ける．
- 照明と温度，湿度を適切にし，妨害や雑音のない，患者にとって快適な環境を用意する．
- 患者の秘密（プライバシー）が守られるように配慮する．
- 患者を気づかう言葉かけや態度，行動をとるよう心がける．
- 最初に，患者には何をしようとしているか，ごく短く説明をする．説明により緊張をいくぶん解くことができる．
- 痛くないことを説明し，診査中に痛みや苦しさがある時は伝えてもらうようにする．
- 局所に痛みがある時は，そこを最後に診査し，患者が早い時期に恐怖心をいだかないようにする．
- 診査に必要な場合，服を脱いでもらう．
- 脱衣の時は，タオルを用意し不必要な露出は避ける．
- 女性の乳房の診査にあたっては，他部位を診査している間は，一

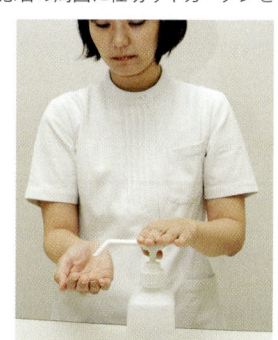

擦式消毒薬で手指消毒を行う

時的にタオルで覆う.
- 異性の陰股部を診査する時は，患者と同性の付き添い者をやや離れた場所に同席させ，付き添い者には診査部位が見えないように配慮する.
- 患者の皮膚や身体に直接触れて診査を行うので，始める前と終了後に必ず手指消毒を行う．あるいは必要に応じてディスポーザブル手袋を着用する.

2) フィジカルイグザミネーションの体位

- 患者の体位は，呼吸器の診査では腰かけた体位（座位）が基本である（図B-15）.
- 循環器の診査は症状のある時は45度仰臥位で行い，さらに枕ややや頭をあげることもあるが，通常は仰臥位で始める（図B-16）.
- 腹部の診査は仰臥位で，腹筋を弛緩させた状態とする（図B-17）. この姿勢で足を屈曲させると，さらに腹筋が弛緩する.
- 通常，右利きの看護師が多いため診査は患者の右側で椅子に座るか立って行う（左利きの人のトレーニングも右側に位置して行っている）.
- 開始時に手が冷たい時には，温めておく配慮が必要である.

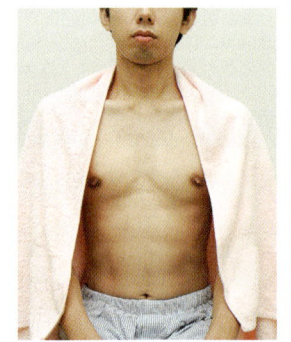

■図B-15　呼吸器診査の基本的な体位

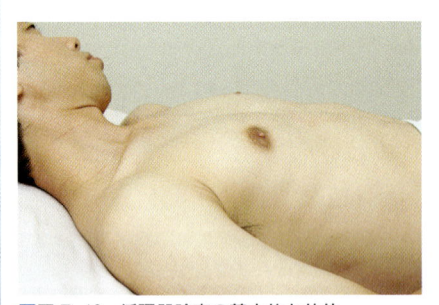

■図B-16　循環器診査の基本的な体位

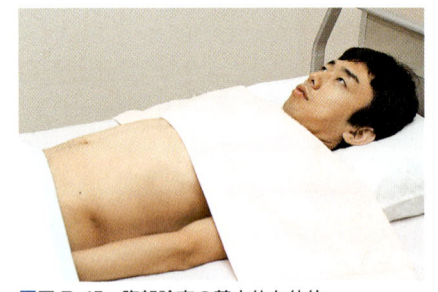

■図B-17　腹部診査の基本的な体位

3.「頭からつま先まで」の原則

- フィジカルイグザミネーションの方法としては，「頭からつま先まで（head to toe）」が原則である. この言葉は，見逃しなく全体を診査し，統合することを一言で表している.
- 修練を積んだ人が行う場合でも全体の診査には30分はかかるため，わが国では，外来で受診した患者全員に行うのは現実的ではない.
- 外来患者に対しては，その緊急度に応じ，必要と考えられる範囲の診査の項目が選択される.
- 入院患者の場合は，「頭からつま先まで」の原則に従って行う.
- 入院患者の場合は，病状にそれほどの変化がなければ期間を決め，例えば3日に1回などの頻度で「頭からつま先まで」の診査をする．その時，必要とは考えにくい場合は，生殖器や肛門，乳房は繰り返し診査は行わない.
- 入院患者では，通常，必要な部分の診査を少なくとも1日1回は行う.
- 「頭からつま先まで」の原則はあっても，ほぼすべての看護師が初めに脈拍や動脈の硬化度と指を診査し，次に呼吸数や呼吸状態を診査する.
- 循環器，呼吸器の順で診査するのは，バイタルサインをみる目的と，言葉や表情の交流によりラポー

- ルを構築する目的がある．これは経験から生まれたすぐれた方法である．
- 循環器，呼吸器につづいて，頭部に移り，順次下方に移っていく．
- 胸部では，視診，触診，打診，聴診を行う．
- 腹部では，触診によって腸管運動の亢進が起こったり，痛みを誘発したりすることがあり，視診，聴診，打診をすませたあとに触診を行う．
- あらかじめ，そして継続的に自分や健康な人たちを対象によく修練し，正常の音や動き，解剖学的位置などを学習していくことが必要である．
- 診査にあたっては，何も異常はないだろうと決めてかからず，異常があるかもしれないと思いながら行うことが大切である．

B. フィジカルイグザミネーションの方法

1. 視診

- 視診（inspection）は，通常は看護師の眼のみで，色，形，動きをみる診査である．ただし，広い意味では，浮腫を診査する時の触診の一部や，脱水の時に声を聞く聴診の一部，さらに臭いの診査を組み合わせたものをいう場合もある．
- また，血圧測定（p.36 参照）は，視診，聴診，触診を組み合わせないと正確には測定できない．
- 視診には，検眼鏡などの器具を用いる場合がある．さらに，病棟ではピークフローメーターやパルスオキシメーター，小型の超音波診断装置を病床に携帯する場合もあり，視診に含まれる．
- 排泄物，吐物をみるのも視診である．
- 視診における重要なポイントには，以下の 1）～14）のようなものがある．

1）意識障害

- 生命に直結することもあり，緊急の判断が必要である．
- 原因は COMA の略号で呼ばれる．CO_2 ナルコーシスを含む呼吸不全（C），鎮静薬などの薬物，一酸化炭素，アルコールなどの過剰状態（overdose, O），低血糖，ケトアシドーシス，尿毒症，肝性脳症，高カルシウム血症など代謝障害（metabolic, M），脳血管障害，硬膜下血腫などの脳卒中（apoplexy, A）である．
- 呼吸がないことが視診，聴診でわかれば，すぐに気道確保や人工換気を行う．
- 異常呼吸を判定することも大事である．
- 次にショック，脱水など循環状態を視診，触診，聴診で判断する．
- 診査した時の時刻と意識レベルを記載する．

2）第一印象

- 体調のよい状態から最悪の状態まで，第一印象で推定することができる．例えば，汗を流しながら痛みに耐え，おびえた表情がある場合などである．
- 第一印象に基づいて診査が細かく行われる場合が多いので，貴重な情報である．

3）蒼白

- 蒼白の原因には貧血やショックのほかに，正常で蒼白の場合などがある．
- 貧血は眼瞼結膜を下方向に折り返して赤色の減色で確認できる．続いて上眼瞼を両指で挙上すると眼球結膜と強膜が観察できる．
- ショックによる蒼白は極めて重篤な状態である．心拍出量の減少，例えば出血性（循環血液量減少性）ショックや心原性ショックが考えられ，緊急な対処が必要である．
- ショックがみられたら，バイタルサインの頻繁なチェックを行いながら，問診を追加したり，心臓の診査を早急に行う．

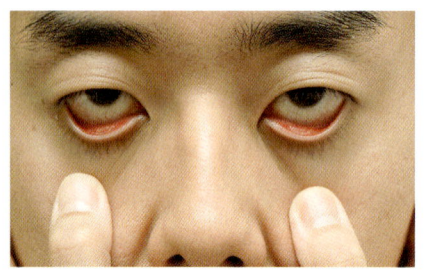

眼瞼結膜の観察

4) チアノーゼ

- チアノーゼは，皮膚や粘膜が青味を帯びることをいう．
- 毛細血管中に還元ヘモグロビンが 5 g/dL 以上あるとチアノーゼの状態になる．
- チアノーゼは，中心性チアノーゼと末梢性チアノーゼに分けられる．
- 中心性チアノーゼは，右→左シャント（短絡）の心疾患，肺性心となった慢性閉塞性肺疾患，肺塞栓，多血症，酸素の希薄な高地などでみられ，舌，唇，爪などが青味を帯びる．
- 末梢性チアノーゼは，中心性チアノーゼを起こす病気によっても誘発されるが，寒冷，左心不全，動脈や静脈の閉塞などで起こり，舌には起こりにくく，唇や爪で著しい青色化が起こる．
- チアノーゼを疑う時は，舌と唇の色の差も注意深くみる必要がある．

5) 発汗

- 甲状腺機能亢進症，低血糖，自律神経失調症，ストレス，発熱，更年期障害などでは発汗が増加する．
- 発汗がみられたら．他の診査法で上記の病気を鑑別するよう試みる．

6) 指と爪

■指の変化
- 先端巨大症の大型の手や指，レイノー現象の蒼白化，関節リウマチのこわばりや指の変形，変形性指関節症（ヘバーデン結節）の遠位指節間関節の変形などは特徴的なもので遭遇しやすい．
- 掌蹠（しょうせき）膿疱症や汗疱などの水疱症にも，時に遭遇する．
- ばち指は肺・心臓疾患と関係し，注意すべきものである（図 B-18）．
- ばち指の発症機序としては，血栓を形成しやすい病巣から血小板由来成長因子が分泌され，爪端の血管や線維を増生するといわれる．
- ばち指は，右→左シャントのある心疾患，感染性心内膜炎，肺癌，慢性の肺感染症，なかでも気管支拡張症や肺膿瘍，肺気腫，肺線維症などでしばしばみられる．

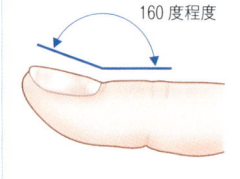

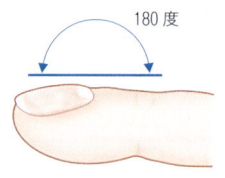

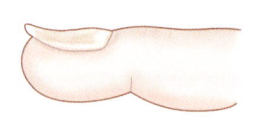

160 度程度　　　180 度

a. 正常　　　b. ばち指

手あるいは足の指の爪床の軟部組織と爪の根元のなす角度が 180 度以上になる状態をばち指という

爪甲がスプーン状に凹む

■図 B-18　ばち指　　　■図 B-19　さじ状爪

● 4. フィジカルイグザミネーション（身体診査）

■爪の変化
- 爪の変化では，SLE（全身性エリテマトーデス）や感染性心内膜炎の爪下線状出血斑，関節リウマチの爪周囲の血管炎，乾癬の爪上の微小陥凹などがよく知られている．
- さじ状爪（スプーンネイル）は，重度の鉄欠乏性貧血でみられるので注意が必要である（図B-19）．
- さじ状爪は，最初爪が薄くもろくなり，貧血の進行に伴って中心が凹んでくる．

7）黄疸とクモ状血管腫

■黄疸
- 黄疸はビリルビンが沈着することによる皮膚の黄染をいう．
- 黄疸では，ことに眼球強膜（白目の部分）が黄色く見えるため，上眼瞼を押し上げ，患者に視線を下方にしてもらい観察する．
- 尿が濃い，便が白っぽいなどの異常の有無を問診する．
- 黄疸がみられると，肝炎，胆道閉塞，溶血性貧血などを想定して診査を進める．
- 溶血性貧血の黄疸は間接ビリルビンによるもので，レモンイエローと形容され，明るい黄色である．

母指で上眼瞼を押し上げ，患者に視線を下にしてもらい眼球強膜を観察する

■クモ状血管腫
- クモ状血管腫（図B-20）は肝硬変でみられるが，急性ウイルス性肝炎でも一過性にみられることがある．
- 上大静脈の領域，ことに上胸部，首，顔にみられ，それ以外の領域に類似のものがある時は，クモ状血管腫とは別のものである．
- クモ状血管腫のある患者では，しばしば黄疸がみられる．黄疸が顕著な場合は，最近のアルコールの過飲やウイルスによる肝壊死，腫瘍などによる胆道の閉塞が疑われ，問診を追加する．

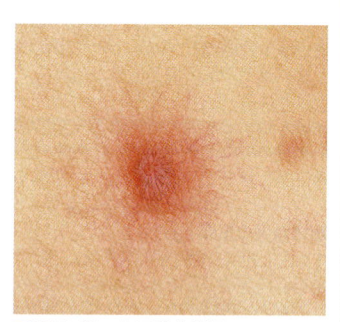

■図B-20　クモ状血管腫
山本俊幸（富田靖監）：標準皮膚科学　第10版，p.155，図11-15，医学書院，2013

8）羽ばたき振戦

- 羽ばたき振戦は，肝性脳症の昏睡度分類Ⅱ～Ⅲ度で特徴的な徴候である．
- 黄疸やクモ状血管腫がある時に診査する．
- 診査の方法としては，両腕を伸ばして手首を強く背屈し，次に指を広げる．そこで不規則，突発的な羽ばたきのような震えが両手で起こると陽性である（図B-21）．
- 左右の手で同時に振戦が起こるとはかぎらず，むしろ左右別々に起こる傾向がある．
- 機序は，筋肉の緊張が瞬間的にとぎれるためとされている．
- 呼吸不全，低血糖，低カリウム血症などでも起こるが，肝疾患で重視される徴候である．

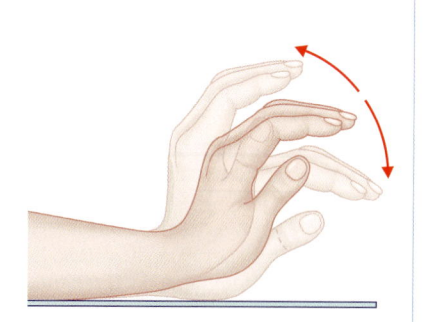

■図B-21　羽ばたき振戦

9）脱水

- 脱水を推定することは難しいとされているが，おおまかに推定することは大切である．
- 脱水の徴候には，患者の眼瞼が凹んでいる，言語が不明瞭，鼻や口の乾燥，腋窩の乾燥などがある．
- 手背または前腕の皮膚をつまんで離し，戻る速さをみる（ツルゴールテスト），脈拍の増加や起立性低血圧，尿が少ないなどがないか，視診以外の方法でも診査する．

10）体液量（細胞外液量）が増加した状態（過水）

- 過水では，浮腫と頸静脈の怒張が大事な所見である．
- 浮腫，頸静脈の怒張は，うっ血性心不全の時にみられる．

■浮腫

- 凹み型浮腫（圧窩性浮腫）は皮膚を圧迫すると凹んで，ゆっくりと元に戻る性質の浮腫である．
- 診査の方法は，親指でやさしく15秒ほど下肢の脛骨部の皮膚を圧迫する．凹んだ状態を触診でも確認する．
- 重症では大腿部でも起こるので，起こった部位の高さを記載する．
- 陰嚢や腹部にも浮腫が進展する場合があり，それらも観察する．
- 心不全の場合，凹み型浮腫は両足にみられる．
- 凹み型浮腫が片側の足だけの場合は，深部静脈血栓症や静脈の腫瘍やリンパ節による圧迫などを考える．
- 過水によるものとは別の凹み型浮腫として，肝硬変，ネフローゼ症候群，タンパク漏出性胃腸症，収縮性心膜炎，カルシウム拮抗薬の副作用などがある．
- 圧迫による凹みがみられない非凹み型の下肢浮腫としては，甲状腺機能低下症，リンパ浮腫（例：リンパ系への腫瘍浸潤），アレルギーなどがあり注意が必要である．

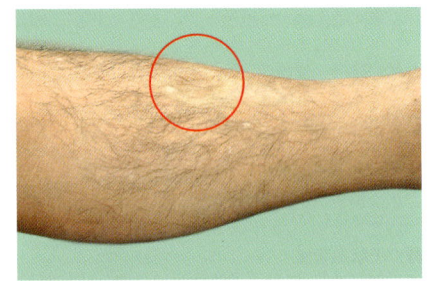

凹み型浮腫の観察：下肢の脛骨部を母指，示指などで圧迫し，凹みができるか観察する

■頸静脈の怒張

- 仰臥位での外頸静脈の怒張は正常の所見である．
- 外頸静脈の怒張をみる場合，はじめは仰臥位で観察し，怒張がみられたら上体を45度挙上して観察する．
- 内頸静脈は胸鎖乳突筋の内側にあり，外頸静脈はその外側にある．
- 外頸静脈の怒張は静脈弁の影響なども考えられ，内頸静脈の怒張に比べ客観性に乏しいとされる．しかし，実際には内頸静脈は観察されにくく，外頸静脈の怒張で判断している．
- 頸静脈かどうか疑わしい場合には，鎖骨のすぐ上部で頸静脈と思われる部を軽く圧迫すると怒張するので確認できる．

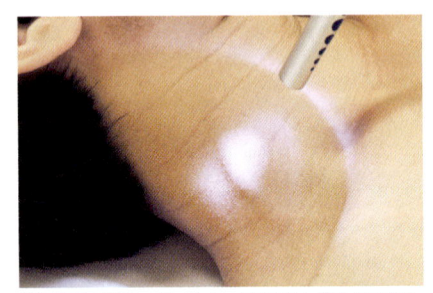

外頸静脈の観察：ペンライトを当てると陰影ができて外頸静脈の怒張が観察しやすくなる

- 胸骨柄と胸骨体が接する胸骨角をゼロ点とし，外頸静脈が拍動しながら虚脱する点を見つけ，その高さを測定する．胸骨角より5cmほど下に右心房があるので，測定した高さに5cmを加えることで中心静脈圧を推定できる（次頁写真）．
- 頸静脈の怒張がみられるものに，過水のほかに肝頸静脈逆流とクスマウル徴候がある．
- 肝頸静脈逆流（hepato-jugular reflux）とは，肝臓を圧迫することにより頸静脈怒張が1cm以上著しくなることをいい，中心静脈圧が高いことを示唆する．
- クスマウル徴候とは，吸気時に頸静脈圧が増加することをいい，収縮性心膜炎で顕著であるが，うっ血性心不全でもしばしばみられる．

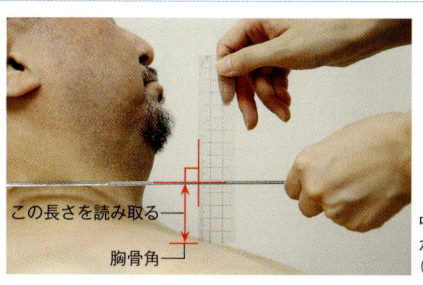

中心静脈圧の推定：胸骨角から外頸静脈の拍動が確認できる上端までの距離から中心静脈圧（cmH$_2$O）を推定する

この長さを読み取る
胸骨角

11）外皮の視診

- 外皮の所見は多様であり，名称を記憶する必要がある（図 B-22）．
- 頻繁に遭遇するものは発疹で，ことに単純ヘルペス感染症による水疱性発疹は口唇とその周囲や性器周囲にみられる．
- 熱傷や急性接触性皮膚炎による水疱も，頻繁に遭遇するものである．

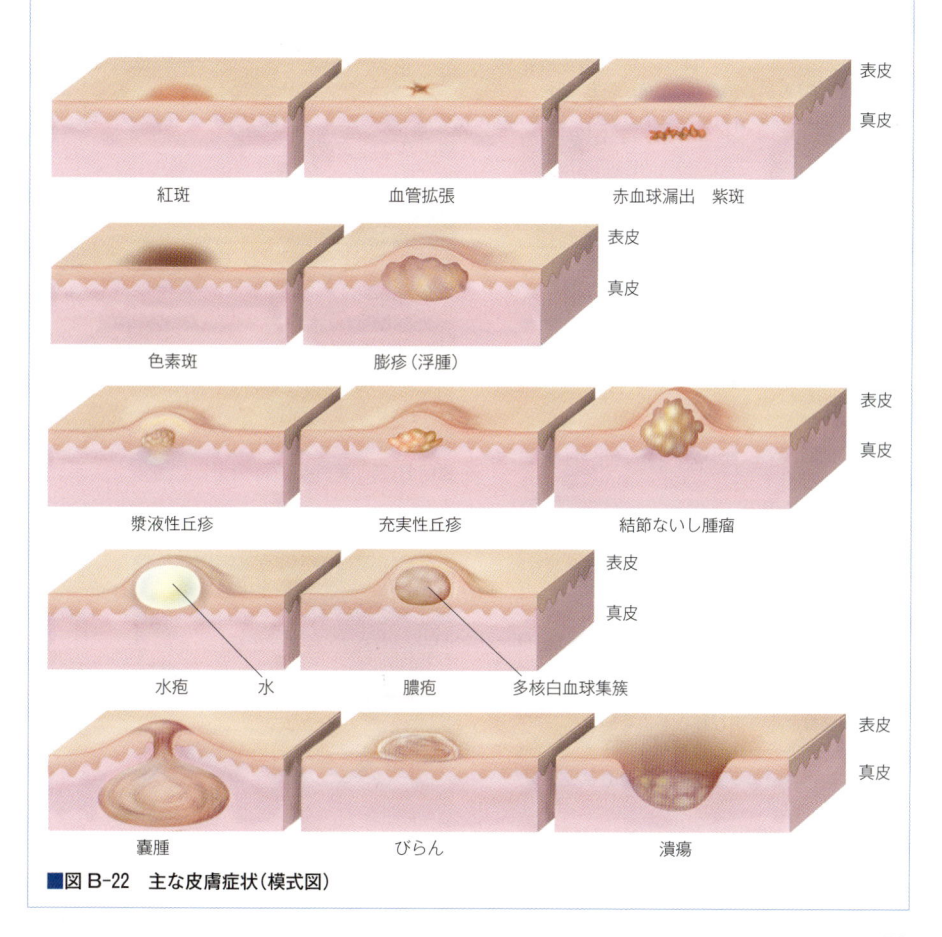

紅斑　　血管拡張　　赤血球漏出　紫斑

色素斑　　膨疹（浮腫）

漿液性丘疹　　充実性丘疹　　結節ないし腫瘤

水疱　水　　膿疱　多核白血球集簇

囊腫　　びらん　　潰瘍

表皮／真皮

■図 B-22　主な皮膚症状（模式図）

■**皮下出血（点状出血，斑状出血）**
- 皮下出血も重要な所見である．
- 直径5mm以下の出血である点状出血（図B-23）では，まず血小板の減少や機能不全を疑い，次に細菌やウイルスによる感染症に伴う小血管の傷害，さらにビタミンC欠乏症やヘノッホ・シェーンライン紫斑病や結節性多発動脈炎などの血管炎を疑う．
- ヘノッホ・シェーンライン紫斑病は，下肢の対称性の紫斑が特徴である．
- 点状出血よりも大きな出血を斑状出血（図B-24）と呼び，これもまず血小板の減少や機能異常を疑う．
- その他，凝固系の疾患に含まれるものとして，DIC（播種性血管内凝固症候群），抗凝固薬の過剰投与，ビタミンK欠乏症，膠原病，重篤な肝疾患などの後天性の疾患，血友病やフォン=ヴィルブランド病などの先天性疾患を疑う．

■**黄色板症**
- わが国ではあまり多くはないが，黄色板症（眼瞼黄色腫）もよく知られている（図B-25）．
- Ⅱ型，Ⅲ型の脂質異常症を疑う黄色の扁平な隆起の所見で，この場合，アキレス腱黄色腫もみる必要がある．

■**褥瘡・潰瘍**
- 背中の褥瘡，足の潰瘍なども注意して観察する必要がある．

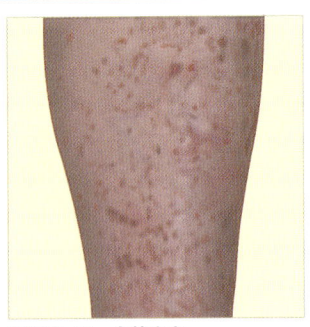

■図 B-23　点状出血

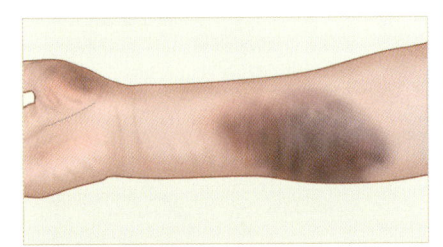

■図 B-24　斑状出血

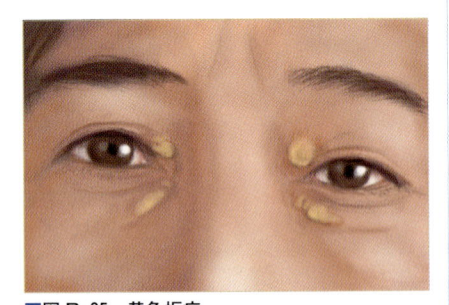

■図 B-25　黄色板症

12）眼球（瞳孔，眼球運動）

- 瞳孔の所見と眼球運動は，視診の重要な対象である．

■**瞳孔・眼瞼の観察**
- 患者が正面視の状態で瞳孔の大きさ，形，左右の対称性を観察する．同時に，眼瞼の左右差も観察する．
- 照明を落とし，再び瞳孔をよく観察し，ペンライトを一方の瞳孔の外側から照らす．照らしていない方の瞳孔も急速に収縮するなら，対光反射正常である．対側の瞳孔も同じようにチェックする．
- 視神経がおかされていない時の対光反射消失は第3脳神経（動眼神経）の異常で起こる．

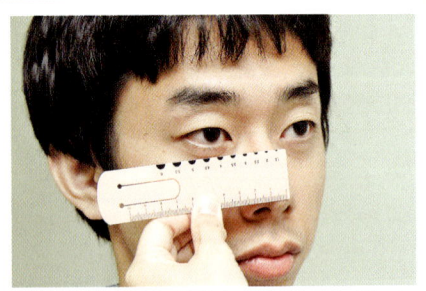

瞳孔の観察：正面視の状態で，瞳孔の大きさ，形，左右の対称性，同時に眼瞼の左右差も観察する

4. フィジカルイグザミネーション（身体診査）

- 眼瞼下垂は頸部交感神経の麻痺か第3脳神経の異常で起こる．

■ **眼球運動の観察**
- 瞳孔の観察につづいて，眼球運動をみる．
- 患者に検者の指を見てもらい，その指を左右水平に動かす．
- 左右どちらかを見た時に複視があれば，患者にそれを言ってもらう．
- 左右の複視の有無をみるのは，外直筋（第4脳神経）と内直筋（第3脳神経）の異常をみるためである．
- 眼をやや内転，この時，対側は外転している状態で，上下を見る．上下で複視の有無を言ってもらう．
- 上下の複視の有無で，眼が内転している場合の上転筋である下斜筋（第3脳神経），下転筋である上斜筋（第4脳神経）の異常の有無と，眼が外転している場合の上転筋である上直筋（第3脳神経），下転筋である下直筋（第3脳神経）の異常の有無がわかる．
- 眼球運動の観察は，第3，第4，第6脳神経の異常や，眼筋の異常を診査する方法である（図B-26）．
- 眼瞼下垂は頸部交感神経の麻痺か第3脳神経の異常で起こる．

■ **眼振**
- 眼球運動の異常に眼振がある．
- 眼振は一方方向への視線の動き（緩徐相）と，その動きよりも速い是正（急速相）との組み合わせの眼球の異常運動である．
- 眼振の方向は，急速相の方向と決められている．
- 指を患者の正中から30度程度右側，次に左側に置いて眼振の強化の有無をみる．
- 前庭の病変による眼振の場合，急性期では病変側から遠ざかる方向へ，慢

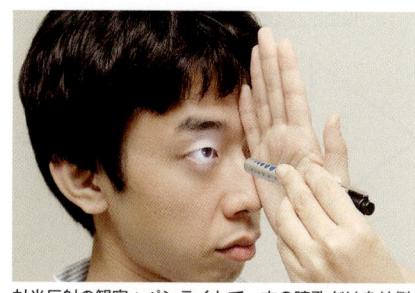

対光反射の観察：ペンライトで一方の瞳孔だけを外側から照らし，両側の瞳孔が急速に収縮するか観察する

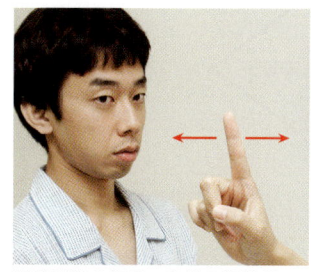

眼球運動の観察：患者の眼前30〜40cmの位置に右手の示指をまっすぐに立て，患者に示指の先端を注視させたままゆっくり左右水平に動かし，眼球の左右の動きを観察する

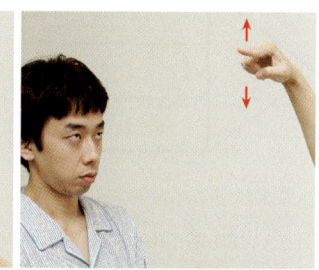

次いで指を横にして正中で上下に動かし，眼球の上下の動きを観察する

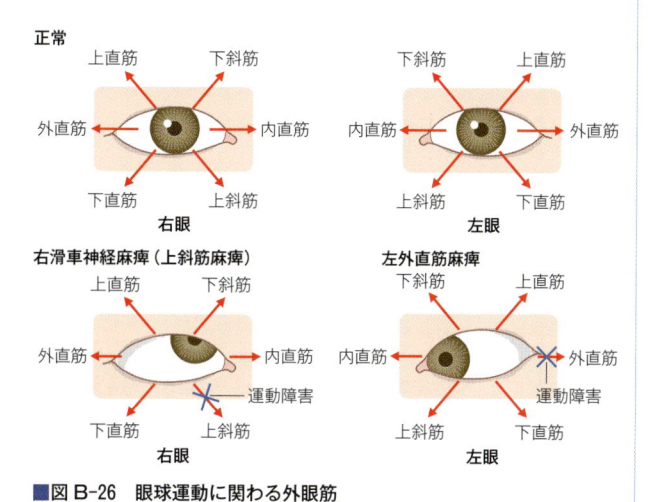

■ **図 B-26　眼球運動に関わる外眼筋**

第1部／フィジカルアセスメントの基本

a. 眼振記載時の視線の方向

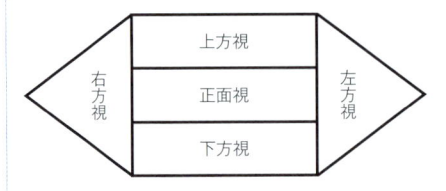

	上方視	
右方視	正面視	左方視
	下方視	

■眼振の記載に用いる記号

方向性	急速相の方向 回旋 振子様	→ ↝ ↔
振幅	小打性 中打性 大打性	← ⇐ ⇚
頻度	小頻打性 中頻打性 大頻打性	← ←← ←←←

○：眼振がみられない

◯̃：眼振が疑わしい

b. 所見の表し方

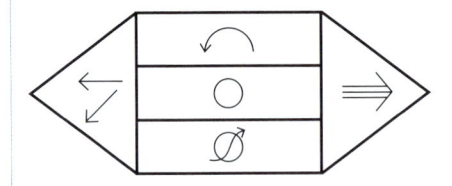

・左方視で振幅大の眼振あり
・右方視でそれより小さな振幅の水平性，一部下向きの眼振あり
・上方視で反時計回りの回転性眼振あり
・下方視で左向き眼振の疑いあり
・正面視では眼振は存在しない

■図 B-27　眼振記載時の視線の方向と所見の表し方

性期では近づく方向へ起こるとされている．
● 小脳出血など小脳が原因の場合，病側への眼振が起こるとされている．
● その他，薬物やアルコールによる眼振もある．
● 垂直方向の眼振は脳幹の病変や薬物の影響により起こる．
● 視線の方向を図 B-27 a のように表し，所見は図 B-27 b のように表す．

13）眼底の視診

● 眼底検査は検眼鏡（眼底鏡）を用いる．
● 患者には遠くを見てもらい，リラックスしてもらう．
● 最初に角膜を検眼鏡で視診する．この時，鼻が接触しないよう右眼で患者の右眼を，左眼で左眼を観察する．
● 通常は＋20 D のレンズで開始し，角膜の次に虹彩を，次に水晶体を観察する．問診によっては，ここが最重要の場合がある．
● レンズを次第に 0 に戻していくと，眼底に焦点が合い始める．
● 網膜静脈を太くなる方向に追うと，くっきりと境のある視神経乳頭が確認できる（図 B-28）．
● 鼻側に視神経乳頭が，耳側に黄斑が見える．
● 正常では網膜静脈がかすかに自発拍動して見える．
● 視神経乳頭の周辺がぼけていないかよく観察する．その所見があると乳頭浮腫と呼ばれ，頭蓋内圧亢進を示唆する．特に網膜静脈の拍動がない場合に頭蓋内圧亢進を強く疑う．
● 乳頭は濃く明るい黄色が正常であり，白っぽくなっている時は視神経の萎縮を疑う．
● 網膜を 1/4 ずつ順番に観察し，糖尿病性や高血圧性の変化をチェックする．
● 出血，滲出物，色素の異常沈着，網膜剥離の有無や形状を観察する．

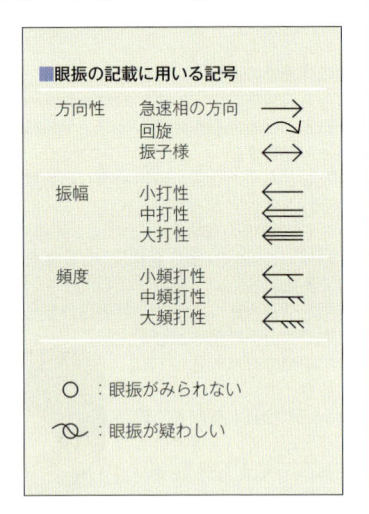

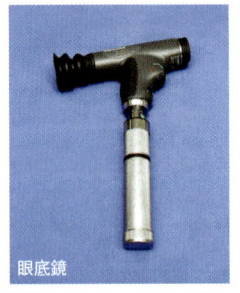

眼底鏡

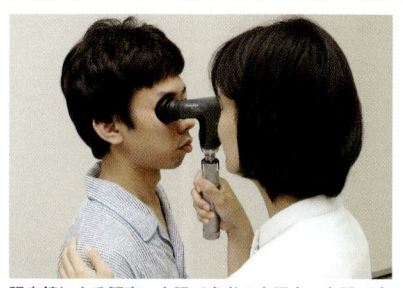

● 4. フィジカルイグザミネーション（身体診査）

眼底鏡による観察：右眼で患者の右眼を，左眼で患者の左眼を観察する

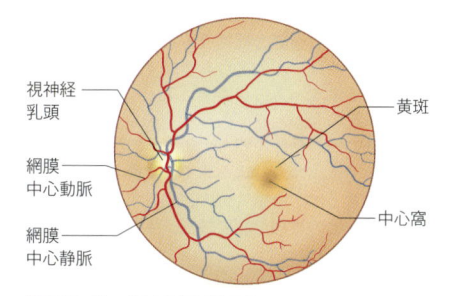

視神経乳頭
網膜中心動脈
網膜中心静脈
黄斑
中心窩

■図 B-28　眼底所見（左眼）

14）平衡感覚，小脳障害の視診

■ロンベルグ試験
- ロンベルグ試験は平衡感覚の異常を診査するものである．
- 患者に起立してもらい，両足をそろえ，つま先を閉じて落ち着くのを待つ．
- 看護師は近くに立って介助の準備をする．
- 患者に眼を閉じてもらう．
- 目を閉じて動揺が激しくなり倒れると陽性である．
- 閉眼したまま両手を前へ水平に上げてもらうと，陽性度はさらに顕著になる．
- 開眼での動揺は小脳性，または前庭性の機能不全で，眼による平衡の調節が困難なことを表す．
- 閉眼で陽性となる場合は，脊髄の後根，後索が障害された時であり，眼による平衡の修正が可能なことを表す．

■鼻指鼻試験
- 鼻指鼻試験は，小脳の障害をみる方法である（図 B-29）．
- 患者がまず自分の鼻に示指で触れ，次に看護師が立てた示指に触れる診査である．
- 診査は，患者の腕を伸ばして，ちょうど届くほどの距離に看護師の示指をおく．
- 小脳に異常がある時，患者の指が看護師の指に近づくにつれ震えが起こる企図振戦と，看護師の指を外れる所見（誤示）がみられる．

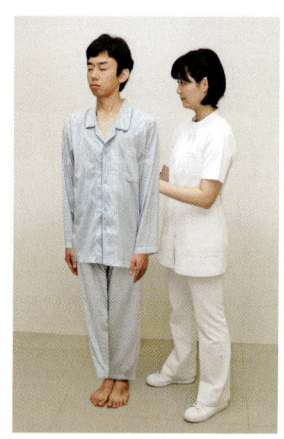

患者には両足をそろえ，両つま先を閉じて起立し，閉眼してもらう．看護師は患者のすぐそばに立って患者の介助をする

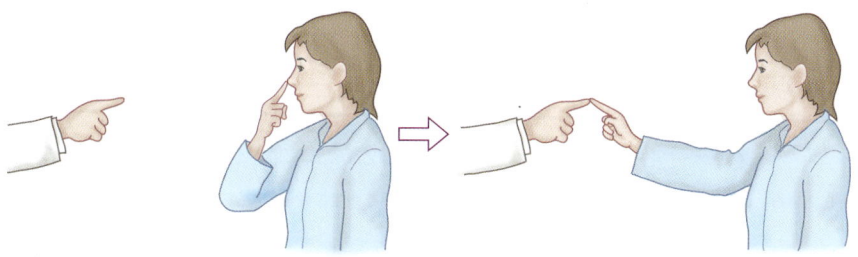

まず，患者が自分の鼻に示指で触れる．次に看護師が立てた示指に触れる

■図 B-29　鼻指鼻試験

第1部／フィジカルアセスメントの基本

■かかと膝試験
- かかと膝試験も小脳の異常をみる方法である．
- かかと膝試験は，次のような手順で複数回行う．
  ①仰臥位でまず一方の足を上げる．
  ②上げた足のかかとを，もう一方の足の膝につけ，ゆっくりとすべり下ろし足背まで至る．
  ③反対側で同じ動作を行う．
- 小脳障害では，かかとはうまく膝に乗らず，かかとをまっすぐに下ろすことができない．
- 片方の異常では，小脳片側の占拠性病変，虚血，多発性硬化症，両側の異常は薬剤やアルコール，遺伝性や孤在性の脊髄小脳変性症，甲状腺機能低下症などを疑うことができる．

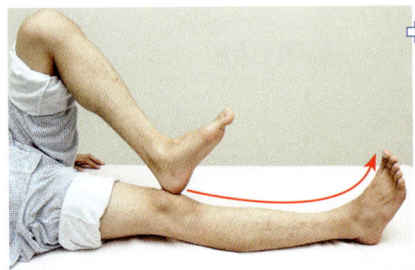

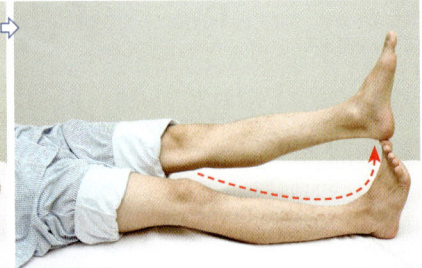

一方の上げた足のかかとをもう一方の足の膝の上に乗せる

乗せたかかとをゆっくり下肢に沿って，足背から母趾の先まで滑らせる．同じ動作を繰り返し，反対側でも同様の動作を行う

2. 触診

- 触診（palpation）は，指や手で患者の臓器や身体の一部を触り，大きさ，硬さ，拍動，肌触り，痛さ，温度などを診査することをいう．触診のポイントをいくつか説明する．

1) 橈骨動脈

- 橈骨動脈の脈拍と動脈硬化などの触診には，示指，中指，薬指の3指を使う．
- 橈骨動脈の触診では，両手で患者の両橈骨動脈を触れ，左右同時に拍動を触れて差をみることも必要である．
- 不整脈をみるためには，少なくとも30秒間は，よく注意して触れる．

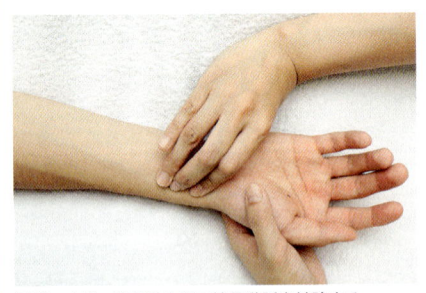

示指，中指，薬指の3指で橈骨動脈を触診する

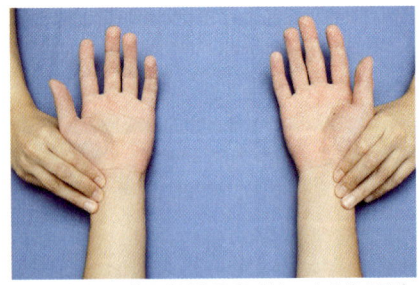

両手で患者の両橈骨動脈を同時に触れ，左右差を触診する

● 4. フィジカルイグザミネーション（身体診査）

2）頸動脈

- 示指，中指，薬指で胸鎖乳突筋の内側にある頸動脈を触診する．
- 小柄な患者では中指だけ，あるいは中指と薬指で行う．
- 拍動の数，強さ，振幅，動脈硬化などを慎重に判定する．
- 頸動脈の触診は，必ず一側ずつ行い，両側同時には行わない．
- 循環血液量が減少している時，両側の頸動脈を同時に圧迫すると脳血流が著しく減少し，事故の危険性がある．

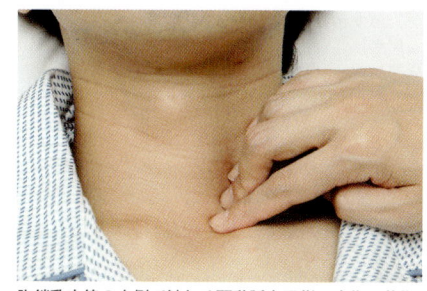

胸鎖乳突筋の内側で触れる頸動脈を示指，中指，薬指の3指で触診する

3）心尖拍動とスリル

■心尖拍動
- 心尖拍動は正常では約50％の人で触知されるといわれ，通常，鎖骨中線上か，そのやや内側の第5肋間で触れる．
- 実際は心尖部を触れているのではなく，心尖のやや上部の胸壁に近い心室の拍動を触れている．
- 心尖拍動の触診は，まず手のひら（手掌）で行う．次いで示指と中指に意識を集中して行う．
- 第5肋間鎖骨中線より側方，あるいは下方への偏位や強調は弁膜症や高血圧などでみられる．
- 左の胸水や気胸では内側に偏位し，肺気腫では触知されなくなる．

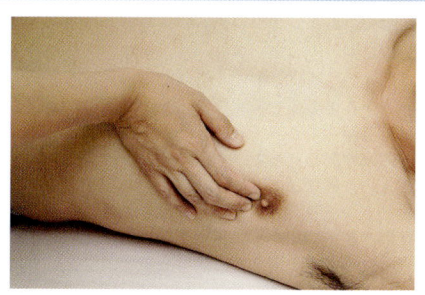

■スリル
- 心雑音として聴診される血流の渦の振動が手のひらで感じられることがあり，スリル（thrill）と呼ばれる．
- スリルの診査は，手のひらで心尖部から次第に上方へなぞっていき，頸に近い心基部まで触診する．
- スリルはその部位を胸壁に近づける体位をとれば強調される．例えば心尖部の僧帽弁閉鎖不全症のスリルは左側臥位で強く触知され，また心基部の大動脈弁狭窄症のスリルは座位で前かがみになると強くなる．

鎖骨中線上，あるいはそのやや内側の第5肋間に手掌を当て，心尖拍動を触診する

4）気管

- 気管の触診は，患者が不快感を感じるため注意が必要であるが，肺疾患が疑わしい場合は勧められる診査である．
- 胸骨柄上部の頸切痕のすぐ上に，中指，または示指をやさしく押しつけ中心部を探し，次に気管の両側に指を沿わせて気管の位置をみる．また，両手の母指と示指で胸鎖乳突筋を触れ，両母指で気管を側面から触れてもよい．
- 正常でもわずかな右への偏位があることもあるが，はっきりとした偏位は，偏位した側の肺上葉の虚脱，線維化，または切除による引っ張りによる．
- 大量の胸水や緊張性気胸では，その反対側に偏位する．

5）声音振盪（声音伝導，音声伝導）

- 胸部疾患でよく行われる診査である．

第1部／フィジカルアセスメントの基本

- 片手で行う場合と，胸壁の前後を両手の手のひらで挟む場合，両手を水平，上向きにして尺側（小指側）で患者の胸壁の前後を挟む場合，患者の後ろから検者の両手掌を背中の左右に密着させるなどの方法がある．
- 患者に「ひとーつ」と低い声で発声してもらい，左右の胸部の振動の違いをみる．
- 無気肺や肺炎では振動が強く感じられ，胸水貯留や気胸では弱く感じられる．
- 振動に左右差があると有意な徴候であるが，打診での濁音や鼓音，聴診での声音共鳴の診査が必要である．

6）腹部膨満の触診

- 腹部は9区分，または4区分があり，記載時には場所を明記する（図B-30）．
- 腹部全体の膨満がある時は，肥満（fat），腹水（fluid），胎児（fetus），ガスの貯留（flatus），便の貯留（feces），巨大な腫瘤（filthy big tumor）など，fで始まるものがあるといわれ，それらを疑って触診を行う．
- 腹水の触診はよく行われ，浮腫があり腹部が両側に飛び出していると，腹水が最も疑われる．
- 腹水の診査には触診と打診が併用される．
- 左手を患者の右側腹部に当て，右手で左の側腹部を叩く．
- 腹水があると波動が左手に感じられ，これを体液の波動（fluid wave）と呼ぶ．
- 腹水の診査時，患者もしくは介助者に腹部の中心を圧迫してもらうと，波動がより強く伝わる．
- 介助者がいる場合は，両手で臍の両横をやや強く圧迫してもらうと，さらに体液の波動がはっきりする．

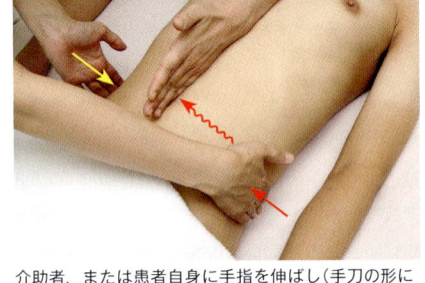

介助者，または患者自身に手指を伸ばし（手刀の形にし）て，尺骨側を腹部正中線上に押し当ててもらう．左右の手を側腹部に当て，右手で打診すると，左手に波動を触れる．介助者に両手で臍部を圧してもらうと，波動がさらにはっきりする

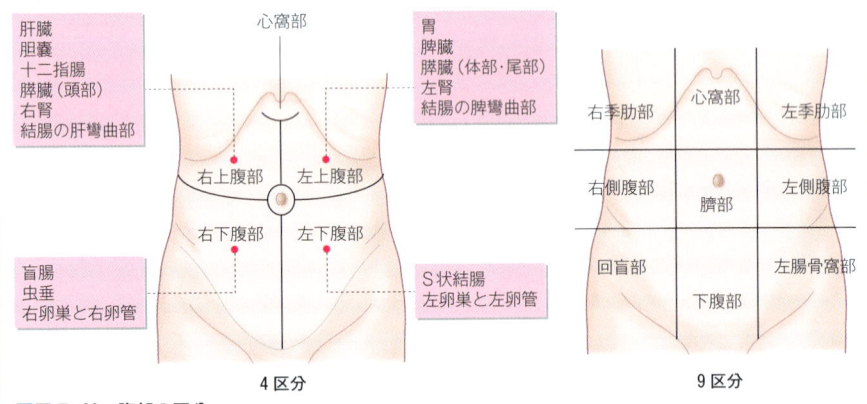

4区分：
- 肝臓／胆嚢／十二指腸／膵臓（頭部）／右腎／結腸の肝彎曲部
- 胃／脾臓／膵臓（体部・尾部）／左腎／結腸の脾彎曲部
- 右上腹部／左上腹部
- 右下腹部／左下腹部
- 盲腸／虫垂／右卵巣と右卵管
- S状結腸／左卵巣と左卵管

9区分：
- 右季肋部／心窩部／左季肋部
- 右側腹部／臍部／左側腹部
- 回盲部／下腹部／左腸骨窩部

■図B-30　腹部の区分

7）肝臓の触診

- 肝臓は右季肋部にある．
- 腫大した肝臓を触診するためには，まず右腸骨の上部に手のひらを当ててそっと圧迫し，呼気のたびに約2cmずつ上方にずらし，右の肋骨縁に近づく．

■肝辺縁の触診
① 仰臥位の患者の右側に位置し，左手は手掌を上向きにして側腹部から背部に差し込み，手掌で下から肝臓を支える．
② 右手は母指以外の4指をそろえ，肋骨弓下に当てる．
③ 患者に腹式呼吸をしてもらう．吸気の最初に，右手の示指の先から側面に肝臓の端が触れるので，この位置で呼吸を繰り返してもらうと，肝臓の辺縁をはっきり確認できる．
④ 肝臓は吸気時には下方に移動するので，吸気の最初が触知しやすい．呼気時に上方に移動する．
● ウイルス性の急性肝炎と慢性肝炎やアルコール性肝障害では肝臓の硬度が上がり，大きくなり，辺縁も鈍化する．
● 鎖骨中線上での肝辺縁の位置を記載し，例えば「肋骨弓下3横指」などと表現する．
● 肝硬変では胸骨の下方に硬い肝臓を触れることができる．

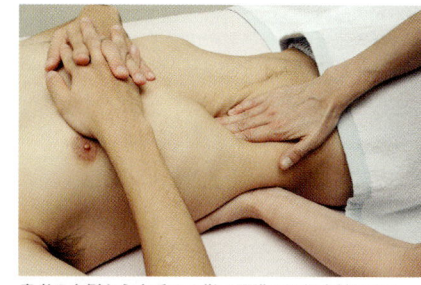

患者の右側から右手の4指で肝臓の辺縁を触知する

8）脾臓の触診

● 脾臓は左の肋骨弓の上部，背中に近い部分にあり，正常では触れることはできない．
● 慢性骨髄性白血病，肝硬変，急性ウイルス肝炎，アミロイドーシスなどで触知できるほどに大きくなる．
● 下腹部の中央に手のひらを当てて，呼気のたびに約2 cmずつ左肋骨縁に向かって触診を進める．
● 触診の時は，左手を左の肋骨の下部の後ろの方から，強く前方に向かって押し上げておく．
● 腫大した脾臓は，吸気の終わりに右の腸骨の方向に押し出され，触れられるようになる．
● 脾臓の腫大が疑われる時は，患者を右側臥位にすると容易に触知できるようになる．
● マークを入れておくと臨床経過をみることができる．
● 触診に打診を追加すると，より形状がわかるようになる．

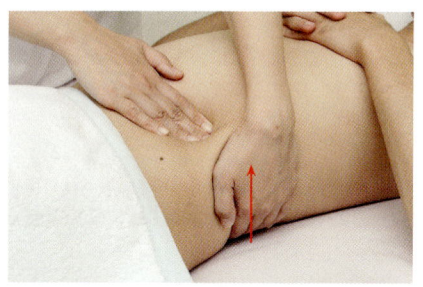

患者の右側に立ち，右手の手掌を下腹部中央に置き，母指以外の4指をそろえ，指腹で患者の左肋骨弓の下方を触診する．この時，左手で患者の側腹部を，左の肋骨下部の背面から前方に向かって強く押し上げると脾臓が触知しやすい

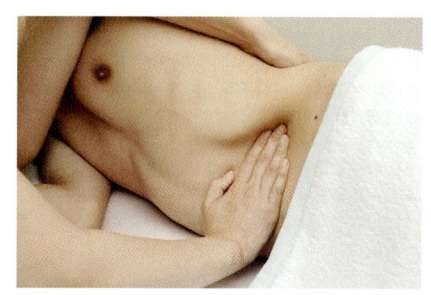

軽度に腫大した脾臓の触診は患者を右側臥位にすると触知しやすい

9）腎臓の触診

● 右の腎臓は肝臓の下方の後ろ側にあり，左の腎臓は脾臓の下方の後ろ側にある．
● 腎臓の近くに腫瘤を触れる時は腎臓の腫大を疑う必要がある．
● 腎臓の触診は両手を使う方法（双手法）が一般的である．
● 両腎ともに患者の右側に位置して触診する．
● 最初に右腎を触診する．

第1部／フィジカルアセスメントの基本

■**右腎の触診**
- 左手を患者の右後ろで臍の高さ，つまり肋骨脊柱角に置き，右手を同じ高さの前やや側方に置く．
- 看護師は患者の臀部に近いところ，つまり患者の下方に位置する．
- 両手で腎臓を挟むように触知する．

■**左腎の触診**
- 患者のやや頭寄りに移動して立ち，右腎の触診と同様，左手を患者の後ろに回し，肋骨脊柱角から前に向かって押し上げ，右手で圧迫して腎臓を挟む．

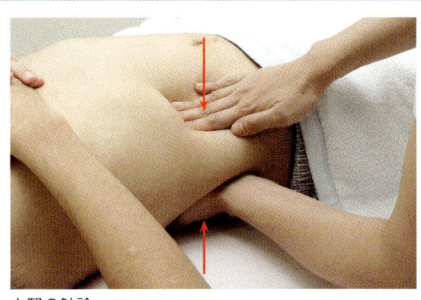

右腎の触診

- やせている患者では，正常でも触れることができる場合があり，右手の指に腎臓下極のカーブと，腎盂のある腎門部の凹みが感知できる．
- 肥満患者では，腫大していても触知が困難な場合が多い．
- 触知できるのは腎癌，水腎症，多囊胞腎，急性腎盂腎炎や腎膿瘍など腫大した腎臓の場合である．
- 腎臓は深吸気で下方に移動するが，触知できた場合，移動が確認できる．

10）腹痛時の触診

- 腹痛に伴う循環血液量の減少は生命を左右する．
- 蒼白や血圧低下，頻脈などがみられる場合は，緊急の対処が必要となる．
- 循環血液量が低下する原因は，腹腔内出血，膵炎，消化管穿孔，腹腔内膿瘍などがあり，頻繁にバイタルサインを評価して早急にアセスメントする．
- 腹膜炎に伴う腹膜刺激症状，すなわち硬直，筋性防御，反跳痛の有無を診査する．
- 腹膜炎は急性と慢性に分けられ，急性のもので腹膜刺激症状が現れる（表B-26）．
- 触ると腹筋が板状に硬くなっている状態を硬直という．
- 硬直は腹部を少し圧するとさらに強くなる．これを筋性防御という．
- 硬直した腹部をやさしく圧迫し急に離すと，離した時に痛みが最も強くなる．これを反跳痛またはブルンベルグ徴候という．
- 痛みがあまりに強い時は，何度も診査すべきではなく，軽い打診で十分に目的を達することができる．
- 腹膜刺激症状がある場合，急性膵炎以外は緊急手術となる．
- 腹部大動脈瘤や解離性大動脈瘤の拍動性腫瘤の有無も慎重に触診する．
- ヘルニアの有無と還納できるかどうかに続き，直腸と腟の触診も重要である．
- 頻度の高い虫垂炎時の右下腹部の腹膜刺激症状とマックバーニー点の圧痛の有無の診査も重要である．
- 虫垂炎の場合，患者の左下腹部を圧迫して急に解除すると右の腸骨窩が痛むローヴジング徴候，さらに患者の両足を曲げて左側臥位にし，右股関節を伸ばしていくと右の腸骨窩が痛む腸骨徴候（腸腰筋徴候）なども診査を行う必要がある．

3. 打診

- 打診（percussion）は，指を使って患者の体表を叩き，その音で診査することをいう．臓器の大きさ，

■**表 B-26 腹膜炎の原因**

1. 急性腹膜炎	2. 慢性腹膜炎
外傷による腹腔内臓器破裂	結核性腹膜炎
急性胆囊炎	急性虫垂炎
胃・十二指腸潰瘍穿孔	腸間膜血管閉塞
急性膵炎	子宮付属器炎
大腸憩室炎	消化管術後の縫合不全

● 4. フィジカルイグザミネーション（身体診査）

液体や気体の有無などがわかる．手や握りこぶし，打腱器など器具を用いて診査する場合も打診に含まれる．
- 打診は，通常左右の指を使い，利き手の中指を打診槌（つち）指（打診指），反対側の中指を打診板指（被打診指）として用いる．被打診指を体表に確実に密着させ，その遠位指関節上ないし中節骨上をめがけ，打診指の中指を手首を使って垂直に振り下ろす．この時，打診指の中指はあまり力を入れず屈曲している．
- 打った瞬間，打診指を反射するかのように離すと音が明瞭となる．肝臓や肺炎の部分など，緻密な組織の上を打診すると濁音が発生し，腸内ガスや気胸のような気体がたまった部分を打診すると鼓音と呼ばれる過剰な共鳴音が発生する．正常肺と肝臓など実質臓器の打診音と比較すると明らかに差があり，肺では共鳴音（清音）と呼ばれるよく響く音が発生する．

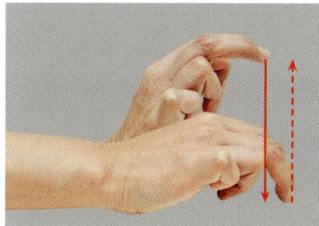

被打診指は患者の体表に密着させ，打診指は手首を使って垂直に振り下ろす感じで，被打診指の遠位指関節上ないし中節骨上を打つ．打った瞬間，打診指を反射的に離すようにすると打診音が明瞭になる

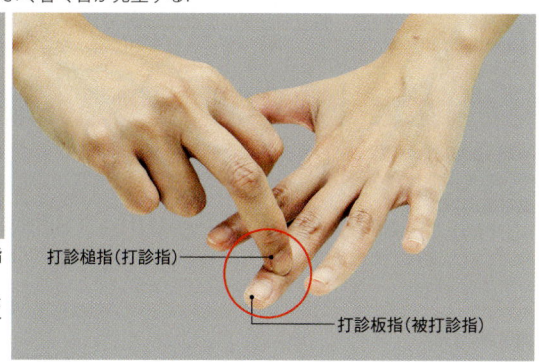

打診槌指（打診指）
打診板指（被打診指）

1）心臓の輪郭（心濁音界）

- 打診によって心臓の大きさを推定することがしばしば行われる．
- 体位は通常 45 度仰臥位であるが，仰臥位でも行いやすく，外来では患者が腰かけた体位でも行う．
- 心臓の左縁は，左の前腋窩線から左指を垂直に胸壁に当て，胸骨に向かって中等度の強さで打診し，濁音となる部位である（図 B-31 a）．
- 正常な心臓の左縁は第 5 肋間で鎖骨中線上である．ちなみに正常な心尖拍動は第 5 肋間で鎖骨中線よりやや内側で得られる．
- 心臓の右縁は，右の鎖骨中線上に左指を垂直に当て，胸骨に向かって打診を進め，正常は第 4 肋間で胸骨右縁である（図 B-31 b）．
- 心基部の境界は，左鎖骨中線上の第 1 肋間から下方に打診を進め，正常は第 3 肋骨上である（図 B-31 c）．
- 肺疾患があると打診による心臓の輪郭の推定は困難となり，ことに肺気腫では濁音界が縮小してくる．
- 打診により心拡大が疑われる時は，心尖拍動の外側への偏位を確認する．

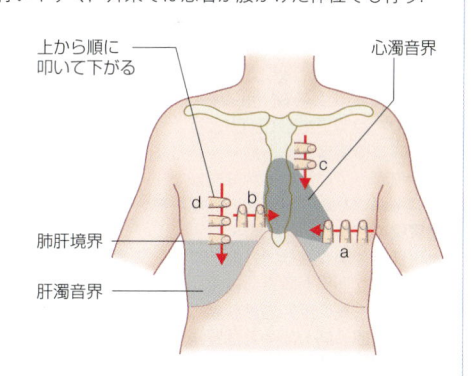

上から順に叩いて下がる
心濁音界
肺肝境界
肝濁音界

a. 心臓の左縁　c. 心基部の境界
b. 心臓の右縁　d. 肺肝境界打診の開始位置

■図 B-31　心濁音界・肺肝境界打診法

2）肺肝境界

- 左中指を水平に右胸壁に当て（図 B-31 d），右乳頭の下から右鎖骨中線にそって下方に打診を進める．濁音に変わるところが肺肝境界である．
- 正常な肺肝境界は，第 6 肋骨の下縁から第 7 肋骨上縁である．

- 肺気腫では肺肝境界が下降する．
- 肺肝境界は吸気で下降し，深吸気で5cmほども下降する．これを肺肝境界の呼吸性移動という．
- 肺肝境界の呼吸性移動は，肺気腫では減少し，胸膜炎や胸膜癒着では消失する．
- 肺肝境界の診査は背中の打診で行われることもある．

3）胸部の打診

- 前胸壁，鎖骨上窩，背部，腋窩部を左右対称に打診する．
- 鎖骨上窩は肺尖部の状態を診査するもので忘れないようにする．
- 背部の場合，両腕を抱え込む姿勢で肩甲骨を前方にずらし，広い範囲の打診ができるようにする．
- 肝臓など実質臓器や，肺炎など硬くなった組織の打診では，濁音が生じる．
- 胸水がある場合は，さらに濁音が強く，低く短い音となる．

4）腹部の打診

- 腹部の打診は仰臥位で行う．
- 正常では消化管内のガスのため，腹部の大部分が鼓音，つまり強い共鳴音である．

■肝臓の打診
- 肝臓の上下の境を確認するため，右鎖骨中線に沿い，臍の高さから上方に向かって打診を進める．
- 打診音が腸内ガスの鼓音から濁音に変わる場所が，肝臓の下縁である．
- 肝臓の下縁から，さらに上方に進み，肺の清音に変わる部分が上縁である．
- 検者によっては，すべて上部から下部に向かって打診を行う場合もある．

■脾臓の打診
- 脾臓の打診は仰臥位で行う．
- 右半側臥位で行うと打診が容易で，この体位を好む検者もいる．
- 左前腋窩線上を臍高から上行し，左の最下端の肋間腔に至ると濁音が得られる．
- 濁音が得られたところで深呼吸をしてもらい打診を続ける．
- 深吸気で濁音，深呼気で鼓音が正常である．この部はトラウベの三角であり，鼓音は胃泡（いほう）の打診音である（図B-32）．
- 深呼気で濁音があったり，さらに下方まで濁音が広がっている時は脾腫を疑う．

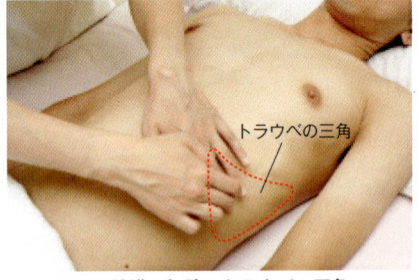

■図B-32 脾臓の打診：トラウベの三角

- 脾腫が疑われる場合は，右側臥位の触診で確認する．

■腎臓の打診
- 腎臓は後腹膜臓器で，前部はガスによる共鳴音，後部はその周辺の実質臓器の濁音に遮られ，打診では正確な形態が診査しにくい．
- 右は肝右葉の下，左は脾臓の下の打診で濁音がある場合，腎臓や周辺の腫瘤を疑う．
- 腎臓周囲の感染症や腎盂腎炎では，患者の肋骨脊柱角をこぶしでやさしく叩く方法で痛みが誘発され，マーフィー叩打徴候（Murphy punch sign）と呼ばれる（図B-33）．

■膀胱の打診
- 膀胱の打診は恥骨結合上部で行い，濁音部を膀胱の尿貯留と考える．
- 濁音から急に共鳴音になる点に印をつける．
- 印をつけた点が恥骨上縁から2cm以内では，膀胱の拡張はないとする．

■腹水の打診
- 腹水の打診は重要である．比較的少量の腹水でも，側腹部に濁音が生じる．
- 臍の周りの鼓音は少量の腹水の場合はもちろん，緊満性の非常に大量の腹水の場合にも残存する．
- 被打診指を下肢方向に向け，臍周囲から打診を始める．右側腹部と左側腹部で共鳴音が消失する部分に印をつける．濁音部が腹水と疑われる．

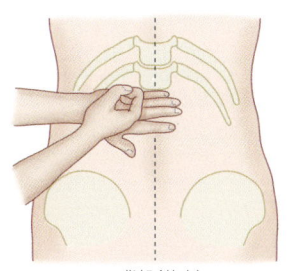

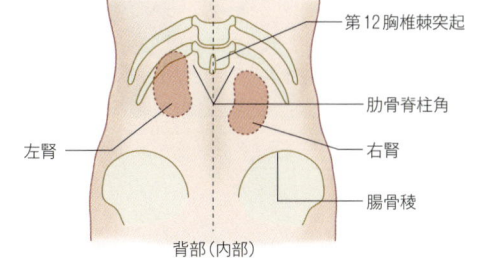

● 4. フィジカルイグザミネーション（身体診査）

背部（体表）

第12胸椎棘突起
肋骨脊柱角
左腎
右腎
腸骨稜
背部（内部）

腎臓周囲の感染症や腎盂腎炎では，肋骨脊柱角を
こぶしでやさしく叩くと痛みが誘発される

■図 B-33　マーフィー叩打徴候

- 側腹部にはっきりと鼓音があれば腹水は否定されるため，以下の操作は行わない．
- 濁音のあった患者を右側臥位に回転させ，1分ほど待ち，印をつけた部分より背中に近い部分を打診する．そこで鼓音が得られれば，液体が右に移動したと考え，これを移動濁音界（shifting dullness）と呼ぶ．

4. 反射（打腱器を用いた打診）

- 腱の上に打腱器（ハンマー）を打ちつけると，腱についた筋肉が急に伸ばされる．これに反応して筋肉が急に収縮する．この反射を腱反射と呼ぶ．
- 急に筋肉が伸ばされたという情報は脊髄に入り，シナプスを介してその筋肉に縮むという反応を誘発する．この反応は脳からの神経路（上位運動ニューロン）の抑制を受けている．
- 四肢の場合，正常では対称性に同じ強さの反射がみられ，同じでない場合は異常である．
- 反射の亢進は上位運動ニューロンの病変によって起こる．脳血管障害時の反射の亢進は，ことに頻度が高い．
- 反射の消失や低下は，筋肉，運動神経，前脊髄根，前角細胞，反射知覚弓など反射弓を形成する組織や細胞の障害による．
- 筋伸展反射の強さは，－，±，＋，＃，#，##と記載したり，0，1＋，2＋，3＋，4＋とする場合もあり，記載法によって，正常は＋または2＋である．以下にいくつかの反射の診査法を説明する．

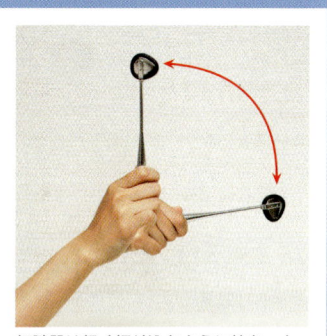

打腱器は軽く握り込むように持ち，力を加えず手首を使って打腱器の先を落とすような感じで軽く打つ

1）下顎反射

- 脳神経には各神経に特異的な検査法があり，その部より上位の運動ニューロンの障害が推定できる．
- 下顎反射は橋から出る第5脳神経（三叉神経）の診査法である．
- 患者に口をわずかにあけてもらい，検者は下顎中央に水平に検者の示指を置き，その上を打腱器で軽く叩く．
- 口がわずかに閉まるか反応がない場合が正常である．
- 口がはっきりと閉まる場合は，橋の被蓋より上部の運動ニューロンの障害である．

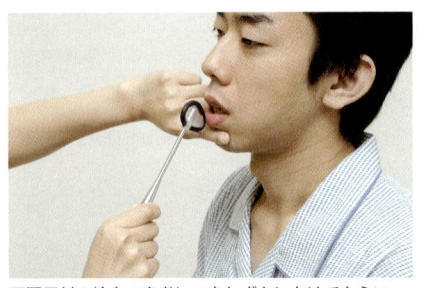

下顎反射の検査：患者に口をわずかにあけてもらい，顎先に左手の示指を水平に当て，その指の上を打腱器で軽く叩く

2）上腕二頭筋腱反射

- 患者の前腕はやや屈曲し，やや外転して患者自身の大腿の上に置く．
- 検者は母指または示指を患者の肘窩の二頭筋腱の上に置き，その上を打腱器で軽く叩く．
- 打腱器を落とす程度で十分に反射が誘発できる．
- 叩くことにより二頭筋が収縮し，前腕が瞬時に曲がって再び元に戻る．
- 反射の亢進は，頸髄の C_5, C_6 よりも上位の，大脳皮質を含めた運動ニューロンのどこかの障害である．
- 健常者で両側の反射低下があるように見える時は，歯を食いしばってもらうことによって左右対称性に増強することができる．

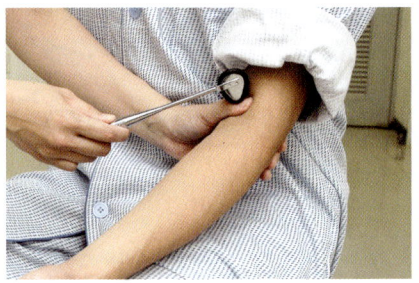

上腕二頭筋腱反射の検査：やや屈曲して置かれた肘窩の二頭筋腱の上に母指または示指を置き，その上を打腱器で軽く叩く

3）上腕三頭筋腱反射

- 検者は患者の後方に位置し，片手で患者の肘を下から支え持つ．
- 肘関節は軽く屈曲し，前腕は下に垂れた状態を保持し，肘を支えた手の母指で上腕三頭筋腱部を押さえ，その上を打腱器で叩く．
- 正常では，ほんの少しの伸展である場合が多い．
- 反射の亢進は，頸髄の C_6〜C_8 よりも上位の，大脳皮質を含めた運動ニューロンのどこかの障害である．

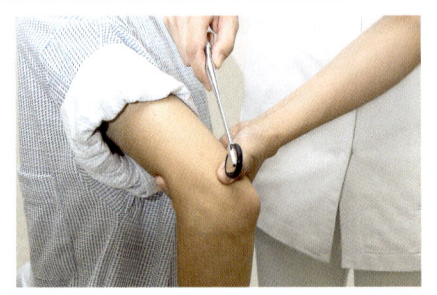

上腕三頭筋腱反射の検査：患者の肘を下から支え持ち，母指を上腕三頭筋腱部に当てて，その上を打腱器で軽く叩く

4）腕橈骨筋腱反射（橈骨反射）

- 患者の肘を曲げ，前腕を半屈位状態で45度ほど回外させておく．
- 検者は片手で患者の手首近くを下から支えて持ち，母指を橈骨の下1/3の部分に置く．
- その母指の上を打腱器で軽く叩く．

- 橈骨茎状突起の真上を直接軽く叩いてもよい.
- 前腕はわずかに回外し, 前腕が屈曲し, 手指も屈曲する.
- 反射の亢進は, 上腕二頭筋腱反射と同じく, 頸髄の C_5, C_6 よりも上位の障害である.

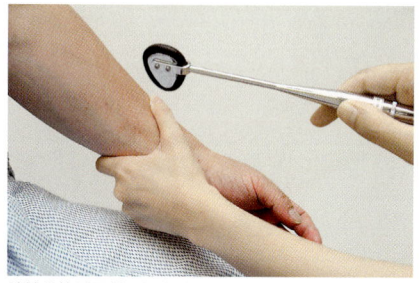

腕橈骨筋腱反射の検査:患者の手首近くを下から支え持った手の母指を橈骨の下1/3の位置に置き,その上を打腱器で軽く叩く

5) 腹筋反射

- 胸髄の T_6〜T_{12} の高さの反射である.
- 鎖骨中線上で肋骨縁についた腹筋の付着部を叩くと T_8, T_9 の部分の反射がみられる.
- 鎖骨中線上で臍の高さを叩くと T_6〜T_{12} の部分の反射がみられる.
- 正常では, ほとんど腹筋の収縮はみられない.
- 反射がある場合は, 臍が叩いた方向へ偏位するため, 左右差をみることが重要である.

6) 膝蓋腱反射

- 足の体位には, 3種類ある. わが国では①仰臥位で患者の足をそろえ, 膝を120度から150度曲げる体位, ②患者にベッドなどに腰かけてもらい, 下肢をぶらりと下げる体位が一般的であるが, ③仰臥位の患者の両膝の下に検者が左手を挿入し, その手を立てて膝が持ち上げられた状態にする体位を用いると, 臥床したままでよい結果が得られる.
- 手掌を患者の膝に置き, 母指を膝蓋腱に当てて, その上を打腱器で叩くと四頭筋が収縮し, 膝が伸展するのが正常であり, 左右で比較する.
- 両側ともに低下している時は, 患者に左右の指を組んでもらい, 強く引っ張った瞬間に打腱器で叩く. これを左右で比較するのをジェンドラシック手技という.
- 反射の亢進は, 腰髄の L_3, L_4 よりも上位の運動ニューロンの障害である.

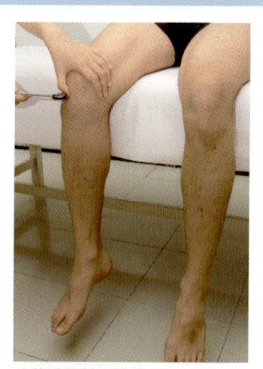

膝蓋腱反射の検査:膝に置いた手の母指を膝蓋腱に当て,その上を打腱器で叩く

7) アキレス腱反射

- ベッド上で膝を屈曲させ, 大腿を外に回転させる.
- 足首をやや背屈させ, 左手で支え, 打腱器でアキレス腱を叩くと下腿三頭筋(腓腹筋, ヒラメ筋)が収縮する.
- 打腱器で叩き, 足が足底方向へ屈すると正常であり, 左右差を診査する.
- 背中向きでベッドに膝をつき, アキレス腱を上方から叩く方法もある.
- 反射の亢進は, 仙髄 S_1, S_2 よりも上位の運動ニューロンの障害である.

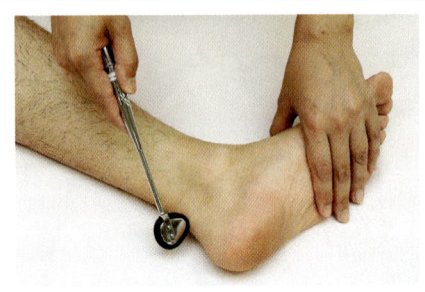

アキレス腱反射の検査

8) 病的反射

- 以下に挙げる診査法は，打診に含まれないものもあるが，上位運動ニューロン障害を診査する方法である．
- 上位運動ニューロンの障害では著明な筋力低下が伴うが，かなり末期の廃用性萎縮が起こるまでは，筋萎縮はわずかである．
- 萎縮の程度をみることは，下位運動ニューロン障害を鑑別する助けとなる．

■手指屈筋反射

- 手指屈筋反射は，頸髄下部から胸髄上部(C_7〜T_1)より上位の運動ニューロン障害を診査する方法である．
- 手指屈筋反射に含まれるホフマン反射は，患者の中指を伸ばして検者の示指と中指ではさみ，検者は母指で患者の中指の爪の部分を強く手掌側にはじく方法で，患者の母指と小指が内転すれば陽性である．
- ワルテンベルグの指屈反射は，手掌をやや回外位として膝の上に置き，指を軽く曲げてもらう．検者は患者の４本の指の上に自分の示指と中指を置いて，その上を打腱器で叩き，患者の母指が内転屈曲すると陽性である（図 B-34）．

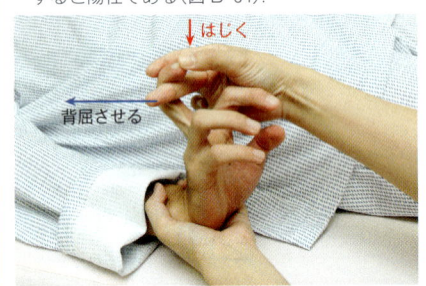

ホフマン反射の検査：左手で患者の手首を下から抱え持ち，右手の示指と中指で患者の中指をはさんで持ちながら手背側に押し，手首を背屈させる．その状態で右手の母指で患者の中指の爪の部分を強く手掌側にはじく

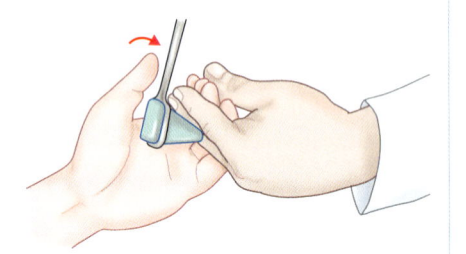

■図 B-34　ワルテンベルグの指屈反射の検査

■足底反射

- 足底反射は腰髄下部から仙髄上部(L_5〜S_2)より上位の運動ニューロン障害を診査する方法である．
- 足底反射に含まれるバビンスキー反射は，最もよく知られる病的反射である．
- 診査を行う前には，患者に不快感を与えないように説明を行う．
- 打腱器の柄などの鈍端の器具で足底の外側面をこすり，足趾に達する前に内側へ方向を変え，中央の中足指節関節に至る．この時，母趾の伸展（背屈）と他の趾の扇開があるとバビンスキー徴候陽性である．

- 診査においては，母趾の伸展がより重視される．
- チャドック反射は，足の外果（くるぶし）の後ろから下側を経て前まで打腱器の柄で皮膚を傷害しないようにやさしくこする（図 B-35）．判定はバビンスキー反射と同様である．

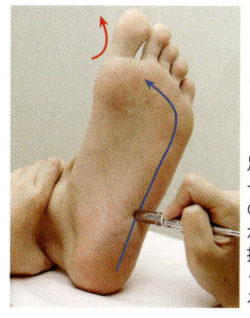

足底反射（バビンスキー反射）の検査：足底の外側面をかかとの方から足趾方向に向けて，打腱器の柄などでゆっくり写真のようにこする

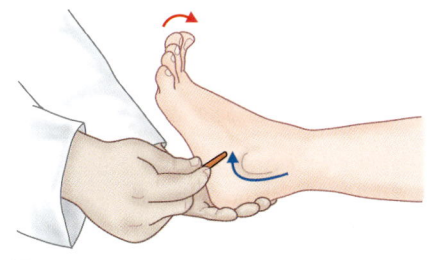

■図 B-35　チャドック反射

5. 聴診

- 聴診（auscultation）は，聴診器を用いて音で診査することをいう．聴診器には低調音を聞くのに有利なベル型と，高調音を聞くのに有利な膜型があり，ベル面・膜面がリバーシブルなダブルタイプもある．
- 皮膚に当てた時，聴診器が冷たくないように注意し，冷たい時はあらかじめ温めておく．
- ベル面は軽く皮膚に当て，なるべく直下の皮膚面を伸展させないようにする．膜面はやや強く押しつけ，膜全体で音が感知できるようにする．

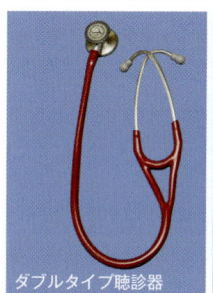

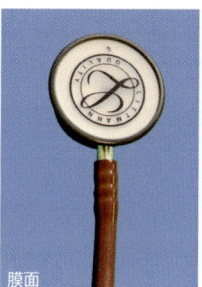

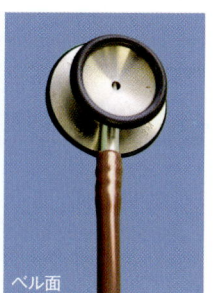

ダブルタイプ聴診器　　膜面　　ベル面

1）呼吸器の聴診の注意点

- 鼻での呼吸では雑音が混じりやすいので，口で息をしてもらいながら聴診することがすすめられる．
- 呼吸音の聴診は膜面を使うのが一般的であるが，胸壁がやせた患者ではベル面を使わざるを得ない場合もある．
- 左右両側の相違がないことが重要であるため，同じ高さ，部位を左右順番に聴診していく．
- 鎖骨上窩は陥凹もあり，また低い音を聞くためベル面で聴診する．
- 正常呼吸音は，肺胞音と気管支呼吸音に分けられ，肺胞の末梢部では肺胞音が聞かれる．
- 肺胞音は吸気時に強く聞かれ，吸気と呼気の間の切れ目はほとんどない．これは気道内の空気の渦の音が肺全体で修飾され胸壁に伝導されたものと考えられている．
- 末梢部で肺胞音が聞こえない場合，無気肺や胸水貯留，気胸などが考えられる．
- 気管支呼吸音は呼気時に強く聞かれ，吸気と呼気の間に切れ目がある．
- 末梢部で気管支呼吸音が聞こえる場合は，気管支炎や肺炎を示唆する．
- 異常呼吸音でよく聴取されるものに断続性副雑音（断続性ラ音）と連続性副雑音（連続性ラ音）がある．

■ 断続性副雑音（断続性ラ音）
- 断続性副雑音はコース・クラックル（水泡音）という低調音と，ファイン・クラックル（捻髪音）という高調音に分けることがある．
- 断続性副雑音は吸気時の空気の流入により，分泌物を含んだ中小の気管支が急に開放されることによるもの，つまり小気道の開閉音が起源と考えられている．
- 吸気早期のコース・クラックルは小気道の疾患を示唆し，COPD（慢性閉塞性肺疾患）の時によく聞かれる．
- 吸気の後期に起こるファイン・クラックルは肺胞の疾患を反映しており，肺線維症の初期に聞かれる．肺線維症が末期になると吸気の前半でも聞かれるようになる．
- 左心不全の断続性副雑音は肺底部で強く，吸気の中期から後期に聞こえる．心不全が進行すると連続性副雑音も加わってくる．

■ 連続性副雑音（連続性ラ音）
- 連続性副雑音は，気道狭窄を起こした気道壁の連続的な振動によると考えられ，気道が狭くなる呼気時に強くなる傾向を示す．喘鳴とも呼ばれる．
- 狭い気道では高調音（ウィーズ），広い気道では低調音（ロンカイ）が生じる．
- 肺癌による局所的なものを除き，喘息やCOPDでは肺全体で様々な音調の連続性副雑音が聞こえる．
- 連続性副雑音は主として呼気時に聞こえるものであるが，非常によく似た音のストライダーは吸気時に聞こえるもので，異物，腫瘍，喉頭蓋炎，気管の圧迫などで生じる．
- 断続性・連続性副雑音はともに，咳ばらいをすると消失することがあるので，患者に何度か咳ばらいをしてもらって確認する．

■ 声音聴診
- 触診によって疑われる声音振盪を，聴診で追診査する方法を声音聴診（音声聴診）と呼ぶ．
- 聴診しながら声を出した場合，音声がはっきりと聞こえる場合を気管支声という．
- 高調で耳に近く聞こえる場合を，胸声という場合もある．
- 気管支声，胸声が聞こえると，結核の肺浸潤が疑われる．
- 「いー」と声を出してもらい，「あ」と「い」の中間のヤギの声に似た音が聞こえる場合をヤギ声と呼び，肺浸潤や胸水貯留の上縁で聞こえる．

2）循環器の聴診の注意点

■ 心音聴取の領域

〈僧帽弁領域〉
- 健常者では左鎖骨中線上で，第5肋間付近の僧帽弁領域が心音を最もよく聴取できる（図B-36）．
- 僧帽弁領域は心尖拍動の部位で，左心室と僧帽弁による音が最も強い場所であり，僧帽弁膜症の雑音が最も聴取されやすい場所でもある．

〈心尖拍動の部位〉
- 心尖拍動部の上に聴診器の膜面を密着して当て，心拍数とリズム，Ⅰ音(S_1)とⅡ音(S_2)の強さ，S_2の分裂，心雑音などを聴取する．
- 心尖拍動の部位ではS_1がS_2より強く，収縮期よりも拡張期が長いので，短い間隔の2つの音の最初の強い音がS_1と考えてよい．

〈三尖弁領域〉
- 三尖弁による心音は，第4肋間の胸骨左縁付近の三尖弁領域で最もよく聴取できる．
- 三尖弁領域とその下方は大動脈弁閉鎖不全による逆流がよく聞こえる場所でもある．
- 三尖弁領域では主として雑音の有無を聴取する．

〈大動脈弁領域〉
- 第2肋間の胸骨右縁は大動脈弁領域で，大動脈弁の閉鎖音や収縮期の駆出音が最もよく聴取さ

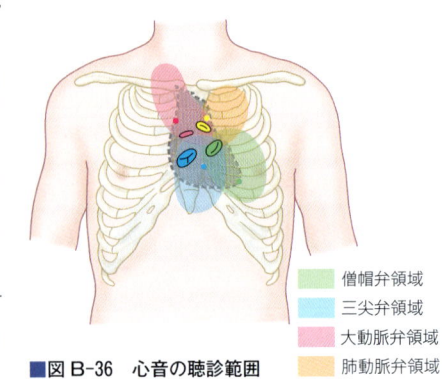

■図B-36　心音の聴診範囲

僧帽弁領域
三尖弁領域
大動脈弁領域
肺動脈弁領域

れる.

〈肺動脈弁領域〉
- 大動脈弁領域の対側の第2肋間の胸骨左縁付近は肺動脈弁領域で，肺動脈の雑音が最も聴取されやすい部位である．S_2の分裂の聴取もこの部が最適である．

■心音の名称
〈Ⅰ音(S_1)〉
- 正常のS_1は僧帽弁と三尖弁の閉鎖音の和とされ，僧帽弁領域と三尖弁領域ではS_2より強く，ことに僧帽弁領域ではS_2よりもかなり強く聴取される．
- 僧帽弁領域，三尖弁領域以外の領域では同程度か，むしろS_2の方が強く聴取される．
- 僧帽弁領域，三尖弁領域以外の領域でS_1が強くなるのは僧帽弁狭窄症の場合であり，その理由は，狭窄により長い時間左心室への血液流入が続き，僧帽弁が力強く急速に閉鎖されるためである．

〈Ⅱ音(S_2)〉
- S_2は大動脈弁の閉鎖音ⅡA(A_2)と肺動脈弁の閉鎖音ⅡP(P_2)で構成されている．
- 大動脈圧より肺動脈圧が低いため，肺動脈への血液流入が長く続き，P_2の音はA_2の音の後に起こり，S_2は分裂して聞こえる．
- 吸気時には胸腔圧の低下により右心室への静脈還流が増加するため，さらに肺動脈弁の閉鎖が遅れ，S_2の分裂間隔が延びる．
- 肺動脈弁領域では，他の部位よりP_2が強調されて聞こえる．
- 高血圧症では，高い大動脈圧によって大動脈弁が力強く閉鎖されるためにA_2が強くなり，肺高血圧症では同じ理由でP_2が強くなる．
- 呼吸性の変化を示さないS_2の分裂を固定性分裂といい，心房中隔欠損症の重要な所見である．
- 固定性分裂ではS_2の分裂が広くなっているが，これは心房が左右で一体化され，量的な負荷が均等となるためである．
- P_2が先行し，呼気時に分裂が聞こえる場合を奇異性分裂といい，左脚ブロックや，左心室からの血液駆出が遅れる大動脈弁狭窄の時の所見である．

〈Ⅲ音(S_3)，Ⅳ音(S_4)〉
- 余剰音としてⅢ音(S_3)とⅣ音(S_4)が聞こえることがある．
- S_3には左室性と右室性があり，左室性は心尖部で拡張中期の低調音として聞こえる．これは左心不全を示唆する音である．
- S_3の左心性の音が加わることで，心音は走る馬の音にたとえられ，奔馬(ほんば)調律(ギャロップリズム)と呼ばれる．
- 奔馬調律は，左心室の拡張期充満の終了間際の乳頭筋の緊張によるとされている．
- S_3の右室性は右心不全を示唆するもので，胸骨左縁で聴取される．
- S_4はS_3よりやや高調音で，心室の膨らみやすさ(コンプライアンス)の低下による心房圧の上昇に関係しているとされる．
- S_4は，狭心症や心筋梗塞に伴うもの，大動脈弁狭窄，急性の僧帽弁閉鎖不全症など心室コンプライアンスの低下が起こっている場合に生じる．
- S_3とS_4が共存すると重篤な心不全を示唆する．

■心雑音
- 心雑音を聞く場合，最も重要なことは，心周期のどこ(タイミング)で心雑音が生じているかを確認することである．つまり，収縮期か拡張期かの判断が最重要である．

〈収縮期雑音〉
- 図B-37上部のように，収縮期雑音は全収縮期雑音，駆出性収縮期雑音，収縮後期雑音と3つに分類される．
- 全収縮期雑音は，収縮期全体に聞こえ，Ⅰ音(S_1)からⅡ音(S_2)まで連続している．
- 全収縮期雑音の原因は，僧帽弁閉鎖不全(僧帽弁逆流)，三尖弁閉鎖不全，心室中隔欠損などである．
- 駆出性収縮期雑音は，最強点が収縮中期で，少し後にずれることもある．その形からダイヤモンド型雑音や漸増漸減雑音とも呼ばれる．
- 駆出性収縮期雑音の原因は，大動脈弁狭窄，肺動脈弁狭窄，肥大型心筋症などである．
- 収縮後期雑音はS_1の後に雑音のない瞬間があり，雑音はS_2に近くなるにつれ漸増する．
- 収縮後期雑音の原因は乳頭筋不全や僧帽弁逸脱症候群などである．

〈拡張期雑音〉
- 図 B-37 下部のように，拡張期雑音は拡張早期雑音，拡張中期雑音，前収縮期(拡張後期)雑音と呼ばれる．
- 拡張早期雑音は S_2 と同時に始まり，漸減型を示す．高調音が多く，大動脈弁閉鎖不全(大動脈弁逆流)，肺動脈弁閉鎖不全である．
- 拡張中期雑音は低調音が多く，膜型聴診器で聴取する必要があるものが多い．原因は僧帽弁狭窄，三尖弁狭窄，心房粘液腫などである．
- 前収縮期雑音は S_1 の直前に心房が収縮することで血流が増大することによる．原因は僧帽弁狭窄，三尖弁狭窄で，拡張中期雑音が延長したものと考えられる．

〈付加音〉
- 付加音として開放音とクリックがあげられる．
- 開放音は opening snap(OS)の訳語で，僧帽弁狭窄症に伴う音である．S_2 の後の拡張期のはじめに

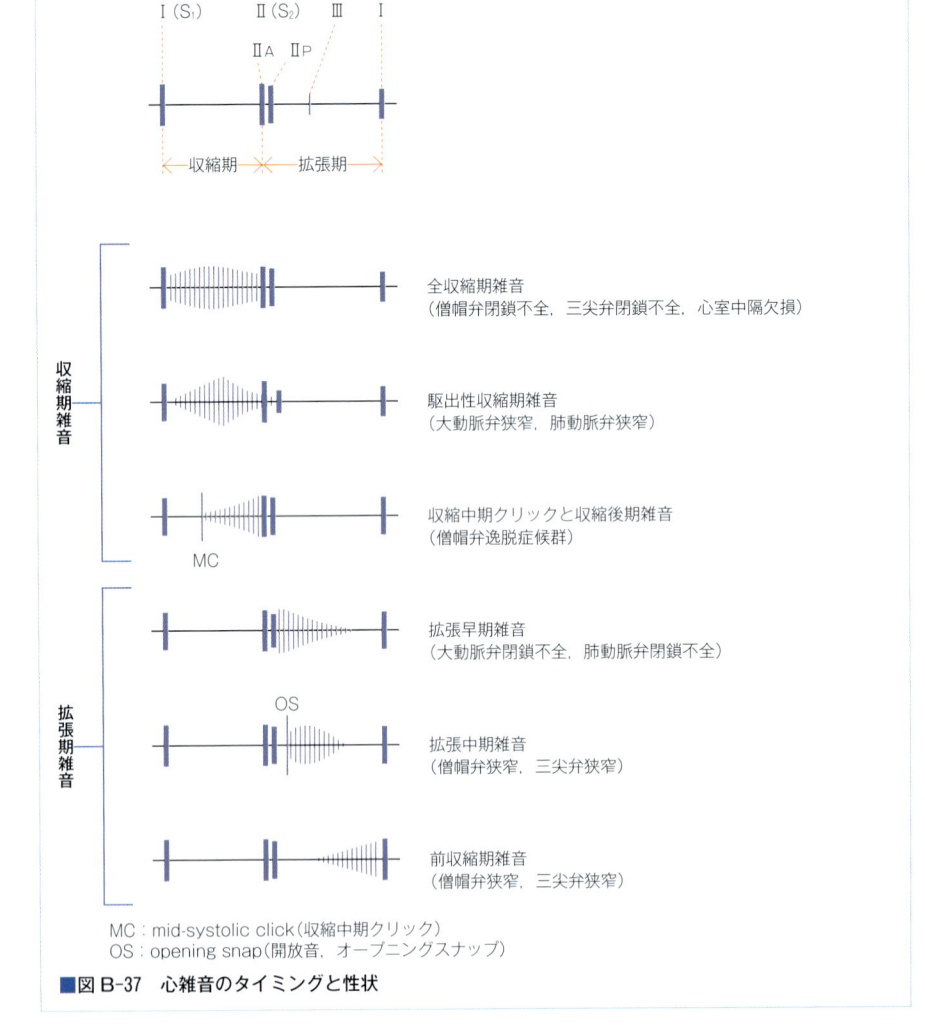

MC：mid-systolic click(収縮中期クリック)
OS：opening snap(開放音，オープニングスナップ)

■図 B-37　心雑音のタイミングと性状

起こる高調の短い音で，僧帽弁が急に開けられることに由来する．開放音を明瞭に聞くには聴診器の膜面により，僧帽弁領域を診査する．
- 収縮期駆出クリックは，大動脈弁領域や肺動脈弁領域で聞かれる高調の短い音である．大動脈弁狭窄，肺動脈弁狭窄の時に聞こえ，引き続いて駆出性収縮期雑音が聞こえる．弁膜の急な振動によるとされている．多くはないが，僧帽弁領域に収縮中期に高調の短い音が聞こえることがあり，僧帽弁逸脱症候群を示唆する所見である．その後に収縮期雑音が続く場合もある．余剰の僧帽弁の弁尖が左心房内に逸脱する時の音とされている．

〈機能性心雑音〉
- 健常な小児や若者で，左胸の上部で収縮期の雑音が聴取されることがあり，これは機能性心雑音や無害性心雑音と呼ばれる．
- 機能性心雑音は，弱い駆出性雑音，つまり漸増漸減性(ダイヤモンド型)の雑音で，S_2の分裂は正常である．心房中隔欠損症の雑音が機能性心雑音とされることがあり，S_2の分裂には注意すべきである．
- すべての雑音の強さは，レバイン分類(表B-27)で記載する．
- 心雑音についてまとめると図B-37のようになる．

■**血管雑音**
- 動脈の雑音を血管雑音(ブルイ，bruit)と呼ぶ．
- 頸動脈の雑音は，低調音に適した聴診器のベル面を使う．
- 胸鎖乳突筋と気管の間で，甲状軟骨よりも下方でよく聴取される．
- 雑音があれば狭窄を疑い，高調音では狭窄が強いことを示唆する．
- 頸動脈の雑音とは別に，甲状腺中毒症ではしばしば雑音が聴取され，甲状腺の血管増生が原因とされている．
- 腎動脈と大動脈の雑音は臍の周囲でよく聴取され，腸骨動脈の雑音は両側の下腹部で聴取される．

3) 腹部の聴診

- 実施上の注意に述べたように，腹部の聴診は視診に引き続いて行われる．
- 腹部の聴診で大事なのは，腸雑音(bowel sound)または腸管蠕動音の聴取である．
- 臍の直下に聴診器の膜面を1～2分間押し当てて腸雑音を聞く．
- 空気と液体成分が蠕動によって動き，間欠的な自発音を発する．この低調音をグル音(gurgle)と呼ぶこともある．
- 健常人の腸雑音は不連続であるが，下痢を伴う腸疾患では連続的に聞こえる．
- 軽度の通過障害では大きなグル音となる．
- 機械的イレウスでは有響性の金属音として聞かれ，その高調性が異常である．この時，正常のグル音は聴取できない．
- 麻痺性イレウスや急性汎発性腹膜炎では，腸雑音がほとんど消失し(absent bowel sound)，4分以上聴取できない．
- 胃の通過障害が起こった時，揺り動かしながら左上腹部を聴診すると水の音が大きく響き，これを振水音と呼ぶ．
- 循環器の聴診について記載したように，腹部血管音として大動脈瘤，腎動脈狭窄，肝臓その他の臓器の動静脈シャントなどを聴診することがある．

■表B-27 レバイン分類

強度	聞こえ方
1度	聴診器でかろうじて聞こえる
2度	聴診器で普通に聞こえる
3度	聴診器で大きく聞こえる
4度	聴診器で大きく聞こえ，聴診器を一部離しても聞こえる
5度	聴診器で聞こえる最も大きい雑音で，聴診器を離すと聞こえない
6度	聴診器を胸壁から離しても聞こえる

第1部／フィジカルアセスメントの基本

5 検査

鹿嶋聡子

- 診断の確定や治療方針の決定，治療効果の判定などを目的として，様々な測定・計測技術を用いてからだの構造や機能を調べることを臨床検査という．臨床検査には，検体検査，生理機能検査，放射線検査，超音波検査，内視鏡検査，病理組織検査などが含まれる．
- 検査結果の判断には「基準値」が用いられる．基準値とは，多数の健常者を性別・年齢別に分けた検査結果分布の中央95%を含む範囲の値をいう．基準値から少しでも逸脱すれば即「異常」ということではない．様々な要因による個体差があるので，被検者自身が健康な時の値や，経過観察をしている場合は前回の値を基準にして判断する必要がある．
- フィジカルイグザミネーションによって得られた情報と検査結果や画像診断結果を合わせてアセスメントすることにより，正確に身体内部の情報を把握することが可能になる．
- からだの正常な構造や基準値をしっかり理解することで，異常に気づくことができるようになる．ここでは，主な検査とその概要について説明し，機能障害に関連した詳しい検査内容やアセスメントへの活用については各章で具体的に説明していく．

A. 主な検査項目と検査の意義，検査値の読み方

検査項目	検査の意義，検査値の読み方
検体検査　**1 血液検査**　①末梢血液検査（❶）	●検体検査で臨床的に最も頻繁に利用されるのは血液検査である． ❶静脈から採血した血液の成分を調べる方法である．血液は血漿と血球に分けられ，さらに血球は赤血球，白血球，血小板の3種類に分けられる．それらの成分を調べることで造血機能や疾病の有無，全身状態を判断することが可能となる．初期診療時の基本的検査にも含まれ，スクリーニングの役割としても重要である．
・赤血球数（❷） 　ヘモグロビン濃度 　ヘマトクリット値	❷赤血球数やヘモグロビン濃度，ヘマトクリット値の低下は貧血や栄養状態不良を示唆する．
・血小板数（❸）	❸血小板数からは止血機能の判定が可能であり，白血病や紫斑病などの血液疾患では減少がみられ，多血症や手術後は上昇がみられる．血小板が5万/μL以下に減少すると出血傾向をきたす．
・白血球数（❹） 　好中球 　好酸球 　好塩基球 　単球 　リンパ球	❹白血球数は感染に伴い上昇する．また，白血球は好中球，好酸球，好塩基球，単球，リンパ球（Bリンパ球，Tリンパ球）に分けることができ，数値の上昇により感染症の種類やアレルギー性疾患など，おおよその予測を立てることができる．
②C反応性タンパク質（CRP）（❺）	❺CRPは急性相反応物質であり，炎症や組織損傷時に上昇するため，生体内で生じている炎症や臓器の損傷の有無を捉えることができる．
③血液ガス分析（❻） ・動脈血酸素分圧（PaO_2） ・動脈血二酸化炭素分圧（$PaCO_2$） ・pH ・重炭酸イオン（HCO_3^-） ・塩基過剰（BE）	❻動脈血を採取して酸素と二酸化炭素の分圧を調べることにより，肺で適切にガス交換が行われているかどうかがわかる．合わせてpH，HCO_3^-，BEを確認することで体内の酸・塩基平衡を調べることができる．PaO_2が60 mmHg以下の場合を呼吸不全と定義する．

80

検査項目	検査の意義，検査値の読み方
検体検査 **2 血液生化学検査(肝機能)** ①血清総タンパク(❶) ②血清アルブミン(❶) ③A/G比(❶) ④アラニンアミノ基転移酵素(ALT)(❷) ⑤アスパラギン酸アミノ基転移酵素(AST)(❸) ⑥アルカリホスファターゼ(ALP)(❹) ⑦γグルタミルトランスペプチダーゼ(γ-GTP)(❹) ⑧乳酸脱水素酵素(LDH)(❺) ⑨総ビリルビン(❻) ・間接ビリルビン ・直接ビリルビン ⑩クレアチンキナーゼ(CK)(❼) ⑪心筋トロポニンT(❽) ⑫アンモニア(❾)	❶血清総タンパク，血清アルブミンは栄養状態と肝臓でのタンパク質合成能の指標となる．肝疾患が存在し，タンパク質合成能が低下すると血清アルブミン値は低下する．A/G比はアルブミンとグロブリンの比をみたものである． ❷ALTは肝細胞内に多く存在する酵素である．肝細胞の壊死や破壊が生じることで血中に逸脱・遊出するため，ALTの上昇は肝細胞の損傷の程度を反映する． ❸ASTは主に肝細胞内，筋細胞内，赤血球内に存在する酵素である．これらの細胞の壊死や破壊が生じることで血中に逸脱・遊出するため，ASTの上昇は肝細胞，筋肉，赤血球の壊死，破壊の程度を反映する． ❹ALPやγ-GTPは胆汁うっ滞の指標となる．γ-GTPはアルコール性肝障害の際に特異的な上昇がみられる． ❺LDHは細胞障害の有無を示す． ❻総ビリルビンは間接ビリルビンと直接ビリルビンの合計である．間接ビリルビンは体内での生成過剰や肝臓での抱合異常により増加し，直接ビリルビンは肝内外の胆汁のうっ滞，胆道閉塞などの肝胆道系疾患により上昇する． ❼CKは心筋と骨格筋障害によって血中に逸脱する．心筋と骨格筋ではアイソザイムが異なり，心筋損傷ではCK-MBの上昇，骨格筋損傷ではCK-MMの上昇がみられる．日常の臨床では心筋梗塞の診断指標となる． ❽心筋トロポニンTは心筋特異性が最も高いマーカーであり，心筋壊死を反映して高値を示す．心筋梗塞の診断確定に有用である． ❾アンモニアは肝疾患などに伴う肝臓でのアンモニア代謝障害で上昇する．
3 血液生化学検査(腎機能) ①血中尿素窒素(BUN)(❶) ②血清クレアチニン(Cr)(❷)	❶腎臓からの尿素排出能を反映する． ❷腎での糸球体濾過率を反映する．
4 血液生化学検査(耐糖能) ①グルコース(❶) ②Cペプチド(❷) ③ヘモグロビンA1c(HbA1c)(❸)	❶血中のグルコースの量を示す．空腹時や食後で変動がみられるが，空腹時血糖が126 mg/dL以上，随時血糖で200 mg/dL以上の場合は糖尿病型と判定できる． ❷Cペプチドの量を調べることによってインスリンの分泌量を把握することができる． ❸過去1～2か月の平均血糖値を反映するため血糖コントロールの指標として利用される．
5 血液生化学検査(電解質)(❶) ①ナトリウム(Na) ②カリウム(K) ③クロール(Cl) ④マグネシウム(Mg)	❶Na，K，Cl，Mg，Caを確認することで，細胞内外の電解質や体液量のバランスを確認することができる．

第1部／フィジカルアセスメントの基本

検査項目	検査の意義，検査値の読み方
⑤カルシウム（Ca）	
生理機能検査　**1** 心電図検査（❶）	❶心筋細胞が興奮し，収縮する時に生じる微細な電流を用いて心臓の動きを判断する．心臓の自動性，興奮性，伝導性といった電気生理学的性質に基づき，心臓の動きを記録していき，心機能を評価する．不整脈の診断，心筋の障害の有無・程度の把握，心房・心室の肥大・負荷の判定に有用である．
2 呼吸機能検査（❷）	❷換気量，残気量，肺活量，1秒率などをみることで，呼吸能力や呼吸器疾患の有無，種類，程度を明らかにする目的で実施される．治療効果の判定にも用いられる．
3 脳波検査（❸）	❸脳から生じる電気活動を脳波として記録したものである．意識障害の原因や程度，発作性症状の鑑別に利用される．
超音波検査　**1** 超音波検査（❶）	❶超音波の反射を利用して，身体内部の構造を把握するのに用いられる．
放射線検査　**1** X線検査（❶）	❶X線は物質を透過する性質があり，透過する組織の比重により陰影が異なる．空気は黒く，骨や水分を多く含むもの（臓器や水）は白く映し出される．その特性を利用し生体内部の構造や変化を調べる目的で実施される．
2 CT検査（❷）	❷X線断層撮影で得られた画像をコンピュータ処理して合成する．各臓器の断層面を画像化でき，診断確定や臓器の状態を把握するのに役立つ．出血は白く，梗塞は黒く映し出される．
3 MRI検査（❸）	❸全身の組織の任意の方向からの断層画像をとることができ，様々な臓器の形態の情報を得ることができるとともに，腫瘍や出血，梗塞などの診断に有用である．出血は黒く，梗塞は白く映し出される．
一般検査　**1** 尿検査（❶）	❶尿からは尿の色調，臭気，尿量，尿のpH，尿比重，尿タンパク，尿糖，尿ケトン，尿ビリルビン，尿潜血の情報を得ることができ，腎・尿路系疾患や糖尿病などの全身性疾患の有無を判断するための重要な情報源となる．また，妊娠判定にも利用される．
2 便検査（❷）	❷便からは形状，色調，臭気，便潜血，寄生虫・細菌の存在の有無などの情報を得ることができ，消化機能を判断するための重要な情報源となる．
3 脳脊髄液検査（❸）	❸脳・脊髄に障害が生じると脳脊髄液（髄液）の色や量，成分に異常がみられるようになる．脳出血や腫瘍が存在すれば脳脊髄圧は高くなり，脱水では圧が低くなる．また正常では無色透明であるが，新しい出血が存在すれば鮮紅色を，陳旧性出血では黄色を呈す．タンパク質の増加が認められればウイルス感染症，糖質の低下では細菌性髄膜炎が示唆される．

B. 主な検査項目と基準値

検査項目	基準値
●血液検査	
赤血球数	男性：427～570×10⁴/μL 女性：376～500×10⁴/μL
ヘモグロビン濃度	男性：13.5～17.6 g/dL 女性：11.3～15.2 g/dL
ヘマトクリット値	男性：39.8～51.8% 女性：33.4～44.9%
血小板数	15～35×10⁴/μL
白血球数	4,000～8,000/μL
C反応性タンパク質（CRP）	0.3 mg/dL以下
●血液ガス分析	
動脈血 pH	7.38～7.42
動脈血酸素分圧（PaO₂）	100 mmHg
動脈血二酸化炭素分圧（PaCO₂）	38～46 mmHg
血漿 HCO₃⁻濃度	24±2 mEq/L
塩基過剰（BE）	0±2 mEq/L
●生化学検査	
血清総タンパク質	6.5～8.2 g/dL
血清アルブミン	3.9～5.1 g/dL
アルブミン/グロブリン比（A/G比）	1.2～2
血中アンモニア	40～80 μg/dL
血清尿酸（UA）	男性：3～7 mg/dL 女性：2～7 mg/dL
血清クレアチニン（Cr）	男性：0.65～1.09 mg/dL 女性：0.46～0.82 mg/dL
血中尿素窒素（BUN）	9～21 mg/dL
アラニンアミノ基転移酵素（ALT）	6～43 IU/L/37℃
アスパラギン酸アミノ基転移酵素（AST）	11～33 IU/L/37℃
γグルタミルトランスペプチダーゼ（γ-GTP）	成人男性：10～50 IU/L 成人女性：9～32 IU/L
乳酸脱水素酵素（LDH）	120～245 IU/L
血清アミラーゼ	60～200 IU/L

検査項目	基準値
アルカリホスファターゼ（ALP）	80～260 IU/L
クレアチンキナーゼ（CK）	男性：57～197 IU/L 女性：32～180 IU/L
心筋トロポニンT	0.10 ng/mL以下
総ビリルビン	0.2～1 mg/dL
間接ビリルビン	0.1～0.8 mg/dL
直接ビリルビン	0～0.3 mg/dL
ナトリウム（Na）	135～149 mEq/L
カリウム（K）	3.5～4.9 mEq/L
カルシウム（Ca）	4.2～5.2 mEq/L
マグネシウム（Mg）	1.5～2 mEq/L
クロール（Cl）	96～108 mEq/L
グルコース	空腹時血漿血糖 70～110 mg/dL
血清Cペプチド（CPR）	1.2～2 ng/mL
ヘモグロビンA1c	4.6～6.2%（NGSP）
●一般検査	
尿の色調	淡黄色、黄褐色
尿量	800～1,600 mL/日
尿比重	1.015～1.025
尿タンパク	陰性
尿糖	陰性
尿ビリルビン	陰性
尿ケトン	陰性
尿潜血	陰性
便の色調	黄褐色
便潜血	陰性
虫卵	検出なし
脳脊髄液圧	60～180 mmH₂O
外観	無色透明
細胞数	5個/μL　以下
タンパク質	15～45 mg/dL
糖質	45～90 mg/dL

●参考文献
1) 久志本成樹編著：ケアに使える画像の見かた，照林社，2008
2) 河野均也，西崎統監：看護に役立つ検査値の読み方・考え方　第2版，総合医学社，2003
3) 高木康編：看護に活かす検査マニュアル　改訂版，医学芸術社，2006

第1部／フィジカルアセスメントの基本

6 記録

鹿嶋聡子

A. 記録と記録用紙（アセスメントシート）

- 記録用紙（アセスメントシート）は，情報収集のツールであるとともに，収集した情報の整理やその解釈のために必要なツールでもあり，使い勝手のよいものとして整備する必要がある．得られた情報を記録として残すことで系統的なアセスメントが可能になり，また他者と情報の共有ができるようになる．
- アセスメントシートはフィジカルアセスメントの構成要素である，インタビュー，視診，触診，打診，聴診で得られた情報を網羅できるように構成する．第5章の栄養吸収・代謝機能の項目以外はインタビュー，視診，触診，打診，聴診の順でフィジカルイグザミネーションを進めていくため，アセスメントシートもその順番で整備する．栄養吸収・代謝機能の項目については，触診を最後に実施するように整備する．
- 頭からつま先まで全身をくまなく観察し（head to toe の原則），系統的に記録できるように構成する．一見，関係なさそうな項目や問題がないと思われる項目でも，省略せずに観察することで，重大な見逃しを防止することができる．
- アセスメントシートの構成は，まず全体の概観をし，その後フォーカスアセスメントにつなげられるものとする．
- 緊急性の高いものや見逃してはならないサインを抽出できるような構成とする．
- 文章で記載するのではなく，必要な言葉のみを簡潔に記載し，間違えやすい曖昧な表現は避け，誰にでもわかる表現で利用しやすい形式で記録をすることが求められる．
- 項目ごとに確認する必要のある情報の枠を準備しておき，✓点チェックや空欄を埋める形式に準備することで時間の短縮と確認もれの防止を図る．
- 必要があれば，大きさや位置，形状は図を記載することで共通認識しやすくなる．
- 記録として残す際は，「良」，「不良」，「正常」，「異常」などの表現ではなく，客観的事実をありのまま具体的に記載する．また，「異常がない」場合には，空欄のままにするのではなく「異常がない」という事実を記録として残すことが重要である．
  〈具体的な記録に必要な項目〉　＊いずれも具体的にありのままに表現する
    ①部位：どこが
    ②性質：どのような感じか
    ③量や重症度：どのくらいか
    ④時期：いつからか
    ⑤状況：どんなふうに
    ⑥寛解因子，増悪因子：症状が軽くなったり，増悪したりすることがあるか，またその要因は何か
    ⑦関連症状，随伴症状があるか
- 以下にアセスメントシートの構成，記載すべき事項について紹介する．記載のポイントを赤字で説明した．

B. 参考例：呼吸機能のアセスメントシート

1）呼吸機能の概観

項目	観察結果
1.一般状態 「項目」には部位	意識状態　☑清明　□傾眠　□昏迷　□昏睡 観察結果は，□なし　□ありなど準備された項目に✓点でチェックをつける形式にする．

● 6. 記録

や何を視点にみるかを記す.	バイタルサイン　血圧(　　/　　)mmHg 　　　　　　　　脈拍数(　　　　)回/分 　　　　　　　　呼吸数(　　　　)回/分	数値で表現するものは測定した数値を記載する.
	顔色の変化(顔面蒼白など)　□なし(異常なし)　□あり(異常あり)	
	記載項目の順序として，異常のないものを先にし，異常とみなされるものを後に記載するなど順序性をつけて用紙を整備すると，記録上で異常に気がつきやすくなる.	
	全身倦怠感　　　　　　　　□なし(異常なし)　□あり(異常あり) 易疲労感　　　　　　　　　□なし(異常なし)　□あり(異常あり) めまい　　　　　　　　　　□なし(異常なし)　□あり(異常あり) 発汗　　　　　　　　　　　□なし(異常なし)　□あり(異常あり)	
2. 酸素供給状態	チアノーゼ　　　　　　　　□なし　　　　　□あり(□四肢末端　□口唇　□爪) 立ちくらみ　　　　　　　　□なし　　　　　□あり ばち指　　　　　　　　　　□なし　　　　　□あり その他の爪の形状変化　　　□なし　　　　　□あり SpO₂　　　　　　　　　　(　　　　)%	症状が「あり」の場合は具体的にどの部位に出現しているのかを記載できる構成にしておく.

2) インタビュー

項目	観察結果
1. 主訴	□呼吸困難　□息切れ　□喀痰(性状:　　　　)　□咳嗽(種類:　　　　　　) □喘鳴　□喀血　□嗄声　□胸痛　□鼻閉　□咽頭痛 □その他(　　　　　　　　　　　) 記録用紙の様式が適切か否かで，インタビューの出来不出来が左右される. 記録用紙は系統的な確認ができ，もれなくチェックできるように構成する. 観察結果は□に✓点でチェックし，効率よく記載できるように構成する. また，準備された項目以外にも症状の訴えがないかを確認できるように，「その他」という項目を準備し，患者にもその他の症状がないか確認し，情報収集のもれや重大な見落としを防ぐ.
2. 現病歴	現病歴などの経過は自由に記載できるようにフリーのスペースを準備する.
3. 既往歴	呼吸器疾患 　□喘息　　(　　年　月～　□治療　□未治療　□治療中断) 　□肺炎　　(　　年　月～　□治療　□未治療　□治療中断) 　□結核　　(　　年　月～　□治療　□未治療　□治療中断) 　□COPD　(　　年　月～　□治療　□未治療　□治療中断) 　□肺癌　　(　　年　月～　□治療　□未治療　□治療中断) 　□その他の疾患(疾患名:　　　　年　月～　□治療　□未治療　□治療中断) 　　　　　　　　(疾患名:　　　　年　月～　□治療　□未治療　□治療中断) 呼吸器以外の疾患　□なし　　□あり 　　　　　　　　(疾患名:　　　　年　月～　□治療　□未治療　□治療中断) 　　　　　　　　(疾患名:　　　　年　月～　□治療　□未治療　□治療中断) 焦点となっている身体機能に関連する疾患の有無を確認し，治療の経過についても把握できるように記録用紙を準備しておく. また，焦点となっている身体機能以外の疾患からも影響が出てくる可能性があるため，その他の疾患の有無についても情報収集を行う.

2 フィジカルアセスメントの基本技術

3) フィジカルイグザミネーションのチェックポイント

呼吸機能に関する視診所見

項目	観察項目	観察結果

項目	観察項目	観察結果
呼吸状態	呼吸パターン 「観察項目」ではさらに具体的に何に焦点を当て、みていくかを明確に記す。	呼吸回数(　　　)回/分 □異常なし　□頻呼吸　□徐呼吸　□多呼吸　□少呼吸 □過呼吸　□減呼吸(浅呼吸) どのような所見がみられるのか、医学的知識に基づき考えられる項目を準備しておく。
	呼吸リズムの異常	□なし　　□あり チェーン・ストークス呼吸　□なし　□あり クスマウル呼吸　　　　　　□なし　□あり ビオー呼吸　　　　　　　　□なし　□あり

呼吸機能に関する触診所見

項目	観察項目	観察結果
副鼻腔	圧痛の有無	前頭洞　□なし　□あり　どこを確認していくのかを 篩骨洞　□なし　□あり　明確に表記しておく。 上顎洞　□なし　□あり
気管	偏位の有無	□なし　　□あり　(偏位の方向：　　　　　　)

呼吸機能に関する打診所見

項目	観察項目	観察結果
横隔膜	位置	右　椎骨の高さ(　　　　)　高さや場所を表現する際には体表 左　椎骨の高さ(　　　　)　区分や骨を指標にして表現すると 左右差　□なし　□あり　具体的な位置を表現しやすい。
	呼吸性移動	(　　　　　)cm　サイズなど大きさや長さに関しては計測した数値をそのまま記載する。

呼吸機能に関する聴診所見

項目	観察項目	観察結果
気管	気管・気管支音 　気管音	呼吸音の増減　　　　　　　　副雑音 □なし　□あり　　　　　　□なし　□あり 　　(具体的所見：　　)　　　　(具体的所見：　　)

● 6. 記録

気管つづき	気管支音	□なし □あり （具体的所見： 　）	□なし □あり （具体的所見： 　）
肺	呼吸音 右上葉 右中葉 右下葉 左上葉 左下葉	呼吸音の増減 □なし □あり 　　　（具体的所見： 　） □なし □あり 　　　（具体的所見： 　） □なし □あり 　　　（具体的所見： 　） □なし □あり 　　　（具体的所見： 　） □なし □あり 　　　（具体的所見： 　）	副雑音 □なし □あり 　　　（具体的所見： 　） □なし □あり 　　　（具体的所見： 　） □なし □あり 　　　（具体的所見： 　） □なし □あり 　　　（具体的所見： 　） □なし □あり 　　　（具体的所見： 　）

情報収集にもれがないように区分ごとに記載し，それぞれ必要な部位から情報収集できるように記録用紙を整備しておく。

2 フィジカルアセスメントの基本技術

4）呼吸機能のアセスメント

項目	観察結果	所見の判断と関連項目
換気		
ガス交換と ガスの運搬		
肺の循環と血流		
呼吸運動の調節		
総合的な アセスメント所見		

各機能の要素ごとに，フィジカルイグザミネーションで得られた観察結果，および所見の判断と関連項目を記載し，機能障害からつながりそうな，①生命を脅かす，②日常生活行動に支障をきたす，③患者の安寧を揺るがす，などの看護上の問題との関連で総合的なアセスメントをする。

87

第2部
機能障害からみた フィジカル アセスメント

第1章

ホメオスタシス
［体液調節機能］

体内環境の恒常性を維持する

生体は，生命活動に適した安定的な内部環境（ホメオスタシス）を維持するために様々な調節機能をもつ．神経系や内分泌系の働きによって体液の量や組成，体温，血圧などが調節され，ホメオスタシスに大きな乱れがないよう制御されている．この章では体液調節機能のアセスメントを取り上げる．

＊血圧や体温の測定手技，アセスメントは，「第1部　第2章　フィジカルアセスメントの基本技術【2】スクリーニング ❹バイタルサイン」を参照

第2部／機能障害からみたフィジカルアセスメント

体液調節機能

1 フィジカルアセスメントの焦点と体液調節機能の概観

岡田なぎさ

A. フィジカルアセスメントの焦点

- 体液調節機能のフィジカルアセスメントでは，体液を構成している①水分の調節，②電解質の調節の観点からデータを収集し，正確にアセスメントすることで，患者が「ホメオスタシスを維持すること」に関して抱えている問題を明らかにしていく．

B. 体液調節機能の概観（全身の観察）

- インタビューに先立ち，緊急に対処する必要性があるかないか，体液調節機能に関連する症状・徴候の出現がないか，全身を概観する．
- 体液調節機能に関する概観では，体液調節機能障害により全身に出現する多彩な症状について観察する．
- 体液は全身に存在し，循環血液量や心筋の活動，ホルモンの働きと直接関係しているため，腎機能だけでなく循環動態や内分泌機能を確認することも重要である．

項目	留意点・根拠，特に見逃してはならない緊急サインとその対応
1 一般状態 ①意識レベル ②バイタルサイン ③呼吸困難，チアノーゼ ④全身倦怠感 ⑤悪心・嘔吐	①②③脱水により循環血液量が著明に減少し，脳循環に支障をきたした場合や，体液の排泄機能が低下して水分やナトリウムが体内に貯留した場合はうっ血性心不全となり，ガス交換が障害されて意識障害が生じ，ショック状態となる． **見逃してはならないサイン▶** 意識障害 **想定される疾患▶** 重篤な脱水症，うっ血性心不全，ネフローゼ症候群，肝硬変など． **緊急時対応▶** 直ちにドクターコールすると同時に脱水の徴候（尿量減少，発熱）を確認した場合は下肢挙上を行い，うっ血性心不全の徴候を確認した場合は上体を挙上し，気道確保や酸素吸入，輸液，尿道カテーテル留置の準備を行う． ②③④⑤脱水により循環血液量が減少したり，心筋の活動電位が起こりにくくなるため，循環動態とそれに伴う自覚症状の確認が必要である．また，浮腫が進行すると細胞外液が胸腔にも貯留し（胸水，「第2章 呼吸機能【3】フィジカルイグザミネーション」参照），呼吸状態を悪化させる． **見逃してはならないサイン▶** 不整脈（心室細動） **想定される疾患▶** 高カリウム血症 **緊急時対応▶** 高カリウム血症による不整脈は，3分以内に処置しなければ脳細胞の非可逆的な壊死が起きて確実に死に至るため，致死性不整脈ともいわれる．そのため，①患者を安静臥床させ，ドクターコールと同時にバイタルサインを測定する．②心電図モニターを装着し，循環動態と酸素供給状態を確認する．③緊急処置

項目	留意点・根拠，特に見逃してはならない緊急サインとその対応
⑥めまい ⑦起立性低血圧（立ちくらみ） ⑧食欲不振	に対応するため，気道確保や酸素吸入，輸液の準備を行う． ⑤⑥⑦⑧ナトリウム欠乏性（低張性）脱水では，ナトリウムの喪失が水分の喪失を上回り，細胞外液の浸透圧が低下するため，水分が細胞外から細胞内へ移動し，細胞浮腫，循環血液量の減少が起こる．そのため血圧低下によるめまいや起立性低血圧が生じる．その他，循環血液量減少による乳酸蓄積によりアシドーシスの状態となり，悪心・嘔吐や食欲不振が生じる．また，慢性腎不全など，慢性的に腎機能が低下した状態が続くと貧血症状の1つとして現れることもある．
⑨腹部膨満感	⑨浮腫が進行すると，腹腔に細胞外液が貯留し（腹水，「第5章 栄養吸収・代謝機能【3】フィジカルイグザミネーション」参照），腹部膨満感が生じる．
⑩頭痛	⑩ナトリウム欠乏性脱水時の随伴症状である．

2 インタビュー

岡田なぎさ

- インタビューでは，まず主訴（自覚症状），現病歴の順に確認していく．体液調節機能が維持されない場合に生じる症状は多彩である．また，患者本人の自覚症状が乏しくても，体液調節機能が障害されている場合もある．そのため，患者の体内で起きていることや，その原因に正確に焦点を絞るのに必要な情報を得られるようにインタビューを行う．
- 体重に対する体液の割合は年齢により異なり，成人では約60％，乳幼児では約70％，高齢者は約50％である．
- 乳幼児は水分の代謝が成人より活発で不感蒸泄が多く，尿の濃縮能力が未熟である．また，乳児は病態により哺乳量が減少しやすく，自らの意思で水分摂取が行えないため脱水に陥りやすい．
- 高齢者は，加齢により代謝が低下して体内に蓄えられている水分も必要最小限となっているうえに，排尿行動をおっくうに感じたり，介護者への遠慮などから意識的に飲水制限を行うことが多い．一方，脱水が生じても，自覚症状として出現するのが遅くなる傾向がある．

質問項目	留意点・根拠，特に見逃してはならない緊急サインとその対応
1 主訴（自覚症状） ❶腰背部の疼痛・圧痛 ❷口渇 ❸尿量，排尿回数，尿の性状	❶腎盂腎炎など，腎臓に炎症が生じていると，発熱や罹患側腎部，腰部に疼痛や圧痛がみられる． ❷口渇は主に脱水が生じた場合に生じる．ただし，口渇は水欠乏性（高張性）脱水では早期から生じるが，ナトリウム欠乏性（低張性）脱水では細胞内液が減少しないため生じない． ❸脱水の場合は尿量減少，濃縮尿がみられ，水欠乏性脱水でその傾向が強い．出血や脱水による細胞外液量低下やショックなどにより腎血流量が低下し，十分な腎灌流（かんりゅう）が保たれずに糸球体濾過量が減少した場合は，急性腎不全に至る．急性腎不全では，著しい尿量減少と尿毒症症状が出現するため，乏尿（1日400〜500 mL以下）や無尿（1日100 mL以下）が観察される．また，下垂体腫瘍などにより抗利尿ホルモン（ADH）の分泌が抑制された場合や，腎性尿崩症など尿細管の障害でADHが作用しない場合は，多尿（1日2,000〜3,000 mL以上）が観察される．また，糸球体濾過率の低下，アルドステロン分泌の増加，ADHの増加，ナトリウム利尿ペプチドの低下により，水分とナトリウムの排泄量が減少するため，浮腫，尿量減少，濃縮尿がみられる． **見逃してはならないサイン▶** 乏尿，無尿，多尿 **想定される疾患▶** ①急性腎不全，②慢性腎不全の急性増悪，③腎性尿崩症，④下垂体腫瘍 **緊急時対応▶** 重篤な場合，死に至る場合もある．①患者を安静臥床させ，ドクターコールと同時にバイタルサインを測定する．②心電図モニターを装着し，循環動態と酸素供給状態を確認する．③緊急処置に対応するため，酸素吸入，輸液の準備を行う．
❹手の掌握運動の困難さ ❺顔面，下肢のむくみ	❹❺浮腫が生じた場合に，手の掌握運動の困難や顔面，下肢のむくみがみられる．特に，右心不全の初期の場合は夕方に下肢の浮腫が増強し，腎性浮腫の場合は顔面浮腫が起床時に強い．
2 現病歴 ❶発病から現在までの経過	❶現病歴の聴取は，主訴や徴候を観察する視点が定まり，疾患の経過の把握に必要である．5W1Hで正確に確認する．

質問項目	留意点・根拠，特に見逃してはならない緊急サインとその対応
3 既往歴 ❶腎疾患の有無 ❷内分泌・代謝疾患の有無 ❸腎疾患および内分泌・代謝疾患以外の疾患や外傷の有無	❶体液調節機能を主につかさどる腎臓の障害の有無やその程度を把握する． ❷糖尿病により多尿がみられる場合がある． ❸嘔吐，下痢，熱傷など，大量の体液を喪失する原因となる病態を把握する．
4 家族歴 ❶遺伝性素因のある疾患の有無（糖尿病，腎臓病）	❶体液調節機能が維持されていない原因や，今後，機能が維持されないリスクの評価に関係する．
5 環境因子 ❶今までいた場所の外部環境（温度，湿度）	❶人間は恒常性維持のために，外部環境の温度，湿度に適応しようとして体液調節を行っている．
6 生活習慣因子 ❶飲水（量，頻度） ❷排尿（量，頻度）	❶❷水分出納には体液調節機能が反映されている．
7 生理的因子 ❶年齢	❶年齢により体内の水分組成割合や体液調節機能が異なる．
8 現在の健康状態 ❶栄養状態 ❷体重 ❸服用している薬剤の有無（利尿薬，下垂体後葉ホルモン製剤）	❶❷低栄養に傾くと，低タンパク血症となり血管内に水分を取り込む力が低下し，顔面や下肢から全身に浮腫が生じ，体重が増加する． ❷体重は，脱水や浮腫の重症度の評価指標の1つである．体重減少の割合により，7％以上の減少は重度，5〜7％の減少は中等度，2％程度の減少は軽度の脱水と評価される．また，平常体重の5％以上の増加は全身性浮腫の指標の1つである． ❸治療のために処方されたものであっても，薬剤に対する患者の生体の反応は変化するため，アセスメントを行うために確認する必要がある．

3 フィジカルイグザミネーション

岡田なぎさ

A. 概説

- 体液調節は脳下垂体後葉や腎臓を中心に不随意的に行われているため，主訴（自覚症状）だけでなく，他覚症状の観察や体液調節機能に影響を及ぼす疾患の有無や状態を確認することも重要である．
- まず環境と患者の準備を整える．腹部や腰背部の皮膚を露出するため，保温や患者の羞恥心への配慮も大切である．
- フィジカルイグザミネーションの準備として，まず腹部（前面・背面）の指標・基準線を設定する．
- 腹部内部の構造を具体的にイメージする．
  ・臓側腹膜に包まれて可動性のある胃や回腸，虫垂，横行結腸，S状結腸，脾臓，卵巣，卵管
  ・体壁に直接固着して可動性のない盲腸や上行結腸，直腸，子宮，膀胱，肝臓
  ・壁側腹膜の後ろに位置している後腹膜器官である十二指腸や膵臓，腎臓，副腎，大動脈，大静脈
- 座位および仰臥位で，体液調節機能の状態，体液調節機能をつかさどる器官である腎臓にフォーカスを当てて視診，触診の順に行う．最後に，座位で打診を行う．
- 腎臓が炎症を起こしている場合や尿路が閉塞している場合は，痛みを伴うので，常に患者の表情に注意して行う．
- 視診では，体液調節機能の状態，腎部の概観（膨隆の有無，左右差）を観察する．
- 触診では，体液調節機能の状態，腎臓の性状（①形状，②可動性，③圧痛の有無，程度，左右差）を観察する．
- 打診では，腎臓の炎症の有無，程度，左右差を観察する．
- 視診・触診・打診で得られた情報についてのアセスメントでは，いずれの場合においても「緊急に対処すべきかどうか」を必ず判断する．

B. 準備

手順 要点	留意点・根拠
1 環境と患者の準備を整える ①環境を整える（❶） ②患者に説明する（❷） ③患者に診察の準備をしてもらう（❸❹❺）	❶室温を24±2℃に調節し，空気の流れを最小限にする　根拠▶冷感により筋肉が収縮するため，正確な情報を得るのに支障をきたすだけでなく，患者の安楽を妨げる ❷体液調節機能のフィジカルアセスメントの目的，方法について患者に説明する ❸座位および仰臥位で行う ❹患者に上半身の着衣を剣状突起（胸骨下端）までたくし上げ，下半身の着衣を恥骨部まで下げるように促し，腹部および腰背部を露出してもらう　根拠▶正確な情報を得るために，衣服の上からではなく，身体に直接フィジカルイグザミネーションを行うが，保温と患者の羞恥心に配慮し，身体の露出は最小限にする ❺不必要な露出は避け，腹部および腰背部をバスタオルで覆う　根拠▶保温と患者の羞恥心への配慮

体液調節機能 ● 3. フィジカルイグザミネーション

要点	留意点・根拠
2 腹部（前面，背面）の基準線・指標を確認する ①腹部前面の基準線・指標を確認する（❶） 〈腹部の4区分〉 　指標：(a)臍 　基準線：(b)胸骨中線 　領域：①右上腹部，②左上腹部，③右下腹部， 　　　　④左下腹部 〈腹部の9区分〉 　指標：(d)肋骨弓下端，(e)上前腸骨棘 　基準線：(f)鎖骨中線 　領域：①右季肋部，②心窩部，③左季肋部，④右側腹部，⑤臍部，⑥左側腹部，⑦右腸骨窩部（右鼠径部），⑧下腹部，⑨左腸骨窩部（左鼠径部） ②腹部背面の基準線・指標を確認する（❷） 　指標：(g)脊柱，(h)第12肋骨（第12胸椎）， 　　　　(i)肋骨脊柱角：(costovertebral angle；CVA)	❶前面の基準線・指標 (b)胸骨中線：胸骨を縦に半分に割る線．正中線 (d)肋骨弓下端：肋骨の下縁の最下点 (e)上前腸骨棘：腸骨稜の前端 (f)鎖骨中線：鎖骨の中央部から足側に垂直に下ろした線 腹部背面の基準線・指標 ❷背面指標 (h)第12肋骨：脊柱の左右を脊柱にそって頭部に向かって触れていき，最初に触れた肋骨（浮遊骨なので前面や側面から触れるのは難しい） (i)肋骨脊柱角：第12肋骨と脊柱のつくる三角形

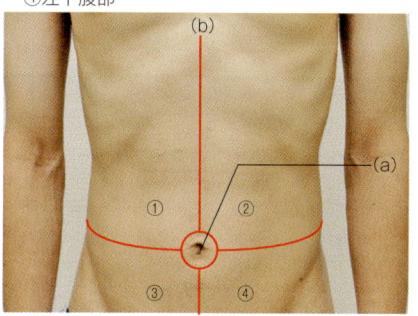

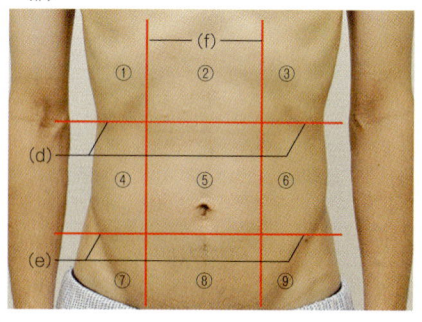

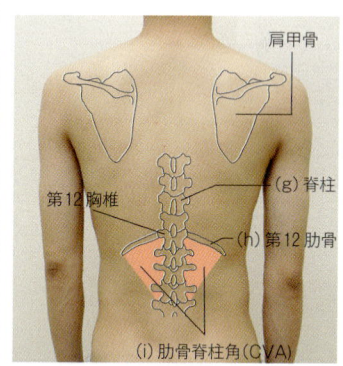

97

C. 手技

1. 体液調節機能の視診

目的▶ 体液調節機能の状態および腎臓の性状を身体の外側から把握する．
　①体液調節の状態
　②腎部の概観
チェック項目▶ 脱水の有無・程度，浮腫の有無・程度，腎部の形状
必要物品▶ バスタオル，舌圧子，ペンライト

手順 要点	留意点・根拠
1 環境と患者の準備を整える（❶，p.96参照）	❶はじめは座位で行う．腎臓にフォーカスを絞ってフィジカルイグザミネーションを行う場合は仰臥位とし，両膝を立ててもらう　**根拠▶** 腹壁の緊張をとることで，腹部のイグザミネーションの正確な結果を得やすい
2 視診の準備を整える（❶）	❶看護師は患者の表情を常に確認できる位置に立つ．患者が座位の場合は看護師が患者の正面に座り，患者が仰臥位の場合は患者の右側に立つ　**根拠▶** 痛みを感じる場合，患者が必ず言葉で表現するとは限らず，顔をしかめたりすることもあるため，診察中は常に患者の表情を観察する
3 脱水（体液の不足状況）の有無と程度を視診で確認する ①口腔の乾燥の有無・程度を確認する（❶❷） 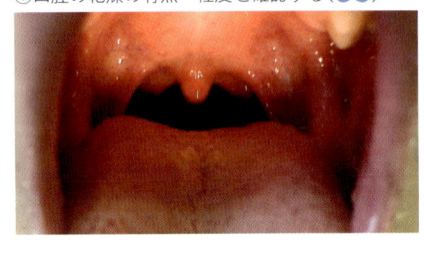	❶患者に開口してもらい，舌圧子を用いて，口腔全体を概観した後，下唇の裏側→頬部粘膜→上唇の裏側→反対側の頬粘膜の順で行う　**根拠▶** 効率よく短時間で観察し，患者の負担を最小限にする ❷水欠乏性（高張性）脱水になると，皮膚や口腔が乾燥し，口内炎などの炎症も生じやすくなる　**根拠▶** 唾液の分泌が減少するため 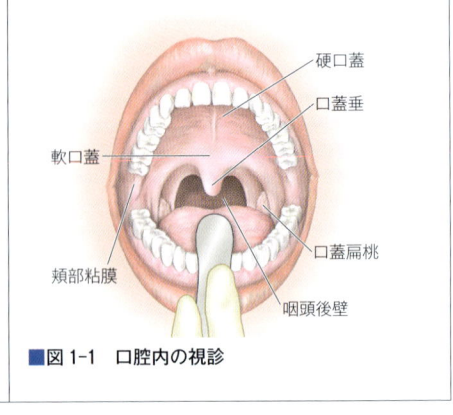 硬口蓋／口蓋垂／軟口蓋／頬部粘膜／口蓋扁桃／咽頭後壁 ■図1-1　口腔内の視診

要点	留意点・根拠
②皮膚の乾燥の有無・程度を確認する(❸)	❸全身および腋窩の皮膚を観察する 根拠▶ 普段湿潤している部位が乾燥していると、脱水の可能性が高い
③眼窩の形状を確認する(❹)	❹脱水が進むと、眼窩がくぼんでくる 根拠▶ 眼窩は皮下脂肪が少ない部位であるため、脱水を観察しやすい
4 浮腫(体液の貯留状況)の有無と程度・部位(局所か全身か)を視診で確認する ①顔面を観察する(❶)	❶顔面全体がはれぼったくなったり、眼瞼(がんけん)が腫脹する 根拠▶ 顔面浮腫は白血病、顔面の炎症、上大静脈の狭窄、ネフローゼ症候群、急性糸球体腎炎、血管運動性浮腫、低タンパク血症、粘液水腫に特徴的に生じる。また、眼瞼の皮膚は、皮下組織と接する部分が緻密でないため、浮腫が生じやすい
②下肢(大腿、下腿、足関節、足)を観察する(❷)	❷患者に仰臥位になってもらい、下肢(大腿、下腿、足関節、足)の浮腫の有無・程度を観察する 根拠▶ 心臓性浮腫、妊娠性浮腫、栄養失調性浮腫、内分泌性浮腫では身体の下部の両側に浮腫が生じやすい。象皮病、リンパ管炎、片麻痺、リンパ浮腫、動脈炎では、一側性の下肢に限局して浮腫が生じやすい
③皮膚の伸展の有無・程度を観察する(❸)	❸下肢の観察時に、皮膚の状態も同時に観察する。浮腫が生じると、皮膚が伸展されて光沢を帯び、関節部のしわが消失する。また、体位の影響を受けるため、立位では下肢に、仰臥位では背部、仙骨部、大腿後部に体液が貯留する 根拠▶ 間質液(細胞外液の血管外成分)の量が増加して皮下組織に貯留し、重力の影響を受けるため
④皮膚の乾燥の有無・程度を観察する(❹)	❹下肢の観察時に、皮膚の状態も同時に観察する。浮腫が生じると、皮膚が乾燥する 根拠▶ 汗腺や皮脂腺の分泌機能が低下するため
5 腎臓の形状を視診で確認する ①第12肋骨(第12胸椎)の位置を同定する(❶❷)	❶患者の体位は仰臥位とする ❷背部に手を差しこむようにして手掌で患者の背部に触れ、脊柱のすぐ脇の部分を腰部から頭部に向かって触れていき、はじめに触れた肋骨を確認する 根拠▶ 第11・12肋骨は浮遊骨なので前面や側面から触れるのは難しい
②腎部(肋骨脊柱角の前面)の膨隆の有無を確認する(❸)	❸前面の腹部上部の局所的な膨隆の有無・左右差を確認する 根拠▶ 腎臓は後腹膜腔にあるが、腫大すると前面の腹部上部が膨隆する
6 視診した結果を記録・評価する	

■表 1-1　脱水の分類と症状

分類	水欠乏性(高張性)脱水			ナトリウム欠乏性(低張性)脱水			混合性(等張性)脱水
病型	体液中の水分がより不足している状態			体液中のナトリウムがより不足している状態			水分とナトリウムが不足している状態
程度	軽度 体重の2%程度の体液欠乏	中等度 体重の5～7%の体液欠乏	重度 体重の7%以上の体液欠乏	軽度 体重1kgに対し,0.5g以下のナトリウムが欠乏	中等度 体重1kgに対し,0.5～0.75gのナトリウムが欠乏	重度 体重1kgに対し,0.75g以上のナトリウムが欠乏	水欠乏性(高張性)脱水とナトリウム欠乏性(低張性)脱水の症状が混在して現れる
皮膚・粘膜の乾燥	あり		著明．口腔内(舌・歯肉)の乾燥あり	なし			
口渇	あり	著明		なし			
皮膚緊張(ツルゴール)	良好			低下			
尿量	減少			軽度減少			
尿の濃縮	高度			軽度			
神経症状	興奮→昏睡			嗜眠→昏睡			
頭痛・悪心	なし			あり			
痙攣	なし			あり			
立ちくらみ	なし			あり			
血圧	変化なし			低下			
脈拍	変化なし			頻脈			

アセスメント

1. 体液調節機能が正常かどうか

アセスメント項目・ポイント	正常所見	異常所見・緊急時対応
1 皮膚・口腔の乾燥の有無・程度	●表皮につやがあり,口腔内(口腔粘膜,舌,歯肉,粘膜)が乾燥していない	●表皮につやがなく,角質が剥がれている.口腔内(口腔粘膜,舌,歯肉,粘膜)が乾燥している
2 眼窩の陥没の有無・程度	●陥没していない	●陥没している
3 顔面の浮腫の有無・程度	●顔面全体または眼瞼がはれぼったくない	●顔面全体または眼瞼がはれぼったい
4 下肢(大腿,下腿,足関節,足)の浮腫の有無・程度	●下肢(大腿,下腿,足関節,足)がはれぼったくない	●下肢(大腿,下腿,足関節,足)がはれぼったい.足関節にしわがない
5 皮膚の伸展の有無・程度	●皮膚が伸展しておらず,光沢がなく,関節部はしわがある	●皮膚が伸展しており,光沢があり,関節部はしわがない

体液調節機能 ● 3.フィジカルイグザミネーション

2. 腎臓の形状に異常があるか		
アセスメント項目・ポイント	正常所見	異常所見・緊急時対応
1 腹部膨隆の有無・左右差	●左右とも膨隆がない	●一側性または両側性に膨隆がある 根拠▶ 腎臓が腫大すると，腫大した側の前面の腹部上部が膨隆する

2. 体液調節機能の触診

目的▶ 患者の身体に直接触れて，体液調節機能，腎臓の状態について情報を収集する．
チェック項目▶ ①脱水の有無・程度，②浮腫の有無・程度・部位，③腎臓の位置，④腎臓の大きさ・左右差，⑤腎臓の可動性，⑥圧痛の有無・程度
禁忌▶ 皮膚が炎症を起こしている部位は避ける．
必要物品▶ バスタオル

手順	
要点	留意点・根拠
1 環境と患者の準備を整える（❶，p.96参照）	❶体位は仰臥位とし，両膝を立ててもらう 根拠▶ 腹壁の緊張をとるため
2 触診の準備を整える（❶）	❶看護師は患者の表情を常に確認できる位置に立つ（ここでは患者の右側に立った場合の触診方法を説明する） 根拠▶ 痛みを感じる場合，患者が必ず言葉で表現するとは限らず，顔をしかめたりすることもあるため，診察中は常に患者の表情を観察する
3 脱水（体液の不足状況）の有無と程度を触診で確認する ①皮膚の緊張度（ツルゴール）を確認する（❶） つまみあげた皮膚がすぐに元に戻るかを観察する．皮膚の緊張が低下している場合，皮膚のしわは10〜20秒ほど元に戻らない	❶患者の前腕や手背，または胸骨上の皮膚をつまみあげて離す 根拠▶ 前腕や胸骨部は皮下脂肪が少ない部位であるため，体内の水分分布の評価に適している
4 浮腫（体液の貯留状況）の有無と程度を触診で確認する ①皮膚に冷感があるかを確認する（❶）	❶浮腫により冷感が生じる 根拠▶ 皮下組織の酸素不足やエネルギー代謝低下のため，冷感が生じる

1 ホメオスタシス

要点	留意点・根拠
②前脛骨部や足背の浮腫の有無・程度を確認する（❷❸） 患者の前脛骨部の皮膚を指で5秒間圧迫し，陥没するか，また元に戻るまでの戻り方を観察し，浮腫の有無，程度を確認する	❷患者に仰臥位になってもらい，前脛骨部や足背の皮膚を示指または示指・中指・薬指で5秒間圧迫した後の戻り方を観察する（図1-2） 根拠▶ 前脛骨部や足背は皮下脂肪が少ない部位であり，体内の水分分布の評価に適している ❸浮腫が生じていると圧痕が残る　根拠▶ ①毛細血管内圧の上昇，②膠質浸透圧の低下，③毛細血管の透過性の亢進，④リンパ流の障害などにより，体液が毛細血管から組織へ漏出しているため

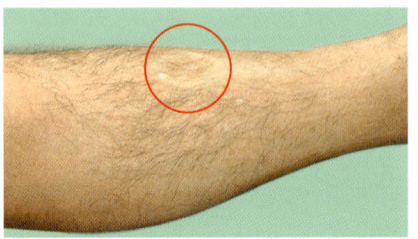

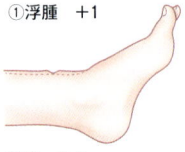

①浮腫 +1　陥凹：約2mm　外観はほぼ正常
②浮腫 +2　陥凹：約4mm
③浮腫 +3　陥凹：約6mm　指圧痕あり
④浮腫 +4　陥凹：約8mm　指圧痕がしばらく残る

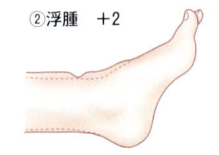

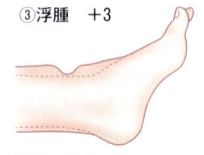

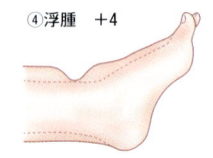

■図1-2　圧痕による浮腫の判定
稲葉佳江編著：成人・高齢者看護のためのヘルスアセスメント，p.126，メヂカルフレンド社，2004を改変

要点	留意点・根拠
5 腎臓の性状を触診で確認する ①第12肋骨（第12胸椎），肋骨脊柱角部の位置を同定する（❶） ②まず，右腎の位置と大きさを確認する（❷❸❹） 右腎の触診：左手の指先を患者の背面の肋骨脊柱角に届くように差し込み，右手を同じ高さの季肋部に当て，両手で患者の側腹部を挟む要領で圧迫する．左腎も同様に行う ③次に左腎の位置と大きさを確認する（❺❻❼❽）	❶患者の右側に立ち，手掌で患者の背部に触れ，脊柱のすぐ脇の部分を腰部から頭側に向かって触れていき，はじめに触れた肋骨を確認する 根拠▶ 第11・12肋骨は浮遊骨なので，前面や側面から触れるのは難しい ❷左手掌を患者の右肋骨脊柱角に当て，右手を同じ高さの右季肋部に当てる ❸❷の状態のまま，患者に深呼吸を促す ❹吸気時に，両手の示指・中指・薬指の指先に力を入れて患者の側腹部を挟む要領で深く触診する．右手の指先に硬い滑らかな丸い腫瘤として，右腎下極の触知の有無とその感触を確認する（正常では触れないことが多い） ❺患者の右側に位置したままやや頭寄りに移動し，左手を患者の左の体側に伸ばして左肋骨脊柱角に当て，右手を同じ高さの季肋部に当てる．両手で患者の側腹部を挟む要領で圧迫する ❻❺の状態のまま，患者に深呼吸を促す

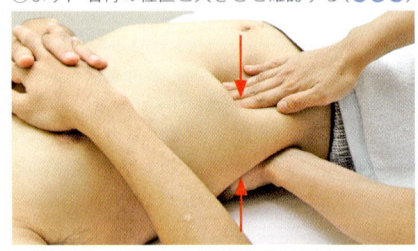

要点	留意点・根拠
	❼吸気時に，両手の示指・中指・薬指の指先に力を入れて患者の側腹部を挟む要領で深く触診する．左腎は通常触知されない
	❽肥大した脾臓との触診上の違いを確認する 根拠▶ 脾臓は左季肋下で切れ込みを感じ，前面で触れるが，腎臓は感触としてそのように触れず，両手で挟んで触れることが可能である
❻ 触診した結果を記録・評価する	

アセスメント

1. 体液調節機能が正常かどうか

アセスメント項目・ポイント	正常所見	異常所見・緊急時対応
❶ 皮膚の緊張度（ツルゴール）	●数秒で皮膚が元の状態に戻る	●つまんだ時にできる皮膚のしわが，10～20秒程度できたままである
❷ 前脛骨部や足背の浮腫の有無・程度（図1-2）	●圧痕が残らない	●圧痕が残る ＋1：わずかに圧痕を認める（約2mmの陥没） ＋2：明らかに圧痕を認める（約4mmの陥没） ＋3：静脈や骨・関節の突起部が不明瞭（約6mmの陥没） ＋4：高度な浮腫（約8mmの陥没）

2. 腎臓の触知が可能か

アセスメント項目・ポイント	正常所見	異常所見・緊急時対応
❶ 腎臓の位置 ❷ 腎臓の大きさ	●触れない 根拠▶ 腎臓は後腹壁の腹膜下の脊椎の両側に左右1対あり，左腎は第11胸椎から第3腰椎に位置するのに対し，右腎は肝臓があるために左腎より1椎体ほど低い（ただし，やせている場合や高齢者の場合は，右腎下極が触れる場合もある）	●触れる 根拠▶ 何らかの原因で腎臓の位置が下降している場合（遊走腎）や，肥大している場合は触れる

3. 腎臓の可動性に異常はないか

アセスメント項目・ポイント	正常所見	異常所見・緊急時対応
❶ 腎臓の可動性	●ある 根拠▶ 腎臓は，腹膜後方に位置する結合組織腔内にあり，腹膜とはまったく接触していない．そのため，正常な場合は，呼吸運動により腎臓は上下に移動する	●低い 根拠▶ 後腹膜に癒着している場合は可動性が低い

4. 触知時に痛みはないか		
アセスメント項目・ポイント	正常所見	異常所見・緊急時対応
1 圧痛の有無・程度	●ない	●ある **根拠▶** 腎臓が炎症を起こしていると，患側に圧痛が生じる場合がある

3. 体液調節機能の打診

目的▶ 腎臓の炎症の有無や状態を推定する。
チェック項目▶ 叩打痛(有無，程度，左右差)
必要物品▶ バスタオル

手順	
要点	留意点・根拠
1 環境と患者の準備を整える(**12**，p.96 参照)	❶体位は座位とする ❷バスタオルを肩にかける
2 打診の準備を整える	
3 第12肋骨(第12胸椎)，肋骨脊柱角の位置を同定する(p.97 参照)	
4 腎臓の性状を打診で確認する ①叩打痛の有無・程度を観察する(**❶❷❸**) 左手の手掌を患者の左側，肋骨脊柱角に当て，軽く握った右手の尺側で左手の手背を軽く叩き，叩打痛の有無，程度を観察する．右側も同様に行う	❶片方の手掌を，左右どちらか一側の肋骨脊柱角部に当てる ❷反対側の拳の尺側で，肋骨脊柱角に当てた手背を軽く叩打する ❸もう一側の腎臓でも同様に行う
5 打診した結果を記録・評価する	

アセスメント		
1. 腎臓が炎症を起こしてないか		
アセスメント項目・ポイント	正常所見	異常所見・緊急時対応
1 叩打痛の有無・程度・左右差	●ない	●背部全体に響くような痛みがある **根拠▶** 腎臓が炎症を起こしていると，患側の腎臓に叩打痛が生じる **想定される疾患▶** 腎盂腎炎，尿管の急性閉塞

4 検査

兼岡秀俊

体液量の調節は，ほとんど腎臓に依存しているので，腎臓の働きと異常をみる検査を中心に述べる．

A. 尿の検査

最近では，血液検査は行っても尿検査を行わない場合がある．しかし，尿は腎臓の産生物であり，多くの腎障害で尿に異常がみられ，その病期・病勢を判断する上で，非常によいマーカーである．

1. 尿量

通常，成人の1日の尿量は1,000～1,500 mLである．2,000～3,000 mL/日以上を多尿，400～500 mL/日以下を乏尿，100 mL/日以下を無尿という（数値は研究者，教科書によって多少異なる）．1分間に1 mLの尿が生成され，膀胱に300 mL程度たまると尿意を感じるので，1日に4～6回の排尿がある．10回以上の排尿を頻尿，腎機能障害がなくて尿の通過障害により尿排泄がない場合を尿閉と呼ぶ．健常者の年齢別1日尿量を表1-2に示す．
乏尿では体内の恒常性を維持できず高窒素血症や電解質バランスが崩れ，無尿では生命の維持が困難となる．
急性腎不全は，急性に無尿，乏尿をきたし，迅速な対応を迫られる．

2. 検査用尿の採取

検査は採取直後の尿（新鮮尿）について行う．
採取時間は起床直後（早朝第1尿）が望ましいが，外来患者については随時尿で行う．
採取法は，自然排尿で行うが，場合によってはカテーテル尿，採尿バッグによる採尿，膀胱穿刺を行うことがある．
尿は，できれば外陰部を十分清潔にし，初尿を排し，中間尿を採取する．
肉眼的血尿や膿尿の場合に，1回の排尿を2個あるいは3個の容器に分割採取し，病変部位を推定することがある（二杯試験，三杯試験）．
尿生化学検査は，24時間蓄尿を用いる．早朝第1尿を捨て第2尿から蓄尿を行い，翌日第1尿まで蓄える．あるいは時間を決めて24時間蓄尿を行う．その場合も，蓄尿開始前に排尿を行う．
蓄尿ビンは冷暗所に保管し，防腐剤は用いないことが多い．

■表1-2 成長段階別1日尿量

成長段階		尿量 mL/日
小児	新生児（生後1～2日）	0～60
	新生児（生後3～28日）	100～300
	乳児	300～500
	2～5年児	600～700
	5～10年児	600～1,000
	10年児以上	800～1,200
成人		1,000～1,500
高齢者		250～2,400

3. 尿の外観

尿の肉眼的特徴からも病態を推定できる．
タンパク尿を強く疑わせる尿の泡立ちや肉眼的血尿は，患者自身で認識可能である．

4. 尿定性試験

　試験紙による尿簡易スクリーニング検査で，同時に検査可能な項目は，pH，尿タンパク，尿潜血，尿糖，尿ビリルビン，尿ウロビリノゲン，比重，亜硝酸塩，白血球反応などである．
　尿定性試験は，試験紙の標準化が進み，また判定も機器判定が一般的となり，精度と信頼度の高い検査となりつつある．試験紙法で尿タンパクも尿潜血も陰性である場合には，ひとまず糸球体病変の潜在は否定される．
　尿タンパクは随時尿での尿タンパク/尿クレアチニン比，尿潜血は尿沈渣赤血球数が，より定量試験に近く，スクリーニング検査同様に簡便なので，それらを参考にする．
　異常値が出た場合は，生化学検査で確認する．
　試験紙は，密栓密封し，高温を避け，冷暗所に保存する．冷蔵庫保存は，試験紙に水滴がつくため避けるべきである．
　尿定性試験の中で比較的なじみの薄い項目について，以下に概説する．

1）ケトン体

- ケトン体は，アセト酢酸，βヒドロキシ酪酸およびアセトンの総称である．主として肝臓で，脂肪酸の酸化により産生される．
- 高度の飢餓や糖尿病，過脂肪食などの際に産生が増加し，アシドーシスの原因となる．尿中排泄も増加し，尿ケトン体として検出される．

2）尿ビリルビン

- 直接ビリルビン（肝胆道系疾患などによるビリルビン）の血中濃度が2.0～3.0 mg/dL以上になると尿中に排泄され，検査では陽性となるが，間接ビリルビン（溶血などによるビリルビン）は水に不溶のため，試験紙法では検出されない．

3）尿ウロビリノゲン

- 胆汁ビリルビンが腸内細菌で還元されると，ウロビリノゲンとなる．一部は腸肝循環により肝臓に取り込まれるが，一部は尿に排泄されて尿ウロビリノゲンとなる．
- 試験紙法では（−）と（±）を区別できないので，正常の尿ウロビリノゲンは（N；normal）または（±）と表記する．

4）尿比重

- 尿比重は多尿時に低下し，乏尿時に上昇する．ただし日内変動が著しく，随時尿での検査結果は慎重に評価する必要がある．
- 比重計を用いた測定で，尿の希釈・濃縮の状態を知る検査として代用されてきた．正しくは，尿浸透圧の測定が必要である．

5. 尿沈渣（細胞診を含む）

　尿中の細胞や固形成分を顕微鏡で検査するものである．弱拡大（100倍）で円柱を，強拡大（400倍）で白血球数や赤血球数を算定する．
　悪性細胞が疑われる時は染色する．

①円柱

尿沈渣に特異的で，診断上有用なのが円柱である．

円柱は尿細管に排出してくる細胞や物質が，尿細管腔の生理的タンパク質であるタム・ホースフォール Tamm-Horsfall タンパクとともに凝集し析出する．

赤血球円柱，白血球円柱，顆粒円柱は様々な原因の糸球体腎炎に，脂肪円柱は高度のタンパク尿にみられる．硝子円柱は，少数であれば病的意義はない．

②赤血球(尿潜血)

外科的血尿を鑑別除外すると，尿中赤血球は糸球体を含むメサンギウム領域の炎症など，細胞増殖性病態を反映する．

病変が高度である場合，赤血球円柱(赤血球が円柱状に固まる)を形成する．

③白血球

尿中白血球は，尿細管以下の尿路系の感染症を反映することが多い．

弱拡大視野中に 100 個以上の白血球が存在する場合，抗生物質で治療するが，それ以下の場合は尿意をがまんしないことや排尿後の拭き取り方の注意などで経過をみることが多い．

白血球円柱は感染症由来というより，赤血球円柱同様，糸球体病変によることが多い．

6. 内科的血尿，外科的血尿

血尿には，泌尿器科的処置で改善する可能性のある外科的血尿と，薬物療法を行うことが多い内科的血尿がある．その特徴を表 1-3 にまとめた．

7. 尿生化学検査

1) 尿タンパク/尿クレアチニン比

- 1 日尿タンパク量は，腎疾患の活動性の大きな指標の 1 つである．
- クレアチニンは筋肉中におおむね 1 日 1 g 産生され，尿中に 1 日 1 g 排泄され，平衡を保っている．そこで随時尿のタンパク濃度を同じ随時尿のクレアチニン濃度で割った値(尿タンパク/尿クレアチニン比)は，おおむね 1 日排泄尿タンパク量(単位は g/gCr)に相当すると考えられている．すなわち蓄尿することなく 1 日尿タンパク量を推定できる．
- 尿タンパク量は，糸球体基底膜の障害度に必ずしも比例しない．
- 1 日数グラム以上の尿タンパクをきたす腎病変でも，微小変化型ネフローゼ症候群やループス腎炎では，適切な治療によってほとんど消失することも珍しくない．一方，巣状糸球体硬化症や糖尿病腎症では有効な治療効果は期待できない．
- 膜性腎症は，同様の病理所見で同様の治療を行っても，症例によって著効を示すこともあれば無効のこともある．
- 膜性腎症の治療が奏効した場合は，少量の尿タンパクが持続することが多い．

■表 1-3 血尿の分類

	内科的血尿	外科的血尿
対象科	腎臓内科	泌尿器科
出血部位	腎臓実質 (糸球体，尿細管)	腎杯以下の下部尿路 (腎杯，腎盂，尿管，膀胱，尿道など)
血尿の性状 赤血球の変形	あり	なし
赤血球の大小不同	あり	なし
赤血球円柱	あり	なし
肉眼的血尿の色調	黒褐色(コーラ様)	鮮紅色
しばしば伴う全身症状	先行感染症	腰背部痛，排尿痛など

武曾惠理(土肥和紘編)：腎臓病学への招待，p.35，日本医学出版，1998

2）尿中微量アルブミン

- 糖尿病の3大合併症のうち，腎症は患者の生命予後を最も大きく左右する．尿定性検査では検出できない糖尿病腎症の早期に出現する微量のアルブミンを測定することが，改善可能な早期糖尿病腎症を発見する有力な検査とされている．
- 免疫学的手法により測定され，300 mg/日以上は糖尿病腎症として厳格な血糖コントロールが要求される．

3）尿中 $β_2$ ミクログロブリンと尿中 N-アセチル-$β$-D-グルコサミニダーゼ（NAG, N-acetyl-$β$-D-glucosaminidase）

- $β_2$ ミクログロブリンと NAG は，いずれも腎間質障害の指標とされている．
- $β_2$ ミクログロブリンは，分子量が 11,800 と小さなタンパク質であるため，糸球体で濾過された後，尿細管で再吸収される．尿細管障害があると再吸収が障害され，尿中に排泄される．
- NAG は，腎では近位尿細管上皮細胞に多く含まれているため，間質障害があると尿中に排泄される．肝障害の際の AST や ALT と同様の，尿細管障害時の逸脱酵素と考える．遠位尿細管からはタム・ホースフォールタンパクが分泌されるが，これは生理的尿タンパクと考えられている．

B. 腎機能検査

1. 末梢血球数

腎機能障害では，エリスロポエチンの産生低下による腎性貧血に伴って，赤血球数が低下する．

2. 血液生化学検査

1）血液尿素窒素（BUN あるいは UN）

- 三大栄養素（炭水化物，タンパク質，脂質）の中で，炭水化物と脂質は最終的には水と二酸化炭素となり，肺からは不感蒸泄として，腎からは尿として排泄される．
- タンパク質は，必ずその構造にアミノ酸残基をもつことから，水と二酸化炭素と尿素窒素として排泄される．
- 腎機能が低下すると腎血流量が減少し，尿素窒素の尿中への排泄が低下し，血液尿素窒素が高値となる．高い尿素窒素値は，尿毒症性毒素の濃度が高いことを示す．ただし，血液尿素窒素は，腎機能が正常（あるいは軽度高値）でも高い値をとることがあり，その病態を表 1-4 にまとめた．

2）クレアチニン

- クレアチニンはクレアチンあるいはクレアチンリン酸から，主に筋で生成される非タンパク窒素化合物である．

■表 1-4　腎機能が正常で，尿素窒素が上昇する病態

尿素窒素の負荷の増加	1）タンパク質の多量摂取 2）消化管出血 3）体タンパクの異化亢進（副腎皮質ホルモン投与，飢餓，熱傷）
尿量の減少	1）脱水 2）心不全 3）有効循環血漿量の減少（ネフローゼ症候群）
その他	利尿薬投与

- 血清クレアチニンは筋細胞の代謝に従い一定量産生され，腎臓で一定量排泄される．よって血清クレアチニン濃度も尿中排泄量も生体の筋肉量に比例し，そのため血清クレアチニンの基準値は男性が女性より高い．
- 血中クレアチニンは糸球体で濾過され，尿細管ではほとんど再吸収もされず分泌もされないため，血清クレアチニン濃度は，血液生化学検査上，糸球体濾過能すなわち腎機能をよく反映する．糸球体濾過量（GFR）と血清クレアチニン濃度の関係を，図1-3に示す．

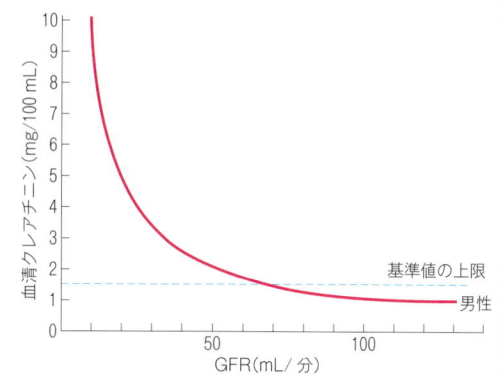

■図1-3　血清クレアチニン値と糸球体濾過量（GFR）

3）血清カリウム

- 生体の中でカリウムは細胞内液の最大の陽イオンであり，細胞機能の維持のために重要な役割を果たしている．また，細胞の恒常的な増殖と崩壊のサイクルに従い，カリウムイオンは一定の速度で細胞内液に取り込まれ，細胞外液に放出される．
- 細胞外液ではナトリウムが最大の陽イオンであり，カリウムは常にくみ出される．そのためカリウムは食物として取り込まれない限り腎臓から排泄され続け，食物摂取低下は容易にカリウム不足を招く．
- 腎機能低下，すなわち腎血流量の減少は，高カリウム血症を招く．高カリウム血症は心臓の刺激伝達系の失調をきたし，心機能不全，そして心停止となる．

4）シスタチンC

- 腎機能の評価指数としての血清クレアチニン値が筋肉量にも左右されることから，近年，シスタチンCの腎機能検査としての有用性が高まっている．
- シスタチンCは分子量13,000の血清タンパク質で，その産生は筋肉量など生体内の状況の影響を受けず，性差，年齢差もない．糸球体で全量濾過され，近位尿細管で再吸収される．そのためその血中濃度は，血清クレアチニン値以上に糸球体濾過量を反映するとされている．
- 一方でシスタチンCは，甲状腺ホルモンの影響を受け，甲状腺機能亢進状態では血清シスタチンC値は上昇する．

3. 糸球体濾過量（GFR）

　腎機能の第一は尿の生成であるから，糸球体での血液濾過，すなわち糸球体濾過量が腎機能を表す指標となる．
　糸球体で単位時間に濾過される血液（原尿）の量が糸球体濾過量である（図1-4）．
　ある分子が糸球体ですべて濾過されるとする．濾過された分子は，尿細管で再吸収されず，尿細管から分泌もされないとする．その場合，生成された尿中に含まれる分子の量は，尿中濃度（U）×尿量（V）となる．この量は糸球体で濾過された血液に含まれていた分子と同量で，血中濃度（P）×単位時間の濾過血液量（C）である．すなわちU×V＝P×Cとなる．
　単位時間の濾過血液量（C）はある分子のクリアランスと呼ばれ，GFRに相当する．
　ゆえにGFR＝U×V/Pの式が成り立つ．
　ここであげた分子は糸球体で濾過され，尿細管で再吸収も分泌もされない分子でなければならない．イヌリン（フルクトースからなる多糖類の一種）がそれに当たるが，生体には存在しない．クレアチニン（Cr）がそれに近い性質であるため，臨床の場では内因性クレアチニンクリアランスをGFRとしている．

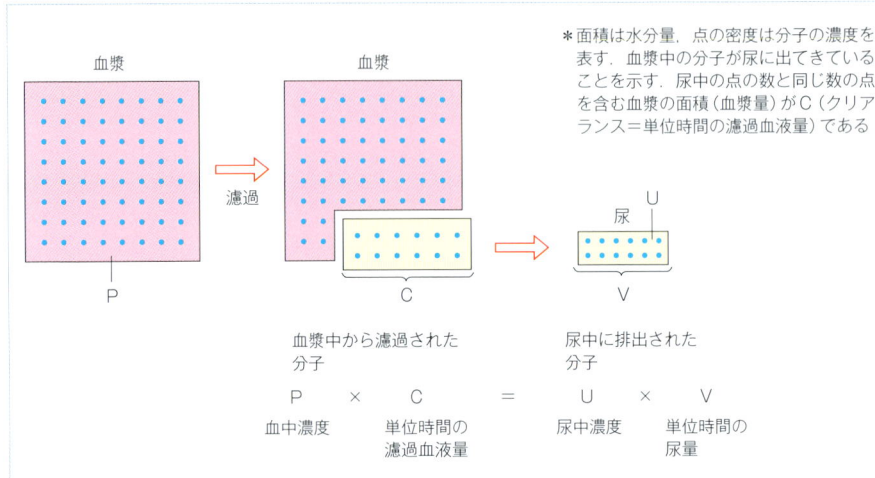

*面積は水分量，点の密度は分子の濃度を表す．血漿中の分子が尿に出てきていることを示す．尿中の点の数と同じ数の点を含む血漿の面積（血漿量）がC（クリアランス＝単位時間の濾過血液量）である

血漿中から濾過された分子
P × C
血中濃度　単位時間の濾過血液量

＝

尿中に排出された分子
U × V
尿中濃度　単位時間の尿量

上記のCがクリアランスで，GFR（糸球体濾過量）に相当する．
P×C＝U×V の式から，下記の式が導かれる

$$C = \frac{U \times V}{P} \text{ (mL/分)}$$ このCをGFRに置き換えると，$$GFR = \frac{U \times V}{P} \text{ (mL/分)}$$ となる

■図1-4　クリアランスの考え方

クレアチニンクリアランスを測定するためには蓄尿が必要で，外来患者には不適当である．
血清クレアチニンが患者の性や年齢に左右されるところから，血清クレアチニン濃度のみを測定し，計算上で性と年齢を補正して得た値を推算糸球体濾過量（eGFR）とし，臨床に利用されはじめている．

4. 血液ガス分析

血液ガス分析では，動脈血液のpH，動脈血二酸化炭素分圧（$PaCO_2$），動脈血酸素分圧（PaO_2），重炭酸イオン（HCO_3^-），塩基過剰（base excess；BE），動脈血酸素飽和度（SaO_2）のデータを得，体液の酸塩基の平衡状態をみる．基準値を表1-5にまとめた．
酸塩基平衡はヘンダーソン・ハッセルバルヒの式によって表される．
〈ヘンダーソン・ハッセルバルヒの式〉

$$pH = pK' + \log \frac{[HCO_3^-]}{[H_2CO_3]}$$ K'は弱酸の解離定数

〈一般法則を当てはめた式〉

$$pH = 6.1 + \log \frac{[HCO_3^-]}{0.03 \times PaCO_2}$$

体液のpHは$PaCO_2$とHCO_3^-により決定され，$PaCO_2$は肺により，HCO_3^-は腎臓により調節されている．pHが低下している状態をアシドーシスと呼び，pHが上昇している状態をアルカローシスと呼ぶ．
主に$PaCO_2$の上昇による酸塩基平衡異常を呼吸性アシドーシス，$PaCO_2$の低下によるそれを呼吸性アルカローシスという．また，主にHCO_3^-の低下による酸塩基平衡異常を代謝性アシドーシス，主にHCO_3^-の上昇によるそれを代謝性アルカローシスという（表1-6）．
代謝性アシドーシスは，腎尿細管障害による尿細管におけるHCO_3^-の再吸収障害や糖尿病性ケトアシドーシスの際のケトン体の産生増加により起こり，呼吸性アシドーシスは慢性閉塞性肺疾患など$PaCO_2$の上昇による．
代謝性アルカローシスは嘔吐や重曹過剰摂取時などに，呼吸性アルカローシスは過呼吸症候群の際などにみられる．

■表1-5 動脈血液ガス分析の基準値

pH	7.35～7.45
PaO_2	80～100 Torr(mmHg)
$PaCO_2$	35～45 Torr(mmHg)
HCO_3^-	22～26 mEq/L
SaO_2	94～99(96.5)%
base excess(BE)	−2.2～+2.2 mEq/L

■表1-6 酸塩基平衡異常の臨床分類

	一次性変化		代償	代償性変化	
代謝性アシドーシス	pH↓	⇐ $\dfrac{HCO_3^- ↓}{PaCO_2}$	呼吸性	pH↓⇑	⇐ $\dfrac{HCO_3^- ↓}{PaCO_2 ⇓}$
代謝性アルカローシス	pH↑	⇐ $\dfrac{HCO_3^- ↑}{PaCO_2}$	呼吸性	pH↑⇓	⇐ $\dfrac{HCO_3^- ↑}{PaCO_2 ⇑}$
呼吸性アシドーシス	pH↓	⇐ $\dfrac{HCO_3^-}{PaCO_2 ↑}$	代謝性	pH↓⇑	⇐ $\dfrac{HCO_3^- ⇑}{PaCO_2 ↑}$
呼吸性アルカローシス	pH↑	⇐ $\dfrac{HCO_3^-}{PaCO_2 ↓}$	代謝性	pH↑⇓	⇐ $\dfrac{HCO_3^- ⇓}{PaCO_2 ↓}$

↑または↓：一次性変化，⇑または⇓：代償性変化
HCO_3^-：腎臓で調節，代謝異常で変化する
$PaCO_2$：呼吸で調節，呼吸異常で変化する
O'Callaghan CA 著，飯野靖彦訳：一目でわかる腎臓 第2版，p.52，メディカル・サイエンス・インターナショナル，2007

付記

かつて，PSP(フェノールスルホンフタレイン)色素排泄試験を近位尿細管機能検査，フィッシュバーグ濃縮試験・希釈試験を遠位尿細管機能検査として行っていたが，検査の煩雑さ，検査結果の診療への応用の少なさ，検査前に長時間求められる絶飲食の腎機能障害患者に与える危険性などにより，近年は行われていない．

C. 腎画像診断

　腎泌尿器系の検査のうちの画像診断は，他の臓器と同様のラインナップであり，その特徴を表1-7にまとめた．
　その中で超音波検査(腹部エコー)が有用である．他の画像検査と同様に，大きさ，形態，結石，腫瘍の検出が可能であるが，肝腎コントラスト(腎不全ではコントラスト低下)，セントラルエコーコンプレックス(CEC，腎不全では腎盂乳頭部エコーが不明瞭)，腎内血流を描出することで，腎機能を推定することができる．放射線被曝のないこと，機器が安価であること，病室でも検査できるなど場所を選ばないことも有用性を広げている．一番の難点であった解像度についても，その向上には目を見張るものがある．

■表 1-7 画像診断法の比較(いずれも相対的比較評価)

診断法	原理	画質	骨の影響	質的変化	撮影時間	被曝	装置	その他の問題点
単純X線	放射線の透過陰影	普通	あり	難しい	短	あり	安価	
造影検査	造影剤を加えた透過像	普通	あり	検出可	長	大	高価	造影剤アレルギー
CT	透過陰影のコンピュータ処理像	鮮明	小	難しい	中	大	高価	閉所恐怖
超音波	音波の反射波	普通	大	検出可	中〜長	なし	安価	病室でも検査可
MRI	細胞の情報	鮮明	ほとんどない	検出良	長	なし	高価	金属,閉所恐怖,音
PET	増殖細胞の取り込み情報	鮮明	ほとんどない	検出良	長	微量*	最も高価	検査薬も高価
RIシンチ	アイソトープの臓器への集積像	不鮮明	ほとんどない	難しい	長	微量	高価	アイソトープ管理

*CTを組み合わせPET-CTとして行うことが多く,その場合は被曝線量は大きくなる

5 アセスメントシート

岡田なぎさ

1) 体液調節機能の概観

項目	観察結果
1. 一般状態	意識レベル　　　　　□清明　□傾眠　□昏迷　□昏睡 バイタルサイン 　　血圧　（　　　／　　　）mmHg　□異常なし　□低下　□上昇 　　脈拍数（　　　　　）回/分　　□異常なし　□減少　□増加 　　呼吸数（　　　　　）回/分　　□異常なし　□減少　□増加 　　体温　（　　　　　）℃ 呼吸困難　　　　□なし　□あり　SpO$_2$（　　　　）% チアノーゼ　　　□なし　□あり 全身倦怠感　　　□なし　□あり 悪心　　　　　　□なし　□あり 嘔吐　　　　　　□なし　□あり めまい　　　　　□なし　□あり 起立性低血圧　　□なし　□あり 食欲不振　　　　□なし　□あり 腹部膨満感　　　□なし　□あり 頭痛　　　　　　□なし　□あり　□自制内　□内服あり（薬剤名：　　　　　）

2) インタビュー

項目	観察結果
1. 主訴	□腰背部の疼痛　□腰背部の圧痛 □口渇 □尿量が多い　□尿量が少ない　尿量（　　　　　）mL/日 □頻尿　　　　□尿回数が少ない 　尿回数（　　　）回/日　そのうち夜間（　　　）回 □手の掌握運動の困難さ　□なし　□あり □顔面のむくみ　□なし　□あり（□朝　□昼　□夕） □下肢のむくみ　□なし　□あり（□朝　□昼　□夕）
2. 現病歴	
3. 既往歴	腎疾患 　□ネフローゼ症候群（　　　　年　月～　□治療　□未治療　□治療中断） 　□IgA腎症　　　（　　　　年　月～　□治療　□未治療　□治療中断） 　□腎盂腎炎　　　（　　　　年　月～　□治療　□未治療　□治療中断） 　□腎臓癌　　　　（　　　　年　月～　□治療　□未治療　□治療中断） 　その他の疾患(疾患名：　　　年　月～　□治療　□未治療　□治療中断） 　　　　　　　　（疾患名：　　　年　月～　□治療　□未治療　□治療中断） 内分泌・代謝疾患 　□糖尿病　　　　（　　　　年　月～　□治療　□未治療　□治療中断） 　その他の疾患(疾患名：　　　年　月～　□治療　□未治療　□治療中断） 　　　　　　　　（疾患名：　　　年　月～　□治療　□未治療　□治療中断）

3. 既往歴つづき	上記以外の疾患　□なし　□あり			
	（疾患名：	年　月〜	□治療　□未治療　□治療中断	
	（疾患名：	年　月〜	□治療　□未治療　□治療中断	
4. 家族歴				
5. 環境因子	□高温多湿の場所にいた　　□高温多湿の場所にいなかった			
6. 生活習慣因子	1日の飲水量　□多い　□少ない　約（　　　　　）mL/日			
7. 生理的因子	年齢（　　　）歳			
8. 現在の健康状態	栄養状態　　　□良好　□不良　　　体重（　　　）kg			
	服用薬剤　　　□なし　□あり（薬剤名：　　　　　　　　　　　　　年〜　　　　　）			

3) フィジカルイグザミネーションのチェックポイント

体液調節機能に関する視診所見

項目	観察項目	観察結果
皮膚・粘膜	口腔内の乾燥の有無・程度	□なし　□あり 　　部位：□舌　　　　□軽度　□著明 　　部位：□口唇　　　□軽度　□著明 　　部位：□頬部粘膜　□軽度　□著明 　　部位：□歯肉　　　□軽度　□著明
	皮膚の乾燥の有無・程度	□なし　□あり 　　（部位：　　　　　　　　　　　□軽度　□著明） 　　（部位：　　　　　　　　　　　□軽度　□著明）
	皮膚の伸展の有無・程度	□なし　□あり 　　（部位：　　　　　　　　　　　□軽度　□著明） 　　（部位：　　　　　　　　　　　□軽度　□著明）
体表の形状	眼窩の陥没	□なし　□あり（□軽度　□著明）
	顔面の浮腫	□なし　□あり 　　（部位：　　　　　　　　　　　□軽度　□著明）
	下肢の浮腫	□なし　□あり 　　（部位：　　　　　　　　　　　□軽度　□著明） 　　（部位：　　　　　　　　　　　□軽度　□著明）
腎臓の形状	腎部の膨隆の有無・程度	□なし　□あり　（左・右） 　　左腎部：□軽度　□著明 　　右腎部：□軽度　□著明

体液調節機能に関する触診所見

項目	観察項目	観察結果
皮膚	緊張度	□良好　□低い

皮膚つづき	冷感	□なし　□あり 　　　　　（部位：　　　　　　　　　　　　　　　　　　　□軽度　□著明）
体表の形状	浮腫の有無・程度	□なし　□あり 　　　　　（部位：　　　　　　　　　□+1　□+2　□+3　□+4） 　　　　　（部位：　　　　　　　　　□+1　□+2　□+3　□+4）
腎臓の性状	位置・大きさ	位置　　左腎：□正常　□上昇　□下降 　　　　右腎：□正常　□上昇　□下降 大きさ　□正常　□異常
	可動性	□良好　□不良　（左・右）
	圧痛	□なし　□あり　（左・右）
体液調節機能に関する打診所見		
項目	観察項目	観察結果
腎臓の炎症	叩打痛の有無・程度	□なし　□あり　（左・右） 　　　　　左腎部：□軽度　□著明 　　　　　右腎部：□軽度　□著明

1 ホメオスタシス

第2章

呼吸機能

酸素を取り込み二酸化炭素を棄てる

生命活動に必要なエネルギーは，酸素を消費する代謝過程によって産生される．酸素を外から内へ取り入れ，代謝によって生じた二酸化炭素を内から外へ排出する過程を呼吸という．

1 フィジカルアセスメントの焦点と呼吸機能の概観

清村紀子

A. フィジカルアセスメントの焦点

- 呼吸とは，生命活動に必要な酸素（O_2）を外から内へ取り入れ，代謝の過程で生じた二酸化炭素（CO_2）を内から外へ排出する過程である．呼吸運動によって換気を行い，肺胞に外気を取り込んで，肺胞と血液の間（外呼吸），細胞と血液の間（内呼吸）でガス交換を行う．肺胞で取り込まれた O_2 を十分に含む血液は，動脈血として心臓から各組織に届けられ，一方，各組織の代謝で生じた CO_2 を多く含む血液は静脈血として心臓，肺へと至る．
- 呼吸機能のフィジカルアセスメントでは，①換気，②ガス交換とガスの運搬，③肺の循環と血流，④呼吸運動の調節の観点からデータを収集し，正確にアセスメントすることで，患者が「息をする」ことに関して抱えている問題を明らかにしていく．

B. 呼吸機能の概観（全身の観察）

- インタビューに先立ち，緊急に対処する必要性があるかないか，呼吸機能に関連する症状・徴候の出現がないか，全身を概観する．
- 呼吸機能の概観では，呼吸機能障害で全身に出現する症状と呼吸状態全般について観察する．
- 呼吸器と心臓は血管によってつながっており，心機能低下は肺循環に直接影響を及ぼすため，循環動態を確認することも重要となる．

項目	留意点・根拠，特に見逃してはならない緊急サインとその対応
1 一般状態 ❶意識状態	❶呼吸運動の調節は延髄，橋にある呼吸中枢によって行われている．中枢神経の障害では意識レベルの低下がある．清明，傾眠，昏迷，昏睡で判断するが，意識レベルを確認する共通ツールとしてジャパン・コーマ・スケール（JCS）やグラスゴー・コーマ・スケール（GCS）がある．
❷バイタルサイン ❸顔色 ❹発汗 ❺疼痛 ❻表情 ❼全身倦怠感・易疲労感 ❽めまい	❷❸❹心機能低下は肺循環に直接影響を及ぼすため，心機能および循環動態を確認する必要がある． ❺疼痛によって呼吸運動が阻害されることがある． ❻息苦しさなどの呼吸器症状は，生命への危険すら感じるものなので，患者は不安を抱きやすい．不安様顔貌（ぼう）や苦痛で苦悶（くもん）様表情を呈することが多い． ❼❽呼吸機能低下に伴い低酸素状態が持続すると，倦怠感や疲労感を感じる．
2 酸素供給状態 ❶チアノーゼ ❷ばち指	❶❷組織への酸素供給が不良だとチアノーゼやばち指が認められる場合がある．中心性チアノーゼでは口唇や舌，眼瞼，爪床に，末梢性チアノーゼでは四肢末端にチアノーゼが出現する． ❷ばち指は，両母指と示指で輪を作るようにして，両示指の第一関節部をつけて爪の先端を合わせる．正常であれば爪と爪の間にひ

● 1. フィジカルアセスメントの焦点と呼吸機能の概観

項目	留意点・根拠，特に見逃してはならない緊急サインとその対応
ばち指 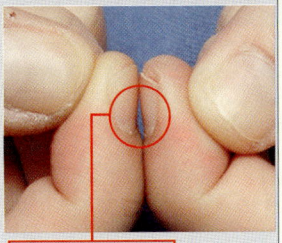 正常なら隙間が空く	し形の隙間が空く．末梢循環不全では指先がばち状に膨れて爪が凸に彎(わん)曲するため，この隙間がなくなる．そのほか酸素供給が不良だと爪の形状に変化がある． 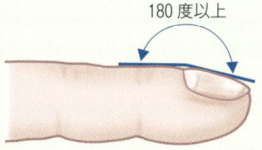 180度以上 ■図 2-1　ばち指
❸その他の爪の形状変化	❸その他，貧血などでは，さじ状爪を呈する．指先への O_2 供給不足を原因として爪がスプーン状に反り返り，うすくなってもろくなる． 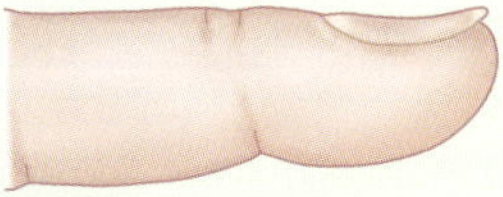 ■図 2-2　さじ状爪
❹眼瞼結膜蒼白の有無 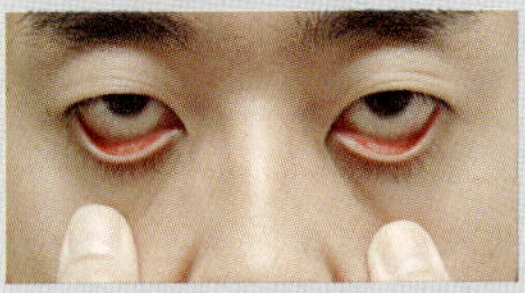	❹貧血状態にあると酸素運搬能力が低下する． 見逃してはならないサイン▶チアノーゼ 想定される疾患▶①先天性心疾患（特に小児の場合），②急性左心不全など 緊急時対応▶①来院した患者がチアノーゼを呈していたり，または病棟で急に発症した際は，まず呼吸が楽になる姿勢を保たせ，ドクターコールと同時にバイタルサインを測定する．②心電図モニターを装着し，呼吸状態と循環動態，酸素供給状態を確認する．③緊急処置に対応するため，酸素吸入，点滴をまず準備する．④迅速な原因究明のために，胸部X線写真撮影の手配も並行して行う．
3 口腔内の状態 ❶扁桃肥大の有無	❶扁桃腺の肥大で気道が狭くなることがある．
4 体型，その他 ❶体型の観察 ❷あごの大きさ ❸頸部や胸部の外傷，皮膚病変の有無	❶肥満では，腹部皮下や咽頭の粘膜下に脂肪がつきやすく，気道を狭めたり，横隔膜の動きを阻害する一因となる． ❷あごが小さいと気道が狭窄しやすい． ❸外力を受けた頸部や胸部の外傷は，身体の内部に損傷をきたしている場合がある．また，表面に現れた皮膚病変（皮疹，発疹，紅斑）にも注意する．

2 呼吸機能

2 インタビュー

清村紀子

- インタビューでは，まず主訴，現病歴の順に確認していく．患者は時として，出現している徴候を重要視していないことがあるため，主訴に付随して起こり得る徴候が出現していないかについても確認する．現病歴では，主訴や徴候に変化があるのかといった経過を捉えるとともに，増強させる要因があるかについても確認する．
- 環境因子（大気汚染，職業歴，職場環境，居住環境など），生活習慣因子（喫煙や受動喫煙など），生理的因子（加齢に伴う変化，アレルギーの有無など），既往歴といった呼吸に影響を及ぼす危険因子や現在の健康状態についても系統的に情報を得る．
- 加齢による呼吸筋力低下，胸壁の硬化，肺の弾力性・収縮力の低下がどの程度起こっているかを知る上で，患者の年齢を把握することは重要である．
- 息苦しさなどの呼吸器症状があると，生命への危険を感じ，患者は不安を抱くことが多いため，患者の表情にも留意し，安心感を与えるように関わることが重要である．

質問項目	留意点・根拠，特に見逃してはならない緊急サインとその対応
1 主訴 ❶呼吸困難，息切れ	❶呼吸困難は，「換気（呼吸運動）」，「ガス交換とガスの運搬」，「肺の循環と血流」，「呼吸の調節機構」のいずれの機能障害においても出現頻度の高い症状である．程度は，患者によって様々であるため，MRC（British Medical Research Council）スケール（表2-1）やヒュー＝ジョーンズの分類（表2-2）を用いて判断することも有効である．
❷咳，痰，喘鳴（ぜんめい）	❷気道内異物，炎症による分泌物の刺激が咳を引き起こす．気管支喘息や肺気腫では喘鳴がみられる．
❸喀血，嗄声（させい） ❹胸痛	❸肺癌や喉頭癌の患者では喀血や嗄声がみられることがある． ❹胸痛は生命の危険に及ぶ場合があるため，胸痛の性状は正確にアセスメントする． 見逃してはならないサイン▶胸痛 想定される疾患▶①心筋梗塞，②大動脈解離，③肺梗塞，④気胸，⑤胸膜炎など

■表2-1 MRCスケール

激しい運動をした時だけ息切れがある	0
平坦な道を速足で歩く，あるいは穏やかな上り坂を歩く時に息切れがある	1
息切れがあるので，同年代の人よりも平坦な道を歩くのが遅い，あるいは平坦な道を自分のペースで歩いている時，息切れのために立ち止まることがある	2
平坦な道を約100mあるいは数分歩くと息切れのために立ち止まる	3
息切れがひどく家から出られない，あるいは衣服の着替えをする時にも息切れがある	4

■表2-2 ヒュー＝ジョーンズの呼吸困難度の分類

Ⅰ度	同年齢の健常者とほとんど同様に仕事ができ，歩行，階段の昇降も健常者とほぼ同様にできる
Ⅱ度	平地では同年齢の健常者と同様に歩行できるが，坂や階段では息切れを感じる
Ⅲ度	平地でも健常者並みに歩けないが，自分のペースなら約1,500m以上歩ける
Ⅳ度	休み休みでなければ約50m以上歩けない
Ⅴ度	話をしたり着物を脱いだり，身の回りのことをするのも息切れがする．このため外出できない

質問項目	留意点・根拠，特に見逃してはならない緊急サインとその対応
	緊急時対応▶ ①重篤な場合，短時間で死に至ることもある．胸痛を主訴に来院，または病棟で急に発症した際は，まず患者の安静を保ちドクターコールする．同時に心電図モニター装着，バイタルサイン測定，SpO_2（経皮的動脈血酸素飽和度）測定をしながら，胸痛の性状，発症時間，持続時間，痛みの経過などについて素早くインタビューする．②呼吸困難を訴える場合には，呼吸が楽になる姿勢をとらせ，鎮静を図る．③緊急処置に対応するため，酸素吸入，点滴，鎮痛薬，必要であれば救急カートや除細動器，胸腔ドレーン挿入の準備をする．④迅速な原因究明のために，CTや血管撮影の準備も並行して行う． **見逃してはならないサイン▶** 呼吸困難 **想定される疾患▶** ①喘息重積発作，②急性左心不全，③緊張性気胸など **緊急時対応▶** ①重篤な場合は，呼吸停止に至ることもある．呼吸困難を主訴に来院，または病棟で急に発症した際は，まず起座位とし呼吸が楽になる姿勢を保たせ，ドクターコールすると同時にバイタルサインを測定する．②呼吸困難により会話が困難な場合には，すぐに聴診とSpO_2測定を行う．③急に発症した場合は心電図モニターを装着し，緊急処置に対応するため，酸素吸入，吸引，点滴，胸腔ドレーン挿入の準備を行う．④迅速な原因究明のために，胸部X線の手配も並行して行う．
2 現病歴 ❶発病から現在までの経過	❶現病歴を聴取することで主訴や徴候，疾患の経過を捉えることができる．現病歴は5W1Hで，もれなく正確に確認することが重要である．
3 既往歴 ❶呼吸器疾患（結核，肺炎）の有無 ❷呼吸器以外の疾患や外傷の有無	❶呼吸器疾患の既往が，呼吸機能低下をもたらすことは十分に考えられる． ❷特に心疾患や自己免疫疾患では呼吸機能障害を呈する場合がある．
4 家族歴 ❶結核などの有無	❶結核などの感染症の既往を有する家族がいると，濃厚接触による罹患の危険性がある．また，悪性腫瘍は遺伝性素因の可能性もある．
5 環境因子 ❶生活環境（ペット，新築・改築，受動喫煙の有無など） ❷職業・就業環境	❶ペットや居住環境（シックハウス症候群）によってアレルギー反応を引き起こし，呼吸器症状を呈することがある． ❷アスベストに代表される有害物質を多く含んだ職場環境に長期間曝露されると，重篤な呼吸器疾患を引き起こすことがある．
6 生活習慣因子 ❶喫煙 ❷受動喫煙	❶❷喫煙歴（喫煙年数，1日の喫煙本数，禁煙期間）や受動喫煙は，呼吸器疾患への影響が大きいことは疫学的にも証明されている．
7 生理的因子 ❶年齢	❶加齢による呼吸筋力低下，胸壁の硬化，肺の弾力性・収縮力の低

質問項目	留意点・根拠，特に見逃してはならない緊急サインとその対応
❷アレルギーの有無	下がある． ❷アレルギー性の呼吸器症状が出現することがある．
8 現在の健康状態 ❶栄養状態	❶呼吸器疾患では，酸素化や換気に障害をきたすため，呼吸筋以外の筋を動員したり，呼吸回数を増やすなどして代償する．このためエネルギーを消費し，栄養状態を悪化させることがある．逆に栄養状態が悪いと疾患を増悪させる要因となる．
❷服用している薬剤の有無 ❸ツベルクリン反応，BCG接種の有無	❷薬剤起因性の呼吸器症状が出現することがある． ❸表2-3に示す基準に該当する場合は，結核感染が考えられる（最近では結核検査はクォンティフェロン®検査に変わってきている）．
❹睡眠時間，熟睡感，いびきの有無，日中の眠気の有無	❹睡眠や休息時は副交感神経が優位となり，気管や気管支の平滑筋は収縮するため，呼吸器疾患に関連した呼吸困難などは睡眠時や休息時に悪化する．また，睡眠時無呼吸症候群では，浅い眠りが繰り返され，十分な睡眠が得られず，日中の眠気をもたらす．

■表2-3 ツベルクリン反応の結果の解釈

BCG接種歴	接触歴*	
	なし	あり
なし	硬結15 mm以上または発赤30 mm以上	硬結5 mm以上または発赤10 mm以上
あり	硬結20 mm以上または発赤40 mm以上	硬結15 mm以上または発赤30 mm以上

＊原則として喀痰塗抹陽性患者との接触とする．ただしそれ以外でも感染性と考えられる患者との接触を含む．
日本結核病学会予防委員会：今後のツベルクリン反応検査の暫定的技術的基準，結核81(5)：390，2006

● 3. フィジカルイグザミネーション

3 フィジカルイグザミネーション

清村紀子
生島壮一郎

A. 概説

- まず患者と環境の準備を整えることから始める．皮膚を露出することから，患者のプライバシーへの配慮も大切である．
- フィジカルイグザミネーションの準備として，まず胸部(前面，側面，背面)の指標(標識)，基準線を確認する．
- 胸郭内部の構造(気管分岐部，肺尖部，肺底部，各肺葉，横隔膜の位置など)を体表面に思い描き，身体の内側を具体的にイメージする．
- 座位または仰臥位で基本的に視診，触診，打診，聴診の順に進めていくが，必ずしもこの順番に固執する必要はない．例えば呼吸苦を訴える患者では，触診よりも聴診やSpO_2測定を優先すべきである．
- 視診では，表情や顔色の変化に注意しながら，①胸郭の概観(形，大きさ，左右対称性，肋骨の走行，可動性，脊椎の変形など)，②呼吸状態(速度，吸気と呼気の差と左右対称性，リズムなど)を観察する．
- 触診では，①副鼻腔の状態，②気管の位置，③胸郭の形状と運動(変形，左右対称性，呼吸運動による可動性)，④音声伝導(音声振盪または声音伝導ともいう)を確認する．
- 打診では，①胸郭内の異常，②肺野の異常，③横隔膜の位置と可動域を確認する．
- 聴診では，正常呼吸音の①聴取部位，②減弱・消失の有無，左右対称性，③増強の有無，左右対称性，④呼気延長の有無，さらに副雑音の①部位，②吸気・呼気のどちらで聴取されるか，③連続性か断続性か，を聴取する．
- 視診，触診，打診，聴診で得られた情報についてのアセスメントでは，いずれの場合においても緊急に対処すべきかどうかを必ず判断する必要がある．

B. 準備

手順	
要点	留意点・根拠
1 患者と環境の準備を整える ①患者に説明する(❶) ②環境を整える(❷❸)	❶胸部のフィジカルアセスメントの目的，方法について患者に説明する　根拠▶患者の同意を得て協力を得る ❷室温を確認し，24±2℃に調整する　根拠▶寒さは筋肉を収縮させ，呼吸音の聴き取りが困難になることがある ❸プライバシーが守られる静かな環境で行う 根拠▶呼吸音自体の音量はとても小さいため，

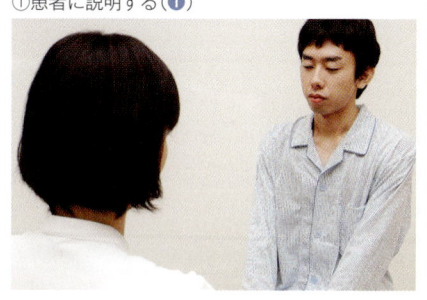

2
呼吸機能

要点	留意点・根拠
③患者に診察の準備をしてもらう(❹❺❻) 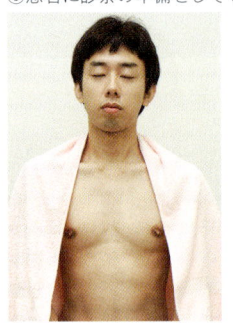	周囲が騒々しいと集中しづらく,聴取できないことがある ❹座位または仰臥位で行う ❺患者に上半身の着衣を脱ぐように促し,胸部を露出してもらう.女性は肌着1枚,男性は上半身裸 根拠▶ 正確な聴診のために,服の上からではなく,聴診器を皮膚に直接当てるほうがよい ❻不要な露出は避け,脱衣後は速やかに上半身をバスタオルで覆う 根拠▶ プライバシーの保護および保温
2 胸部(前面,背面,側面)の指標・基準線を確認する ①胸部前面の指標・基準線を確認する(図2-3,❶) 指標:(a)鎖骨,(b)胸骨角,(c)肋骨下縁 縦軸:(d)胸骨中線,(e)鎖骨中線 横軸:第1~10肋骨および各肋間 ■図2-3 胸部の指標と基準線(前面) ②胸部側面の基準線を確認する(❷) 縦軸:(f)前腋窩線,(g)中腋窩線,(h)後腋窩線	❶ 〈前面指標〉 (a)鎖骨:肩峰端~胸骨端までを確認する (b)胸骨角:胸骨の垂直中心部を頸部から腹部に向かって下ろしていくと突起部(胸骨角)に触れる.胸骨角の横は第2肋骨なので,これを目安に肋骨・肋間を探っていく (c)剣状突起部から弧を描くような形状をなす肋骨下縁部 〈前面縦軸〉 (d)胸骨中線:胸骨の中央部から垂直に下ろした線 (e)鎖骨中線:鎖骨の中央部から垂直に下ろした線 〈前面横軸〉 第1~10肋骨および各肋間 ❷ 〈側面縦軸〉 (f)前腋窩線:前腋窩ヒダ(大胸筋によってつくられる)の中心を通る垂直線 (g)中腋窩線:腋窩の中心を通る線 (h)後腋窩線:後腋窩ヒダ(広背筋によってつくられる)の中心を通る垂直線.肩甲骨関節下結節を通る線を目安にする

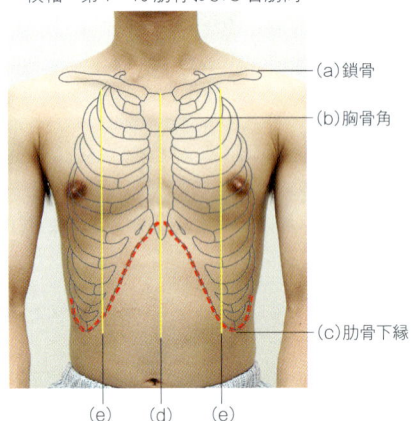

● 3. フィジカルイグザミネーション

要点	留意点・根拠
(g)中腋窩線　前腋窩ヒダ (f)前腋窩線　(h)後腋窩線　後腋窩ヒダ ■図 2-4　胸部の基準線（側面）	
③胸部背面の指標・基準線を確認する（❸） 　指標：(i)第 7 頸椎棘突起（隆椎），(j)肩甲骨下角 　縦軸：(k)椎骨線，(l)肩甲骨線（肩甲線） 　横軸：(m)肩甲骨下角線	❸ 〈背面指標〉 　(i)第 7 頸椎棘突起（隆椎）：頸部を前屈すると，突起した第 7 頸椎棘突起を確認できる．これを目安に胸椎・腰椎を探っていく 　(j)肩甲骨下角：肩甲骨の下の頂点 〈背面縦軸〉 　(k)椎骨線（胸椎棘突起 1～12）：各棘突起部を通る垂直線 　(l)肩甲骨線（肩甲線）：肩甲骨下角を通る垂直線 〈背面横軸〉 　(m)肩甲骨下角線：両肩甲骨下角を結ぶ水平線
(i)第 7 頸椎棘突起 脊柱傍線　(k)椎骨線 (j)肩甲骨下角 (m)肩甲骨下角線 (l)肩甲骨線（肩甲線） ■図 2-5　胸部の指標と基準線（背面）	
❸胸郭内部の構造（気管分岐部，肺尖部，肺底部，各肺葉の位置）を体表面に思い描き，身体の内側を具体的にイメージする ①気管分岐部を同定する（❶）	❶気管分岐部

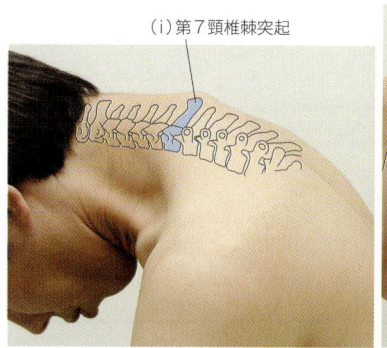

要点	留意点・根拠
②肺尖部，肺底部を同定する（❷）（図2-6,7）	・前面：胸骨角の位置 ・背面：第4胸椎棘突起の高さ ❷肺尖部，肺底部 〈肺尖部〉 　・前面：(a)鎖骨の内側1/3の2〜4cm上方の位置 　・背面：(b)第7頸椎の高さ 〈肺底部〉 　・前面：(c)鎖骨中線上第6肋骨，(d)前腋窩線上第7肋骨，(e)中腋窩線上第8肋骨 　・背面：(f)第10胸椎棘突起の高さで，(g)肩甲骨線上第10肋骨の位置（深吸息時は第12胸椎棘突起あたりまで下降）
③各肺葉（右斜裂，右水平裂，左斜裂）の位置を同定する（❸）（図2-6〜8）	❸各肺葉の位置：右肺は斜裂と水平裂により上・中・下葉に，左は斜裂により上・下葉に区分される 〈右肺〉 　・斜裂：(h)前面の鎖骨中線上第6肋骨，(i)側面の中腋窩線上第5肋骨，(j)背面の第3胸椎棘突起，この3点を線で結ぶ 　・水平裂：(k)前面の鎖骨中線上第4肋骨，(l)側面の中腋窩線上第5肋骨，この2点を線で結ぶ 〈左肺〉 　・斜裂：(m)前面の鎖骨中線上第6肋骨，(n)側面の中腋窩線上第5肋骨，(o)背面の第3胸椎棘突起，この3点を線で結ぶ

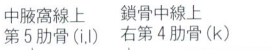

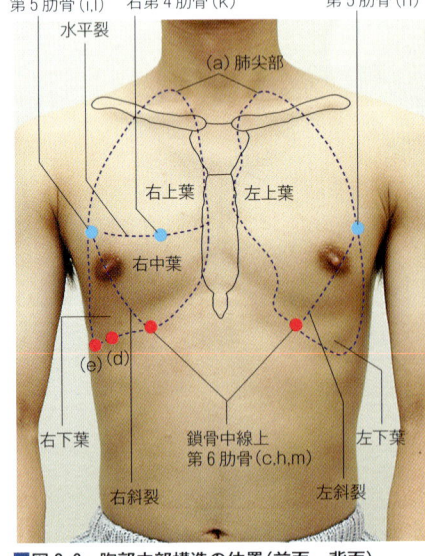

■図2-6　胸郭内部構造の位置（前面・背面）

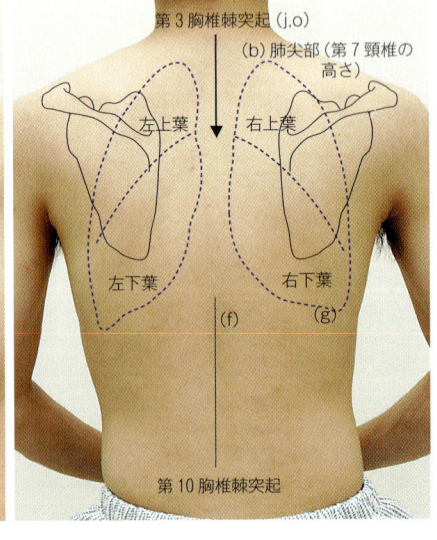

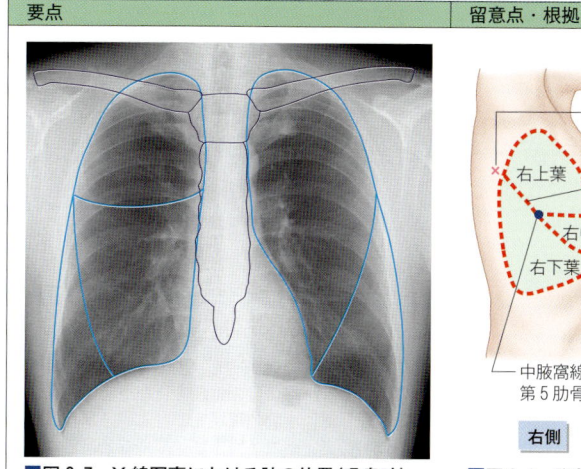

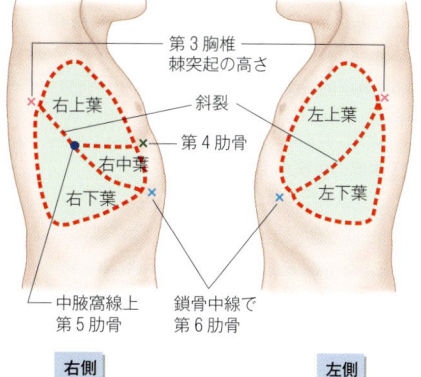

● 3. フィジカルイグザミネーション

要点	留意点・根拠
■図2-7 X線写真における肺の位置(吸息時)	■図2-8 胸郭内部構造の位置(側面)

2 呼吸機能

C. 手技

1. 呼吸器の視診

目的▶ 呼吸状態と換気のための構造を身体の外側から把握する．
　①呼吸状態
　②胸郭の概観
チェック項目▶ 呼吸状態の異常，胸郭の形状の変化
必要物品▶ バスタオル

手順	
要点	留意点・根拠
1 患者と環境の準備を整える(p.123参照)	
2 視診の準備を整える	
3 呼吸状態を視診する ①呼吸パターンを確認する(❶) ②呼吸リズムを確認する(❷) ③呼吸時の体位を確認する(❸) ④努力呼吸の有無を確認する(❹) ⑤補助呼吸筋の使用の有無を確認する(❺)	❶❷呼吸の深さ，規則性，1呼吸における吸息相と呼息相の割合を確認する ❸❹重篤な呼吸機能障害では，座位や前傾などの特徴的な姿勢をとったり，正常な呼吸では認められない動きを伴う **根拠▶** 換気スペースを広げる，あるいは呼吸筋以外の筋を動員するため ❺補助呼吸筋を使用すると，両肩をすくめるように挙上して呼吸をする **根拠▶** 補助呼吸筋には，斜角筋，胸鎖乳突筋，肩甲挙筋，大胸筋などがあり，頭頸部や上肢の骨と胸郭を形成する骨につながっている．このため，これらの筋が収縮すると肩が挙がるような動きを伴う **見逃してはならないサイン▶** 胸鎖乳突筋をはじめとす

127

第2部／機能障害からみたフィジカルアセスメント

要点	留意点・根拠
⑥吸息時の肋間の異常陥没を確認する(❻)	る呼吸補助筋の代償性肥大 想定される疾患▶慢性呼吸器疾患〔慢性閉塞性肺疾患（chronic obstructive pulmonary disease；COPD），間質性肺炎など〕 ❻吸気時の異常陥没は，下部肋間で認めることが多い
4 胸郭の形状を視診する ①左右対称性を観察する(❶) ②胸郭の前後径と横径を観察する(❷) ③胸郭の形態を確認する(❸)	❶視診する際は，患者の胸部正面および真後ろから確認する　根拠▶左右差の有無を確認するため，正面に位置しなければ視診を誤る ❷看護師は，患者の正面および側面から両手を当てて胸郭の幅を確認する．当てた両手の距離を確認できる高さに目の位置を合わせるように，立位もしくは中腰で確認するとよい　根拠▶視診において，長さ・大きさ・高さなど目測に頼る場合は，できる限り手を当てるなどして可視化して確認する ❸前面，側面，背面から確認する
5 脊椎の形態を視診する ①椎骨線を確認する(❶) ②左右対称性を確認する(❷)	❶患者の真後ろに位置し，直立位での患者の椎骨線のゆがみの有無を確認する　根拠▶左右差の有無を確認するため，真後ろに位置しなければ視診を誤る ❷患者に前屈位になってもらい，肩の位置を確認する．側彎症では肩の位置に左右差ができる　根拠▶疼痛があると疼痛側に彎曲する姿勢をとるが，前屈位で肩の位置に左右差が出ることはない
6 胸郭の可動性を視診する(❶) ①胸郭の広がりを確認する ②吸息時の胸郭の拡大と呼息時の胸郭の復元を確認する	❶視診する際は，患者の胸部正面および真後ろから確認する　根拠▶左右差の有無を確認するため，正面に位置しなければ視診を誤る
7 肋骨の走行角度を視診する(❶)	❶肋骨の走行角度が縮小していないか確認する

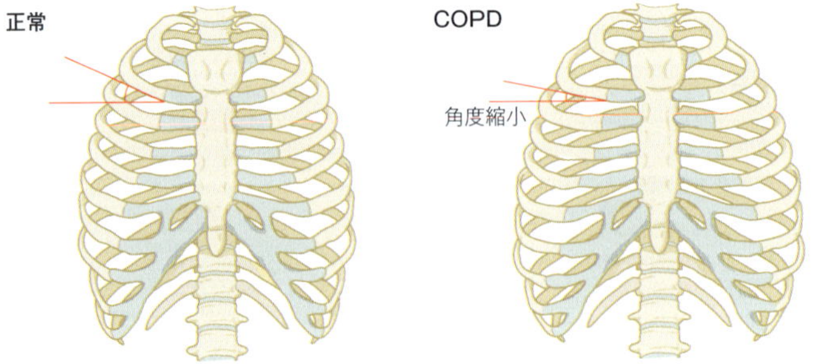

正常　　　　　　　　　　COPD

角度縮小

■図2-9　肋骨の走行角度

要点	留意点・根拠
	根拠▶ 胸郭が広がると走行角度が縮小する
8 視診した結果を記録・評価する	

アセスメント

1. 正常な胸郭の形状かどうか

アセスメント項目・ポイント	正常所見	異常所見・緊急時対応
1 正常な胸郭の形状との比較（図2-10）	●肩の位置，鎖骨の位置，肩甲骨の左右の高さに違いはない ●胸郭の前後径と横径は，1：1.5〜2.0 ●正常な胸郭は円錐状	●肩の位置，鎖骨の位置，肩甲骨の左右の高さに違いがある ●胸郭の前後径が拡大し，横径との差がなくなる **想定される疾患▶** 慢性呼吸器疾患（COPDなど） ●樽(たる)状胸，漏斗胸，鳩胸などの胸郭の形状の変化がある **根拠▶** 呼吸運動（換気）に制限があると胸郭の形状が変化する

■図2-10 胸郭の形態

（正常／樽状胸／漏斗胸／鳩胸／亀背（後彎症）／脊椎側彎）

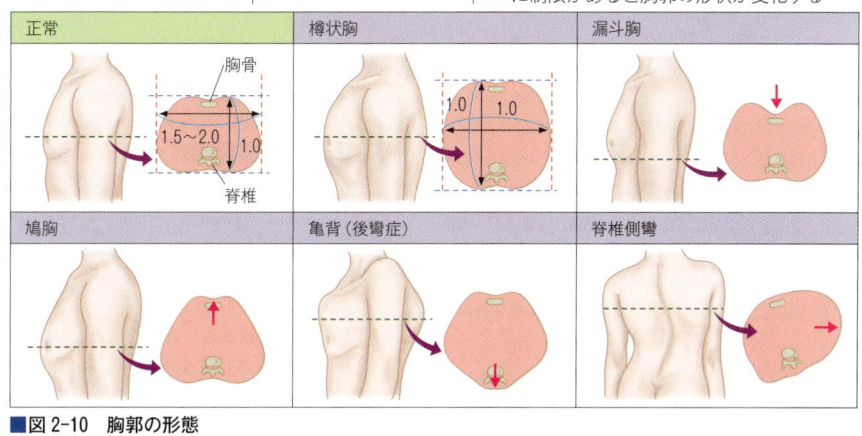

| **2** 正常な脊椎の形態との比較 | ●椎骨線はほぼ垂直
●前屈位で左右の肩の位置は同じ | ●脊椎の彎曲が認められ，前屈位で彎曲している側の肩の位置が上がる |

2. 正常な呼吸状態かどうか

アセスメント項目・ポイント	正常所見	異常所見・緊急時対応
1 正常な呼吸パターンからの逸脱があるか，逸脱がある場合は，回数，リズム，深さ，いずれの問題か	●呼吸回数：14〜20回/分（安静時，成人） ●呼吸の深さ：換気量は500 mL/回 ●呼吸のリズム：規則的	●呼吸回数のみ逸脱：頻呼吸，徐呼吸 ●呼吸の深さのみ逸脱：過呼吸，減呼吸（浅呼吸） ●呼吸回数，深さともに逸脱：多呼吸，少呼吸 ●呼吸リズム：不規則，チェーン・ストークス呼吸，クスマウル呼吸，ビオー呼吸などの典型的な呼吸リズム異常 **根拠▶** 呼吸中枢の障害で特徴的な呼吸リズム異常をきた

アセスメント項目・ポイント	正常所見	異常所見・緊急時対応
	●吸息:呼息＝1:1.5～2.0	す。また，血液のpH，PaO_2，$PaCO_2$の値を補正するための代償で，呼吸回数や深さが変化することがある ●呼息相の延長 根拠▶ 気道の閉塞で呼息に時間を要するため
2 呼吸に努力を要しているか	●呼吸に努力は要さない ●吸気時，肋間や鎖骨上窩の陥没はない	●呼吸に努力を要する 根拠▶ 呼吸筋だけでは十分な換気が確保できず，呼吸筋以外の筋肉を動員するため ●吸気時に肋間や鎖骨上窩が陥没する 根拠▶ 胸腔(胸膜腔)内圧の陰圧が高まるため 見逃してはならないサイン▶ 呼吸のリズム異常：①チェーン・ストークス呼吸，②クスマウル呼吸，③ビオー呼吸 想定される疾患▶ ①脳出血，②糖尿病性昏睡，③脳挫傷 緊急時対応▶ ①直ちにドクターコール，同時に気道確保，心電図モニター装着，バイタルサイン測定，意識レベルを確認．②点滴準備，③原因究明のための検査(CT，血液検査など)の手配・準備 見逃してはならないサイン▶ 呼吸運動の異常：①シーソー呼吸，②陥没呼吸，③下顎呼吸，④奇異呼吸 想定される疾患▶ ①重篤な呼吸障害，②COPDの急性増悪，③死戦期(死亡直前)，④開放性気胸，フレイルチェスト(動揺胸壁)，頸髄損傷 緊急時対応▶ ①直ちにドクターコール，②心肺停止を呈すればCPR(心肺蘇生法)を実施

■表2-4 呼吸数と深さの異常

タイプ	状態	呼吸のパターン	疑われる疾患・状態
正常	成人 回数：14～20/分 1回換気量：500 mL 規則的	換気量 1,000 mL 500 0	
頻呼吸	回数：24回以上/分 深さ：変化なし	1,000 mL 500 0	肺炎 肺線維症 発熱
徐呼吸	回数：12回以下/分 深さ：変化なし	1,000 mL 500 0	頭蓋内圧亢進 麻酔時 脳卒中

(表2-4つづき)

タイプ	状態	呼吸のパターン	疑われる疾患・状態
多呼吸	回数：増加 深さ：増加		呼吸窮迫症候群 過換気症候群 肺血栓塞栓症 先天性横隔膜ヘルニア
少呼吸	回数：減少 深さ：減少		死戦期(死亡直前)
過呼吸	回数：変化なし(原則的に) 深さ：増加		過換気症候群 神経症 もやもや病
減呼吸 (浅呼吸)	回数：変化なし(原則的に) 深さ：減少		呼吸筋麻痺
無呼吸	安静時呼息相で呼吸が一時的に停止した状態		睡眠時無呼吸症候群

■表2-5　呼吸のリズム異常

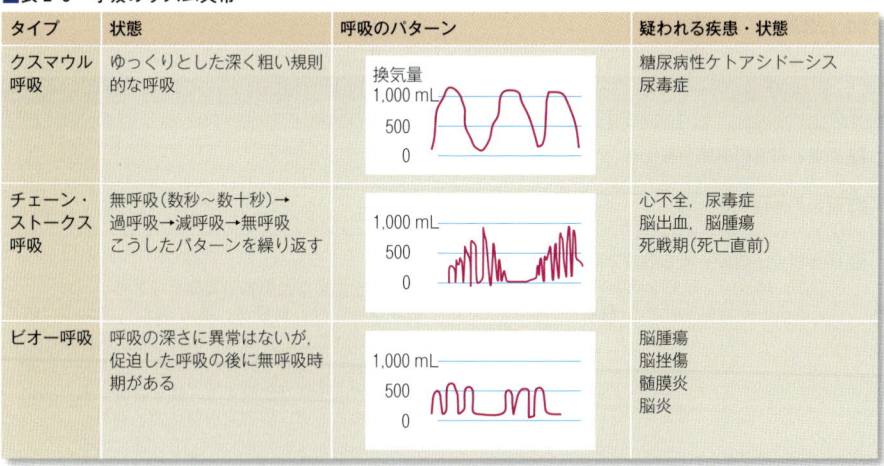

タイプ	状態	呼吸のパターン	疑われる疾患・状態
クスマウル呼吸	ゆっくりとした深く粗い規則的な呼吸		糖尿病性ケトアシドーシス 尿毒症
チェーン・ストークス呼吸	無呼吸(数秒〜数十秒)→過呼吸→減呼吸→無呼吸　こうしたパターンを繰り返す		心不全，尿毒症 脳出血，脳腫瘍 死戦期(死亡直前)
ビオー呼吸	呼吸の深さに異常はないが，促迫した呼吸の後に無呼吸時期がある		脳腫瘍 脳挫傷 髄膜炎 脳炎

■表2-6 努力呼吸

パターン	状態	疑われる疾患
鼻翼呼吸	気道を広げるために鼻翼が張り，外鼻孔が広がる	呼吸不全
口すぼめ呼吸	呼気時に末梢気道が閉塞しない，あるいは狭窄しないように口唇をすぼめる（口笛を吹くような感じ）	COPD
肩呼吸	強度な呼吸困難に対応するため，呼吸補助筋を使用し，肩の上下運動を伴う	COPD，気管支喘息 呼吸不全

■表2-7 呼吸運動の異常

タイプ	状態	疑われる疾患・状態
起座呼吸	呼吸困難が強いために座位で呼吸をしようとする	気管支喘息 重篤な左心不全
シーソー呼吸	新生児にみられる呼吸で，正常では胸と腹が同時に動くが，胸と腹が別々に動き，ちょうどシーソーの動きに似ているためにこのように呼ばれる	重篤な呼吸障害
陥没呼吸	吸息時に胸腔内圧の陰圧が強くなるため，鎖骨上窩と肋間が陥没する	COPD，気管支喘息 呼吸窮迫症候群
下顎呼吸	吸息のたびに下顎を下方に動かし，口を開ける	死戦期（死亡直前）
奇異呼吸	吸息時に胸壁が内方に陥没し，呼息時に外方に膨大する	開放性気胸 フレイルチェスト（動揺胸壁） 頸髄損傷

2. 呼吸器の触診

目的▶ 患者に直接触れることで，視診で得られた情報である呼吸状態や胸郭・脊椎の形状について，より詳細な情報を収集するとともに，胸郭周辺器官の状態を把握する．
チェック項目▶ ①副鼻腔の状態，②気管の位置，③胸郭の形状と運動，④音声伝導（音声振盪または声音伝導ともいう）
必要物品▶ バスタオル，ペン

手順	
要点	留意点・根拠
1 患者と環境の準備を整える（p.123参照）	
2 触診の準備を整える	
3 副鼻腔の圧痛の有無を触診で確認する ①前額部，鼻根部，頰部を両手の母指で軽く圧迫し，疼痛の有無を確認する（❶❷）	❶強く圧迫すると患者に苦痛を与える ❷副鼻腔には，前頭洞，篩(し)骨洞，上顎洞，蝶形骨洞がある．炎症などがあると，前頭洞では前額部，篩骨洞では鼻根部周囲，上顎洞では頰骨周辺に圧痛が出現する．蝶形骨洞は眼窩奥に位置するため，眼周囲も確認する必要がある

要点	留意点・根拠
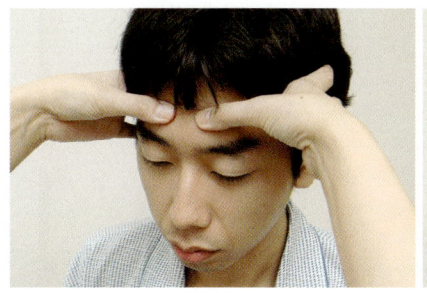 前額部を両手の母指で軽く圧迫し，疼痛の有無を確認する	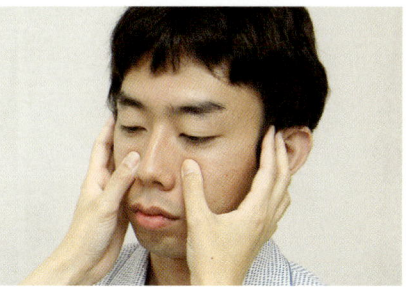 鼻根部，頬部を両手の母指で軽く圧迫し，疼痛の有無を確認する
4 気管の位置を触診する ①気管の位置，偏位の有無を確認する(❶❷) 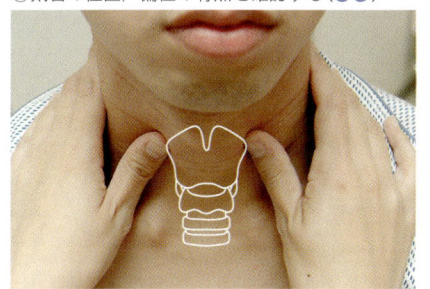 両手の母指で気管を側面から触れ，気管の位置，偏位の有無を確認する	❶両手の母指と示指で胸鎖乳突筋を触れ，両母指で気管を側面から触れる　**根拠▶** 両手の母指と示指で胸鎖乳突筋を触れると，母指は気管と胸鎖乳突筋が形成する空間に位置するため，両母指は気管を側面から触れていることになる ❷母指が位置する空間を左右に動かして気管を確認する．気管の上から形状をたどりながら，偏位も確認する．上から圧迫すると呼吸を妨げるので，決して上から圧迫しない　**根拠▶** 気管は背側で食道とつながるのみで固定されていないため，胸腔内の圧変化で偏位する
5 胸郭の形状と運動を触診で確認する ①肋骨下角の角度を確認する(❶) 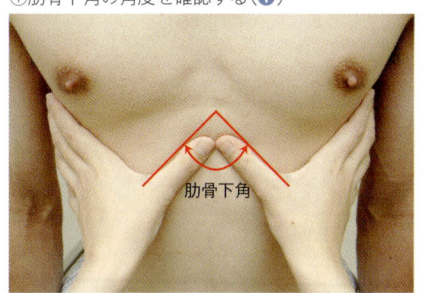 肋骨下角 剣状突起に両手の母指を当て，肋骨下縁に沿って胸郭下部を包み込んだ時の両母指の作る角度を確認する ②肋骨間の幅を確認する(❷) ③胸郭の広がりを確認する(❶❸) ④吸息時の胸郭の拡大と呼息時の胸郭の復元を確認する(❶❸)	❶患者の正面から，剣状突起に両手の母指を当て，肋骨下縁に沿うように手掌で胸郭下部を包み込む．両母指が形成する角度を確認する　**根拠▶** 視診で，長さ，大きさ，高さなど目測に頼る場合は，できる限り手を当てるなどして可視化して確認する ❷指を横にして肋骨間を確認する ❸胸郭の広がりは手技を行いやすい背面から確認する．患者の肋骨下縁に手を当てる．両母指で，呼息時に患者の皮膚を5cm程度のたるみを持たせてはさんでおく．深呼吸を促し，胸郭

第2部／機能障害からみたフィジカルアセスメント

要点	留意点・根拠
呼息時に両母指で患者の背面の皮膚にたるみをもたせる	深吸気時，胸郭の拡大と左右差の有無を確認する
	の拡大と復元および左右差の有無を確認する **根拠▶** 呼息時の胸郭の形状において，両母指で皮膚にたるみを作ることで，胸郭が拡大すると皮膚のたるみ部分が引き伸ばされ，胸郭の広がりや左右差を確認できる
6 音声伝導を触知する ①背部から音声伝導を確認する（❶❷❸❹） 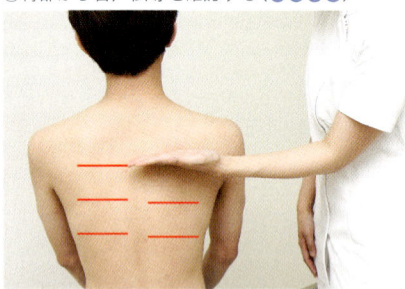 患者の背部に手掌の尺骨側を当て，音声伝導を確認する．赤線は確認する部位	❶患者の背部に手掌の尺骨側（小指側）を当てる **根拠▶** 前面に位置すると，患者の声が直接聴こえて伝導が確認しにくい ❷患者に「ひとーつ」「ひとーつ」と低い声で長く発声してもらい，その時の振動を手で感じる **根拠▶** 高音は1秒あたりの振動数が多いため，胸壁に到達するまでに肺実質などでかき消され，振動としては感じにくい ❸太った人や女性にはできる限り強く発声してもらう **根拠▶** 太った人は脂肪のため音声伝導が触れにくく，女性は声が高音のため音声伝導が触れにくい．このため，女性の場合は，できる限り強く低音で発声してもらう ❹左右の肩甲骨間部・中部・下部，計6か所程度を左右交互に確認する **根拠▶** 音声伝導では左右差の有無が重要である
7 皮下を触診する ①皮下気腫の有無を確認する（❶❷） ②しこりや圧痛の有無も同時に確認する（❸）	❶指先で押しつぶすように触れる．皮下気腫を確認したら，範囲を確認し，ペンでマークをつけ，経時的に増強の有無を確認する ❷皮下気腫とは，皮膚や肺，縦隔の損傷部位から空気が入り，皮下組織に貯留したもので，指で押すと独特の感触（握雪感）がある ❸前胸部・背部全体を触診し，しこりは部位と可動性の有無や辺縁の状態を確認し，圧痛は部位と程度を確認する
8 触診した結果を記録・評価する	

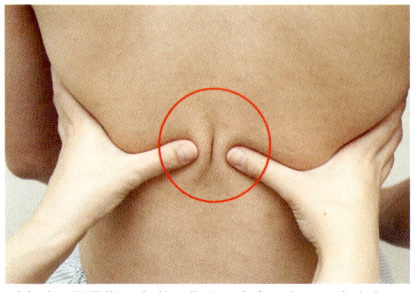

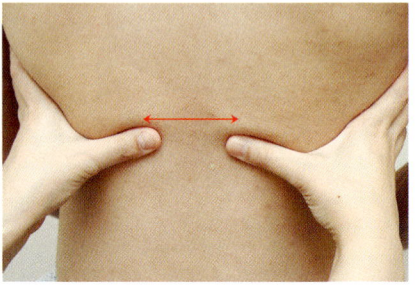

アセスメント

1. 胸郭周辺器官に異常はないか

アセスメント項目・ポイント	正常所見	異常所見・緊急時対応
1 副鼻腔の圧痛の有無	●圧痛なし	●圧痛あり　**根拠▶** 副鼻腔に炎症があると痛みが認められる
2 気管の偏位の有無	●正中位	●気管偏位あり　**根拠▶** 片側の胸腔内圧が急激に変化すると，気管は健側へ偏位する **見逃してはならないサイン▶** 気管の偏位 **想定される疾患▶** 緊張性気胸 **緊急時対応▶** ①直ちにドクターコール，同時に心電図モニターを装着し，バイタルサインと SpO₂ 測定，②呼吸が楽になる起座位をとらせて酸素吸入，点滴準備，③胸部 X 線写真撮影の手配，④胸腔ドレーン挿入の準備
3 皮下気腫の有無と範囲	●皮下に気泡は存在しない	**見逃してはならないサイン▶** 皮下気腫 **想定される疾患▶** ①緊張性気胸，②気道内圧上昇に伴う肺の圧損傷（レスピレーター同調不全）
4 しこりや圧痛の有無	●しこりや圧痛はない	●しこりや圧痛あり

2. 胸郭運動に制限はないか

アセスメント項目・ポイント	正常所見	異常所見・緊急時対応
1 胸郭の運動制限の有無	●肋骨下角の角度は 70～90 度程度 ●正常なら肋間には 1 横指程度の幅が確認できる	●肋骨下角の角度が 90 度以上に拡大 ●肋間腔の狭小化
2 胸郭運動に左右差はあるか	●正常では胸郭に左右差なく，深吸気に伴い肋骨下縁では 5～7 cm 程度拡大する	●胸郭の動きが低下したり，左右差が認められる　**根拠▶** 胸郭内に病変があると，胸郭の運動が制限される **見逃してはならないサイン▶** 片側の胸郭運動制限 **想定される疾患▶** ①緊張性気胸，②無気肺 **緊急時対応▶** ①直ちにドクターコール，同時に心電図モニターを装着し，バイタルサインと SpO₂ 測定，②呼吸が楽になる起座位をとらせて酸素吸入，点滴準備，③胸部 X 線写真撮影の手配，④緊張性気胸では胸腔ドレーン挿入の準備，無気肺では排痰

3. 音声伝導に増減はないか

アセスメント項目・ポイント	正常所見	異常所見・緊急時対応
1 音声伝導の増強の有無	●音声伝導の増強はない	●音声伝導の増強 **想定される疾患▶** 肺炎

第2部／機能障害からみたフィジカルアセスメント

アセスメント項目・ポイント	正常所見	異常所見・緊急時対応
2 音声伝導の減弱もしくは消失の有無	●音声伝導の減弱はない ●肺野で音声伝導に左右差はない	●音声伝導の減弱もしくは消失 想定される疾患▶ 無気肺，胸水，気胸，気管支閉塞，COPD，胸膜肥厚 ●音声伝導に左右差がある 想定される疾患▶ 胸水，気管支閉塞，気胸，胸膜肥厚

3. 呼吸器の打診

目的▶ 胸郭内，肺野，横隔膜の状態を推定する．
チェック項目▶ ①胸郭内の異常，②肺野の異常，③横隔膜の位置と可動域
必要物品▶ 定規

手順	
要点	留意点・根拠
1 患者と環境の準備を整える（p.123 参照）	
2 打診の準備を整える	
3 横隔膜の位置を同定する（❶❷❸❹❺） ①背部で横隔膜の位置を同定する 左手の中指を伸ばして，指腹を患者の打診する部位の皮膚表面にしっかり固定し，右手中指を軽く屈曲して，左手中指の遠位指節間関節部を直角に叩き，共鳴音と比較的濁音との境界（横隔膜＝肺底部）を同定する ②背部の肺底部付近で横隔膜の呼吸性移動を確認する（❻）	❶患者の斜めから側面に近い所に位置し，左手の中指をまっすぐに伸ばして，打診する部位の表面にしっかりと固定する　根拠▶ 打診の振動の伝達を鈍らせないため ❷他の指が胸壁に触れないように注意する　根拠▶ 打診の振動の伝達を鈍らせないため ❸右手の中指を軽く屈曲し，スナップをきかせて，力を入れずに素早く，かつ短くリズミカルに，左手中指の遠位指節間関節部を直角に叩く　根拠▶ 素早く短い振動を与えなければ，打診の振動が減衰する ❹背部の肩甲骨線の少し上から第10胸椎棘突起の高さまでを目安として，縦方向に肋骨間を打診する．左右で確認する　根拠▶ 背面での肺底部の目安が第10胸椎棘突起の高さであるため ❺共鳴音と比較的濁音の境界を確認する　根拠▶ 空気を含む正常肺では共鳴音を呈するため，比較的濁音との境界が横隔膜（肺底部）の位置になる ❻患者に深呼吸を促し，同定した横隔膜の位置から，まず吸息時の共鳴音と比較的濁音の境界を，打診板の指に示指を用いて確認したら，共鳴音と比較的濁音の境界にそのまま示指を固定する．打診板の指を中指に変えて，頭部側に向かって呼息時の共鳴音と比較的濁音の境界を確認する．示指と中指の間隔を計測し，横隔膜の移動距離を推定する

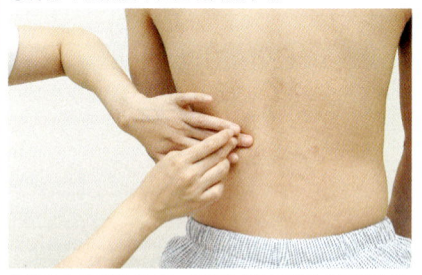

● 3. フィジカルイグザミネーション

要点	留意点・根拠
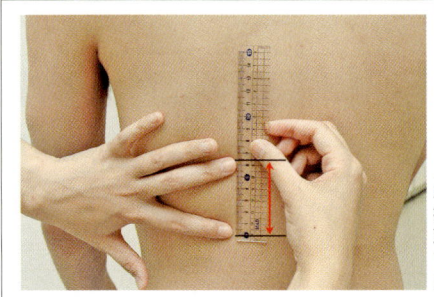	患者に深呼吸をしてもらい，まず吸息時の横隔膜の位置を打診により同定し，その位置に示指を固定する．そこから頭部側に向かって打診し，呼息時の横隔膜の位置を同定して中指をその位置に固定する．示指と中指の距離を測ることで横隔膜の呼吸性移動の距離を測定する
4 肺野を打診する（3＋①②③） ①前胸部の肺野を打診する（①）	①深呼吸を促し，吸息時に肺尖部から前胸部全体を左右交互に上から下へ打診する．前胸部では，肺肝境界（肝臓と肺の境界）や心濁音界（心臓部位）が存在する．肝臓や心臓の肥大は換気運動に影響を及ぼすため，肺肝境界や心濁音界によって肥大がないかを確認する
②背部の肺野を打診する（②）	②深呼吸を促し，吸息時に背部全体を左右交互に上から下へ，前胸部よりさらに下位まで打診する　**根拠▶** 深呼吸時，肺の下縁は背面で約1肋骨分尾方に達している
③側胸部の肺野を打診する（③） 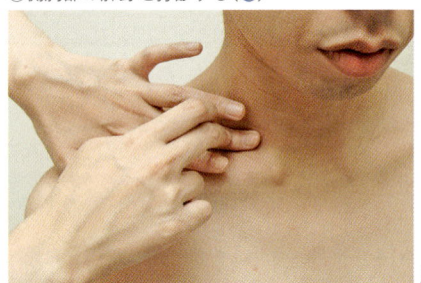	③深呼吸を促し，吸息時に側胸部を，肺葉の位置を意識しながら，左右ともに少なくとも2〜3か所打診する

2 呼吸機能

肺尖部の打診

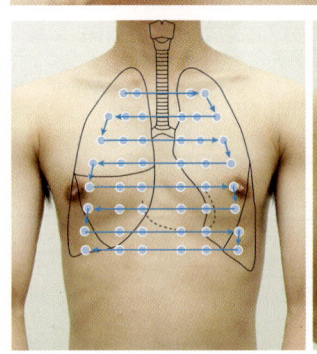

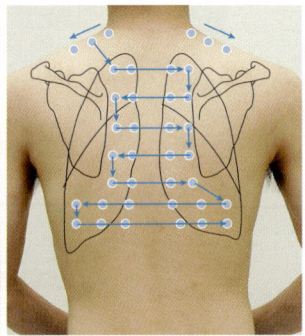

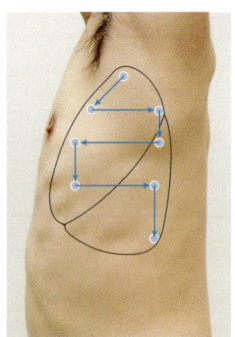

前胸部　　　　　　　　　背部　　　　　　　　　　側胸部

■図 2-11　打診の部位と順序（●打診部位）

137

第2部／機能障害からみたフィジカルアセスメント

要点	留意点・根拠
5 打診した結果を記録・評価する	

アセスメント

1. 横隔膜の位置と呼吸性移動は十分か

アセスメント項目・ポイント	正常所見	異常所見・緊急時対応
1 横隔膜の位置は正常か	●背部で横隔膜は第10もしくは第11胸椎棘突起の高さにあり，左右差はない	●横隔膜の位置に左右差がある　**根拠▶** 病変側の横隔膜の位置に異常をきたすため
2 横隔膜の可動域は十分か	●吸息時と呼息時では約1胸椎分(5〜7cm)移動する	●横隔膜の可動域が狭くなる　**根拠▶** 病変側の横隔膜の運動に制限があるため **見逃してはならないサイン▶** 横隔膜の位置の左右差と片側横隔膜の運動制限．＊ただし打診だけで判断するのは難しい．聴診所見，X線所見と併せて判断することが必要である **想定される疾患▶** 横隔神経麻痺 **緊急時対応▶** ①直ちにドクターコール，同時に心電図モニターを装着し，バイタルサインとSpO₂測定，②緊急時に備え気管内挿管の準備，③酸素吸入，点滴準備，④胸部X線写真撮影の手配

2. 打診上の異常の有無

アセスメント項目・ポイント	正常所見	異常所見・緊急時対応
1 打診部位と確認されるべき打診音との関係	●肺野では部位によって共鳴音(清音)，比較的濁音，絶対的濁音，鼓音を打診で得る	●肺野での濁音：肺炎，肺結核，肺化膿症，肺腫瘍，無気肺，胸水 ●肺尖部での濁音：肺結核，肺腫瘍 ●肺底部での濁音：肺炎，胸膜炎，胸膜肥厚 ●胸骨縁で心臓より上，もしくは外側での濁音：縦隔腫瘍，動脈瘤，肺門部肺腫瘍，リンパ節腫大，胸腺腫 **根拠▶** 含気のある部分が液体や固体組織に置き換わると共鳴音が濁音に変化する ●肺野，胸郭内での鼓音：肺気腫，気胸 **根拠▶** 胸郭内で鼓音を確認できるのはトラウベの三角(左第6肋骨と左前腋窩線と左肋骨弓下縁で形成される三角形)部のみで，鼓音は含気量の増加を意味する所見 **見逃してはならないサイン▶** 肺野で確認される鼓音．＊ただし打診だけで判断するのは難しい．聴診所見，X線所見と併せて判断することが必要である **想定される疾患▶** 緊張性気胸 **緊急時対応▶** ①直ちにドクターコール，同時に心電図モニターを装着し，バイタルサインとSpO₂測定，②呼吸が楽になる起座位をとらせて酸素吸入，点滴準備，③胸部X線写真撮影の手配，④胸腔ドレーン挿入の

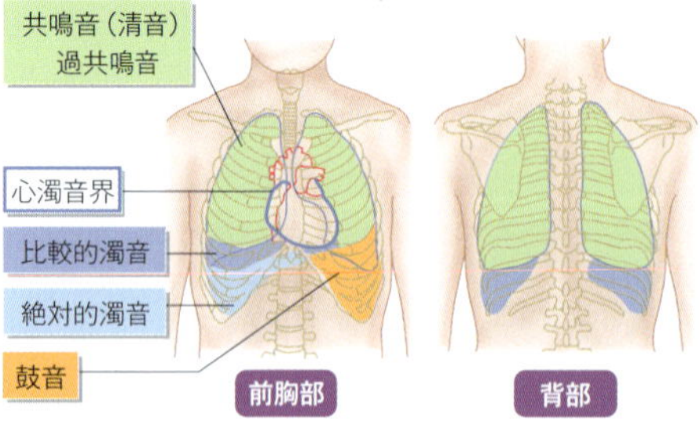

共鳴音(清音)
過共鳴音
心濁音界
比較的濁音
絶対的濁音
鼓音
前胸部　背部

■図2-12　一般的な打診音とその領域

● 3. フィジカルイグザミネーション

■表 2-8　打診音の特徴

打診音	音の特徴		強さ	長さ	音質
共鳴音（清音）	トン，トン	正常の肺野の打診音	強	長い	低い
過共鳴音	コン，コン	含気量の増加した肺野の打診音	より強	長く響く	より低い
絶対的濁音	ドドッ，ドドッ	全く含気のない部分の打診音	弱	短い	高く詰まった感じ
比較的濁音	ドドン，ドドン	含気部分と実質部分を含む場所の打診音（心臓）	中	中	詰まった感じ
鼓音	ポン，ポン	胃泡のある部分の打診音（トラウベ三角）	強	中	高い

2 呼吸機能

アセスメント項目・ポイント	正常所見	異常所見・緊急時対応
		準備 見逃してはならないサイン▶ 濁音界の上昇 想定される疾患▶ 胸水貯留

4. 呼吸器の聴診

目的▶ 呼吸に関する音を聴き取ることで，患者の呼吸器（気道・肺）の状況を把握する．
①気管から肺胞までの空気の通過状態と肺胞換気の状態
②気管内分泌物の貯留状態
チェック項目▶ 呼吸音の異常，副雑音の有無
必要物品▶ 聴診器，定規，シールもしくはペン，バスタオル，消毒用エタノール

手順	
要点	留意点・根拠
1 患者と環境の準備を整える（p.123 参照）	
2 聴診の準備を整える ①聴診器を準備する（❶❷）	❶聴診器は膜面を使用する　根拠▶ 呼吸音は全体的に高調（高音）性のため，膜面が適している ❷皮膚に当てる前に，聴診器を手の中で温めてから使用する　根拠▶ 器具の冷たさは，患者を緊張させ不快にするだけでなく，筋肉の収縮によって，呼吸音の聴き取りを困難にする
3 呼吸音を聴取する ①患者に大きく呼吸を繰り返してもらいながら，聴診器を当てる（❶）	❶患者に「軽く口を開けて，やや大きめの呼吸を繰り返すよう」説明する　根拠▶ 聴取部位で聴こえている呼吸音の聴き取りをよりよくするため ●聴診では，聴診器の真下の音だけを選別して聴き取ることは困難であり，口から肺胞までの気道というパイプのどこかで発生した音はすべて聴こえると考えてよい．したがって，それらを聴き分けることは容易ではない

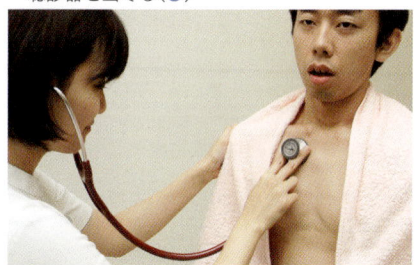

139

第2部／機能障害からみたフィジカルアセスメント

要点	留意点・根拠

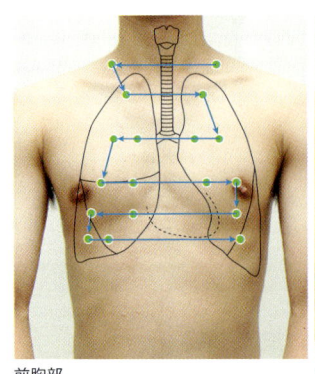

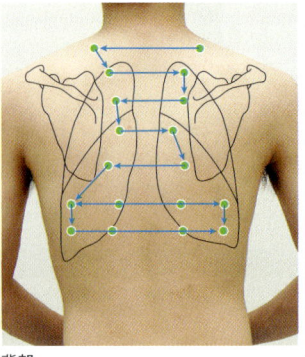

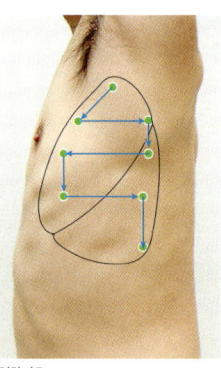

前胸部　　　　　　　背部　　　　　　　側胸部

■図2-13　聴診の部位と順序（● 聴診部位）

②気管，気管分岐部，肺尖部から肺底部へ，前胸部から背部，側胸部へと図2-13の順序で呼吸音を聴取する（❷❸❹❺❻）

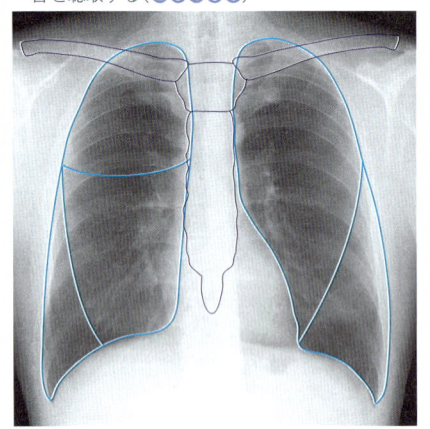

❷左右交互に対称性に聴取する　根拠▶両肺の同位置の呼吸音を比較検討するため

● 人間は同時に複数箇所の音を聴取することはできない．また音の記憶自体も，すぐにあいまいになる．したがって，左右交互に対称性に聴取しながら比較検討するのが望ましい

❸最低でも1か所につき1呼吸以上を聴取する
根拠▶呼吸音の正常・異常を正確に判断するため

● 呼吸音は吸気・呼気の両者を評価してはじめて正常か否かを判断できる．また異常音を聴取したとしても，それが吸気だけ，あるいは呼気だけ，さらにほんの一時しか聴こえないことも少なくない．正確な聴取には，1呼吸のサイクルを完全に聴き終えてから，次の聴診部位に聴診器を移動するようにする

■図2-14　X線写真における肺の位置（吸息時）

❹聴診器を当てる際は，骨の部分を避けて皮膚に密着させる　根拠▶骨の部分では呼吸音が聴き取りにくくなる

❺聴診器の一部や看護師の手が患者の着衣や寝具に触れないようにする　根拠▶雑音を生じて呼吸音が聴き取りにくくなる

❻音の高さ，長さ，大きさ，音色の要素に注意する

③背部に聴診器（膜面）を当て音声の聴診をする（❼）

❼音声伝導と同じ要領で，胸壁に当てた聴診器で音声を聴取する．低い声で長く「アイウエオ」「イー」と発声してもらう．加えて，ささやくような小さな声を発声してもらう

● 3. フィジカルイグザミネーション

要点	留意点・根拠
❹ 患者に終了を告げて，環境を整える(❶)	❶患者に着衣を促し，周囲の環境を元通りに整える
❺ 使用した物品の後始末を行う(❶)	❶聴診器のチェストピース(採音部)，イヤーピース(挿耳部)は消毒用エタノール綿で拭く
❻ 聴診した結果を記録・評価する(❶)	❶聴取部位と呼吸音が対応しているか，異常呼吸音が聴こえないかを判断し，異常があればその内容を正確に記録する

アセスメント

1. 正常な呼吸音かどうか

アセスメント項目・ポイント	正常所見	異常所見・緊急時対応
❶ 聴取部位と聴取される呼吸音との関係(図2-15)	●気管部：気管呼吸音 ●気管分岐部：気管支呼吸音，気管支肺胞呼吸音 ●肺野：肺胞呼吸音	●肺野で肺胞呼吸音が減弱し，気管支呼吸音が聴取される　根拠▶含気量の低下によって肺実質の音の伝播が亢進するため 見逃してはならないサイン▶肺野での気管支呼吸音 想定される疾患▶①胸水，②肺炎，③無気肺，④肺うっ血 緊急時対応▶①バイタルサインとSpO₂測定，②呼吸が楽になる起座位をとらせて酸素吸入，点滴準備，③胸部X線写真撮影の手配，④無気肺では排痰
❷ 呼吸音の減弱・消失の有無，左右対称性	●呼吸音は左右対称 ●減弱・消失なし	●左右差がある，減弱・消失部位がある 根拠▶肺局所の気流速度や換気量の低下によって呼吸音の減弱・消失が生じる 見逃してはならないサイン▶片側呼吸音の減弱・消失(呼吸音の左右差) 想定される疾患▶気胸，胸水，気道内異物，無気肺 緊急時対応▶①直ちにドクターコール，同時に心電図モニターを装着し，バイタルサインとSpO₂測定，②呼吸が楽になる起座位をとらせて酸素吸入，点滴準備，③胸部X線写真撮影の手配，④気胸では胸腔ドレーン，気道内異物では気管支鏡の準備 見逃してはならないサイン▶連続性副雑音(気管支狭窄音) 想定される疾患▶気管支喘息重積発作 緊急時対応▶①直ちにドクターコール，同時に心電図モニターを装着し，バイタルサインとSpO₂測定，②呼吸が楽になる起座位をとらせて酸素吸入，点滴準備，③気管支喘息重積発作では吸入と，緊急時に備えて気管挿管の準備，④胸部X線写真撮影の手配

2 呼吸機能

141

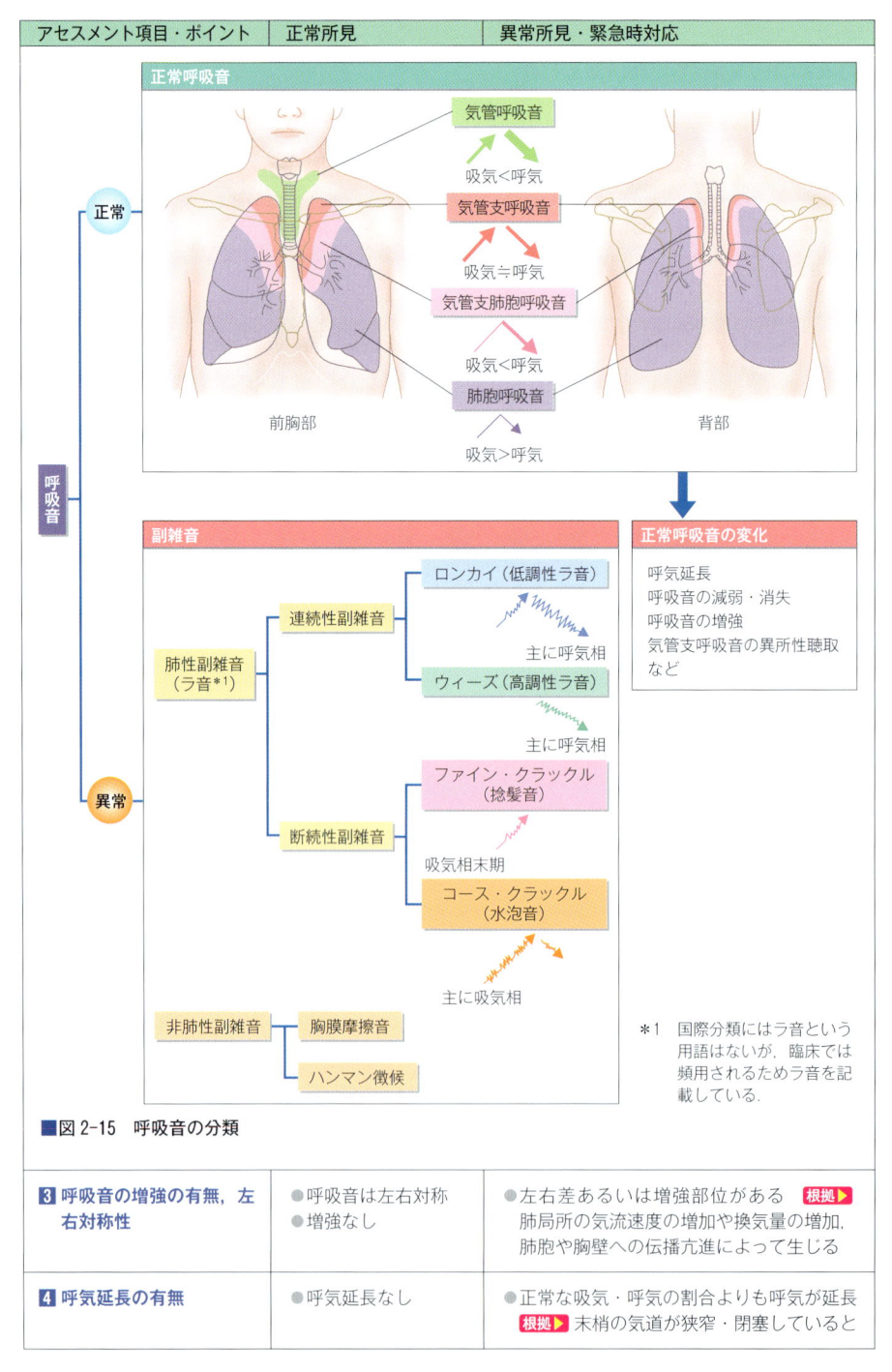

アセスメント項目・ポイント	正常所見	異常所見・緊急時対応

呼吸音

正常呼吸音

- 気管呼吸音（吸気<呼気）
- 気管支呼吸音（吸気≒呼気）
- 気管支肺胞呼吸音（吸気<呼気）
- 肺胞呼吸音（吸気>呼気）

前胸部／背部

正常呼吸音の変化
- 呼気延長
- 呼吸音の減弱・消失
- 呼吸音の増強
- 気管支呼吸音の異所性聴取
- など

副雑音（異常）

肺性副雑音（ラ音*1）
- 連続性副雑音
  - ロンカイ（低調性ラ音）：主に呼気相
  - ウィーズ（高調性ラ音）：主に呼気相
- 断続性副雑音
  - ファイン・クラックル（捻髪音）：吸気相末期
  - コース・クラックル（水泡音）：主に吸気相

非肺性副雑音
- 胸膜摩擦音
- ハンマン徴候

*1 国際分類にはラ音という用語はないが、臨床では頻用されるためラ音を記載している．

■図2-15 呼吸音の分類

3 呼吸音の増強の有無，左右対称性	● 呼吸音は左右対称 ● 増強なし	● 左右差あるいは増強部位がある　根拠▶ 肺局所の気流速度の増加や換気量の増加，肺胞や胸壁への伝播亢進によって生じる
4 呼気延長の有無	● 呼気延長なし	● 正常な吸気・呼気の割合よりも呼気が延長 根拠▶ 末梢の気道が狭窄・閉塞していると

■表 2-9 音声の異常

音声	増強	減弱または消失	気管支声	私語ペクトリロキー	ヤギ声
所見	通常より大きく聴こえる	音声は弱くほとんど音として聴かれない，もしくは消失	音声が明瞭で強く聴こえる	ささやくような小さな声で発した言葉が明瞭に強く聴こえる	「イー」と長く発声してもらうと，「エー」とヤギの鳴くようなやや鼻にかかった声で聴こえる
想定される疾患	肺線維症	肺気腫，無気肺，胸水貯留，胸膜肥厚，気胸	肺炎	肺炎	肺炎(特に大葉性肺炎)

アセスメント項目・ポイント	正常所見	異常所見・緊急時対応
		空気を速やかに呼出できないために呼気が延長する 見逃してはならないサイン▶ 呼気延長 想定される疾患▶ 気管支喘息重積発作 緊急時対応▶ ①直ちにドクターコール，同時に心電図モニターを装着し，バイタルサインとSpO₂測定，②呼吸が楽になる起座位をとらせて酸素吸入，点滴準備，③気管支喘息重積発作では吸入と，緊急時に備えて気管挿管の準備，④胸部X線写真撮影の手配
5 音声の聴診での異常の有無(表2-9)	●胸壁では言葉はこもり，明確には聴きとれない	●言葉が明瞭に，はっきりと聴きとれる
2. 副雑音の有無		
アセスメント項目・ポイント	正常所見	異常所見・緊急時対応
1 副雑音の部位 2 副雑音が吸気・呼気のどちらで聴取されるか	●副雑音が聴取されることはない	●副雑音が聴取される 根拠▶ 気管の狭窄部位や分泌物貯留部位での空気の流れに乱流が生じたり，分泌物が移動したりするため，正常では聴取できない音が聴取される ●副雑音が吸気時に聴取されるか，呼気時に聴取されるかで，副雑音の種類および病態について判断することが可能となる(図2-15，表2-10) ●肺性副雑音(ラ音；ラ音は正式な表現ではないが，臨床ではよく使われるので記載する) ①連続性副雑音(乾性ラ音) ・高調性連続性副雑音(ウィーズ)：笛声音，ヒュー音 ・低調性連続性副雑音(ロンカイ)：いびき音 ②断続性副雑音(湿性ラ音) ・細かい断続性副雑音(ファイン・クラックル)：捻髪(ねんぱつ)音 ・粗い断続性副雑音(コース・クラックル)：水泡音

■表 2-10　副雑音の種類

副雑音	肺性副雑音					非肺性副雑音	
	連続性副雑音		断続性副雑音				
音の性質	低調性	高調性	細かい	粗い		胸膜摩擦音	ハンマン徴候
名称	ロンカイ（いびき音）	ウィーズ（笛声音，ヒュー音）	ファイン・クラックル（捻髪音）	コース・クラックル（水泡音）			
原因・病態	咽頭から気管支に至る比較的太い気道に狭窄（炎症，腫瘍，分泌物）がある	気管支喘息や炎症，腫瘍によって，細い気管支での分泌物による狭窄がある	コンプライアンスが低下した肺胞や細気管支が呼気によって一旦虚脱した状態から，吸気によって急激に開く時に発するパチパチと硬い音．正常な肺胞への空気の流入後，障害された肺胞に空気が流入するため，吸気の終末に聴取される	気道内に貯留した分泌物がパチパチと破裂する		炎症を生じた壁側胸膜と臓側胸膜がすれ合う	心嚢内に空気の流入がある
想定される疾患	COPD 気管支拡張症 太い気道の痰の貯留	気管支喘息 気管支異物	特発性肺線維症（肺線維症），間質性肺炎	肺水腫，肺炎，気管支拡張症，慢性気管支炎		胸水，胸膜炎	縦隔気腫

アセスメント項目・ポイント	正常所見	異常所見・緊急時対応
		●非肺性副雑音 ・胸膜摩擦音
3 連続性か断続性か	●副雑音が聴取されることはない	●慢性の呼吸器疾患では副雑音が持続していることも多い（間質性肺炎のファイン・クラックル，COPDのウィーズなど），その場合，聴取される範囲が拡大していないか，新たな副雑音が加わっていないかに注意する必要がある

4 検査

清村紀子
生島壮一郎

A. 血液ガス分析

- 血液ガス分析によって酸塩基平衡状態を知り，さらに酸塩基平衡を調節している呼吸機能の状態を把握することができる．酸塩基平衡異常を起こしている場合には，原因となっている疾患を推測することができ，特に呼吸器疾患の頻度は高い．

検査項目・ポイント	基準値	異常値・緊急時対応
1 血漿 pH	● 7.35〜7.45	● pH 7.35 未満（アシドーシス） **想定される疾患▶** ①代謝性アシドーシス：肝性昏睡，糖尿病性ケトアシドーシス，②呼吸性アシドーシス：換気不全症候群，COPD，③末梢循環不全，ショック **緊急時対応▶** ①直ちにドクターコール ②呼吸性アシドーシス：気管挿管，人工呼吸器管理の必要性を検討 ＊酸素の投与は呼吸停止を招く危険があるため慎重に行う ③代謝性アシドーシス：原因の探索とその対処 ● pH 7.45 より上（アルカローシス） **想定される疾患▶** ①代謝性アルカローシス：嘔吐，利尿薬の投与，②呼吸性アルカローシス：過換気症候群，ヒステリー発作 **緊急時対応▶** ①直ちにドクターコール ②呼吸性アルカローシス：ペーパーバッグ法，必要であれば鎮静薬投与
2 動脈血 O_2 分圧（PaO_2）	● 80〜100 mmHg	● PaO_2 低下（60 mmHg 以下） **想定される疾患▶** 気道閉塞，肺うっ血，肺水腫，無気肺，肺塞栓症 **緊急時対応▶** ①直ちにドクターコール ②酸素投与 ＊慢性呼吸器疾患（COPD，間質性肺炎など）では，PaO_2 低下が持続していることもある．その場合，病状が安定している時のデータとの比較が重要
3 動脈血 CO_2 分圧（$PaCO_2$）	● 35〜45 mmHg	● $PaCO_2$ 上昇（45 mmHg より上） ＊**1** の「呼吸性アシドーシス」参照 ● $PaCO_2$ 低下（20 mmHg 以下）

検査項目・ポイント	基準値	異常値・緊急時対応
		* **1**の「呼吸性アルカローシス」参照 ・慢性呼吸器疾患(COPD, 高度の拘束性換気障害など)では, $PaCO_2$ 上昇が持続していることもある. その場合, 病状が安定している時のデータとの比較が重要
4 血漿 HCO_3^- 濃度	● 22〜26 mmol/L	● HCO_3^- 低下 * **1**の「代謝性アシドーシス」参照 ● HCO_3^- 増加(アルカローシス) * **1**の「代謝性アルカローシス」参照
5 塩基過剰(BE)	● −2.2〜2.2 mmol/L	● BE 低下 * **1**の「アシドーシス」参照 ● BE 増加(アルカローシス) * **1**の「アルカローシス」参照
6 動脈血 O_2 飽和度(SaO_2)	● 94〜99%	● 94% 未満 * **2**の「PaO_2 低下」参照

B. 呼吸機能検査

● 呼吸機能検査によって呼吸気量(肺気量)を知り, 換気機能障害の種類や程度を把握することができる. スパイログラム検査(ゆっくり吐いたり吸ったり)とフローボリューム検査(一気に吐く)がある.

検査項目・ポイント	基準値	異常値・緊急時対応
1 スパイログラム検査(図2-16) ①肺活量 ②予備呼気量 ③1回換気量 ④予備吸気量 ⑤残気量 ⑥機能的残気量 ⑦全肺気量 ⑧ % 肺活量	● 肺活量:3.5L ● 予備呼気量:1L ● 1回換気量:0.5L ● 予備吸気量:2L ● 残気量:2L ● 機能的残気量:3L ● 全肺気量:5.5L ● % 肺活量:80% 以上 * 体格, 年齢, 性別で基準値は異なる. 上記は成人の一般的な基準値	● 測定値が異常を示す場合 見逃してはならないサイン▶ 残気量の増加 想定される疾患▶ 閉塞性換気障害(COPD, 気管支喘息) 見逃してはならないサイン▶ % 肺活量の低下 想定される疾患▶ 拘束性換気障害(陳旧性肺結核, 間質性肺炎)
2 フローボリューム検査(図2-17) ①1秒量(FEV1.0) ・1秒量:最大限に息を吸って, できる限り勢いよく吐きだした時の最初の1秒間で呼出される空気の量	● 1秒率:70% 以上	● 1秒率 70% 未満 見逃してはならないサイン▶ 1秒率低下 想定される疾患▶ 閉塞性換気障害(COPD, 気管支喘息)

● 4. 検査

検査項目・ポイント	基準値	異常値・緊急時対応
② 1秒率(FEV$_{1.0}$%) ・1秒率(%)＝1秒量(L/秒)/努力肺活量(L)×100 その他，ピークフロー，努力肺活量などの項目がある		

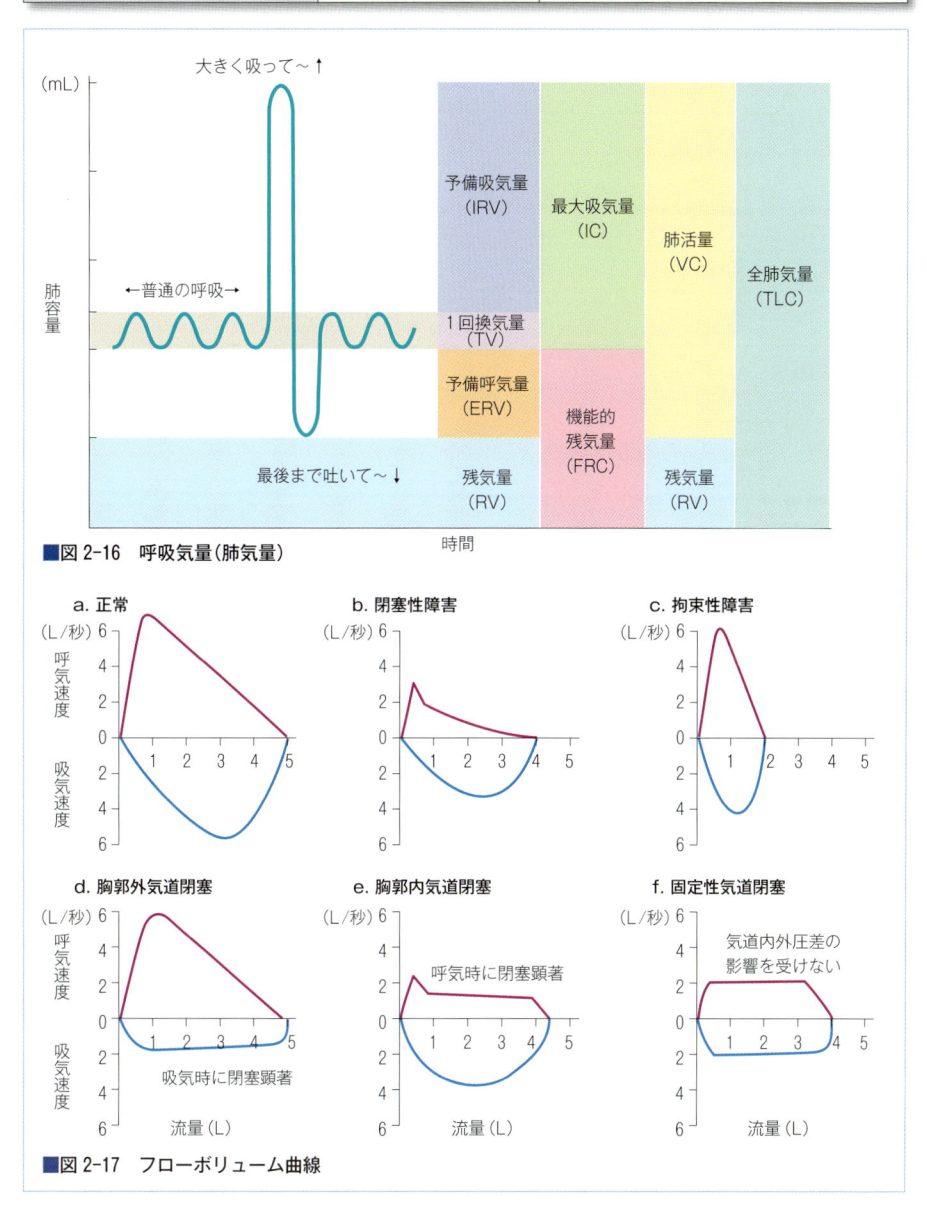

■図 2-16　呼吸気量(肺気量)

■図 2-17　フローボリューム曲線

5 アセスメントシート

清村紀子

1) 呼吸機能の概観

項目	観察結果
1. 一般状態	意識状態　　　　　　　　　　　□清明　　□傾眠　　□昏迷　　□昏睡 バイタルサイン 　血圧（　　／　　）mmHg　□異常なし　□低下　　□上昇 　脈拍数（　　）回/分　　　□異常なし　□減少　　□増加 　呼吸数（　　）回/分　　　□異常なし　□減少　　□増加 顔色の変化(顔面蒼白など)　　□なし　　□あり 全身倦怠感　　　　　　　　　□なし　　□あり 易疲労感　　　　　　　　　　□なし　　□あり めまい　　　　　　　　　　　□なし　　□あり 発汗　　　　　　　　　　　　□なし　　□あり（部位：　　　　　　　　） 疼痛　　　　　　　　　　　　□なし　　□あり（部位：　　　　　　　　） 苦悶様表情　　　　　　　　　□なし　　□あり
2. 酸素供給状態	チアノーゼ　　　　　　　　　□なし　　□あり（□四肢末端　□口唇　□爪） 立ちくらみ　　　　　　　　　□なし　　□あり ばち指　　　　　　　　　　　□なし　　□あり その他の爪の形状変化　　　　□なし　　□あり（　　　　　　　　　　　） SpO₂　　　　　　　　　　　（　　　　）%
3. 口腔内の状態	扁桃肥大　　　　　　　　　　□なし　　□あり
4. 体型，その他	全身　　　　　　　　　　　　□標準　　□やせ　　□肥満 あごの大きさ　　　　　　　　□標準　　□小さい 外傷　　　　　　　　　　　　□なし　　□あり（部位：　　　　　　　　） 頸部・胸部の皮膚病変の有無(皮疹，発疹，紅斑など) 　　　　　　　　　　　　　　□なし　　□あり（部位：　　　　　　　　）

2) インタビュー

項目	観察結果
1. 主訴	□呼吸困難　□息切れ　□喀痰(性状：　　　　)　□咳嗽(種類：　　　　) □喘鳴　□喀血　□嗄声　□胸痛　□鼻閉　□咽頭痛 □その他（　　　　　　　　）
2. 現病歴	
3. 既往歴	呼吸器疾患 　□喘息　（　　年　月～　　□治療　□未治療　□治療中断） 　□肺炎　（　　年　月～　　□治療　□未治療　□治療中断） 　□結核　（　　年　月～　　□治療　□未治療　□治療中断） 　□COPD（　　年　月～　　□治療　□未治療　□治療中断）

3. 既往歴つづき	□肺癌（　　　年　月〜　　□治療　□未治療　□治療中断） □その他の疾患(疾患名：　　　　　　年　月〜　□治療　□未治療　□治療中断) 　　　　　　　(疾患名：　　　　　　年　月〜　□治療　□未治療　□治療中断) 呼吸器以外の疾患　　□なし　　□あり 　(疾患名：　　　　　　　　　　　年　月〜　□治療　□未治療　□治療中断) 　(疾患名：　　　　　　　　　　　年　月〜　□治療　□未治療　□治療中断)
4. 家族歴	
5. 環境因子	ペット　　　　　　　　　□なし　　□あり(種類：　　　　　　　　　　　　　) 海外渡航歴　　　　　　　□なし　　□あり 　　　　　　　　　(いつ：　　　　期間：　　　　場所：　　　　　　) 職業(　　　　　　　　　　　　　　　　　　　　　　　　　　　　　　) 職場での有害物質　　　□なし　　□あり(具体的内容：　　　　　　　　)
6. 生活習慣因子	喫煙　□なし　□現在喫煙あり(　　　歳から　　　年間　　　本/日) 　　　□過去に喫煙したが現在は禁煙している(禁煙歴：　　　　　　)
7. 生理的因子	年齢(　　　　)歳 アレルギー　□なし　　□あり 　□薬剤(薬剤名：　　　　　　　　) □食物(食物名：　　　　　　) 　□花粉　　□ハウスダスト　　□その他(　　　　　　　　　　　　)
8. 現在の健康状態, その他	栄養状態　　　　　　□良好　　□不良 服用薬剤　　　　　　□なし　　□あり(薬剤名：　　　　　　年〜　　) 　　　　　　　　　　　　　　　　(薬剤名：　　　　　　年〜　　) 　　　　　　　　　　　　　　　　(薬剤名：　　　　　　年〜　　) ツベルクリン反応 　発赤　　　　　□なし　　□あり(　　　)mm 　硬結　　　　　□なし　　□あり(　　　)mm 　副反応　　　　□なし　　□あり(□二重発赤　□水疱　□出血　□壊死) BCG接種歴　　　□なし　　□あり(　　　年　　月) 睡眠(　　　　)時間 　熟睡感　　　　□あり　　□なし 　夜間覚醒　　　□なし　　□あり(　　　回) 　いびき　　　　□なし　　□あり 　日中の眠気　　□なし　　□あり(□軽度　□生活に支障をきたす程度)

3) フィジカルイグザミネーションのチェックポイント

呼吸機能に関する視診所見

項目	観察項目	観察結果
胸郭の形状	左右対称性	肩の位置　　　□対称　□非対称 鎖骨の位置　　□対称　□非対称 肩甲骨の位置　□対称　□非対称
	前後径：横径	(　　　：　　　)　□所見なし　□所見あり

胸郭の形状つづき	胸郭の形態	左右対称性	□対称 □非対称		
		樽状胸	□なし □あり		
		漏斗胸	□なし □あり		
		鳩胸	□なし □あり		
		亀背	□なし □あり		
	脊椎の形態	外形　　　　□所見なし　□所見あり(　　　　　　　　　　　　)			
		左右対称性　□対称　　　□非対称(側彎)			
	胸郭の可動性	□良好　□所見あり(　　　　　　　　　　　　　　　　　　)			
	肋骨の走行	脊椎に対して(　　　)度の傾斜			
呼吸状態	呼吸パターン	呼吸回数(　　　)回/分			
		□異常なし　□頻呼吸　□徐呼吸　□多呼吸　□少呼吸			
		□過呼吸　□減呼吸(浅呼吸)			
		呼吸の深さ　□異常なし　□浅い　□深い			
		呼吸リズム　□規則的　□不規則			
		吸息相:呼息相(　　:　　)□異常なし　□所見あり			
		呼吸様式　　□胸式呼吸　□腹式呼吸　□胸腹式呼吸			
	呼吸リズムの異常	□なし　□あり			
		チェーン・ストークス呼吸　□なし　□あり			
		クスマウル呼吸　　　　　　□なし　□あり			
		ビオー呼吸　　　　　　　　□なし　□あり			
	呼吸時の体位の異常	□なし　□あり(□起座呼吸　□前傾姿勢)			
	努力呼吸	□なし　□あり			
		鼻翼呼吸　　　□なし　□あり			
		口すぼめ呼吸　□なし　□あり			
		陥没呼吸　　　□なし　□あり			
	呼吸運動の異常	□なし　□あり			
		下顎呼吸　□なし　□あり			
		奇異呼吸　□なし　□あり			
	補助呼吸筋の使用と肥厚	使用　□なし　□あり			
		肥厚　□なし　□あり			
	吸息時の肋間の異常陥没	□なし　□あり(□鎖骨上窩　□肋間)			

呼吸機能に関する触診所見

項目	観察項目	観察結果
副鼻腔	圧痛の有無	前頭洞　□なし　□あり
		篩骨洞　□なし　□あり
		上顎洞　□なし　□あり
気管	偏位の有無	□なし　□あり(偏位の方向:　　　　　　　　　　　　)

● 5. アセスメントシート

2 呼吸機能

胸郭	肋骨下角	約(　　　　)度　□所見なし　□所見あり
	肋間腔	□異常なし　　□狭小　　□拡大
	胸郭の運動	胸郭の広がり 　　□良好(5〜7 cm)　□制限あり(　　　cm) 　　□左右差なし　　□左右差あり 吸息時の胸郭の拡大　□良好　　□不良 呼息時の胸郭の復元　□良好　　□不良
	音声伝導	肩甲骨間部　右：□異常なし　□減弱　□増強 　　　　　　左：□異常なし　□減弱　□増強 中部　　　　右：□異常なし　□減弱　□増強 　　　　　　左：□異常なし　□減弱　□増強 下部　　　　右：□異常なし　□減弱　□増強 　　　　　　左：□異常なし　□減弱　□増強
皮下	皮下気腫	□なし　□あり(部位：　　　　　　　　　　)
	圧痛	□なし　□あり(部位：　　　　　　　　　　)
	しこり	□なし　□あり(部位：　　　　　　　　　　)

呼吸機能に関する打診所見

項目	観察項目	観察結果
横隔膜	位置	右　椎骨の高さ(　　　　　) 左　椎骨の高さ(　　　　　) 左右差　□なし　□あり
	呼吸性移動	(　　　　)cm
肺	前胸部	□所見なし　□所見あり(所見：　　　　　　　　　)
	背部	□所見なし　□所見あり(所見：　　　　　　　　　)
	側胸部	□所見なし　□所見あり(所見：　　　　　　　　　)

呼吸機能に関する聴診所見

項目	観察項目	観察結果
気管	気管・気管支音	呼吸音の増減　　　　　　　　　副雑音
	気管音	□なし　□あり　　　　　　　　□なし　□あり 　　　(具体的所見：　)　　　　　　(具体的所見：　)
	気管支音	□なし　□あり　　　　　　　　□なし　□あり 　　　(具体的所見：　)　　　　　　(具体的所見：　)
肺	呼吸音	呼吸音の増減　　　　　　　　　副雑音
	右上葉	□なし　□あり　　　　　　　　□なし　□あり 　　　(具体的所見：　)　　　　　　(具体的所見：　)
	右中葉	□なし　□あり　　　　　　　　□なし　□あり 　　　(具体的所見：　)　　　　　　(具体的所見：　)

項目	観察項目	観察結果			
肺つづき	右下葉	□なし □あり （具体的所見： ）		□なし □あり （具体的所見： ）	
	左上葉	□なし □あり （具体的所見： ）		□なし □あり （具体的所見： ）	
	左下葉	□なし □あり （具体的所見： ）		□なし □あり （具体的所見： ）	
音声聴診		気管支声　　　　　　□なし　□あり 私語ペクトリロキー　□なし　□あり ヤギ声　　　　　　　□なし　□あり			

4）呼吸機能のアセスメント

項目	観察結果	所見の判断と関連項目
換気(呼吸運動)		
ガス交換と ガスの運搬		
肺の循環と血流		
呼吸の調節機構		
総合的な アセスメント所見		

第3章 循環機能

水・物質を流通させる

血液は酸素，栄養，代謝産物など様々な物質を運搬する媒体である．血液が血管系という回路内を，心臓のポンプ機能によってめぐることを循環という．

第2部／機能障害からみたフィジカルアセスメント

1 フィジカルアセスメントの焦点と循環機能の概観

財津倫子

A. フィジカルアセスメントの焦点

- 循環とは，血管系という回路内を，心臓のポンプ機能によって血液がめぐることである．血液は酸素や栄養，代謝産物などを運搬する媒体であり，常に全身の細胞に血液を灌流させなければならない．外部環境の変化にかかわらず，安定的な機能状態を維持するために，循環は心拍出量，血管抵抗，静脈還流量の変化によって常に調節されている．
- 循環機能のフィジカルアセスメントでは，①心臓のポンプ機能，②血流（血液が末梢までめぐって，酸素，栄養，代謝産物が運ばれているか），③循環の調節機構の観点からデータを収集し，正確にアセスメントすることで，患者が「からだの中の流通機構」に関して抱えている問題を明らかにしていく．

B. 循環機能の概観（全身の観察）

- インタビューに先立ち，緊急に対処する必要性があるかないか，循環機能に関連する徴候の出現がないか全身を概観する．
- 循環機能の概観では，循環機能障害で全身に出現する症状について観察する．
- 心臓は呼吸器と血管によってつながっており，心機能低下は肺循環に直接影響を及ぼすため，循環動態と呼吸状態を合わせて確認することも重要となる．

項目	留意点・根拠，特に見逃してはならない緊急サインとその対応
❶一般状態 ❶意識状態	❶重篤な頻脈や徐脈を呈する不整脈では，意識消失を伴う場合がある．また，心機能が低下した心不全状態では意識消失の原因として心室頻拍もあり得る．脈拍の触知を即座に行う．
❷脈拍	❷末梢動脈拍動は，左室収縮によって末梢循環へ伝達される圧波である．末梢動脈拍動の性状は，心機能と末梢組織での血液循環の指標となる．ショック状態であれば，脈拍は微弱か，または触知されない．脈拍が触知不能であれば，早急な胸骨圧迫などの処置が必要となる．心電図モニターが装着できる場所であれば，即座に装着する．
❸血圧	❸ショック状態になると血圧低下を認めるが，血圧の値だけを指標にしてショックを診断してはならない．循環血液量減少性，血液分布異常性，心原性，心外閉塞・拘束性などショックの原因は様々であり，鑑別が必要である．
❹呼吸状態	❹座位と臥位のどちらの体位で呼吸困難が強いのか，夜間では呼吸困難で何回覚醒するのか，過去1週間の経過で進行性であるかを確認する．進行性の場合，心不全に加えて肺塞栓も考えられる．狭心症や不整脈の発作を呼吸困難と感じる患者もいるので注意が必要である．
❺胸部症状 ❻冷汗	❺❻胸痛の持続時間，冷汗を伴うか，広い範囲か，呼吸や体位で変化するか，疼痛部位に変化があるかなどを確認する．冷汗を伴い，顔面蒼白，末梢血管の虚脱，呼吸不全，脈拍触知不能が認められば，ショック状態であると判断する． 〈注意〉糖尿病性神経障害があったり，高齢者の場合は，心筋梗塞

154

● 1. フィジカルアセスメントの焦点と循環機能の概観

項目	留意点・根拠，特に見逃してはならない緊急サインとその対応
❼チアノーゼ	が起こっても，ほとんど感じないか，あっても症状が軽いことがあるので注意する． ❼チアノーゼとは皮膚の色が青黒く見える状態である．血液中の酸素飽和度が低い状態を中心性チアノーゼ，末梢の血液の流れが悪い状態を末梢性チアノーゼという．先天性心疾患では酸素の少ない静脈血が動脈へ混入する場合にみられ，その場合はすべて重症である．
❽動悸	❽動悸の速さや不規則性の有無などをみる．肺塞栓の場合は，胸痛に加え，息切れ，動悸を伴う．
❾浮腫	❾部位や程度を確認する．右心不全の場合，両足性に浮腫が認められる．深部静脈血栓症では，うっ血した状態になるので，下肢の腫脹，皮膚色の変化，しびれや痛みが認められる．
❿咳嗽	❿呼吸困難ではなく，夜間の咳嗽のみを訴える心不全もあり注意する．喀痰を伴うようであれば，色・性状も重要なデータとなるため確認する．
⓫表情 ⓬全身倦怠感，易疲労感	⓫⓬循環機能低下に伴い，胸痛や呼吸苦，動悸などが持続すると倦怠感や易疲労感を呈する． **見逃してはならないサイン▶胸痛** 胸痛を呈する緊急を要する疾患は，①心筋梗塞，②急性大動脈解離，③肺塞栓などである．患者が胸痛部位をこぶしで示す場合，心筋梗塞である可能性が高く，冷汗を伴う強い胸痛が背部・腹部に広がってくるのであれば，急性大動脈解離を考慮する．肺塞栓は胸痛とともに息切れ，動悸を伴う． **緊急時対応▶** ①病棟で患者が激しい胸痛を訴えていれば，ドクターコールと同時にバイタルサインを測定する．観察室があれば，ベッドごと移動する． ②心電図モニターを装着すると同時に，血管確保を行い，SpO_2を測定し，酸素供給状態を確認する． ③医師の到着を待つ間，12誘導心電図チェックを行う． ④医師の緊急処置に対応する（酸素吸入，薬液投与）． ⑤迅速な原因究明のために，胸部X線写真撮影の手配，心エコー検査の準備を行う．
2 その他 ❶体型の観察	❶肥満では狭心症を誘発する危険が高く，動脈硬化をきたしているケースが多い．
❷肝腫大	❷右心不全において，血液のうっ滞が下大静脈から肝静脈に及ぶため，肝腫大を生じる．フィジカルイグザミネーションについては，この章の「【3】フィジカルイグザミネーション」を参照．
❸腹水	❸右心不全において，血液のうっ滞により，毛細血管の静脈側での圧が上昇し，血管内から血漿成分が押し出され，かつ間質液が血管内へ戻れず，間質にたまるため腹水を生じる．フィジカルイグザミネーションについては，この章の「【3】フィジカルイグザミネーション」を参照．
❹内頸静脈の拍動触知	❹右心不全では，右室の拍出力が低下し，右房，上大静脈，下大静脈に血液がうっ滞するため，内頸静脈の拍動が生じる．フィジカルイグザミネーションについては，この章の「【3】フィジカルイグザミネーション」を参照．
❺経皮的酸素飽和度測定 （SpO_2）	❺左心不全では，左室の拍出量が低下し，肺うっ血となり，肺血管内圧は上昇する．さらに悪化すると肺水腫となる．SpO_2を測定し，酸素飽和度を把握することが重要である．

3 循環機能

155

2 インタビュー

財津倫子

- インタビューでは，まず主訴，現病歴の順に確認していく．
- 患者は時として，出現している徴候を重要視していないことがあるため，主訴に付随して起こり得る徴候が出現していないかについても確認する．
- 現病歴では，主訴や徴候に変化があるのかといった経過を捉えるとともに，増強させる要因があるかについても確認する．
- 環境因子（職業歴，職場環境，感情的ストレス源など），生活習慣因子（喫煙や受動喫煙，アルコール摂取，運動習慣，食習慣など），生理的因子（加齢に伴う変化など），心理的要因（パーソナリティ，ストレス），既往歴といった循環機能に影響を及ぼす危険性のある因子や現在の健康状態についても系統的に情報を得る．
- 加齢による心拍出力の低下，心筋の肥大，全身血管の動脈硬化などを知る上で，患者の年齢を把握することは重要である．
- 胸痛や息苦しさなどの循環器症状があると，患者は生命への危険を感じ，不安を抱くことが多いため，患者の表情にも留意し，安心感を与えるように関わることが重要である．

質問項目	留意点・根拠，特に見逃してはならない緊急サインとその対応
1 主訴 ❶胸部症状 ❷息切れ，呼吸困難 ❸咳嗽 ❹倦怠感	❶胸痛の持続時間，冷汗を伴うか，広い範囲か，呼吸や体位で変化するか，痛む部位に変化があるかなどを確認する．冷汗を伴い，顔面蒼白，末梢血管の虚脱，呼吸不全，脈拍触知不能が認められれば，ショック状態であると判断する． ❷座位と臥位のどちらの体位で呼吸困難が強いのか，夜間では呼吸困難で何回覚醒するのか，過去1週間の経過で進行性であるかを確認する．進行性の場合，心不全に加えて肺塞栓も考えられる．狭心症や不整脈の発作を呼吸困難と感じる患者もいる． ❸呼吸困難ではなく，夜間の咳嗽のみを訴える心不全の場合もあり注意する．喀痰もあれば，色・性状の確認を行う． ❹循環機能低下に伴い，胸痛や呼吸苦，動悸などが持続すると倦怠感や疲労感を呈する． **見逃してはならないサイン▶** 呼吸困難 **想定される疾患▶** 呼吸困難を訴え緊急を要する疾患は，①気管支喘息重積発作，②急性左心不全，③緊張性気胸などである． **緊急時対応▶** ①呼吸困難を主訴に来院，または病棟で急に発症した際は，まず起座位とし呼吸が楽になる姿勢を保ち，ドクターコールすると同時にバイタルサインを測定する． ②呼吸困難で会話はままならないことが多いので，換気ができているかすぐに聴診を行いSpO_2を測定する． ③急に発症した場合は，心電図モニターを装着し，緊急処置に対応するため，吸引，酸素吸入，点滴，胸腔ドレーン挿入の準備をする． ④迅速な原因究明のために，胸部X線写真撮影の手配も並行して行う．
2 現病歴 ❶発病から現在までの経過	❶現病歴を聴取することで主訴や徴候，疾患の経過を捉えることができる．現病歴は5W1H（誰が，何を，いつ，どこで，なぜ，どうやって）で，もれなく正確に確認することが重要である．

質問項目	留意点・根拠，特に見逃してはならない緊急サインとその対応
3 既往歴 ❶慢性疾患（冠状動脈疾患，高血圧症，脂質異常症，糖尿病，先天性心疾患），心臓手術，心疾患での入院治療の有無 ❷循環器以外の疾患や外傷の有無	❶疫学的研究により虚血性疾患の危険因子（リスクファクター）が明らかになってきている．家族歴の存在（特に発症年齢が 50 歳以下の時），脂質異常症，糖尿病，高血圧などが含まれる．脂質代謝の異常が虚血性心疾患に直接的に関与しており，LDL コレステロール（悪玉コレステロール）の増加により危険性が増し，HDL コレステロール（善玉コレステロール）の増加により危険性が減る． ❷閉経後の女性では動脈硬化が起こりやすい状態になっている　**根拠▶** エストロゲン（卵胞ホルモン）は，総コレステロールおよび LDL コレステロールを低下させ，HDL コレステロールを上昇させ，脂質代謝に対して良好な効果を示す．黄体ホルモンや男性ホルモンは，エストロゲンとは逆に作用し，LDL コレステロールを上昇させ，HDL コレステロールを低下させ，脂質代謝改善に対して負の効果を示すと考えられている．エストロゲンが減少した閉経後の女性に，エストロゲンを補充することをホルモン補充療法（hormone replacement therapy；HRT）と呼ぶ．
4 家族歴 ❶心疾患，糖尿病，脂質異常症，高血圧症，先天性心疾患，突然死などの有無	❶虚血性心疾患の家族歴は，有意な冠危険因子である．突然死の家族歴を有する場合，肥大型心筋症の存在が考えられる．糖尿病，脂質異常症の家族歴も虚血性心疾患と関連が大きい．
5 環境因子 ❶職業歴，職場環境，感情的ストレス源	❶ストレス環境の有無を把握するためにも，患者の職業を知ることは，健康を考える上で重要となる．ストレスは，肥満や動脈硬化，血行障害をもたらすため，必ず把握する　**根拠▶** 人間はストレスが加わると，過食になる傾向にある．この過食に運動不足が加わると，肥満となり，血液中のコレステロールや中性脂肪が過剰になり，それがもとで粥腫（じゅくしゅ）がつくられ，血管を痛めたり，塞いだりする．また，ストレスが加わり，交感神経が過度に緊張すると，アドレナリンの分泌が亢進する影響で，血管が収縮する．ストレスなどにより交感神経の緊張が慢性化した場合，血管は絶えず収縮した状態になり，全身で血行障害が生じ，血圧は上昇する．
6 生活習慣因子 ❶喫煙 ❷アルコール摂取	❶喫煙は心血管病の重要な危険因子である　**根拠▶** 喫煙により一酸化炭素が体内に取り込まれる．肺から吸収された酸素は，血液中のヘモグロビンと結びついて全身に運ばれるが，一酸化炭素はこのヘモグロビンとの結合が酸素よりも強い．一酸化炭素はヘモグロビンを先取りし，酸素の運搬を妨害し，全身的な酸素不足を引き起こす．またニコチンは，末梢神経に作用して毛細血管を収縮させる．そのため喫煙直後の血圧は，収縮期血圧・拡張期血圧ともに上昇する．心拍数も急激に上昇する．そして血管収縮の結果，手足の皮膚温度は低下する．これは，いわゆる「一服」からはほど遠い状態であり，からだに負荷がかかっていることを示している． ❷アルコール摂取は肥満や高血圧を招く．また冠状動脈が痙攣（スパスム）して胸痛を生じる冠攣縮性狭心症では，アルコール摂取

質問項目	留意点・根拠，特に見逃してはならない緊急サインとその対応
❸運動習慣	が引き金になる場合もあり注意を要する　**根拠▶** 長期的には大酒家は高血圧症になるリスクが高い．飲酒による肥満，塩辛いつまみから塩分をとり過ぎるほかに，血管の収縮性の亢進，交感神経の緊張や，腎臓からマグネシウムやカルシウムが失われることなどの原因が考えられる．しかし，適度のアルコール摂取は虚血性心疾患(心筋梗塞や狭心症)などの循環器疾患の発症を減少させるともいわれている．摂取されたアルコールには，HDL コレステロール(善玉コレステロール)を上昇させる作用，血小板の凝集を抑制する作用や，ストレスから解放する作用があるためである． ❸激しい運動を運動習慣として継続的に行っていた場合は，退院後の調整が必要となる．しかし，運動習慣のない場合は，適度な運動が循環器疾患を招く危険因子の予防ともなるので，指導を考慮する　**根拠▶** 有酸素運動により心肺の機能が強化され，末梢の血液循環は改善し，代謝もよくなり，中性脂肪値が下がり，HDL コレステロール値は上がる．運動には，脂質異常症，高血圧，糖尿病などの危険因子の予防・治療効果のほか，持久力をつけ，ストレスを解消するといった効果がある．
❹食習慣	❹動脈硬化を引き起こす因子としては，LDL コレステロール(悪玉コレステロール)の増加がある．しかし，動脈硬化の危険因子としてはほかに肥満や高血圧，脂質異常症，糖尿病などがあり，コレステロールだけでなく，塩分およびエネルギーも含めた食生活全体を考えなければならない．
7 生理的因子 ❶年齢	❶高齢者では，体型が変化し，多くの臓器が萎縮し機能低下をきたす．加齢による心血管系臓器の変化として，心拍出力が徐々に低下するため，代償的に心筋が肥大してくる．また，全身の血管に動脈硬化が起こり，血管内腔が狭くなり，全身の各臓器への酸素や栄養の供給が減少する結果，臓器の機能低下が起こる．
8 心理的因子 ❶パーソナリティ	❶タイプ A 行動パターンを示す人は，活動的で競争心や攻撃性が強くストレスをためやすいといわれる．タイプ A 行動パターンを示す人の狭心症や心筋梗塞の発生頻度は高いとされており，患者のパーソナリティの観察は重要となる．
9 現在の健康状態 ❶体型 ❷服用している薬剤の有無 ❸睡眠時間，熟睡感，日中の眠気の有無	❶肥満では脂質異常症(LDL コレステロール・中性脂肪の増加，HDL コレステロールの減少)，高血圧，糖尿病を合併する場合が多い，これは小児でも同様である．また，耐糖能異常や 2 型糖尿病を合併するメタボリックシンドロームは，動脈硬化性心血管疾患の原因となる． ❷現在内服している薬剤の作用・副作用を理解するとともに，管理状況を確認し，退院後の管理について考える必要がある． ❸ストレスにより交感神経が優位になっていると，アドレナリンの過剰分泌が起こり，夜間に適切な睡眠がとれていない可能性があり，熟睡感がない場合がある．患者がストレスはないと感じていても，睡眠状況を観察することで，精神状態を観察する手がかりとなり得る．

● 3. フィジカルイグザミネーション

3 フィジカルイグザミネーション

財津倫子

A. 概説

- 患者と環境の準備を整える.
- 胸部を露出することから，患者のプライバシーへの配慮を行う.
- 座位または仰臥位，起座位，側臥位で，①視診，②触診，③打診，④聴診，⑤スクラッチテスト，⑥中心静脈圧（内頸静脈圧）の推定，⑦末梢循環の確認，の順に実施する.
- 視診では，胸部の変形による心機能への影響や心疾患による胸郭の変形の有無について観察する．また，仰臥位で外頸静脈の観察を行う.
- 触診では，心尖拍動部位の確認で心肥大の有無を確認し，頸動脈，橈骨動脈，上腕動脈，大腿動脈，膝窩動脈，足背動脈，後脛骨動脈の触診を行い，触知ができることを確認する.
- 打診では，仰臥位で第5肋間の左腋窩線上から胸骨中央へ向かい打診し，心尖部の推定をする.
- 聴診では，聴診器を用いて，心音の変化，過剰心音，心雑音を観察する.
- スクラッチテストでは，仰臥位で聴診器を第5肋間胸骨左縁に当て，第5肋間に沿って外側から中心へ向かって皮膚を引っかいていき，音が大きくなる部位を確認し，肺と心臓の境界部位を推定する.
- 中心静脈圧の推定では，ベッドを挙上し，胸骨角から垂直に定規を当て，外頸静脈が怒張する上端までの距離を測定し，右心不全の有無をみる.
- 末梢循環の確認では，アレンテスト，下肢挙上，ホーマンズ徴候の順に確認し，循環不全の有無を確認する.

3 循環機能

B. 準備

手順 要点	留意点・根拠
1 患者と環境の準備を整える ①患者に説明する（❶） ②環境を整える（❷❸） ③患者に診察の準備をしてもらう（❹❺❻）	❶胸部のフィジカルアセスメントの目的，方法について患者に説明する　根拠▶患者の同意を得て，協力を得る ❷室温を確認し，24±2℃に調整する　根拠▶寒さは血管を収縮させ循環不全を生じる可能性があり注意する ❸プライバシーが守られる静かな環境で行う　根拠▶心音，血管音は小さく，また比較的低音である．環境に雑音があると聴取は困難になる ❹座位または仰臥位，左側臥位で行う ❺患者に上半身の着衣を脱ぐように促し，胸部を

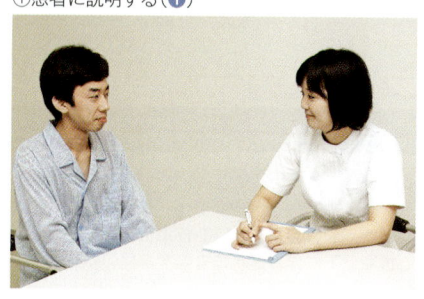

159

要点	留意点・根拠
	露出してもらう．女性は肌着1枚，男性は上半身裸　根拠▶ 正確に聴診するために，服の上からではなく，聴診器を皮膚に直接当てる方がよい ❻不要な露出は避け，脱衣後は速やかに上半身をバスタオルで覆う　根拠▶ プライバシーの保護および保温のため
❷胸部（前面）の指標・基準線を確認する ①胸部前面の基準線・指標を確認する(❶) 　指標：(a)鎖骨，(b)胸骨角，(c)肋骨下縁 　縦軸：(d)胸骨中線，(e)鎖骨中線 　横軸：第1～10肋骨および各肋間 (a)鎖骨 (b)胸骨角 (c)肋骨下縁 (e)　(d)　(e) 右鎖骨中線　胸骨中線　左鎖骨中線	❶ 〈前面指標〉： 　(a)鎖骨：肩峰端～胸骨端までを確認する 　(b)胸骨角：胸骨の垂直中心部を頸部から腹部に向かって下ろしていくと突起部（胸骨角）を触れる．胸骨角の横は第2肋骨なので，これを目安に肋骨・肋間を探っていく 　(c)剣状突起部から弧を描くような形状をなす肋骨下縁部 〈前面縦軸〉： 　(d)胸骨中線：胸骨の中央部から垂直に下ろした線 　(e)鎖骨中線：鎖骨の中央部から垂直に下ろした線 〈前面横軸〉：第1～10肋骨および各肋間

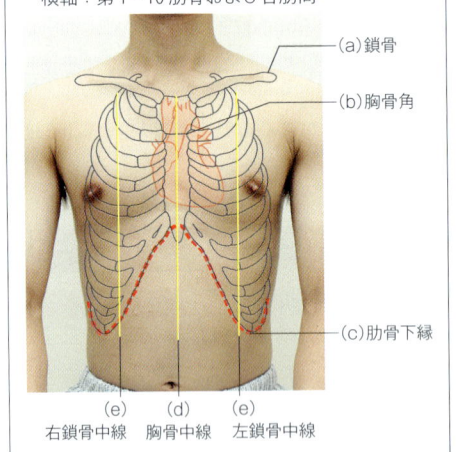

C. 手技

1. 循環器の視診

目的▶ 心臓が収まる胸郭の形状を把握し，変形による心機能への影響，または心疾患による胸郭の変形の有無について，身体の外側から把握する．また，心機能低下に伴う症状の有無を身体の外側から把握する．
チェック項目▶ 胸郭の左右対称性・変形（陥没，突出，隆起，側彎）の有無，皮膚の異常，頸静脈の怒張の有無
必要物品▶ バスタオル，ペンライト

手順

要点	留意点・根拠
❶ 患者と環境の準備を整える（p.159参照）	

● 3. フィジカルイグザミネーション

要点	留意点・根拠
2 患者を座位または仰臥位にする	
3 患者の胸部全体が見えるように，衣服を調整する(❶)	❶看護師は胸部全体が十分見えるように衣服を調節し，患者の真正面より胸郭の形状を観察し，外観から心臓の位置の異常の有無を観察する
4 胸郭の形状を視診する ①患者の真正面から胸郭の形状(左右対称性，変形の有無，皮膚の性状)を観察する(❶)	❶皮膚の性状(浮腫や皮下気腫)に異常を認めた場合，触診が必要と判断されれば，触診を行う．皮下気腫などは触診で確定診断が可能である
5 患者を仰臥位にし，片側へ少し首を回すように声をかけ，外頸静脈の観察を行う(❶) 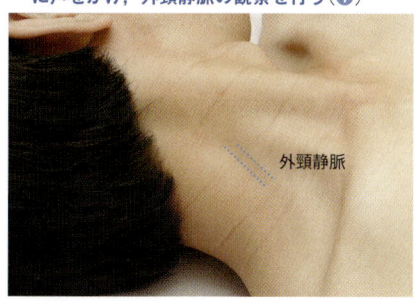	❶頸動脈よりも弱いながら拍動があり，脈を触知できれば内頸静脈，拍動があっても脈が触知できなければ外頸静脈である(図 3-1) 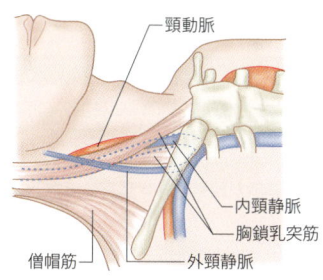 ■図 3-1　頸静脈
6 外頸静脈が見えにくい場合は，ペンライトを斜め上方向から当てて観察する(❶) 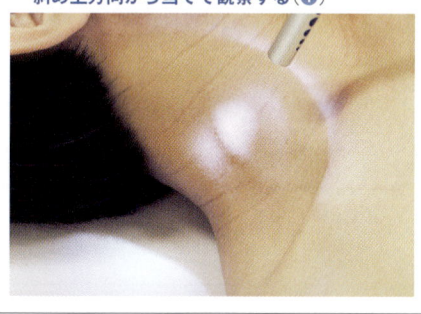	❶光を当てることでふくらみに影ができ，その輪郭を見ることができる

3 循環機能

アセスメント
1. 正常な胸郭かどうか

アセスメント項目・ポイント	正常所見	異常所見・緊急時対応
1 左右対称性	●脊椎線や胸骨中央線に対して左右対称	●脊椎線や胸骨中央線に対して左右対称でない．片肺に肺炎，胸水貯留，気胸などの異常がある場合にみられる

161

アセスメント項目・ポイント	正常所見	異常所見・緊急時対応
2 変形（陥没，突出，隆起，側彎(そくわん)）の有無	●変形がない ●胸郭の陥没，突出，隆起，側彎がない	●漏斗胸（胸部の陥没）がみられる　**根拠▶** 漏斗胸では心電図異常を認める場合があるが，心臓の位置がずれているために心電図の電極と心臓の位置関係がずれて波形が変わると考えられている．心雑音や心音の異常は，心臓の位置の変化により，血液の流れが一部変化するためであると考えられている ●胸骨左縁に沿って隆起や膨隆がみられる場合，右室の運動負荷の可能性が考えられる ●上胸部の隆起は大動脈の拡大の可能性が考えられる
3 腫瘤，外傷，発赤，皮下気腫，浮腫などの異常の有無	●皮膚の腫瘤，外傷，発赤，皮下気腫，浮腫などを認めない	●皮膚の腫瘤，外傷，発赤，皮下気腫，浮腫などがみられる．皮下気腫は気胸や縦隔気腫などで生じる

2. 右心不全はないか

アセスメント項目・ポイント	正常所見	異常所見・緊急時対応
1 仰臥位で外頸静脈が観察できるか	●仰臥位で外頸静脈が観察できる	●仰臥位で外頸静脈が観察できない場合，脱水などが考えられる
2 起座位で外頸静脈が観察できるか	●起座位で外頸静脈の観察ができない	●心タンポナーデ，右心不全（図3-2）では，起座位で外頸静脈の観察ができる（怒張）

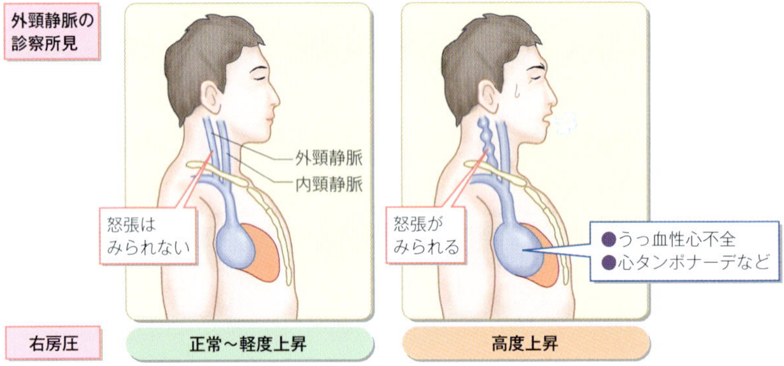

外頸静脈の診察所見

外頸静脈
内頸静脈

怒張はみられない — 右房圧 — 正常〜軽度上昇

怒張がみられる — 高度上昇
●うっ血性心不全
●心タンポナーデなど

■図3-2　外頸静脈の怒張

2. 循環器の触診

1）心尖拍動，前胸部拍動

目的▶ 心臓のポンプ機能低下，血管病変・心筋病変に伴う心負荷の有無を把握する．
チェック項目▶ 心尖拍動の増強の有無，前壁拍動の有無，胸骨中線から心尖拍動部位までの距離
必要物品▶ バスタオル，シール，メジャーまたは定規

● 3. フィジカルイグザミネーション

手順 要点	留意点・根拠
1 患者と環境の準備を整える（p.159 参照）	
2 患者を仰臥位あるいは左側臥位にして心尖拍動を観察する（❶）	❶仰臥位で心尖拍動がわからなければ，患者の身体を左側に向け，左側臥位とする　根拠▶左側へ向けて，心尖部がより胸壁に近づく体位とする
3 心尖部の拍動を触診する ①肋間を触知し第5肋間を確認する（❶）	❶心尖部は，左第5肋間鎖骨中線の位置にあるので，最初に左第5肋間を確認する（図 3-3） 第5肋間 胸骨中線（正中線）　　　左鎖骨中線 ■図 3-3　心尖部の位置
②左鎖骨中線と左第5肋間の交わる位置を確認する（❷）	❷心尖拍動は，左第5肋間鎖骨中線の位置にみられるため，部位を特定する

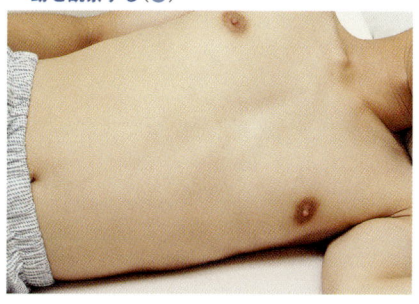

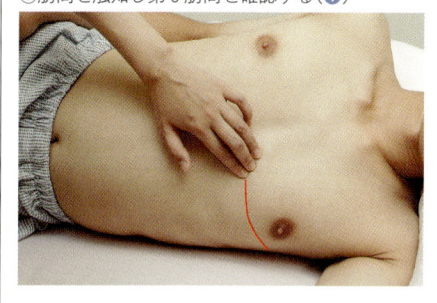

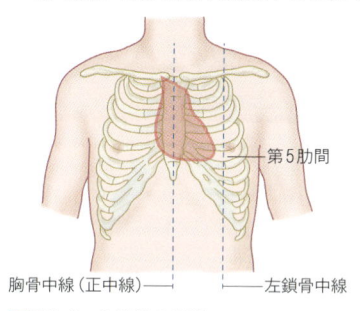

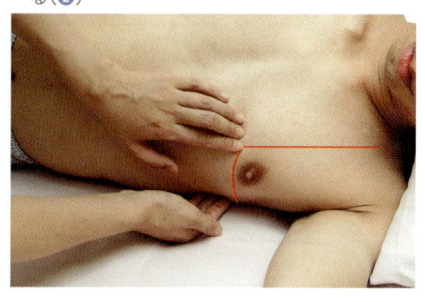

3 循環機能

要点	留意点・根拠
③指先で心尖拍動を確認する 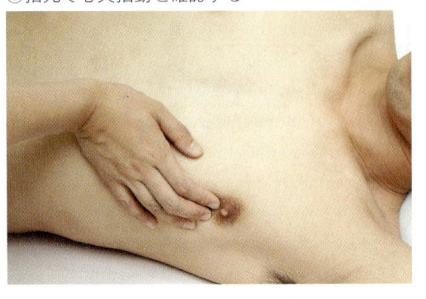 ④心尖拍動部位にシールを貼って印をつけ，胸骨中線からの距離を測定する（❸） 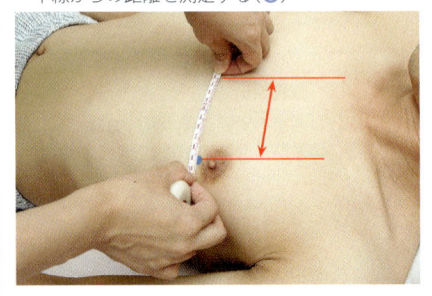	❸胸骨中線から心尖拍動部位までの距離を測定し，アセスメントを行う（図3-4）．その距離が10cm以上であれば，心肥大が疑われる 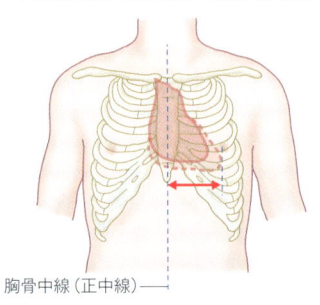 胸骨中線（正中線） ■図3-4　胸骨中線から心尖拍動部位までの距離
4 胸壁拍動を触診する ①手掌近位部（手関節部近くの手掌）を移動させながら，3か所（右傍胸骨，左傍胸骨，胸骨下部）で胸壁拍動を確認する（❶）	❶胸壁拍動は，正常では触れず，もし異常があって触れたとしても，ごくわずかに感じる程度であるため，手掌をできる限り広範囲に使って，わずかな変化を見逃さないように確認する（図3-5）
5 振戦（スリル）を触診する ①手掌遠位部（手掌の指に近い側）を用いて，4領域（第2肋間胸骨右縁，第2肋間胸骨左縁，第4肋間胸骨左縁，心尖部）の振戦を確認する（❶）	❶振戦も胸壁拍動と同じく，正常では触れず，もし異常があって触れたとしても，ごくわずかに感じる程度である．振戦は，弁の異常と関連が深い血流の乱れによって生じる血管壁の振動が一定以上になった場合に胸壁に達し，振動として触知される部位が異常部位の特定に重要となるため，指に近い部位で確認していく（図3-5）

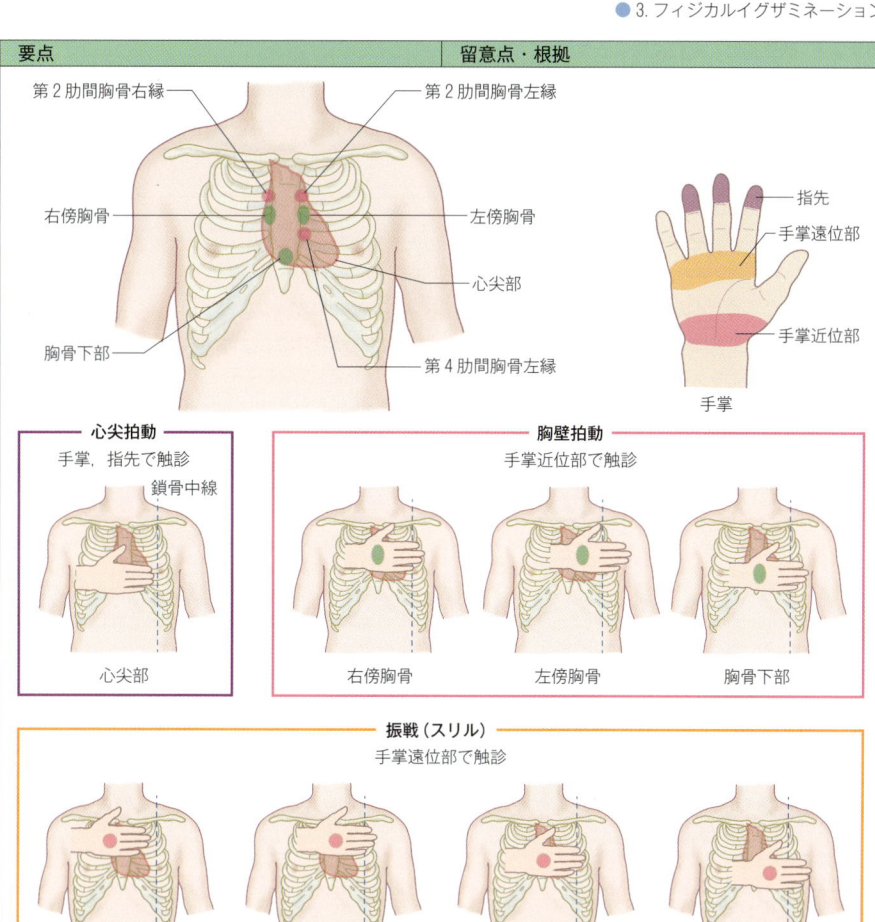

● 3. フィジカルイグザミネーション

要点	留意点・根拠

図3-5 胸壁の触診部位

胸壁の触診部位：第2肋間胸骨右縁、第2肋間胸骨左縁、右傍胸骨、左傍胸骨、心尖部、胸骨下部、第4肋間胸骨左縁

手掌：指先、手掌遠位部、手掌近位部

心尖拍動
手掌，指先で触診
鎖骨中線
心尖部

胸壁拍動
手掌近位部で触診
右傍胸骨／左傍胸骨／胸骨下部

振戦（スリル）
手掌遠位部で触診
- 第2肋間胸骨右縁（大動脈弁領域）
- 第2肋間胸骨左縁（肺動脈弁領域）
- 第4肋間胸骨左縁（三尖弁領域）
- 心尖部

アセスメント

1. 心臓の大きさに異常はないか

アセスメント項目・ポイント	正常所見	異常所見・緊急時対応
1 心尖拍動までの距離の拡大の有無	●左第5肋間鎖骨中線の位置で，心尖拍動がある ●胸骨中線から心尖拍動部位までの距離が10 cm未満である	●心尖拍動部位が第6肋間以降へ下降している場合は，心肥大を疑う ●仰臥位で心尖拍動が観察される場合も心肥大を疑う ●胸骨中線から心尖拍動部位までの距離が10 cm以上で心肥大を疑う
2 胸壁拍動，振戦の有無	●胸壁拍動や振戦は触	●胸壁拍動や振戦を触れる場合は，異常であ

3 循環機能

165

■表 3-1 胸壁拍動と振戦に関するまとめ

		触診部位	対応する部位	原因
胸壁拍動		左右の傍胸骨部	大動脈	大動脈瘤
		胸骨下部	右室	右室圧負荷(肺高血圧症,肺動脈弁狭窄) 右室容積負荷(心房中隔欠損症)
		胸壁全体	心臓全体	心室瘤
振戦	収縮期	大動脈弁領域	大動脈弁	大動脈弁狭窄症
		肺動脈弁領域	肺動脈弁	肺動脈弁狭窄症
		三尖弁領域	三尖弁	心室中隔欠損症
	連続性	肺動脈弁領域	心基部(触れない)	動脈管開存症
	拡張期	エルブ領域	大動脈弁	大動脈弁閉鎖不全症
		心尖部	僧帽弁	僧帽弁狭窄症

アセスメント項目・ポイント	正常所見	異常所見・緊急時対応
	知しない	る(表 3-1) ● 胸壁拍動では,大動脈瘤,右室負荷,右室容積負荷,心室瘤などが疑われる ● 振戦を触れる場合は,弁の狭窄や閉鎖不全など弁の異常が疑われる.それ以外では触れにくい

2) 動脈触知

目的▶ 血液の循環状態を把握する.
チェック項目▶ 頸動脈,橈骨動脈,上腕動脈,大腿動脈,膝窩動脈,足背動脈,後脛骨動脈のそれぞれについて,以下を確認する.
①脈拍の回数
②脈拍の強さ
③脈拍のリズム
④脈の緊張の左右差
必要物品▶ バスタオル,ストップウォッチ(秒針付き時計)

手順	
要点	留意点・根拠
1 患者と環境の準備を整える(p.159 参照)	
2 患者を仰臥位または座位にし,それぞれの動脈を触診する ①頸動脈:触診は示指・中指・薬指 3 本の指腹を用い,頸動脈の触知を行う.この際,片側ずつ触診する(❶)	❶この時,圧迫が強いと徐脈となりやすいため注意する.また,頸動脈は脳に血液を送る主要な血管であり,両側の血流を遮断しないよう片側ずつ触診を行う.心不全が疑われる時は特に慎重に行う.総頸動脈は,胸鎖乳突筋と前頸部にある舌骨筋群の間を走行する(図 3-6).胸鎖乳突筋と舌骨筋群の間にできるくぼみ部分で拍動を触れることができる.特に左右差に注意する

● 3. フィジカルイグザミネーション

要点	留意点・根拠
	根拠▶ 動脈硬化症，大動脈炎症候群では，総頸動脈の狭窄によって拍動に左右差が認められる．また，解離性大動脈瘤によっても左右差が出現する

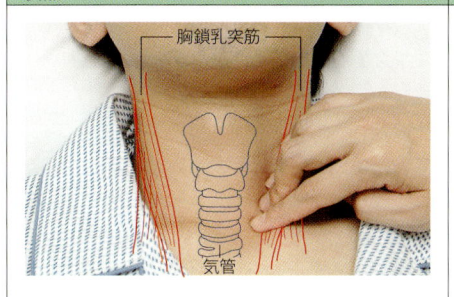

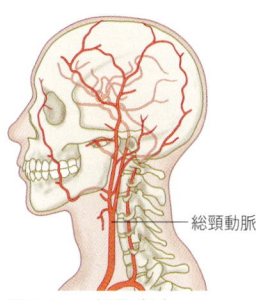

■図3-6　総頸動脈

②橈骨動脈：3指（示指，中指，薬指）の指先の指腹を用い，触知する（❷）．触知後，脈拍数を測定する

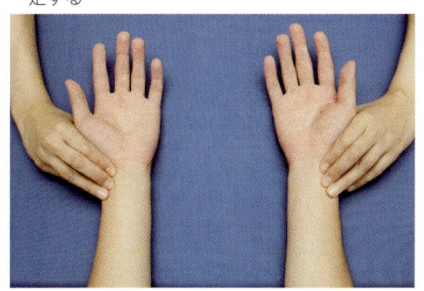

❷患者の手掌側の橈骨動脈に沿って両側同時に触知する（図3-7）

根拠▶ 上肢の動脈触知で左右差がある場合，動脈狭窄の可能性がある

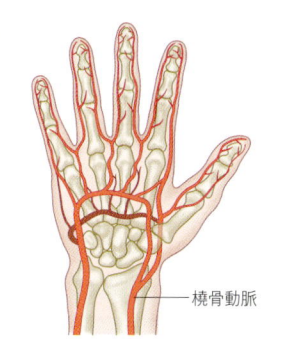

（右手を手掌方向から見たところ）
■図3-7　橈骨動脈

③上腕動脈：3指（示指，中指，薬指）の指先の指腹で少し押さえ込むようにして触知する（❸）

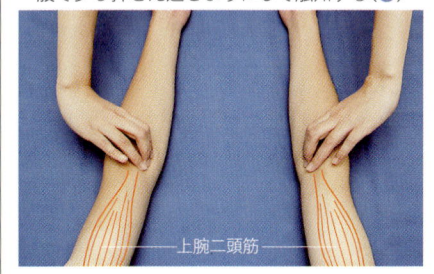

❸上腕二頭筋と上腕三頭筋溝間で両側同時に触知する．上腕動脈は，腋窩動脈から移行し，上腕二頭筋腱の小指側に沿うように，正中神経と平行するように走行する（図3-8）．肘関節をやや屈曲すると，肘窩の小指側に上腕二頭筋腱が触れるので，そのまま肘関節を伸展すると上腕動脈が触れる

根拠▶ 上肢の動脈触知に左右差がある場合，動脈狭窄の可能性がある

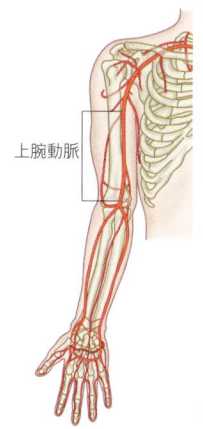

■図3-8　上腕動脈

3　循環機能

第2部／機能障害からみたフィジカルアセスメント

要点	留意点・根拠
④大腿動脈：患者を仰臥位で両下肢を伸展させ、鼠径靱帯の下部中央より内側に、3指（示指、中指、薬指）を当て触知する（❹）	❹鼠径靱帯の下部で上前腸骨棘と恥骨結合のほぼ中央を押す（図3-9）。腹部の深い触診と同様、両手を用い片方の手を他方の上にのせると、肥満患者ではうまく触診できる。大腿動脈の拍動は鼠径靱帯から出てくる部分で、上前腸骨棘と恥骨結合を結ぶ線上の内側1/3の部分で触れることができる

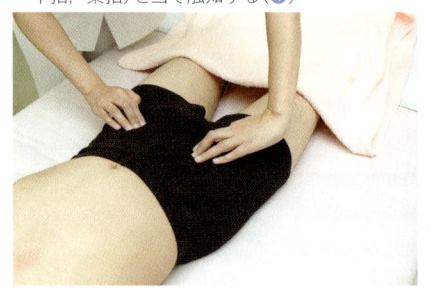

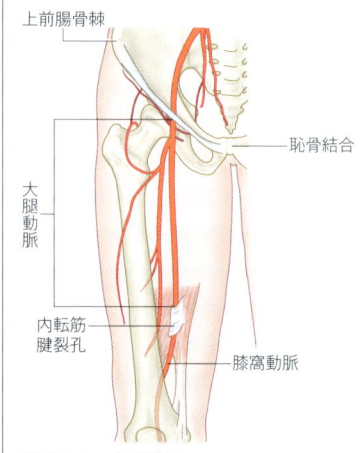

■図3-9　大腿動脈

| ⑤膝窩動脈：仰臥位の患者に膝を立ててもらう。その膝を両手で包み込み、母指以外の4指を膝の後面に回し、正中で触れ合うように指先に力を入れて膝窩を深く押して触診する（❺） | ❺後部膝窩の外側で、両手の指先を膝の後面の正中で触れ合うようにし、膝窩を深く押す（図3-10）。膝窩動脈拍動は他の動脈拍動に比べると、触知するのが難しい。深いところに位置するため、拍動が不明瞭である |

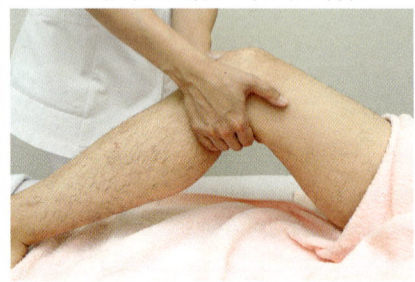

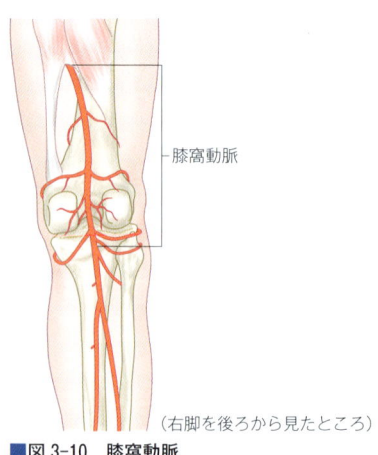

（右脚を後ろから見たところ）
■図3-10　膝窩動脈

3. フィジカルイグザミネーション

要点	留意点・根拠
⑥足背動脈：足趾を伸ばしてもらい，足背の長母趾伸筋腱のやや外側に3指（示指，中指，薬指）を当てて触知する（❻） 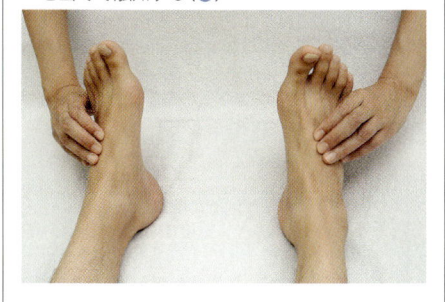	❻足趾を伸ばし，長母趾伸筋腱のやや外側で触知する．足趾を伸ばして長母趾伸筋と長趾伸筋の腱を浮き上がらせて，その間にできた窪みを圧迫すると足背動脈の拍動を触れることができる（図3-11）．拍動を触知できない場合はさらに外側を触知し探す　根拠▶足背動脈は先天的に存在しなかったり，足首付近の高位で分岐することがある．その場合，さらに外側を触知し，探してみる 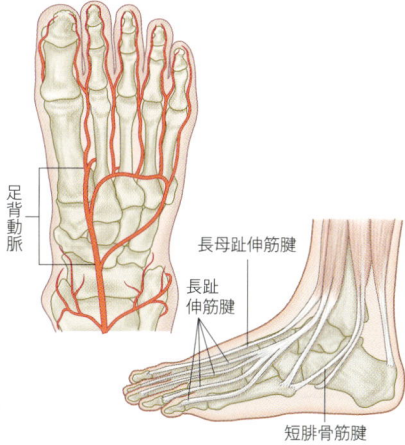

■図3-11　足背動脈と長母趾伸筋腱

⑦後脛骨動脈：内果のやや後方下に3指（示指，中指，薬指）を当てて触知する（❼） 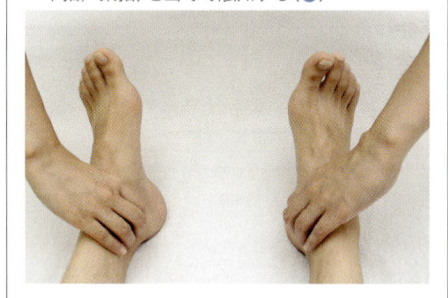	❼後脛骨動脈は，膝窩動脈の2終枝の1つで，下腿後側の筋の間を下行して，内果の後方を通って足底に出るため，内果のやや後方下に3指を置くと触知することができる（図3-12） 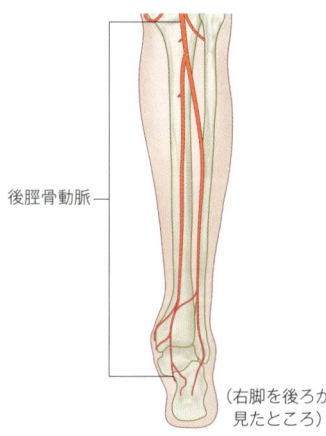

■図3-12　後脛骨動脈

169

アセスメント

1. 末梢循環に異常はないか

アセスメント項目・ポイント	正常所見	異常所見・緊急時対応
1 拍動の有無	● 動脈の触知ができる	● 大動脈閉鎖不全では，頸動脈・橈骨動脈において強調された拍動を認める（図3-13）
2 脈拍数	● 成人男子：65〜72回/分，成人女子：70〜80回/分	● 脈拍が100回/分以上の場合は頻脈，60回/分未満の場合は徐脈である（表3-2）
3 性状（脈の立ち上がり，脈の形，脈の大きさ，強さ，持続，リズム，血管の弾力性や緊張度）	● 一定の間隔で規則的に触れる ● 大きさが一定である ● 適度の弾力性と緊張がある	● 一定の間隔で規則的に触れない場合，リズムの乱れ，結滞，速度の変化が疑われる（表3-2） ● 広範囲の増強した膝窩動脈拍動は，膝窩動脈瘤を示唆する ● 交互脈（大小の脈が交互に現れる）は，左心不全などの心機能低下の可能性がある
4 左右差・上下肢差の有無	● 左右差・上下肢差がない	● 皮膚の弾力性の低下は，脱水，低タンパクなどの可能性がある ● 上肢の動脈触知に左右差がある場合は，動脈狭窄の可能性がある　根拠▶ アテローム硬化や閉塞により，非対称性の拍動低下を認める
5 温度差	● 皮膚温は左右差なし	● 動脈硬化やレイノー病では，左右差や部分的な低温がみられる

■表3-2　脈拍の異常と考えられる疾患や不整脈

脈拍異常	所見	考えられる疾患や不整脈
頻脈	脈拍が100回/分以上	ショック（出血性，血液分布異常性）
徐脈	脈拍が60回/分未満	甲状腺機能低下症
結滞	脈拍は規則的ではあるが，時おり，脈拍が触知されない	心室性期外収縮
速脈	突然大きく触れ，急速に小さくなる	大動脈弁閉鎖不全，動脈管開存症など
遅脈	ゆっくり大きくなり，ゆっくり小さくなる	大動脈弁狭窄，僧帽弁狭窄など
奇脈	脈が吸気の場合に弱く，呼気の場合に強くなり，胸腔内圧の上昇を意味している	心タンポナーデ，重症喘息
大脈（緊張が強い）	強く指を持ち上げるように触れる	高血圧，心臓肥大，大動脈弁閉鎖不全症，発熱時，バセドウ病
小脈（緊張が弱い）	指にかかる緊張が弱い	大動脈弁狭窄，心タンポナーデ，心室中隔欠損症
リズム異常	不規則なリズムで触知される	心房細動

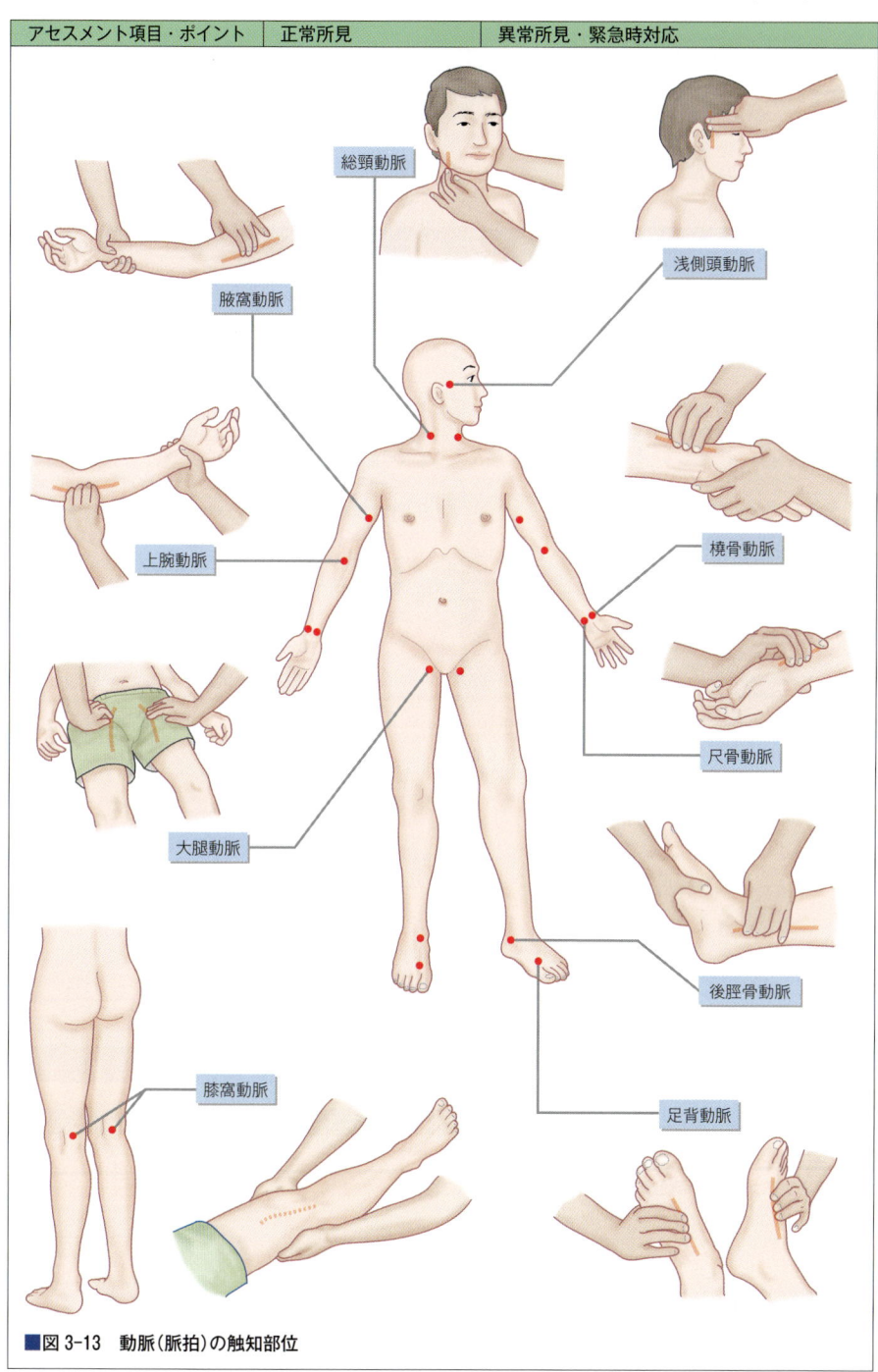

● 3. フィジカルイグザミネーション

| アセスメント項目・ポイント | 正常所見 | 異常所見・緊急時対応 |

3 循環機能

総頸動脈
浅側頭動脈
腋窩動脈
橈骨動脈
上腕動脈
尺骨動脈
大腿動脈
後脛骨動脈
膝窩動脈
足背動脈

■図 3-13　動脈（脈拍）の触知部位

171

3. 循環器の打診

目的▶ 心臓の大きさを推測し，心肥大の有無を把握する（心尖拍動の触診で部位の特定が難しい場合，打診を行って特定する）．
チェック項目▶ 心肥大の有無
必要物品▶ バスタオル

手順	
要点	留意点・根拠
1 患者と環境の準備を整える（p.159 参照）	
2 患者を仰臥位にする	
3 打診し心尖部を推定する ①左第5肋間左腋窩線上から胸骨中央へ向かい打診する（❶） 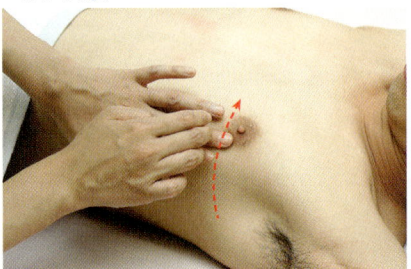 利き手ではない方の手の中指の指腹を患者の左第5肋間腋窩線上に密着させる．その中指の背を利き手の中指で叩いて打診する	❶利き手ではない方の手の中指の中央にある骨（中節骨）の腹側を，患者の診察する部位に密着させ，その上から利き手の中指で打診し，共鳴音から濁音に変わった部位が心尖部であると推定できる（図3-14） **根拠▶** 正常な肺は中に空気が詰まっているため，共鳴音がする．心臓や肝臓は中に細胞や血液が詰まっているため，濁音がする．この性質を利用する 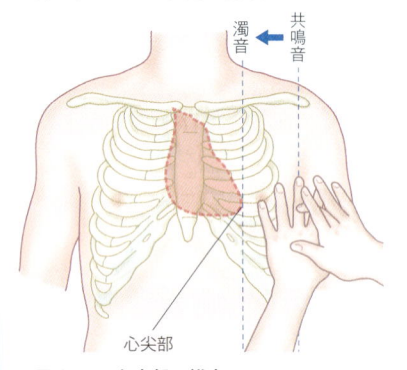 ■図3-14　心尖部の推定

アセスメント		
1. 心臓の大きさに異常はないか		
アセスメント項目・ポイント	正常所見	異常所見・緊急時対応
1 触診の心尖拍動（p.165）**のアセスメントの項と同じ**		

4. 循環器の聴診

目的▶ 心音を聴取することで，心臓の動き・弁の異常など，心臓の構造・機能を把握する．
チェック項目▶ 僧帽弁領域，三尖弁領域，エルブ領域，肺動脈弁領域，大動脈弁領域のそれぞれについて，以下を確認する．
　①心音の性状
　②異常心音・過剰心音の有無
必要物品▶ バスタオル，聴診器

手順

要点	留意点・根拠
1 患者と環境の準備を整える（p.159 参照）	
2 患者を仰臥位または座位にする 聴診部位に，まず聴診器の膜面を胸壁に十分密着させ，肋間をすべるように①～⑤の順番で聴診する（**❶**）．次にベル面を用いて①の領域でⅢ音，Ⅳ音を聴取する（**❷**） ①僧帽弁領域（鎖骨中線と左第5肋間との交点） ②三尖弁領域（第4肋間胸骨左縁） ③エルブ領域（第3肋間胸骨左縁） ④肺動脈弁領域（第2肋間胸骨左縁） ⑤大動脈弁領域（第2肋間胸骨右縁） 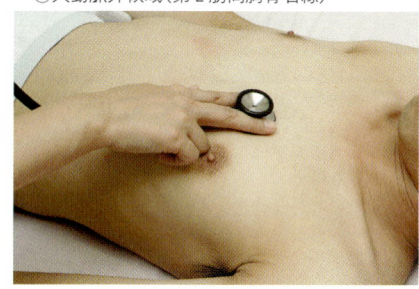 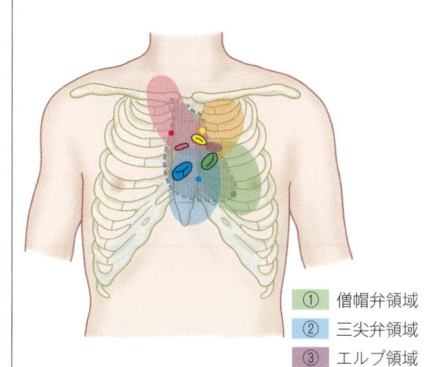	**❶** Ⅰ音（S_1）は，心室が収縮を開始し，僧帽弁と三尖弁の閉鎖に伴い振動が発生し聞こえる音である 　Ⅱ音（S_2）は，心室が収縮を終了し，大動脈弁と肺動脈弁の閉鎖に伴い振動が発生し聞こえる音である **❷** Ⅲ音（S_3）は，心室の拡張早期に，僧帽弁が開放し，心室に血液がたまる時に聞こえる音で，Ⅱ音に接近して生じるピッチの低い音である．僧帽弁領域でⅡ音の後に聴取される．聴診器のベル面で聴取する 　Ⅳ音（S_4）は，心室の拡張末期に，左室の血液充満と伸展によって振動が発生し聞こえる音である．僧帽弁領域でⅠ音に先行して聴取される．聴診器のベル面で聴取する **根拠▶** 心臓からの音は，低い周波数が多いため，低音を聞くのに適している聴診器のベル面は，Ⅲ音，Ⅳ音の聴取時に用いる．しかし，ベル面は強く胸壁に当てると皮膚が緊張してしまい，皮膚自体が低音を減弱させるフィルターとして作用し，利点が生かせないため軽く当てるよう注意する 　Ⅰ音：呼気時に聴取しやすい 　Ⅱ音：吸気時にエルブ領域で最もよく聴取できる 図3-15の各領域で，心周期ごとの特徴的な「ドッ・クン」音を確認し，2つの正常な心音のⅠ音・Ⅱ音の発生の関係が，下の①～⑤のように変化していく様子を観察する ①僧帽弁領域　　Ⅰ音≧Ⅱ音（ドッ-クン） ②三尖弁領域　　Ⅰ音≧Ⅱ音（ドッ-クン） ③エルブ領域　　Ⅰ音＝Ⅱ音（ドッ-クン） ④肺動脈弁領域　Ⅰ音＜Ⅱ音（ドッ-クン） ⑤大動脈弁領域　Ⅰ音＜Ⅱ音（ドッ-クン）

■図3-15　心音の聴診範囲
① 僧帽弁領域
② 三尖弁領域
③ エルブ領域
④ 肺動脈弁領域
⑤ 大動脈弁領域

アセスメント		
1. 心音に異常はないか		
アセスメント項目・ポイント	正常所見	異常所見・緊急時対応
1 心拍数，リズム，速さ，強さ，高さ，質，心雑音の有無，心雑音時の持続時間	●規則的なリズムで，年齢に応じた回数	●前掲表 3-2，表 3-3 参照
2 心音聴取部位と聴取される心音との関係 ①Ⅰ音，Ⅱ音の鑑別	●僧帽弁領域はⅠ音≧Ⅱ音（ドッ—クン）と聴取 ●三尖弁領域はⅠ音≧Ⅱ音（ドッ—クン）と聴取 ●エルブ領域はⅠ音＝Ⅱ音（ドークン）と聴取 ●肺動脈弁領域はⅠ音＜Ⅱ音（ドッ—クン）と聴取 ●大動脈弁領域はⅠ音＜Ⅱ音（ドッ—クン）と聴取	●Ⅰ音が亢進した場合：左室収縮力の増強，僧帽弁狭窄，三尖弁狭窄などの可能性がある ●Ⅰ音が減弱した場合：左室収縮力の低下，僧帽弁閉鎖不全，三尖弁閉鎖不全，完全房室ブロックなどの可能性がある ●Ⅰ音が分裂した場合：右脚ブロックなどの可能性がある ●Ⅱ音の亢進：高血圧 ●Ⅱ音の分裂が呼気時に聴取され，吸気に伴い増強する場合，肺高血圧症の可能性がある ●Ⅱ音の分裂が呼気時に聴取され，吸気時に消失する場合，大動脈弁の狭窄の可能性がある ●Ⅱ音の分裂が呼気時に聴取され，吸気時に持続的に分裂する場合，肺動脈弁閉鎖の遅れなどの可能性がある
②Ⅲ音の有無	●低調で重いものが落ちるような音を聴取する（若年者では左側臥位にするとⅢ音が聞こえるのが正常）	●Ⅲ音が聞かれない場合は高血圧や心筋の肥厚を疑う ●心拡大が起こるとⅢ音が，心肥大が起こるとⅣ音が聞かれる．Ⅲ音，Ⅳ音ともに聞かれる場合をギャロップリズム（奔馬調律）といい，心不全，虚血性心疾患，拡張型心筋症（DCM）や過剰輸液のサインである（表 3-3，図 3-16）
③Ⅳ音の有無	●低調で重いものが落ちるような音を聴取する	

■表 3-3 異常心音・過剰心音とその主要な疾患
〈Ⅰ音・Ⅱ音の異常〉

Ⅰ音	亢進	左室収縮力増加	甲状腺機能亢進症，貧血，脚気など
		僧帽弁異常	僧帽弁狭窄症
	減弱	左室収縮力低下	甲状腺機能低下症，拡張型心筋症，心筋梗塞，心筋炎，β遮断薬による作用，うっ血性心不全，肺気腫，心膜炎，解離性大動脈瘤など
		僧帽弁異常	僧帽弁閉鎖不全症
	分裂		右脚ブロック

(表3-3〈Ⅰ音・Ⅱ音の異常〉つづき)

Ⅱ音	亢進	ⅡA	高血圧，大動脈弁閉鎖不全症
		ⅡP	肺高血圧症，肺塞栓症，肺動脈弁閉鎖不全症，僧帽弁狭窄症，心房中隔欠損症
	減弱	ⅡA	低血圧，大動脈弁狭窄症
		ⅡP	肺動脈弁狭窄症
	分裂	生理的分裂	吸気時に限定的に聴取されるのは異常ではない
		病的分裂	吸気・呼気時ともに聴取されるが，特に吸気時に分裂がはっきりする．僧帽弁閉鎖不全症，心室中隔欠損症，肺動脈弁狭窄症，右脚ブロック
		固定性分裂	吸気・呼気に関係なく，Ⅱ音が分裂している場合は，心房中隔欠損症が疑われる
		奇異性分裂	呼気時に分裂がはっきりする．大動脈弁狭窄症，左脚ブロック

＊ⅡA：大動脈弁の閉鎖音　ⅡP：肺動脈弁の閉鎖音

〈過剰心音〉

Ⅲ音	若年者では左側臥位にするとⅢ音が聴取されるのが正常である．40歳以上でⅢ音を聴取する場合は，心拡大，心肥大が疑われる
Ⅳ音	Ⅳ音が聴取されるのは，病的な所見である．Ⅳ音が聞こえたら心筋が肥厚し，左室機能が低下していると考える Ⅳ音は心房の収縮に伴って生じる．心房細動が存在し，心房が十分に収縮しない場合はⅣ音が聴取されない．Ⅳ音が存在するべき病態でも，Ⅳ音が聞こえない場合があるため注意が必要である
ギャロップリズム	Ⅲ音，Ⅳ音ともに聞かれる場合をギャロップリズムといい，心不全，虚血性心疾患，拡張型心筋症(DCM)や過剰輸液のサインである

〈心雑音〉

領域	時相	心雑音名	メカニズム	代表的疾患
大動脈弁領域	収縮期	駆出性雑音	狭くなった大動脈弁口を通って血液が駆出される際に生じる雑音	大動脈弁狭窄症
	拡張期	拡張期逆流性雑音（オースチン＝フリント雑音）	大動脈駆出音を伴い，Ⅱ音大動脈成分は亢進する．大動脈弁閉鎖不全による逆流血が僧帽弁前尖にぶつかり相対的僧帽弁狭窄を生じることによる心尖部拡張期ランブル(低音雑音)が生じる	大動脈弁閉鎖不全症
肺動脈弁領域	収縮期	駆出性雑音	狭くなった肺動脈弁口を通って血液が駆出される際に生じる雑音	肺動脈弁狭窄症
		駆出性雑音	Ⅱ音は分裂し，肺動脈弁成分は亢進する	心房中隔欠損症
	拡張期	拡張期逆流性雑音（グラハム＝スチール雑音）	肺動脈圧が上昇すると，肺動脈弁輪が拡大し，相対的肺動脈弁閉鎖不全となり，心基部拡張期逆流性雑音が生じる(肺動脈血流増加に基づく相対的肺動脈弁口狭窄により生じる雑音)	肺高血圧症
	収縮期〜拡張期	連続性雑音	収縮期〜拡張期を通じて大動脈から肺動脈へ血液が流入するため，連続性雑音が生じる	動脈管開存症
三尖弁領域	収縮期	逆流性全収縮期雑音	血液が三尖弁を逆流する時に生じる雑音	三尖弁閉鎖不全症
	拡張期	拡張期ランブル	右心房から右心室へ急速流入に伴って生じる低調な雑音	三尖弁狭窄症
僧帽弁領域	収縮期	逆流性全収縮期雑音	収縮期に血液の逆流による全収縮期雑音がある．逆流が多くなると，拡張期に左房から左室に入る血液が多くなり，相対的な僧帽弁狭窄となり拡張期雑音が生じる	僧帽弁閉鎖不全症
	拡張期	拡張期ランブル	僧帽弁の開きが悪いため拡張期に低い雑音，すなわち拡張期ランブルが聞こえる．左房圧が高くなっており，左室圧が高くなった時に急に僧帽弁が閉じるためⅠ音が亢進する．僧帽弁が開く時に音が生じ，これをオープニングスナップと呼ぶ	僧帽弁狭窄症

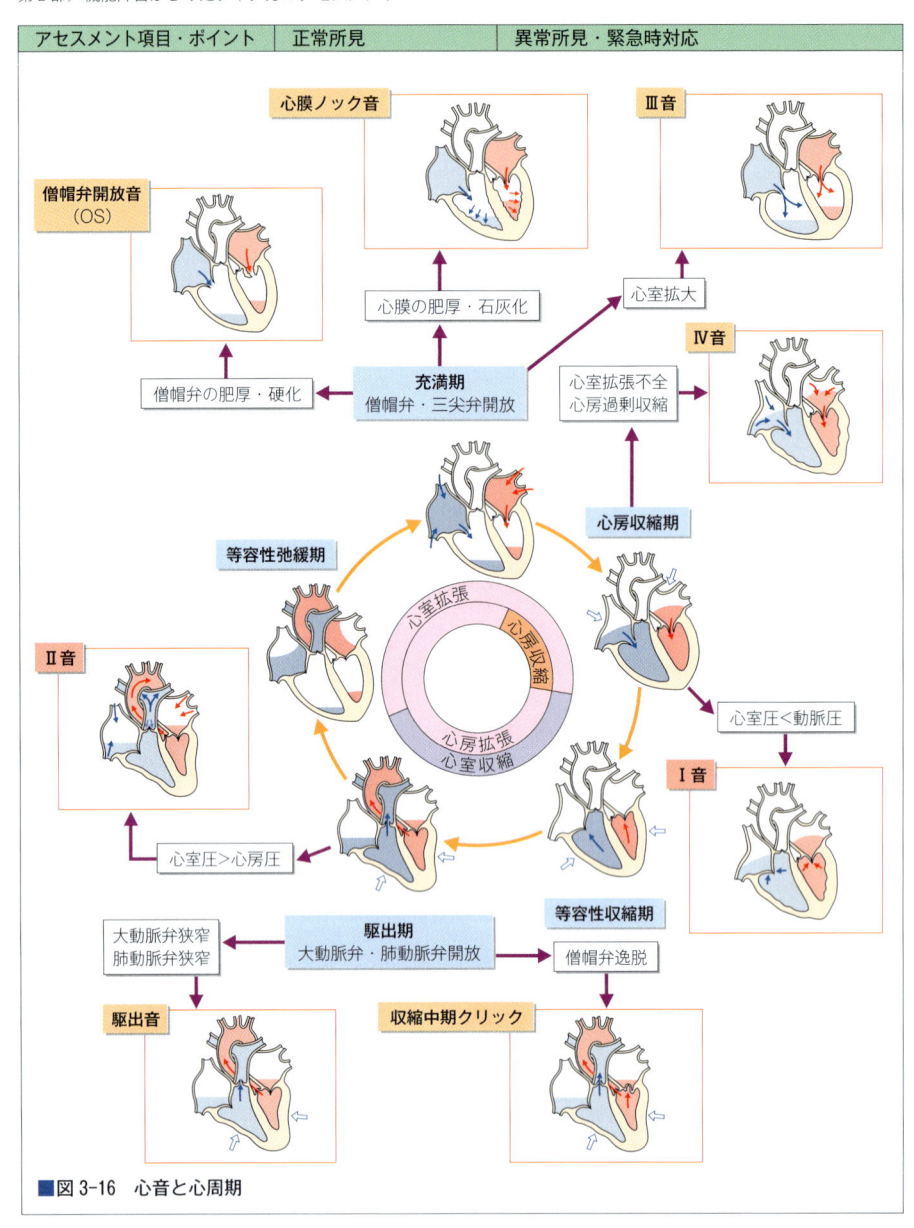

アセスメント項目・ポイント	正常所見	異常所見・緊急時対応

■図3-16 心音と心周期

5. スクラッチテスト

目的▶ 肺と心臓の境界部位を推定する．
チェック項目▶ 心肥大の有無
必要物品▶ 聴診器，バスタオル

● 3. フィジカルイグザミネーション

手順 要点	留意点・根拠
1 患者と環境の準備を整える(❶, p.159参照)	❶胸部X線写真がある場合，参考にする
2 触診の準備を整える ①患者を仰臥位とし，聴診器を第5肋間胸骨左縁に当てる(❶) 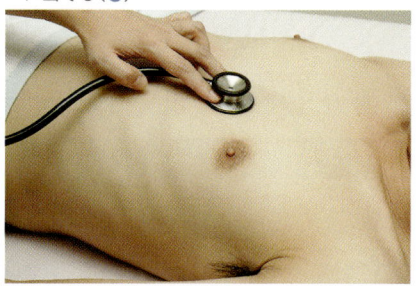	❶聴診器を第5肋間胸骨左縁(心臓の真上の部位)に当てる(図3-17) 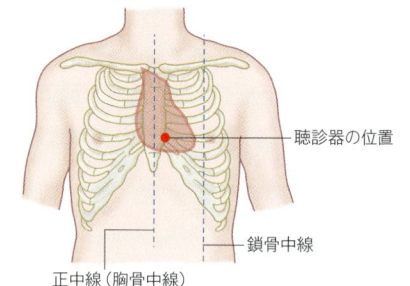 ■図3-17　スクラッチテスト時の聴診器の位置
3 スクラッチテスト ①第5肋間に沿って，外側から中心に向かって移動しながら皮膚を引っかいていき，音が大きくなる部位を確認する(❶) 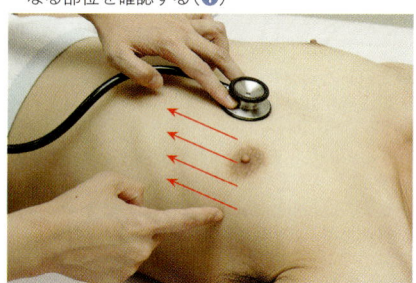 聴診器は第5肋間胸骨左縁に当て，利き手の示指の指先で，患者の胸の皮膚を外側から胸骨中線に向かってスクラッチ(引っかく)していく 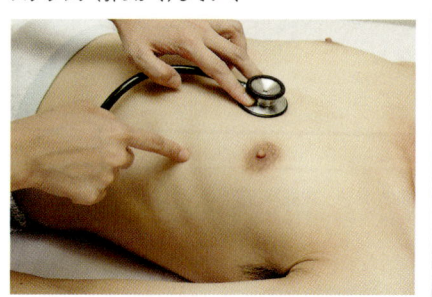 音が大きくなった部位が肺と心臓の境界(心尖部)	❶小さな音から，大きな音に変わった箇所が肺と心臓の境界部位と推定できる(図3-18) **根拠▶** 正常な肺は中に空気が詰まっているため，スクラッチする(引っかく)と共鳴し音が小さくなるが，心臓や肝臓は中に細胞や血液が詰まっているため，音が大きくなり伝わってくる 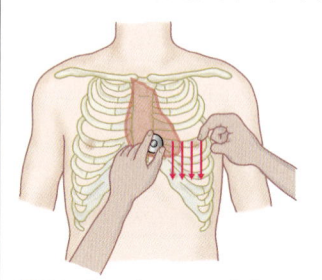 ■図3-18　スクラッチの方法

3 循環機能

177

アセスメント

1. 心臓の大きさに異常はないか

アセスメント項目・ポイント	正常所見	異常所見・緊急時対応
1 肺と心臓の境界から心拡大の有無をアセスメントする	●左第5肋間鎖骨中線の位置に，心尖部がある ●胸骨中線から心尖部までの距離が10 cm未満である	●胸骨中線から心尖部までの距離が10 cm以上で心肥大を疑う

6. 中心静脈圧の推定

目的▶ 右心不全の有無を把握する：中心静脈圧の推定
チェック項目▶ 中心静脈圧
必要物品▶ 聴診器，定規，シール

手順	
要点	留意点・根拠
1 患者と環境の準備を整える（**1**, p.159参照）	**1** 心エコー画像がある場合，そのデータを参考にする
2 物品を準備する	
3 中心静脈圧の推定の手順 ①患者を仰臥位とし，左側へ少し首を回してもらい，頸静脈を確認する（**1 2**） ＊内頸静脈は胸鎖乳突筋の下にあるため，正常では確認しにくい（右房圧が上昇していると肉眼的にも怒張して見える）．内頸静脈の外側にある外頸静脈で判断する 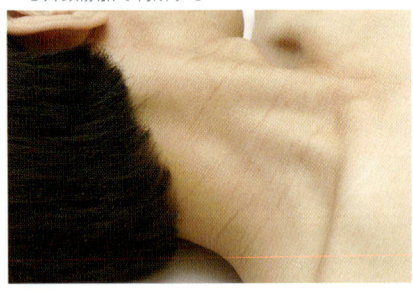	**1** 座位で外頸静脈の怒張が認められたら，右房圧の上昇が疑われるため，中心静脈圧を推定する（図3-19） **2** 中心静脈圧は右側の頸静脈で測定することが望ましい **根拠▶** 左側の頸静脈は胸部の左側から右側に交差し，右心房の血行動態を必ずしも正確に反映しない 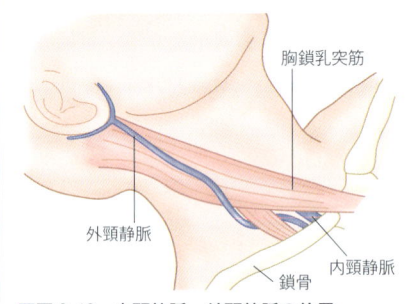 ■図3-19 内頸静脈・外頸静脈の位置
②ベッドを仰臥位の状態から少しずつ起こしていき，外頸静脈の上端が確認できた位置で止め，マーク用シールを貼る（**3**）	**3** 右心不全が疑われる場合，仰臥位の状態からベッドを少しずつ起こしていくと，外頸静脈の上端が確認できる **根拠▶** 右心不全になると，右心系に血液がうっ滞し，右房内圧が上がる

● 3. フィジカルイグザミネーション

要点	留意点・根拠
確認した外頸静脈の上端にマーク用シールを貼る	その結果，全身からの血液が右心系に戻りにくくなり，右心系の手前で血液がたまった状態となる．右房と頸静脈の間に弁構造はないため，頸静脈に血液がたまり膨張することとなる
③外頸静脈の上端が胸骨角より高い位置に観察される場合に，胸骨角までの垂直距離を測る（❹）	❹正常では，上端は胸骨角を通る水平線より低い位置（仰臥位）で観察され，ベッドを起こすことで観察されなくなるため，外頸静脈の上端が胸骨角より高い位置に観察される場合のみの測定となる
胸骨中央に垂直に定規を当てる	
④外頸静脈の上端から胸骨角までの垂直距離を測定し，それに5cmを足した値が中心静脈圧（cmH$_2$O）を示している（❺）	❺外頸静脈の上端から胸骨角までの垂直距離を測定するのは，とても困難である．室内にある垂直と思われる物体と並べて定規を胸骨角の上に置き，垂直なラインをつくる．そのラインから直角に上下させ，測定する
垂直な定規に対してもう1本別の定規を，外頸静脈上端を基点に直角に当て，垂直な定規と交わった点までの高さ（垂直距離 cm）を読み取る	●中心静脈圧は，外頸静脈の上端～胸骨角までの距離＋胸骨角～右房の中心までの距離で推定する．頸静脈の"上端～胸骨角までの距離"は定規で測定できるが，"胸骨角～右房の中心までの距離"の測定は，定規を体内に挿入することができないため不可能である．しかし，この距離に個人差はなく，また角度に関わりなく5cm程度であるため，5cmを足すことで，中心静脈圧が推定できる（図3-20）

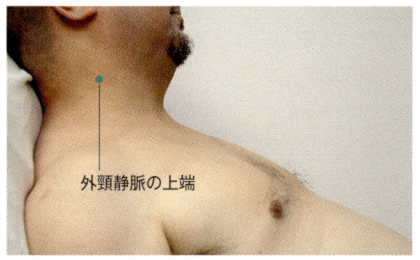

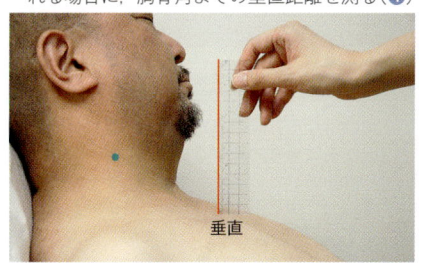

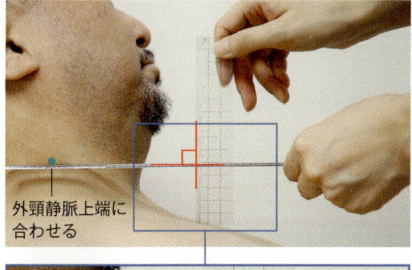

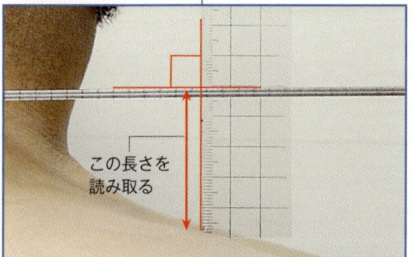

3 循環機能

179

第 2 部／機能障害からみたフィジカルアセスメント

要点	留意点・根拠

図 3-20 中心静脈圧

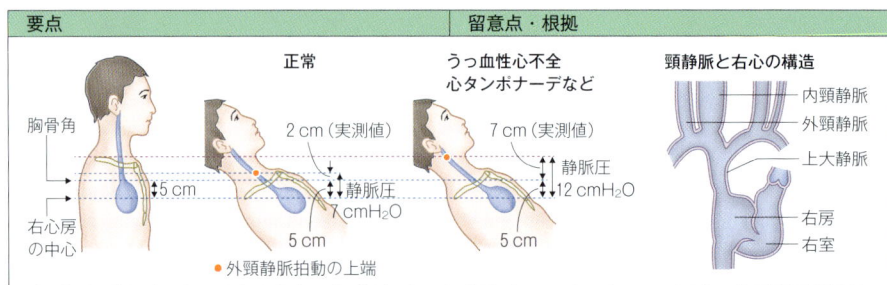

正常／うっ血性心不全 心タンボナーデなど／頸静脈と右心の構造

胸骨角、右心房の中心、5 cm、2 cm（実測値）、静脈圧 7 cmH₂O、7 cm（実測値）、静脈圧 12 cmH₂O、外頸静脈拍動の上端、内頸静脈、外頸静脈、上大静脈、右房、右室

内頸静脈の拍動所見が認められた場合、外頸静脈の怒張より優先する。これは右図に示すように内頸静脈が外頸静脈より太いこと、拡張期には右房、右室とつながり、より心機能の状態を反映しているため

アセスメント

1. 右心不全はないか

アセスメント項目・ポイント	正常所見	異常所見・緊急時対応
1 仰臥位で外頸静脈が観察できるか	●仰臥位で外頸静脈が観察できる	●仰臥位で外頸静脈が観察できない場合、脱水などが考えられる
2 座位で外頸静脈が観察できるか	●座位では外頸静脈の観察ができない	●右心不全では、座位で外頸静脈の観察ができる（怒張）
3 中心静脈圧（外頸静脈の上端〜胸骨角までの距離＋胸骨角〜右房の中心までの距離）の測定	●10 cm 未満	●10 cm 以上で右心不全が疑われる。また、心タンボナーデ、肺動脈狭窄、循環血液量の過剰（大量の輸液・輸血など）が考えられる

7. 末梢循環の確認

1) アレンテスト

目的▶ 動脈の末梢循環不全を把握する.
チェック項目▶ 橈骨動脈と尺骨動脈の循環不全（閉塞）の有無

手順

要点	留意点・根拠
1 患者と環境の準備を整える（p.159 参照）	
2 アレンテストの手順 ①患者に片方の手のこぶしを母指を中にして堅く握ってもらう	

● 3. フィジカルイグザミネーション

要点	留意点・根拠
②患者の橈骨動脈と尺骨動脈を両手の3指（示指，中指，薬指）で圧迫する（❶）	❶手の主要な動脈である橈骨動脈と尺骨動脈を圧迫することで，血流が減少する（図3-21）

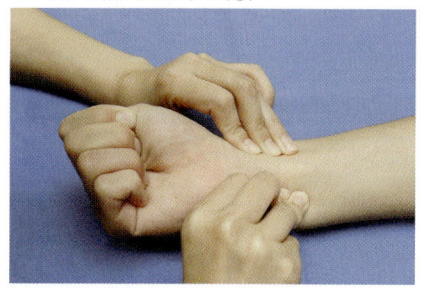

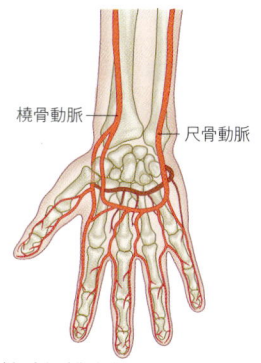

橈骨動脈と尺骨動脈を両手の3指で圧迫する

橈骨動脈 ─── 尺骨動脈

（右手を手掌方向から見たところ）

■図 3-21　手掌の動脈

③患者に手を開いてもらう（❷，写真ⓐ）
④橈骨動脈を圧迫していた手を離し，手掌の色調を観察する（写真ⓑ）．その後，圧迫していたもう一方の尺骨動脈の観察も同様に行う（❸）

❷手のひらの血流が減少し，白っぽくなる
❸減少した動脈の血流が再開し，白っぽくなっていた手掌全体がピンク色に戻る

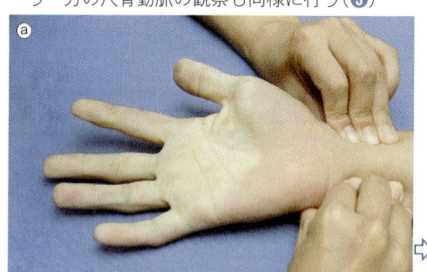

ⓐ 橈骨動脈と尺骨動脈を圧迫したまま手を開いてもらうと，血流が減少し手掌全体が白っぽくなっていることが観察される

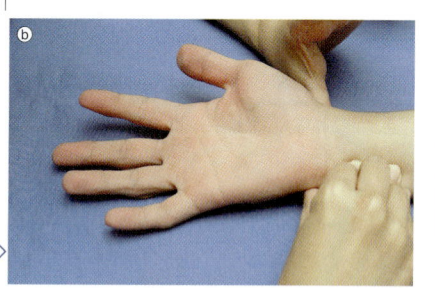

ⓑ 橈骨動脈を圧迫していた手を離すと血流が再開し，手掌がピンク色に戻る

アセスメント

1. 動脈の末梢循環不全はないか

アセスメント項目・ポイント	正常所見	異常所見・緊急時対応
❶手掌の色調の戻りの観察	●手掌全体が，速やかにピンク色に戻る	●手掌の色調が戻らず，白色のままである場合は，橈骨動脈あるいは尺骨動脈の狭窄または閉塞の可能性がある．上肢の閉塞性動脈疾患は，下肢に比べると，はるかに頻度は少ないが，急性塞栓性閉塞や閉塞性血栓血管炎で認められる

3 循環機能

2）下肢挙上

目的▶ 動脈の末梢循環不全を把握する．
チェック項目▶ 下肢の動脈の循環不全（閉塞）の有無
必要物品▶ バスタオル

手順	
要点	留意点・根拠
1 患者と環境の準備を整える（p.159参照）	
2 末梢循環確認の手順 ①患者を仰臥位とする（❶） 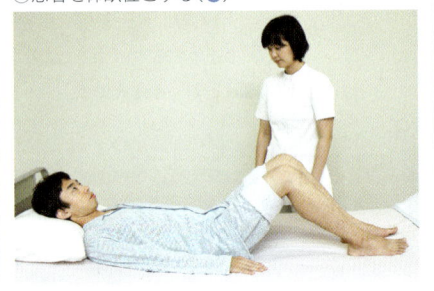	❶下肢を挙上する体位のため，安定性のあるベッドなどで実施する．必要であればベッド柵を使用するなど，安全面に留意する
②両脚を約60度の位置で支え1分間保持する（❷） 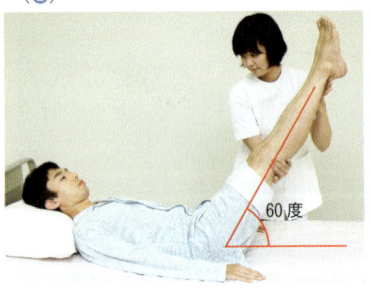	❷下肢を挙上し，患者の表情を観察する．苦痛の訴えがないか十分注意し，1分間保持する．下肢挙上を1分間保持すると，足先がピンク色から白色に変わる **根拠▶** 足先の色が変わるのは，血液が足先から下降するためである．患者の皮膚の色が薄い場合，色調が変化しないこともある
③両脚を下げ，座位にする．足先全体が元のピンク色に戻るまでの時間を測定する（❸） 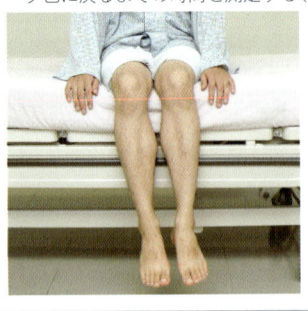	❸両脚を下げ，座位にする際，危険のないように患者の身体を保持し移動させる．移動後，色調の戻りを観察し，時間をみる．循環に異常がない場合は，座位で両脚を下げると，足先全体が元のピンク色に戻る **根拠▶** 末梢血管に問題がなければ，血液は末梢血管へと戻り，元の色調になる．しかし，末梢循環に問題（閉塞，塞栓，狭窄）があれば，血液が末梢血管に戻りにくく，白色になったままの時間が延長される

アセスメント

1. 動脈の末梢循環不全はないか

アセスメント項目・ポイント	正常所見	異常所見・緊急時対応
1 下肢の色調の戻りの観察	●10秒以内にピンク色の元の色調に戻る	●色調が戻るのに10秒以上を要する **根拠▶** 末梢血管に問題があり，閉塞や塞栓があると，血液の循環が十分ではなく，色調が元のピンク色に戻らず白色のままである

3）ホーマンズ徴候

目的▶ 下肢静脈のうっ滞や炎症や血栓の有無を把握する．
チェック項目▶ 下肢静脈の足関節背屈時の腓腹部疼痛，下腿部の圧痛

手順

要点	留意点・根拠
1 患者と環境の準備を整える（p.159参照）	
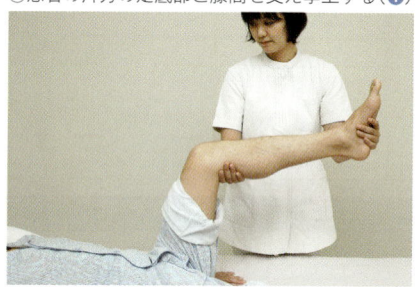 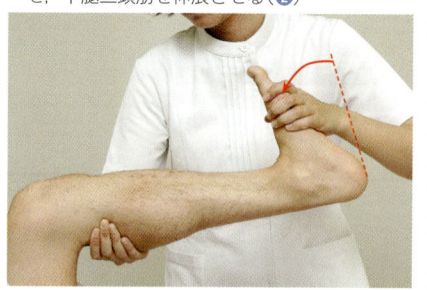 **2** 下腿三頭筋を伸展させ痛みの有無を観察する方法 ①患者の片方の足底部と膝窩を支え挙上する（❶）	**❶❷ 根拠▶** 片方の足底部と膝窩を支え挙上するのは，下腿三頭筋（腓腹筋の内側頭・外側頭，ヒラメ筋）の筋緊張を高めて痛みなどの徴候の有無を確認するためである（図3-22） 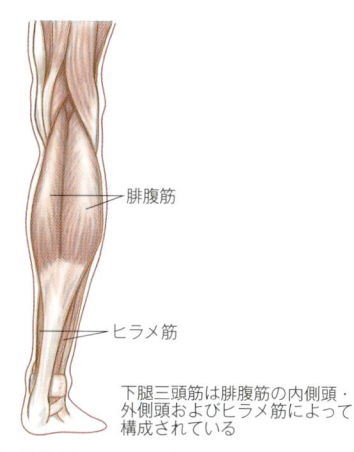 腓腹筋 ヒラメ筋 下腿三頭筋は腓腹筋の内側頭・外側頭およびヒラメ筋によって構成されている **■図3-22 下腿三頭筋**
②膝関節をやや屈曲し，足関節を一気に背屈させ，下腿三頭筋を伸展させる（❷）	
③腓腹部に痛みがあれば，ホーマンズ徴候陽性である（❸）	**❸** 下肢静脈うっ滞や静脈血栓があるとホーマンズ徴候陽性となることが多い

要点	留意点・根拠
3 下腿部を圧迫し痛みの有無を観察する方法 ①仰臥位で片方の膝を立て膝関節を屈曲する(**❶**) 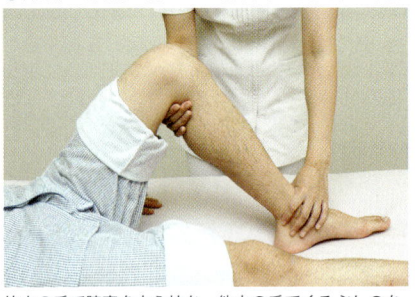 片方の手で膝窩を支え持ち、他方の手でくるぶしのあたりを持って膝を立て、膝関節を屈曲する ②下腿部を指で圧迫し痛みの有無を確認する(**❷**) 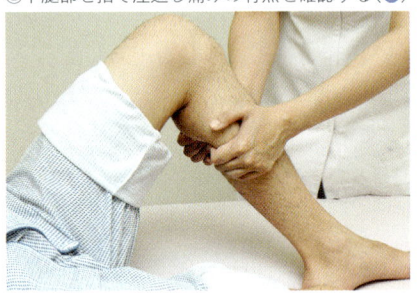 片膝を立てた状態で下腿三頭筋部を手で圧迫し、痛みの有無を確認する	**❶❷**仰臥位で片方の膝を立て膝関節を屈曲させ、下腿三頭筋部を手で圧迫しやすい体位とし、痛みなどの徴候の有無を確認するためである **根拠▶** 静脈側の血液が心臓に戻りにくくなり、血栓ができたり炎症を起こすと、深部静脈血栓症を起こす可能性があり、ホーマンズ徴候を観察することは重要となる。閉塞や血栓による突然の動脈閉塞は、痛み、感覚鈍麻、しびれを引き起こす。閉塞が起こった末梢側は冷感が出現し蒼白化し、脈は触知不能となる。側副循環がよい場合は、感覚鈍麻と冷感のみの場合がある

アセスメント

1. 下肢静脈のうっ滞や炎症や血栓に伴う症状はないか

アセスメント項目・ポイント	正常所見	異常所見・緊急時対応
1 痛みの有無	●痛みは出現しない	●痛みを訴える場合、静脈内に血栓や炎症の可能性がある ●循環不全が続くと、深部静脈血栓症となる恐れがあり観察が重要である **見逃してはならないサイン▶** 胸痛・呼吸困難 深部静脈血栓が全身循環に回ると、肺塞栓症が起こる可能性がある。早急な対応が必要となる **緊急時対応▶** ①病棟で患者が胸痛や呼吸困難を訴えていれば、ドクターコールと同時にSpO₂およびバイタルサインを測定する。観察室があれば、ベッドごと移動する ②心電図モニターを装着すると同時に、血管確保を行い、意識状態や症状増悪の有無の観察を行う

アセスメント項目・ポイント	正常所見	異常所見・緊急時対応
		③医師の到着を待ち，指示により酸素吸入，薬剤投与を開始する ④迅速な原因究明のために，胸部X線写真撮影の手配，心エコー検査の準備を行う ●痛み，感覚鈍麻，しびれの出現は，閉塞や血栓による突然の動脈閉塞が疑われる ●冷感が出現し，皮膚が蒼白化し，脈が触知不能となった場合は，緊急手術が必要となる 緊急時対応▶ ①足背動脈の触知を試み，触知がなければ，膝窩動脈を触知する．膝窩動脈の触知があれば，膝窩動脈下部またはその分岐における閉塞性疾患を疑い，医師へ報告する ②緊急手術の準備を行う

4 検査

財津倫子
田川辰也

A. 心電図検査

- 心臓の活動によって生じる電位変化を図として記録したものが心電図(図3-23)である.
- 心電図検査は，心臓病の診断および病態把握のために行われる.

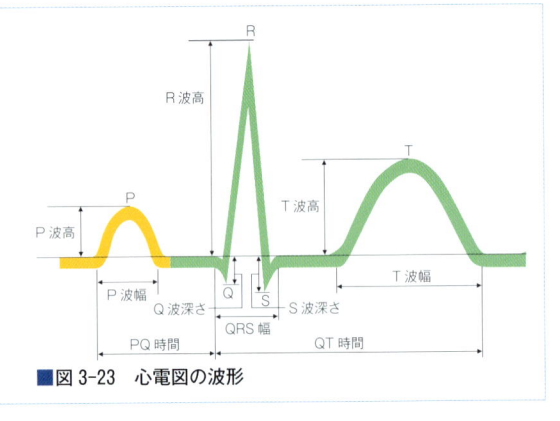

■図3-23 心電図の波形

検査項目・ポイント	基準値	異常値・緊急時対応
1 P波(心房波)	● 幅0.09〜0.11秒 高さ0.25 mm以下	● P波の消失 **想定される疾患▶** ①心房細動：医師への報告は必要であるが，頻拍による循環不全を生じていなければ緊急性はない. ②心房粗動(1：1伝導)：緊急時対応が必要である. **緊急時対応▶** 心房粗動(1：1伝導)である場合 ①早急にドクターコール ②除細動の準備 ③除細動の実施
2 PQ間隔(PQ時間)	● 幅0.12〜0.20秒	● 0.21秒以上を，Ⅰ度房室ブロックと判断する. ● 医師への報告は必要であるが，緊急性のある波形ではない.
3 QRS波	● 幅0.10秒以内	● 0.12秒以上ある波形の出現 **想定される疾患▶** 多源性心室期外収縮，ショートラン型心室頻拍，R on T性心室期外収縮 **緊急時対応▶** ①早急にドクターコール ②心電図モニターの監視を続け，心室頻拍に移行した場合は，ただちに除細動の準備を行う.

● 4. 検査

検査項目・ポイント	基準値	異常値・緊急時対応
		③医師の指示により抗不整脈薬投与，除細動の実施 ● QRS 波の消失 想定される疾患▶ ①ウェンケバッハ型房室ブロック：ペースメーカーの適応ではない． ②モビッツⅡ型房室ブロック：ペースメーカーの適応である． ③完全房室ブロック：ペースメーカーの適応である．
4 ST 波	● ST 波の上昇および下降	● ST 波の上昇 ①異型狭心症では発作時に ST 部分が上昇する． ②急性心筋梗塞では，ST 部分が基線から上昇する． ● ST 波の下降：労作性狭心症の多くは発作時に ST 部分が下降する． 緊急時対応▶ p.155「緊急時対応」参照

B. 胸部 X 線検査

● 心胸郭比 cardiothoracic ratio（CTR）を求め，心拡大の有無を判断する．

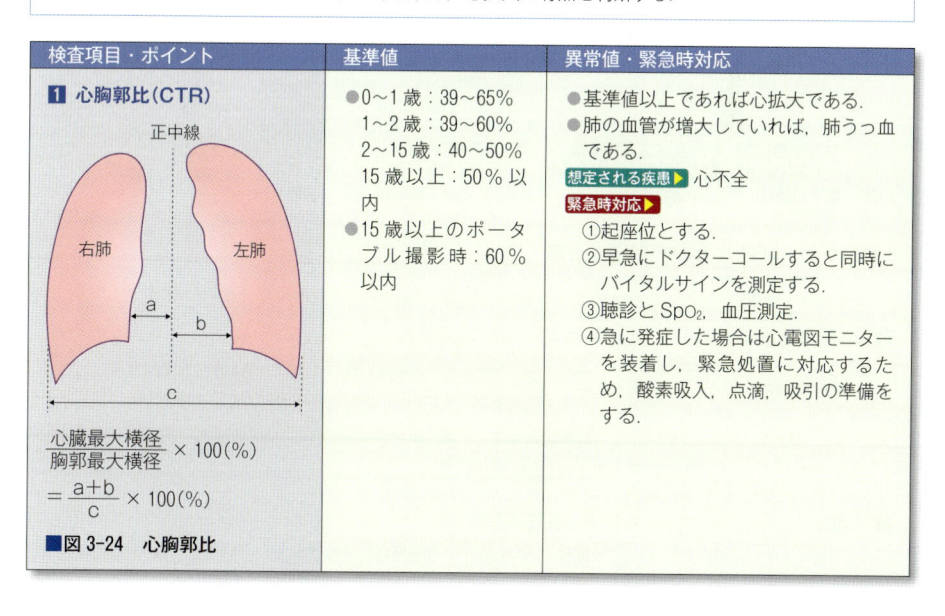

検査項目・ポイント	基準値	異常値・緊急時対応
1 心胸郭比（CTR） 正中線 右肺　左肺 a b c $\dfrac{心臓最大横径}{胸郭最大横径} \times 100(\%)$ $= \dfrac{a+b}{c} \times 100(\%)$ ■図 3-24　心胸郭比	● 0〜1 歳：39〜65% 　1〜2 歳：39〜60% 　2〜15 歳：40〜50% 　15 歳以上：50% 以内 ● 15 歳以上のポータブル撮影時：60% 以内	● 基準値以上であれば心拡大である． ● 肺の血管が増大していれば，肺うっ血である． 想定される疾患▶ 心不全 緊急時対応▶ ①起座位とする． ②早急にドクターコールすると同時にバイタルサインを測定する． ③聴診と SpO_2，血圧測定． ④急に発症した場合は心電図モニターを装着し，緊急処置に対応するため，酸素吸入，点滴，吸引の準備をする．

第2部／機能障害からみたフィジカルアセスメント

C. 心臓カテーテル検査

- 末梢の血管から心腔までカテーテルを挿入し，心血管系の血行動態の検査や心機能の評価，造影で解剖学的形態の確認を行う．
- 診断の確定や手術適応の決定など，今後の治療方針を決定するために行われる検査であり，治療としても行われる．

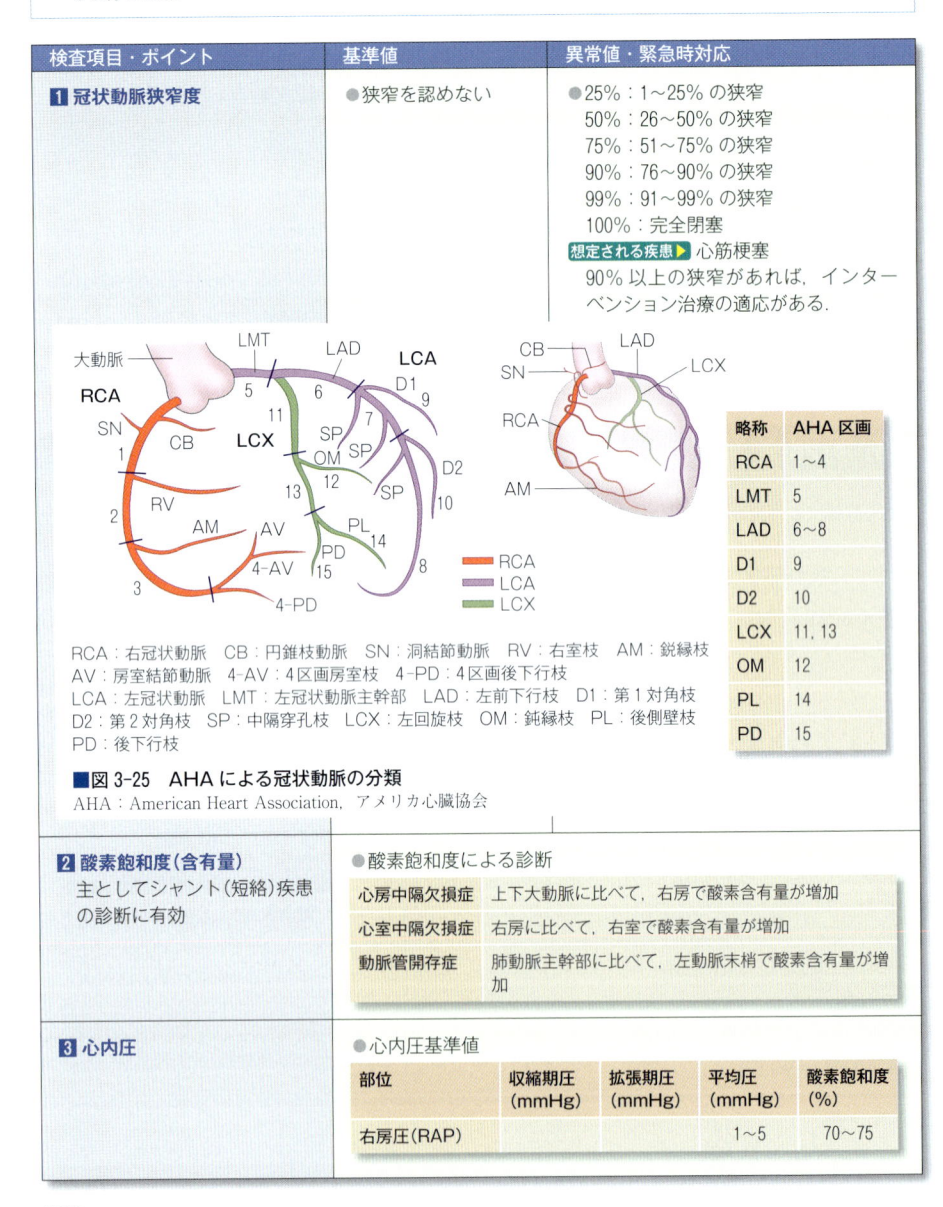

検査項目・ポイント	基準値	異常値・緊急時対応
①冠状動脈狭窄度	●狭窄を認めない	●25％：1～25％の狭窄 50％：26～50％の狭窄 75％：51～75％の狭窄 90％：76～90％の狭窄 99％：91～99％の狭窄 100％：完全閉塞 **想定される疾患▶** 心筋梗塞 90％以上の狭窄があれば，インターベンション治療の適応がある．

RCA：右冠状動脈　CB：円錐枝動脈　SN：洞結節動脈　RV：右室枝　AM：鋭縁枝
AV：房室結節動脈　4-AV：4区画房室枝　4-PD：4区画後下行枝
LCA：左冠状動脈　LMT：左冠状動脈主幹部　LAD：左前下行枝　D1：第1対角枝
D2：第2対角枝　SP：中隔穿孔枝　LCX：左回旋枝　OM：鈍縁枝　PL：後側壁枝
PD：後下行枝

略称	AHA区画
RCA	1～4
LMT	5
LAD	6～8
D1	9
D2	10
LCX	11, 13
OM	12
PL	14
PD	15

■図3-25　AHAによる冠状動脈の分類
AHA：American Heart Association，アメリカ心臓協会

②酸素飽和度（含有量） 主としてシャント（短絡）疾患の診断に有効	●酸素飽和度による診断	

心房中隔欠損症	上下大動脈に比べて，右房で酸素含有量が増加
心室中隔欠損症	右房に比べて，右室で酸素含有量が増加
動脈管開存症	肺動脈主幹部に比べて，左動脈末梢で酸素含有量が増加

③心内圧	●心内圧基準値

部位	収縮期圧 （mmHg）	拡張期圧 （mmHg）	平均圧 （mmHg）	酸素飽和度 （％）
右房圧（RAP）			1～5	70～75

検査項目・ポイント	基準値	異常値・緊急時対応

心内圧基準値 つづき

部位	収縮期圧 (mmHg)	拡張期圧 (mmHg)	平均圧 (mmHg)	酸素飽和度 (%)
右室圧(RVP)	15〜30	1〜7		70〜75
肺動脈圧(PAP)	15〜30	4〜12	9〜19	70〜75
肺動脈楔入圧 (PAWP)			4〜12	70〜75
左房圧(LAP)			2〜12	95以上
左室圧(LVP)	100〜140	5〜12		95以上

- 心内圧基準値を逸脱した値の場合,異常と判断される.

4 左室機能
左室の収縮運動を左室造影を行って評価する(図3-26)

- 正常収縮(normokinesis)

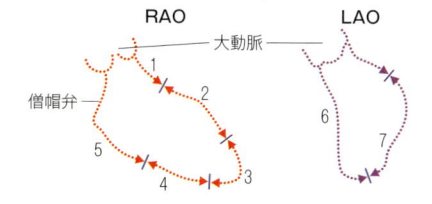

- hypokinesis(低収縮):局所的に収縮の弱い部位がみられる状態
- diffuse hypokinesis(びまん性低収縮):左室全体に収縮が弱い状態
- akinesis(無収縮):左室の一部がまったく収縮していない状態
- dyskinesis(奇異的収縮):左室の一部が収縮期に膨隆し,拡張期には元に戻る状態

想定される疾患▶ 虚血性心疾患および僧帽弁閉鎖不全症などの心臓弁膜症の重症度判定に使用する.

1〜3:前壁領域(左前下行枝) 4,5:下壁後壁領域(右冠状動脈) 6:中隔(左前下行枝) 7:後壁後側壁領域(左回旋枝)
右前斜位(RAO)を1〜5,左前斜位(LAO)を6,7に分け,心室壁運動異常を記載していく.
心筋梗塞や狭心症などの虚血性心疾患では,冠状動脈の分布に一致した局所壁運動異常が認められる

■図3-26 左心室造影における壁運動異常の記載方法

D. スワン・ガンツカテーテル検査

- 心拍出量と肺動脈楔入(けつにゅう)圧の関連は,心不全の重症度診断や治療方針の決定に用いられる.

検査項目・ポイント	基準値	異常値・緊急時応対
1 心拍出量(CO)	●4〜8(L/分)	●基準値より高い値の場合は高心拍出状態,低い値の場合は低心拍出状態と判断される.
2 心係数(CI)	●2.5〜4.0(L/分/m²)	●基準値より低下した値の場合,低心拍出状態(心臓のポンプ機能の低下)を示す.
3 肺動脈楔入圧(PAWP)	●4〜12(平均圧) mmHg	●基準値より高値の場合,肺うっ血,左房圧の上昇を示す.

検査項目・ポイント	基準値	異常値・緊急時対応
4 駆出率（EF） $EF = \dfrac{LVEDV - LVESV}{LVEDV}$ LVEDV：左室拡張末期容量 LVESV：左室収縮末期容量	● 60～70%	● 基準値より低下した場合，左室収縮能の低下を示す．左室収縮機能不全の重症度が診断される． ● LVEF（左室駆出率）： ≦40%：左心収縮性低下 <20%：予後不良の指標

E. 血液検査

検査項目・ポイント	基準値	異常値・想定される疾患
1 AST（GOT）	● 11～33 IU/L/37℃	● 肝臓の細胞内にも多量に含まれるが，心筋細胞内にも多量に含まれている． ● AST（GOT）の上昇 **想定される疾患▶** 急性心筋梗塞，筋疾患，肝障害，溶血性疾患
2 CK（CPK）	● 男性：57～197 IU/L ● 女性：32～180 IU/L	● CK（クレアチンキナーゼ）は最も一般的な心筋壊死マーカーである． ● CK は CK-MM，CK-MB，CK-BB に分類される． ● CK の上昇：急性心筋梗塞で発症後3～4時間で上昇，10～24時間で最大（正常値の約60倍），3～4日上昇が持続する． **想定される疾患▶** 筋疾患，神経疾患など ● CK の低下 **想定される疾患▶** SLE，甲状腺機能亢進症
3 CK-MB	● 25 IU/L 以下	● CK-MB は最も心筋細胞に特異性が高い． ● CK-MB の上昇：急性心筋梗塞で発症後3～4時間で上昇，10～24時間で最大（CK の約30%），3～4日上昇が持続する．
4 LDH	● 120～245 IU/L	● 糖の代謝に関与する酵素の1つで，体内での分布は広く，肝臓，骨格筋，心筋，リンパ節，血球，消化管粘膜などの細胞内に存在する． ● LDH の上昇：急性心筋梗塞で発症後6～12時間で上昇，30～60時間で最大（正常値の約10倍），4～10日上昇が持続する． **想定される疾患▶** 肝疾患，悪性腫瘍，悪性貧血，溶血性貧血
5 白血球	● 4,000～8,000/μL	● 白血球の数が正常でも質的に異常な場

検査項目・ポイント	基準値	異常値・想定される疾患
		合があり，白血球百分率と併せて判定する． ● 1万/μL 以上は増加，3,500/μL 以下は減少と考える． ● 白血球数増加 想定される疾患▶ 感染症（球菌・桿菌），腫瘍（白血病・悪性リンパ腫），急性心筋梗塞 ● 白血球数減少 想定される疾患▶ 感染症（ウイルス）
６ CRP	● 0.3 mg/dL 以下	● CRP（C反応性タンパク質）は，生体内で炎症性刺激や細胞の破壊が生じると急激に増加してくるタンパク質成分である． ● CRP の上昇 想定される疾患▶ 急性心筋梗塞，ウイルス性感染症，悪性腫瘍，膠原病
７ 心筋トロポニン I	● 0.5 ng/mL 未満	● トロポニン I は筋収縮の調節に関与しているタンパクである． ● トロポニン I の上昇：急性心筋梗塞で発症後3時間以内に40〜45%の症例で，3〜6時間後に75〜80%の症例で，12時間以後は全例で異常値となる．10〜20時間後にピーク値をとり，以後数日〜1週間にわたって異常値を示す．心筋トロポニンTとともに非常に有用なマーカーである． 想定される疾患▶ 急性心筋梗塞の他に上昇する疾患として，心筋炎，腎不全
８ ミオグロビン	● 男性： 60 ng/mL 以下 ● 女性： 35 ng/mL 以下	● ミオグロビンは，主に心筋や骨格筋に存在するヘムタンパクである．健常人の血中にも存在するが，筋細胞の崩壊時には細胞外に逸脱して血中に流入し，さらに尿中に排泄される． ● ミオグロビン上昇：急性心筋梗塞で発症後1〜3時間で上昇，12〜30時間で最大（正常値の約20倍），1〜3日上昇が持続する．早期に血中に逸脱するため，急性心筋梗塞の早期診断に適する． 想定される疾患▶ その他上昇する疾患として，筋ジストロフィー，多発性筋炎
９ 心筋ミオシン軽鎖 I	● 2.5 ng/mL 以下	● 骨格筋・心筋いずれの細胞にも含まれるタンパクであり，測定結果の上昇は，骨格筋，心筋の障害や壊死を意味する． ● 心筋ミオシン軽鎖 I 上昇：急性心筋梗

検査項目・ポイント	基準値	異常値・想定される疾患
		塞で発症後3〜6時間で上昇、48〜144時間で最大(正常値の約20倍)、7〜18日上昇が持続する。 想定される疾患▶ その他上昇する疾患として、腎不全、筋ジストロフィー
⑩ ヒト心臓由来脂肪酸結合タンパク(H-FABP)	● 6.2 ng/mL 未満	● 心臓において遊離脂肪酸の細胞内輸送をつかさどり、心筋細胞へのエネルギー供給に重要な働きを担っている。 ● H-FABPは、心臓虚血による心臓細胞の傷害時に、速やかに血中に逸脱するため、急性心筋梗塞の早期診断マーカーとして有用である。
⑪ 血清γグロブリン	● 11〜21.1%	● 血清タンパク分画検査によって、アルブミン、$α_1$ グロブリン、$α_2$ グロブリン、βグロブリン、γグロブリンの5つのタンパク質を分離して、その量を測定することができる。健康であれば、この5種類のタンパク質の比率はほぼ一定に保たれている。 ● 血清γグロブリン上昇 想定される疾患▶ 慢性炎症、肝硬変、肝障害、骨髄腫、自己免疫疾患 ● 血清γグロブリン低下 想定される疾患▶ ネフローゼ、低タンパク血症
⑫ ESR(赤血球沈降速度)	● 男性 2〜10 mm/hr (1時間値) ● 女性 3〜15 mm/hr (1時間値)	● ESR 上昇 想定される疾患▶ 急性感染症、急性心筋梗塞、悪性腫瘍、慢性感染症、貧血、自己免疫疾患 ● ESR 低下(1時間値1 mm 以下) 想定される疾患▶ 多発性骨髄腫、先天性心疾患、DIC、多血症

5 アセスメントシート

財津倫子

1）循環機能の概観

項目	観察結果
1. 一般状態	意識状態　　□清明　□傾眠　□昏迷　□昏睡 バイタルサイン 　血圧（　／　）mmHg　□異常なし　□低下　□上昇 　脈拍数（　　）回/分　□異常なし　□減少　□増加 　呼吸数（　　）回/分　□異常なし　□減少　□増加 呼吸状態　□息切れ　□労作時の息切れ　□咳嗽　□喀痰　□起座呼吸 顔色の変化（顔面蒼白など）　□なし　□あり 全身倦怠感　□なし　□あり 易疲労感　　□なし　□あり めまい　　　□なし　□あり 発汗　　　　□なし　□あり（部位：　　　　　　） 疼痛　　　　□なし　□あり（部位：　　　　　　） 苦悶様表情　□なし　□あり
2. 胸部症状	□胸痛　□胸部不快感　□放散痛（□肩　□頸部　□背部） □胸部絞扼感　□悪心・嘔吐 □その他（具体的症状：　　　　　　　　　　　　　　　）
3. 酸素供給状態	チアノーゼ　□なし　□あり　（□四肢末端　□口唇　□爪） 冷感　　　　□なし　□あり SpO_2　　（　　）%
4. 浮腫	□なし　□あり　（部位：　　　　　　　　　　　　　　　）
5. 体型，その他	全身　　　　　　□標準　□やせ　□肥満 肝腫大　　　□なし　□あり 腹水　　　　□なし　□あり 外傷　　　　□なし　□あり（部位：　　　　　　　　　） 座位時の外頸静脈怒張　□なし　□あり

2）インタビュー

項目	観察結果
1. 主訴	□胸痛　□呼吸困難　□息切れ　□喀痰（性状：　　　　）　□咳嗽（種類：　　　　） □喘鳴　□倦怠感 □その他（　　　　　　　　　　）
2. 現病歴	
3. 既往歴	循環器関連疾患 　　□狭心症　　（　年　月～　□治療　□未治療　□治療中断） 　　□心筋梗塞　（　年　月～　□治療　□未治療　□治療中断） 　　□高血圧　　（　年　月～　□治療　□未治療　□治療中断） 　　□脂質異常症（　年　月～　□治療　□未治療　□治療中断）

3. 既往歴つづき	□糖尿病　　　　（　　年　　月〜　　□治療　□未治療　□治療中断） □先天性心疾患（　　年　　月〜　　□治療　□未治療　□治療中断） □心臓手術　　（術名：　　　　　　　年　　月〜　□治療　□治療中断） □その他の疾患（疾患名：　　　　　　年　　月〜　□治療　□未治療　□治療中断） 　　　　　　　　（疾患名：　　　　　　年　　月〜　□治療　□未治療　□治療中断） 循環器以外の疾患　□なし　□あり 　　　　　　　　（疾患名：　　　　　　年　　月〜　□治療　□未治療　□治療中断） 　　　　　　　　（疾患名：　　　　　　年　　月〜　□治療　□未治療　□治療中断）
4. 家族歴	狭心症　　　　□なし　□あり　（□祖父　□祖母　□父　□母　□兄弟姉妹：　　） 心筋梗塞　　　□なし　□あり　（□祖父　□祖母　□父　□母　□兄弟姉妹：　　） 高血圧　　　　□なし　□あり　（□祖父　□祖母　□父　□母　□兄弟姉妹：　　） 脂質異常症　　□なし　□あり　（□祖父　□祖母　□父　□母　□兄弟姉妹：　　） 糖尿病　　　　□なし　□あり　（□祖父　□祖母　□父　□母　□兄弟姉妹：　　） 先天性心疾患　□なし　□あり　（□祖父　□祖母　□父　□母　□兄弟姉妹：　　） 突然死　　　　□なし　□あり　（□祖父　□祖母　□父　□母　□兄弟姉妹：　　）
5. 環境因子	仕事　　　　　□なし　□あり（職種：　　　　　　　　　　　　　　　　　　　　）
6. 生活習慣因子	喫煙　　　　　□なし　□現在喫煙あり（　　歳から　　　年間　　　本/日） 　　　　　　　□過去に喫煙したが現在は禁煙している（禁煙歴：　　　年間） 飲酒　　　　　□なし　□あり（　　回/週　1回量：　　　　　　　　　　　） 運動習慣　　　□なし　□あり（　　回/週　運動の内容と1回の運動量：　　） 栄養状態 　基礎代謝量（安静時の1日最低必要エネルギー量，ハリス・ベネディクトの式） 　　男性：13.75×体重（　　）kg＋5.0×身長（　　）cm－6.75×年齢（　　）歳＋66.47 　　女性：9.56×体重（　　）kg＋1.85×身長（　　）cm－4.68×年齢（　　）歳＋655.1 　食生活 　　食事療法　　□なし　□あり（食事療法内容：　　　　　　　　　　　　　　） 　　嫌いな食べ物　□なし　□あり（内容：　　　　　　　　　　　　　　　　　　） 　　好きな食べ物　（内容：　　　　　　　　　　　　　　　　　　　　　　　　　） 　　食事時間　　朝：　　　　　　昼：　　　　　　夕： 　　調理者　　　（　　　　　　　　　　　　　　　　　　　　　　　　　　　　　）
7. 生理的因子	年齢（　　　　　）歳
8. 心理的因子	攻撃的　　　　□なし　□あり 挑戦的　　　　□なし　□あり 責任感が強い　□なし　□あり
9. 現在の健康状態，その他	体型　体重（　　　　）kg　　身長（　　　　）cm 　　　BMI（　　　　）＊計算式＝体重(kg)/身長(m)^2 肥満度の判定 　□BMI 18.5 未満：低体重（やせ）　　□BMI 18.5 以上 25 未満：普通体重 　□BMI 25 以上 30 未満：肥満（1度）　□BMI 30 以上 35 未満：肥満（2度） 　□BMI 35 以上 40 未満：肥満（3度）　□BMI 40 以上：肥満（4度） 　　　　　　　　　　　　　　　　　　　　　　　　（日本肥満学会，2000年） 服用薬剤　□なし　□あり（薬名：　　　　　　　　年〜　　　） 　　　　　　　　　　　　（薬名：　　　　　　　　年〜　　　） 　　　　　　　　　　　　（薬名：　　　　　　　　年〜　　　） 睡眠　（　　　　）時間

9. 現在の健康状態, その他つづき	熟睡感	□あり □なし
	夜間覚醒	□なし □あり(　　　回)
	日中の眠気	□なし □あり(□軽度 □生活に支障をきたす程度)

3) フィジカルイグザミネーションのチェックポイント

循環器の視診に関する所見

項目	観察項目	観察結果
胸郭の形状	左右対称性	肩の位置　　□対称　□非対称 鎖骨の位置　□対称　□非対称 肩甲骨の位置　□対称　□非対称 胸郭　　　　□対称　□非対称
	変形	陥没　□なし □あり 突出　□なし □あり 隆起　□なし □あり 側彎　□なし □あり
胸部の皮膚の状態	皮膚の異常	腫瘤　　　□所見なし □所見あり(　　　　　) 外傷　　　□所見なし □所見あり(　　　　　) 発赤　　　□所見なし □所見あり(　　　　　) 皮下気腫　□所見なし □所見あり(　　　　　) 浮腫　　　□所見なし □所見あり(　　　　　)
頸静脈	外頸静脈の観察の可否	仰臥位での外頸静脈の観察　□可能　□不可能 起座位での外頸静脈の観察　□不可能　□可能(怒張がみられる)

循環器の触診・打診・聴診・スクラッチテストに関する所見

項目	観察項目	観察結果
心臓のポンプ機能	心拍数	回数(　　　)回/分 結滞　　　　　　　□なし □あり(1分間に　　　回) 速脈　　　　　　　□なし □あり 遅脈　　　　　　　□なし □あり 奇脈　　　　　　　□なし □あり 大脈　　　　　　　□なし □あり 小脈　　　　　　　□なし □あり リズム　　　　　　□規則的 □不規則 心拍数－末梢脈拍数　□差なし □差あり
	心尖拍動	増強　　　　　　　　　　　□なし □あり 胸骨中線から心尖拍動部位　□10 cm未満 □10 cm以上(　)cm 第6肋間以降への下降　　　□なし □あり 仰臥位での確認　　　　　　□可能 □不可能
	胸壁拍動と振戦	胸壁拍動　　　　□なし □あり(部位：　　　　　) 振戦(スリル)　□なし □あり(部位：　　　　　)
	末梢動脈の触知	頸動脈　緊張　□良好 □強い □弱い 　　　　左右差　□なし □あり 橈骨動脈　緊張　□良好 □強い □弱い 　　　　　左右差　□なし □あり

第2部／機能障害からみたフィジカルアセスメント

心臓のポンプ機能つづき	末梢動脈の触知つづき	上腕動脈	緊張	□良好 □強い □弱い		
			左右差	□なし □あり		
		大腿動脈	緊張	□良好 □強い □弱い		
			左右差	□なし □あり		
		膝窩動脈	緊張	□良好 □強い □弱い		
			左右差	□なし □あり		
		足背動脈	緊張	□良好 □強い □弱い		
			左右差	□なし □あり		
		後脛骨動脈	緊張	□良好 □強い □弱い		
			左右差	□なし □あり		
	心音	領域	心音(大小)	分裂	過剰心音	心雑音
		僧帽弁領域	I　II	□なし □あり	□なし □あり	□なし □あり
		三尖弁領域	I　II	□なし □あり	□なし □あり	□なし □あり
		エルブ領域	I　II	□なし □あり	□なし □あり	□なし □あり
		肺動脈弁領域	I　II	□なし □あり	□なし □あり	□なし □あり
		大動脈弁領域	I　II	□なし □あり	□なし □あり	□なし □あり
	心臓径の推定	打診　　　胸骨からの距離　□10 cm 未満　□10 cm 以上(　　)cm スクラッチ　胸骨からの距離　□10 cm 未満　□10 cm 以上(　　)cm					
	中心静脈圧の推定	外頸静脈　　　怒張　　□なし　□あり 　　　　　　　左右差　□なし　□あり 中心静脈圧　　外頸静脈の上端〜胸骨角までの距離＋ 　　　　　　　胸骨角〜右房の中心までの距離 　　　　　　　　　□10 cm 未満　□10 cm 以上(　　)cm					
循環動態の評価	血圧	右(　　／　　)mmHg 左(　　／　　)mmHg					
	末梢動脈循環	〈アレンテスト〉 　色調の戻り　　□瞬時に戻る　□時間を要する 　左右差　　　　□なし　□あり 〈下肢挙上〉 　色調の戻り　　□10秒以内　□10秒以上 　左右差　　　　□なし　□あり					
	末梢静脈循環	〈ホーマンズ徴候〉 　　右　　　　□陰性　□陽性 　　左　　　　□陰性　□陽性					

第4章 摂食・嚥下機能

栄養を取り込む

食物を認知し，口から取り入れ，咀しゃくして胃に移送する過程を，摂食・嚥下という．食物は口腔，咽頭，喉頭，食道を経由して胃に至る．

第2部／機能障害からみたフィジカルアセスメント

1 フィジカルアセスメントの焦点と摂食・嚥下機能の概観

相野さとこ

A. フィジカルアセスメントの焦点

- 人が食物を摂取する時，まず初めに，視覚や嗅覚からの情報と，もっている経験や知識を総合して，食物の性質を認識する（認知）．次に，口から摂取した食物を，口腔内で噛み砕いて飲み込みやすい形状の食塊にし（咀しゃく），口腔から咽頭，喉頭，食道を通って胃まで移送する（嚥下）．
- 摂食・嚥下機能のフィジカルアセスメントでは，摂食（認知，咀しゃく，嚥下）の観点からデータを収集し，正確にアセスメントすることで，患者が「摂食・嚥下する」ことに関して抱えている問題を明らかにしていく．

B. 摂食・嚥下機能の概観（全身の観察）

- インタビューに先立ち，緊急に対処する必要性があるか，摂食・嚥下機能に関連する徴候の出現がないか，全身を概観する．
- ここでは，摂食・嚥下機能障害に関連する症状と摂食・嚥下機能全般について観察する．

項目	留意点・根拠，特に見逃してはならない緊急サインとその対応
1 一般状態 ❶意識状態 ❷バイタルサイン	❶意識レベルが低下している場合は，飲水や食物を認識できず，誤嚥する可能性がある．意識状態は，清明・傾眠・昏迷・昏睡で判断するが，意識レベルを確認する共通ツールとして，ジャパン・コーマ・スケール（JCS）やグラスゴー・コーマ・スケール（GCS）がある． ❷摂食（認知，咀しゃく，嚥下）が行える状態か，一般状態を確認する必要がある．息苦しさなどの呼吸器症状がある場合は，摂食することで，さらに呼吸運動を阻害し呼吸困難を助長する可能性がある．また発熱や頻脈，咳嗽，喀痰がある場合は嚥下障害による誤嚥性肺炎の可能性があり，咽頭痛を伴う発熱は扁桃炎の可能性がある．
2 脳神経系の障害 ❶見当識障害 ❷記憶障害 ❸失語 ❹失行 ❺失認 ❻認知症 ❼構音障害 ❽流涎（りゅうぜん）	❶❷❸❹❺❻高次脳機能障害があると，水分や食物を認識できず，摂食・嚥下機能が正常に働かないため，誤嚥する危険性が高い． ❼三叉神経，顔面神経，舌咽神経，舌下神経の障害などにより筋系および神経系の疾患に起因する運動機能障害によるものがある．また言語の発声に必要な舌，唇，口蓋，喉頭などの器官の器質的な障害から構音障害をきたしているものなどがある．これらは，摂食・嚥下にも関連する機能であることが多い． ❽流涎がある場合，唾液の分泌が正常であっても，口唇の解剖学的

198

項目	留意点・根拠，特に見逃してはならない緊急サインとその対応
❾顔面神経麻痺 ❿口角下垂	異常や嚥下障害がある可能性がある． ❾❿顔面の非対称，麻痺側鼻溝の平坦化，口角下垂が起こり，口腔内に水分や食物をためることができず，口唇閉鎖不全，開口困難となり摂食・嚥下できない可能性がある．
3 体型，その他 ❶体型の観察 ❷扁桃肥大 ❸頸部の腫大	❶摂食・嚥下機能が低下すると食習慣（摂取量や摂取内容）の変化をもたらし，栄養状態が悪化して体重が減少し，やせとなる可能性がある． ❷扁桃腺の肥大により通過する空間を狭め，嚥下障害となる可能性がある． ❸頸部の腫大では喉頭腫瘍，唾液腺腫瘍や流行性耳下腺炎の可能性がある．顎下腺腫瘍では，摂食時に疼痛が起こる．

第2部／機能障害からみたフィジカルアセスメント

2 インタビュー

相野さとこ

- インタビューでは，まず，主訴，現病歴の順に確認していく．患者は時として，出現している徴候を重要視していないことがあるため，主訴に付随して起こり得る徴候が出現していないかについても確認する．現病歴では，主訴や徴候に変化があるのかといった経過を捉えるとともに，増強させる要因があるかどうかについても確認する．
- 生活習慣因子（食習慣など），生理的因子（加齢に伴う変化の有無など），既往歴といった摂食・嚥下機能に影響を及ぼす危険性のある因子や現在の健康状態についても系統的に情報を得る．
- 加齢による嚥下反射，咀しゃく・嚥下機能の低下，口腔・咽頭・嚥下筋の筋力低下など，どの程度起こっているかを知る上で，患者の年齢を把握することは重要である．

質問項目	留意点・根拠，特に見逃してはならない緊急サインとその対応
1 主訴 ❶嚥下困難	❶嚥下障害には器質的要因，機能的要因，心理的要因がある．背景にどのような要因があるのかを明確にして対処する必要がある．また，食物によって嚥下のしやすさに違いがあれば，原因疾患を知る手がかりとなる可能性がある．
❷食物通過障害 ❸食物停留感 ❹咽頭違和感 ❺咽頭異物感	❷❸❹❺食物通過障害，食物停留感，咽頭違和感，咽頭異物感には，口腔・咽頭腫瘍，口腔咽頭部の異物，扁桃炎，扁桃周囲膿瘍など，様々な原因がある．
❻むせ	❻口腔・咽頭の感覚低下，嚥下反射の遅延，咀しゃく・食塊形成不全から，水分，食物の喉頭侵入や気管内侵入が原因である可能性がある．むせは誤嚥の危険性を確認する重要な徴候であり，嚥下反射のタイミングのずれ，喉頭閉鎖不全などが起こっている可能性がある．また，水分だけでむせるのか，食物でむせるのかなども確認する．
❼湿性嗄(さ)声	❼口腔・喉頭部の送り込み機能の低下などにより，下咽頭部に食物の残留が起こり，それが増えると食塊が咽頭内に入り込み，湿性嗄声（湿り気を帯びたガラガラした声）を生じる．食事中，食後に湿性嗄声がみられる場合は誤嚥を疑う．
❽口から食物や水分がこぼれる ❾咳嗽，喀痰 ❿呼吸困難，息切れ ⓫倦怠感	❽❾❿⓫摂食・嚥下機能が低下すると，食塊や唾液などが食道に移送されず，気道内に流れ込み，誤嚥性肺炎を生じる．症状として，発熱や咳嗽，喀痰，倦怠感などがある．また，高齢者などで自覚症状がないまま誤嚥性肺炎を引き起こしている場合もあり，注意が必要である．
⓬食欲低下 ⓭悪心・嘔吐 ⓮下痢 ⓯体重減少	⓬⓭⓮⓯食欲低下，悪心・嘔吐などの消化器症状は食事摂取を妨げ，栄養状態を悪化させ，体重を減少させる．義歯の不適合，咽頭の食物残留感，誤嚥のために食欲が低下する場合がある．
⓰胸やけ	⓰胃食道逆流症および逆流性食道炎では，食後，夜間，前屈姿勢などで前胸部の灼熱感が生じる．
⓱唾液分泌低下，口腔乾燥	⓱老化，シェーグレン症候群などの疾患，薬物の副作用などによって唾液の分泌が減少し口腔乾燥を生じる．食物は咀しゃくによって細かく砕かれ，唾液と混ぜ合わされ，柔らかくなることで嚥下しやすい状態になるため，唾液は摂食・嚥下に重要な役割を担っている．唾液の分泌が低下していると咀しゃく時間の延長，嚥下困難をきたす可能性がある．

質問項目	留意点・根拠，特に見逃してはならない緊急サインとその対応
⑱口臭	⑱口腔内の自浄作用の低下，嚥下機能の低下などから口腔内に食物残渣がある可能性がある．口腔，上気道，上部消化管の腐敗性病変がある場合，舌苔の付着，う蝕が進行すると口臭が強くなる．
⑲口腔内出血	⑲抜歯後，口腔内の手術後，外傷などにより口腔内から出血を認めることがある．出血量が多い場合は，気道を閉塞する可能性もあるので注意が必要である．
⑳口腔粘膜の疼痛	⑳境界が明瞭な浅い潰瘍で，周囲は発赤しており，接触痛を伴う．口腔内のアフタ様の潰瘍は，ベーチェット病でもみられるため確定診断が必要である．
㉑う歯 ㉒歯痛	㉑㉒う蝕の進行や，歯周炎などが進行した急性化膿性炎では，激しい疼痛を伴う．う歯では，歯が溶解し，くぼみができる．う蝕が歯髄にまで及ぶと自発痛から激しい痛みに進行する．う蝕をそのままにしておくと，急性歯槽骨炎や顎骨骨髄炎などに進展し，全身性の炎症となる可能性があるため注意が必要である．
㉓義歯の不適合	㉓摂食・嚥下を行うために義歯が適合していることは重要である．義歯が適合していないと，口腔粘膜に潰瘍ができ，疼痛を生じることもある．
㉔歯肉炎 ㉕知覚過敏 ㉖歯肉出血	㉔㉕歯髄疾患や歯周疾患で生じる．歯根が露出していたり，歯髄炎の場合は冷水疼痛（知覚過敏）を感じる． ㉖歯周疾患や血液疾患（血小板減少性紫斑病，血友病，白血病など）などから生じる．
㉗嚥下痛 ㉘咽頭痛	㉗㉘摂食・嚥下時の疼痛によって，摂食・嚥下運動が阻害されることがある．また口内炎，咽頭炎，扁桃炎などの可能性もあり，それらの存在は摂食・嚥下に影響する．
㉙顎部の疼痛	㉙顎関節症では顎関節部や咀しゃく筋に疼痛が起こる．歯周炎が進行した顎骨骨髄炎など急性症状では，顎部に激しい疼痛を認める．
2 現病歴 ❶発病から現在までの経過	❶現病歴を聴取することで主訴や徴候，疾患の経過を捉えることができる．現病歴は5W1H（誰が，何を，いつ，どこで，どうして，どのように）で，もれなく正確に確認することが重要である．
3 既往歴 ❶呼吸器疾患 ❷脳血管疾患 ❸神経筋疾患 ❹手術歴，治療歴 ❺その他の疾患	❶高齢者で繰り返す窒息や呼吸器感染症の既往は，摂食・嚥下機能障害の存在を疑う必要がある． ❷脳血管障害から高次脳機能障害をきたすと，水分や食物を認識できず，摂食・嚥下機能が正常に働かない．または誤嚥する危険性がある． ❸神経筋疾患の進行に伴い，咀しゃく筋や嚥下筋の筋力低下，筋強直，神経麻痺により摂食・嚥下機能障害をきたす． ❹食道癌の術後，口腔・頭頸部領域の術後では嚥下障害をきたすことが多い．また，放射線の照射後は，喉頭組織の線維化が生じ，運動性が低下することで嚥下障害をきたす． ❺シェーグレン症候群や糖尿病では口渇を訴える場合が多く，唾液分泌が減少すると，味覚が低下し，摂食・嚥下機能が低下する．
4 家族歴 ❶高血圧，肥満などの有無	❶高血圧や肥満を有する家族がいると，家族性に遺伝して発症し，脳血管疾患のリスクを高める可能性がある．

質問項目	留意点・根拠，特に見逃してはならない緊急サインとその対応
❷筋強直性ジストロフィー	❷筋強直性ジストロフィーは遺伝性の疾患であり，筋の緊張，筋力低下，萎縮から嚥下障害，構音障害をきたす．
5 生活習慣因子 ❶食習慣 ❷口腔内の衛生状態	❶食習慣，摂取する食事内容や量の変化は栄養状態に影響する．食事時間の遅延は咀しゃく・食塊形成・口腔内移送の困難，嚥下反射不全の可能性がある．辛いものや熱いものなどを好む食習慣，喫煙・飲酒の習慣は食道癌のリスクが高くなる． ❷歯磨きなどの口腔ケアが行われないと，舌苔や口臭，口腔内の感覚低下が起き，摂食・嚥下機能が低下し，その結果，誤嚥性肺炎のリスクが高まる．
6 生理的因子 ❶年齢	❶加齢によって嚥下反射・咀しゃく・嚥下機能の低下，口腔・咽頭・嚥下筋の筋力低下などが起こり，摂食・嚥下機能に影響する．
7 現在の健康状態 ❶栄養状態 ❷服用している薬剤の有無	❶摂食・嚥下障害をきたすと栄養状態が悪化する． ❷抗コリン薬や抗癌剤などの薬剤の副作用として，唾液の分泌を抑制するものがある．薬剤の服用期間が長いと唾液の分泌量が減る可能性がある．

3 フィジカルイグザミネーション

相野さとこ

A. 概説

- まず患者と環境の準備を整えることから始める．
- 食物を咀しゃくし，食塊や水分を飲み込むための機能が正常に働くか，摂食・嚥下に関わるからだの構造を確認する．
- 座位または仰臥位で，視診，触診，聴診を実施する．必要時，視診と触診，聴診を系統的に同時に行う．
- 視診では，表情や顔色の変化に注意しながら，①顔面・口腔の外観(形，大きさ，左右対称性，可動性，変形など)，②開口状態，口腔・舌・歯・咽頭の状態を観察する．
- 触診では，①下顎の動き，②口腔内の状態，③喉頭の上下運動，④咽頭反射を確認する．
- 聴診では，咽頭部の嚥下時の音を聴取する．

B. 準備

手順 要点	留意点・根拠
1 患者と環境の準備を整える ①患者に説明する(❶)	❶口腔・咽頭のフィジカルアセスメントの目的，方法について患者に説明する　根拠▶患者の同意と協力を得る
②環境を整える(❷❸)	❷プライバシーが守られる静かな環境で行う　根拠▶口腔内や咽頭を露出し観察することは羞恥心を伴う ❸座位またはベッドをギャッチアップして行う
③患者に診察の準備をしてもらう(❹❺)	❹義歯を装着している患者には義歯を外してもらう　根拠▶義歯下の粘膜も含めた正確な視診のために，義歯は外した方がよい ❺義歯は水などが入った容器に入れておく　根拠▶義歯は，乾燥すると変形の原因となる

C. 手技

1. 摂食・嚥下機能に関する視診

目的▶摂食・嚥下に関する下顎，口唇，口腔内の状態を把握する．
チェック項目▶下顎の動き，口唇，口腔内の状態
必要物品▶舌圧子，ペンライト，ディスポーザブル手袋，ガーゼ，必要時：デンタルミラー，綿棒

| ディスポーザブル舌圧子 | ペンライト | デンタルミラー |

手順	
要点	留意点・根拠
1 患者と環境の準備を整える(p.203 参照)	
2 視診の準備を整える ①看護師はディスポーザブル手袋を着用する(❶)	❶感染予防のため，ディスポーザブル手袋は必ず着用する
3 下顎の動き（開閉運動）を視診する ①顔面や顔貌を視診する(❶) ②患者に口腔の開閉運動を行ってもらい，下顎の動きは正常か，雑音の有無，開閉運動障害の有無などを観察する(❶❷) ③上下顎歯の咬合状態を観察する(❸) 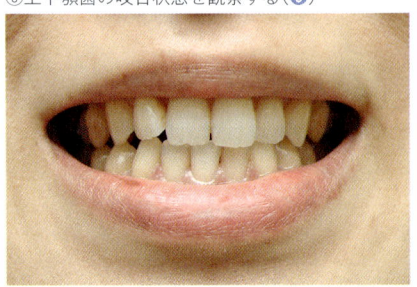	❶患者に対し真正面に位置し確認する　根拠▶顔面神経麻痺では，顔面の左右非対称や口角下垂などがある ❷開口運動時に痛みや障害がある場合は，無理に動かさない ❸患者に「いー」と言って歯を見せるよう指示する
4 口唇および口腔内の状態を視診する ①口唇，口角の形態を観察する(❶❷) ②ペンライトと舌圧子を使って，口腔粘膜，唾液腺の色調，腫脹の有無，表面の形状を観察する(❸❹❺❻) 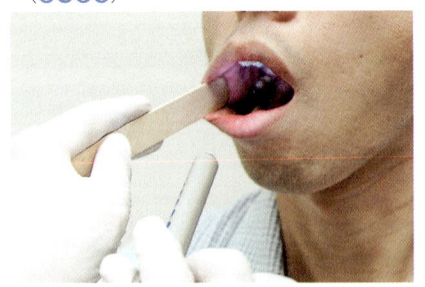 ペンライトと舌圧子を使って口腔内を観察する	❶口紅などを付けている場合は拭き取ってもらう　根拠▶口紅などによってチアノーゼの有無などを正しく判断できない ❷短時間で行うか，時間を区切って視診する　根拠▶開口時間が長いと患者に負担となる ❸舌圧子は患者ごとに取り換える　根拠▶感染予防のため ❹ペンライトが口腔や口唇に触れないように注意する　根拠▶感染予防のため ❺口唇に水疱がある場合は素手で触れることのないよう注意が必要である．観察後は必ず手洗いを行う　根拠▶口唇ヘルペスの疑いがあり，感染の危険もある ❻口腔粘膜にアフタがある場合は，触れると強い疼痛を伴うことがあるため慎重に観察する

● 3. フィジカルイグザミネーション

要点	留意点・根拠

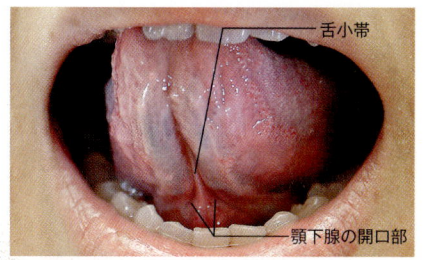

顎下腺(唾液腺の1つ)の開口部を観察する

③舌圧子で舌根から2/3の部分を押し下げ，硬口蓋を観察する
④患者に「あー」と発声してもらい，口蓋垂，軟口蓋，口蓋扁桃，咽頭部を観察する(❼❽)

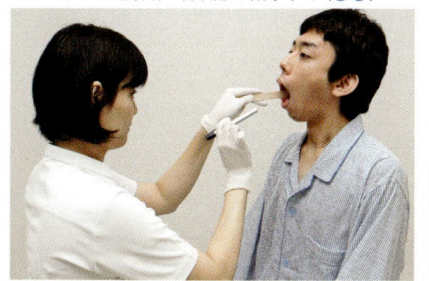

舌圧子で舌を押し下げ，「あー」と声を出してもらいながら，口蓋垂，軟口蓋，口蓋扁桃，咽頭を観察する

⑤舌の側面，舌下面(舌の裏側)，口腔底粘膜を観察する(❾)
⑥ガーゼを使って舌を持ち，舌の側面も十分に観察する(❿⓫)

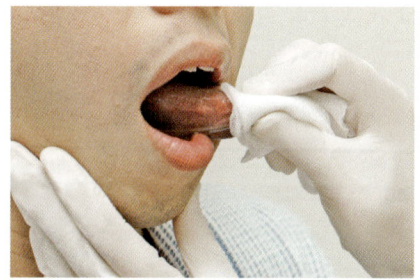

清潔なガーゼを使って，患者の舌をしっかりつかみ，舌の側面，下面を観察する

❼唾液腺に形成された唾石がある場合は，顎下腺に存在することが多く，疼痛をきたしていることが多いため慎重に観察する
❽舌圧子で舌を押し下げ，発声させることで十分な視野を確保できる(図4-1)

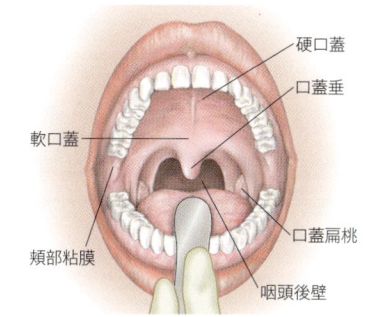

■図4-1 口腔内の観察部位

❾舌の側面や下面，口腔底は癌が最も多く発現する領域である 根拠▶舌癌は50歳以上の男性にみられることが多い
❿ディスポーザブル手袋を装着した手で舌をつかむと滑り，しっかり固定できないため，ガーゼを使用することが望ましい
⓫強くつかみすぎて，患者に不快感を与えないように注意する

4 摂食・嚥下機能

205

要点	留意点・根拠
⑦舌をまっすぐ前に出してもらい観察する．また舌を左右に動かしてもらい，動きに異常がないか観察する	

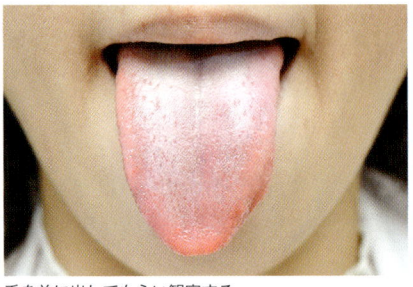

舌を前に出してもらい観察する／舌を左右に動かしてもらい，その動きを観察する

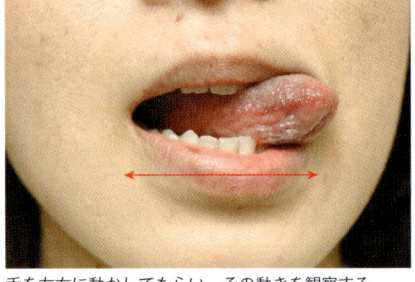

要点	留意点・根拠
⑧歯の唇側面，下側面，歯と歯の隣接面，咬頭，歯冠，歯頸，欠損の有無，う蝕の有無を観察する(⑫)	⑫歯の下側面を視診する際，必要に応じてデンタルミラーを使用する

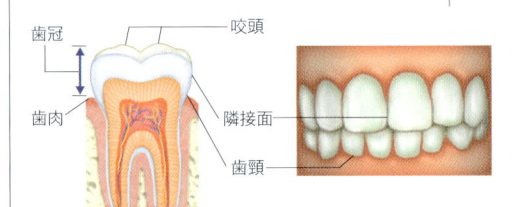

■図4-2　歯の構造

要点	留意点・根拠
⑨歯肉の色調の変化，腫脹，出血の有無を観察する(⑬)	⑬易出血状態では，血液による感染の可能性があるため，スタンダードプリコーションにのっとって，使用した手袋や汚染物を処理する
5 唾液腺の形態を視診する ①患者の正面に位置し，唾液腺(耳下腺，顎下腺，舌下腺)周囲の腫脹，左右対称性を確認する ②各唾液腺の周囲の皮膚の色調，腫脹，腫瘤などの表面の形状の変化を確認する(図4-3)	

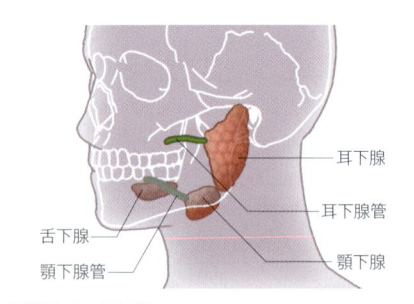

■図4-3　唾液腺

要点	留意点・根拠
6 喉頭の位置や形態を視診する ①患者の正面に位置し，喉頭の左右対称性や腫脹の有無を確認する ②頭部をやや後ろに傾けてもらい，嚥下するよう	

要点	留意点・根拠
説明する ③嚥下時の甲状軟骨，輪状軟骨の上下の動きを確認する(❶)	❶口腔内が乾燥し嚥下が難しい場合は，口を湿らせてから行う
7 視診した結果を記録・評価する	

アセスメント

1. 口唇・口腔内の形状は正常か

アセスメント項目・ポイント	正常所見	異常所見・緊急時対応
1 顔面神経麻痺の有無	●顔面の形態に左右差がない	●顔面神経麻痺は，片側性の麻痺であり，眉毛下垂，鼻唇溝消失，口角下垂，眼裂閉鎖不全など顔面筋の麻痺によって表情にゆがみを生じる ●口唇閉鎖が障害されると，口腔内に唾液や水分・食物を貯留できなくなる
2 開口障害の有無	●成人では上下顎歯間距離は3横指以上（約4〜6cm）開口可能である ●開口時の疼痛や関節雑音がない ●左右対称性に下顎が動く	●開口障害は，顎関節症などの関節に関連するもの，咀しゃく筋の炎症などの筋肉に関連するもの，てんかんなどの神経に関連するものなどがある ●開口時に疼痛や関節雑音がある場合は，顎関節疾患などが疑われる ●開口運動の際，下顎が左右どちらかに偏位がある場合は，三叉神経麻痺（下顎神経麻痺）が疑われる ●開口制限がある場合は，開口筋力の低下，顎関節の拘縮などの可能性がある
3 咬合状態の異常の有無	●正常な場合，上顎歯列が下顎歯列に覆いかぶさっている ●歯は正常な位置にある	●顎骨の発育異常や歯の位置が不正である場合は，咀しゃく障害が生じる
4 口唇の形状の異常の有無	●口唇や口角の形状に左右差がない ●上唇と下唇が閉止しており，唾液などが漏れ出ていない ●口唇や口角に，荒れ，腫脹，潰瘍などの異常がない	●口唇や口角の左右差があり偏位がある，または閉口できない場合，顔面神経麻痺や舌下神経麻痺が疑われる．また，口唇口蓋裂などの奇形の可能性もある ●口角部に白色浸軟（ふやけ）や亀裂，びらんなどがあり，開口時に疼痛を認める場合，口角炎が疑われる．一側または両側の口角に亀裂，疼痛を伴う ●口唇のピリピリした違和感，腫脹，水疱，潰瘍がある場合は，口唇ヘルペスが疑われる ●閉口できずに流涎がみられる場合，舌運動や口唇閉鎖機能障害が疑われる．口唇の筋力が低下，口唇の可動性が低下し口唇閉鎖が障害されると，口腔内に唾液を保持でき

アセスメント項目・ポイント	正常所見	異常所見・緊急時対応
		ず，水分・食物も貯留できない．また，嚥下機能が低下し，水分・食物が口腔内や咽頭に貯留している可能性もある
5 口腔粘膜の異常の有無	●口腔粘膜は適度に湿潤しており，乾燥していない ●頬部はピンク色で，表面は滑らかである	●唾液には，消化作用，洗浄・殺菌作用，粘膜保護などの機能がある．口腔内の乾燥によって口腔内の自浄作用が低下，食物の消化作用，溶解作用が障害される ●薬剤の副作用で口腔内の乾燥が起こっている可能性もあるため確認する
6 口蓋部の色調や形状の異常，左右差の有無	●軟口蓋はピンク色で，硬口蓋は薄いピンク色である ●発声させると口蓋垂と軟口蓋が左右対称性に挙上する	●痰や食物残渣など著しい汚染がある場合は，口腔内の自浄作用が低下している可能性がある ●汚染した痰や，食物残渣を誤嚥した場合，誤嚥性肺炎の高リスクとなるため，口腔ケアを行う必要がある ●発声時に咽頭の後壁が健側斜め上に引っ張られる動きは，カーテン徴候と呼ばれる．一側の迷走神経麻痺がある場合には，口蓋垂が健側に傾く．咽頭後壁も健側に引っ張られる ●咽頭粘膜の発赤や口蓋扁桃の腫脹，発赤は，咽頭炎，扁桃炎の可能性がある
7 歯肉の異常の有無	●健康な歯肉は薄いピンク色を呈している ●腫脹や退縮はない	●出血しやすい場合，また歯肉が腫脹し，歯と歯肉との溝（歯周ポケット）が深まっている場合は，歯周病などの歯周疾患による炎症が生じている．歯周ポケットの深さは歯周疾患の進行の目安となる ●歯肉は加齢によって退縮傾向を示す
8 抜歯，欠損歯の有無	●成人の正常な歯の本数は32本で，上下各16本ずつあり，歯の欠損がない	●欠損歯の有無と位置，残存歯の本数，ぐらつきの有無を確認する　根拠▶咀しゃく機能は残存歯数と密接に関連しており，歯の欠損が多いほど低下する．欠損は，う蝕や歯周疾患によって起こることが多い．前歯が欠損していると，嚥下時に舌は前方へ突出し，食塊移送運動が困難となる．側方歯が欠損していると，嚥下時に舌を口蓋に押しつけ食塊形成する際に，舌が側方に突出するため，食塊形成が困難となる ●疼痛，う歯，義歯の有無，義歯の適合状態，衛生状態を確認する　根拠▶義歯を装着すると，口唇や頬などの筋群が義歯によって支えられて，筋機能が改善する．また，義歯で歯列などの欠損部が満たされ，食物が残留しにくくなる．義歯装着部は汚染しやすい部分であり，衛生状態が悪化すると誤嚥性肺炎の原因となる

● 3. フィジカルイグザミネーション

アセスメント項目・ポイント	正常所見	異常所見・緊急時対応
		●欠損歯や歯の位置が異常である場合は咬合異常が起こり，咀しゃく機能に影響する
⑨ 舌の形状の異常の有無	●舌はピンク色で左右対称である ●舌の表面には乳頭があり，粗い ●舌の裏側は滑らかで静脈が透けて見える ●舌をまっすぐに突出した場合，正中に位置する	●舌に白斑や紅斑，潰瘍を伴った腫瘤，硬結がある場合は舌癌の可能性がある ●カンジダ症では白い舌苔がみられ，擦過すると剥離する．長期にわたって抗生物質を服用した場合，黒い舌苔がみられることがある ●長期にわたる貧血，ビタミンBの欠乏，シェーングレン症候群では舌乳頭が萎縮して平滑舌となる．乾燥や嚥下困難，疼痛も伴う ●舌の萎縮，振戦，偏位がある場合，舌下神経麻痺が疑われる．舌は突出時に麻痺側に偏位する

2. 頸部の形状は正常か

アセスメント項目・ポイント	正常所見	異常所見・緊急時対応
① 唾液腺の形状の異常の有無	●左右差なし ●腫脹なし	●流行性耳下腺炎では，耳下腺や顎下腺が腫脹する ●唾液腺腫瘍では腫瘤を認め，徐々に増大する．耳下腺，顎下腺，舌下腺に好発する
② 喉頭の位置や形状の異常の有無	●左右差なし ●腫脹なし ●下垂なし	●喉頭腫瘍では，進行すると腫瘍の腫大，嗄声や嚥下時痛を認める ●加齢などによって喉頭が下垂し，嚥下時に要する喉頭挙上距離が大きくなり，誤嚥の危険性が高まる

2. 摂食・嚥下機能に関する触診

目的▶ 患者に直接触れることで，視診で得られた摂食・嚥下機能に関する情報についてより詳細な情報を収集する．
チェック項目▶ 口唇・口腔内の状態，咽頭の状態
必要物品▶ 舌圧子，ペンライト，ディスポーザブル手袋，ガーゼ

手順

要点	留意点・根拠
① 患者と環境の準備を整える (p.203参照)	
② 触診の準備を整える	
③ 下顎の動きを確認する ①看護師は両手の示指，中指，薬指の指先と指腹を患者の両側下顎関節突起の上に置く ②患者には口をゆっくり開閉してもらい，下顎の動きを観察する(❶)	❶開口運動により痛みを生じる時は，無理に行わない

4 摂食・嚥下機能

209

要点	留意点・根拠
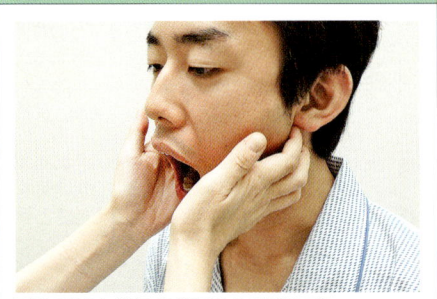 両手の指先と指腹で下顎の動きを観察する	
4 口唇および口腔内の異常の有無を確認する ①ディスポーザブル手袋を装着し，口唇を触診する(❶) ②口腔粘膜を観察し，腫脹や潰瘍などの変化があれば，その部位を触診する(❷❸) ③歯肉を観察し，腫脹や歯との溝(歯周ポケット)が深くなっている場合は触診する(❹) ④舌圧子を使い歯牙のぐらつきの有無を触診する ⑤咽頭後壁を舌圧子で軽く触れ，咽頭反射を確認する．舌圧子を押し戻そうとするかを確認する(❺) ⑥ガーゼを使い，舌の先端をやさしく持ち，舌の触診をする(❻❼) 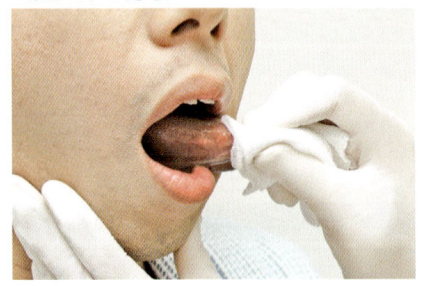 ⑦ディスポーザブル手袋を外し，手指消毒を行う	❶口唇，口腔内は素手で触れない．観察前後は必ず手洗いを行う　根拠▶感染予防のため．特に口唇に水疱がある場合は，口唇ヘルペスの疑いがあり，感染の危険がある ❷口腔内に触れる時は，その都度，患者に必要性を説明して，理解を得てから行う ❸口腔粘膜にアフタがある場合は，強い疼痛を伴うことがあるため慎重に行う ❹易出血状態では，血液による感染の可能性があるため，スタンダードプリコーションにのっとって汚染物の処理を行う ❺咽頭の観察の際は，短時間で終了するように注意する　根拠▶嘔吐反射が起こる可能性があり，患者にとって不快であり負担となるため ❻強く圧迫すると患者に苦痛を与える． ❼ディスポーザブル手袋を装着した手で舌をつかむと滑るため，ガーゼを使用することが望ましい
5 唾液腺の形状を確認する ①患者の正面に位置する ②耳下腺を示指と中指，薬指の指腹を使って触診する(❶❷)	❶痛みを伴う場合は慎重に行う ❷患者に苦痛を与えるため強く圧迫しない

● 3. フィジカルイグザミネーション

要点	留意点・根拠
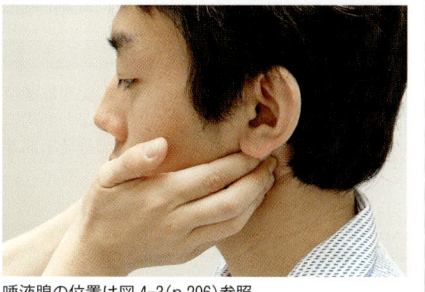 唾液腺の位置は図 4-3(p.206)参照 ③患者の頭部をやや前傾させ，顎を引いてもらう ④顎下腺を示指と中指，薬指の指腹を使って触診する(❶❷) 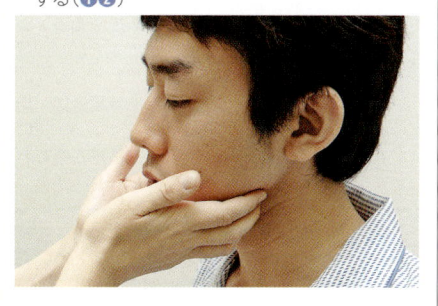	
6 喉頭の動きを確認する ①患者の正面に位置する ②甲状軟骨の位置を確認する ③片方の手の母指と示指，中指の指先・指腹で甲状軟骨を軽く押さえ，空嚥下してもらい，喉頭が上下することを確認する(❶❷) 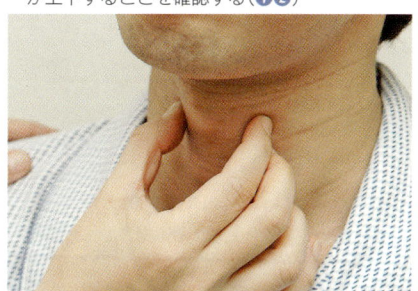 母指と示指，中指の指先・指腹で甲状軟骨を軽く押さえる	❶痛みを伴う場合は慎重に行う ❷患者に苦痛を与えるため強く圧迫しない
7 触診した結果を記録・評価する	

4 摂食・嚥下機能

211

アセスメント

1. 口腔周辺，口腔内に異常はないか

アセスメント項目・ポイント	正常所見	異常所見・緊急時対応
1 開口異常の有無	●下顎の動きが正常である．動きに伴い雑音などがない ●開口状態では3横指以上の開口が正常	●開口障害には，顎関節症などの関節に関連するもの，咀しゃく筋の炎症などの筋肉に関連するもの，てんかんなどの神経に関連するものなどがある
2 口唇の異常の有無	●乾燥なし ●水疱なし ●圧痛なし ●潰瘍なし ●腫瘤なし	●口唇の乾燥がひどい場合，シェーグレン症候群の可能性がある ●口唇の慢性的な炎症や亀裂，剥離などがある場合は，口唇炎の可能性がある．主な口唇炎として，アトピー性口唇炎，接触性口唇炎，剥離性口唇炎がある ●口唇炎は，唇の乾燥，歯科疾患や金属アレルギー，口紅に含まれている成分などが原因となることもある ●口唇に水疱，圧痛，潰瘍がある場合は，口唇ヘルペスが疑われる ●口唇に潰瘍がある場合は，口唇癌が疑われる
3 口腔粘膜の異常の有無	●圧痛なし ●腫脹なし ●腫瘤なし ●硬結なし ●潰瘍なし ●乾燥なし	●唾液腺に形成された唾石がある場合，腫脹や圧痛をきたす．食事の際は唾液の分泌量が増加し，急激に痛みが増す ●唾液腺腫瘍では，唾液腺に腫瘤や硬結を認め，表面に凹凸ができる ●口腔粘膜にアフタがある場合は，接触による強い疼痛を伴う ●口腔内の乾燥はシェーグレン症候群が疑われる
4 舌の異常の有無	●舌の表面には乳頭があり，粗い ●圧痛なし ●腫瘤なし ●潰瘍なし ●疼痛なし ●硬結なし	●平滑舌の場合，シェーグレン症候群が疑われる ●舌の可動性が制限されたり，筋力が低下すると誤嚥のリスクが高まる ●舌癌では，舌に疼痛を認め，進行すると潰瘍や硬結を生じる
5 歯肉の異常の有無	●出血なし ●疼痛なし	●易出血状態や疼痛がある場合は，歯肉炎や血小板異常の可能性がある
6 歯牙の異常の有無	●ぐらつきなし ●疼痛なし	●ぐらつきや痛みは，う歯の可能性がある

2. 咽頭部に異常はないか

アセスメント項目・ポイント	正常所見	異常所見・緊急時対応
1 咽頭反射の有無	●咽頭反射あり	●咽頭神経麻痺，迷走神経麻痺，球麻痺，高

● 3. フィジカルイグザミネーション

アセスメント項目・ポイント	正常所見	異常所見・緊急時対応
		齢者や脳血管障害，神経疾患などでは咽頭反射が低下する．咳嗽困難や誤嚥，誤嚥性肺炎を引き起こす原因となる

3. 頸部に異常はないか

アセスメント項目・ポイント	正常所見	異常所見・緊急時対応
1 唾液腺の異常の有無	● 圧痛なし ● 腫瘤なし	● 耳下腺に圧痛がある場合は，流行性耳下腺炎の可能性がある ● 徐々に増大する境界が明瞭な腫瘤がある場合は多形腺腫，また硬く，境界が不明瞭の場合は悪性腫瘍が疑われ，顔面神経麻痺を認めることもある ● 顎下腺腫瘍では摂食時に疼痛が起こる
2 喉頭の異常の有無	● 腫瘤なし ● 圧痛なし ● 上下運動あり	● 喉頭腫瘍では，腫瘍の増大が起きた場合，食物の通過障害を起こす．また，嚥下時痛，異物感，呼吸困難，嗄声も伴う ● 加齢によって喉頭が下垂し，咽頭の筋力が低下することにより，誤嚥の危険性が高まる

4 摂食・嚥下機能

3. 摂食・嚥下機能に関する聴診

目的 ▶ 嚥下に関する音を聴き取ることで，患者の嚥下障害の有無を把握する．
チェック項目 ▶ 嚥下障害の有無，湿性嗄声の有無
必要物品 ▶ 聴診器，消毒用エタノール綿，冷水，5 mL の注射器

手順 要点	留意点・根拠
1 患者と環境の準備を整える (p.203 参照) ①患者に説明する (❶) ②環境を整える (❷) ③患者に診察の準備をしてもらう (❸)	❶摂食・嚥下のフィジカルアセスメントの目的，方法について患者に説明する **根拠** ▶ 患者の同意と協力を得る ❷プライバシーが守られる静かな環境で行う **根拠** ▶ 嚥下音・呼吸音自体の音量はとても小さいため，周囲が騒々しいと聴取できないことがある ❸座位で行う
2 聴診の準備を整える ①聴診器を準備する (❶❷)	❶聴診器は膜型，ベル型のどちらを用いてもよい **根拠** ▶ 頸部は聴診範囲が狭いため，乳幼児や小児用の聴診器など接触する部分が小さい方が望ましい ❷皮膚に当てる前に，聴診器を手の中で温めてから使用する **根拠** ▶ 看護師の手や器具の冷たさは，患者を緊張させ不快にする

213

要点	留意点・根拠
3 嚥下時に咽頭部で生じる音を聴取する(❶) ①口腔内や咽頭部に唾液や痰の貯留，食物残渣がある場合は口腔ケアを行い，あらかじめ喀出，除去しておく ②聴診器を喉頭の挙上運動を妨げない位置に当てる ③貯留物が除去された状態の呼吸音を確認する ④患者の口腔内に冷水を 5 mL 注入し，嚥下するように説明する ⑤嚥下前後，嚥下時の呼吸音と嚥下音を確認する 嚥下時に咽頭部で生じる音を聴取する	❶誤嚥する量が多い場合は，ただちに検査を中断し，速やかに吸引などの処置を行う
4 患者に終了を告げて，環境を整える(❶)	❶患者の周囲の環境を元どおりに整える
5 使用した物品の後始末を行う(❶)	❶聴診器のチェストピース(採音部)，イヤーピース(挿耳部)は消毒用エタノール綿で拭く
6 聴取した結果を記録・評価する	

アセスメント

1. 正常な呼吸音か，嚥下時の音はどうか

アセスメント項目・ポイント	正常所見	異常所見・緊急時対応
1 嚥下時の咽頭部の音の異常の有無	●嚥下時に，①清明な呼吸音が聴取される，②嚥下に伴う呼吸停止と，嚥下後に清明な呼気が聴取される	●嚥下時に泡立ち音，嚥下直後の呼吸音での湿性音などが聴診される場合は，嚥下障害が疑われる

4 検査

栃本しのぶ

A. スクリーニング検査

- ベッドサイドなどでも簡便に嚥下障害の有無を評価できる．併せて，酸素飽和度の測定，喉頭の触診，頸部聴診などを行うことも有効である．しかし，合併する障害（高次脳機能障害など）やその重症度によっては施行困難なものもあるため，検査の選択には留意する．
- 嚥下障害が重度の場合，30 mL の飲水は危険なため，改訂版水飲みテストを用いる．

検査項目	方法	判定基準
1 反復唾液飲みテスト（RSST）	口腔内を湿らせた後，30秒間唾液を連続して飲み込むよう指示（喉頭挙上を触診で確認する）	30秒で2回以下は異常
2 水飲みテスト	2～3 mL の水で安全を確認してから30 mL の水を一気に飲んでもらう	①1回でむせなく飲める ②2回以上に分けるが，むせなく飲める ③1回で飲むことができるがむせがある ④2回以上に分けて飲み，むせもある ⑤むせが多く，全量飲むことができない ＊①で5秒以内が正常，①で5秒以上と②は異常の疑い，③④⑤は異常
3 改訂水飲みテスト（MWST）	3 mL の冷水を口腔前庭に注ぎ，飲み込んでもらう	①嚥下なし，むせ・呼吸切迫のどちらかあるいは両方がみられる ②嚥下あり，呼吸切迫 ③嚥下あり，呼吸良好，むせ・湿性嗄声のどちらかあるいは両方がみられる ④嚥下あり，呼吸良好，むせない ⑤④に加え，追加嚥下が30秒以内に2回可能 ＊判定基準④以上なら3回繰り返し，最も悪い場合を評点とする．③以下の場合は誤嚥が疑われる
4 食物テスト	3～4 g（ティースプーン1杯）のプリンを摂食してもらう	①嚥下なし，むせ・呼吸切迫のどちらかあるいは両方がみられる ②嚥下あり，呼吸切迫 ③嚥下あり，呼吸良好，むせ・湿性嗄声・口腔内残留のいずれかがみられる ④嚥下あり，呼吸良好，むせ・湿性嗄声なし．口腔内残留があるが追加嚥下でなくなる ⑤④に加え，空嚥下が30秒以内に2回以上可能 ＊判定基準④以上なら3回繰り返し，最も悪い場合を評点とする．③以下の場合は誤嚥が疑われる

＊repetitive saliva swallowing test；RSST
　modified water swallowing test；MWST

B. 嚥下造影検査（videofluoroscopic examination of swallowing；VF）

- X線透視下で造影剤入りの食物・水を嚥下してもらい，摂食・嚥下障害の病態を評価し，安全で有効な食形態や摂取方法（姿勢の工夫など）の検討を行う．
- 観察したい項目によって側面像と正面像で行う．

検査項目	利点	欠点
・口唇，舌，軟口蓋，下顎の動き ・食塊形成と移送 ・食塊の口腔通過時間 ・口腔内残渣 ・嚥下反射 ・食道入口部通過の左右差（正面像） ・誤嚥・喉頭侵入 ・残留（喉頭蓋谷，梨状窩） ・逆流（鼻腔，口腔，食道） ・食道の蠕動運動・狭窄	・嚥下を一連の動態として観察できる ・誤嚥・喉頭侵入の有無の確認が正確	・検査室で行う必要がある ・咽頭の分泌物の観察ができない ・声帯の動きの観察ができない ・放射線の被曝

C. 嚥下内視鏡検査（videoendoscopic evaluation of swallowing；VE）

- 鼻咽頭喉頭ファイバースコープを鼻腔から挿入し，咽頭の機能・器質的異常を直視下に評価し，安全で有効な食形態や摂取方法（姿勢の工夫など）などの検討を行う．
- 重篤な報告はないが，本検査により鼻出血，喉頭痙攣，迷走神経ショックなどを起こす場合があるので留意する．

検査項目	利点	欠点
・咽頭，喉頭の器質的異常の有無 ・声帯の運動 ・咽頭，喉頭の感覚 ・分泌物や唾液の状態 ・食塊形成の程度 ・嚥下反射の遅延の有無 ・残留（喉頭蓋谷，梨状窩） ・嚥下前後の誤嚥	・ベッドサイドでも行える ・声帯の運動の観察ができる ・咽頭，喉頭の状態の観察ができる ・分泌物の観察ができる ・唾液の流入の有無が評価できる	・口腔期の詳細な評価が難しい ・嚥下を一連の動態として観察できない ・誤嚥の瞬間の評価が難しい ・食道の評価はできない

*VF，VEの詳細については，日本摂食・嚥下リハビリテーション学会による標準的手順がある．
http://www.jsdr.or.jp/doc/doc_manual1.html（2013/12/25 アクセス）

5 アセスメントシート

相野さとこ

1）摂食・嚥下機能の概観

項目	観察結果
1. 一般状態	意識状態　　□清明　□傾眠　□昏迷　□昏睡 バイタルサイン 　体温　（　　　　　）℃ 　血圧　（　　／　　）mmHg　　□異常なし　□低下　□上昇 　脈拍数（　　　　　）回/分　　□異常なし　□減少　□増加 　呼吸数（　　　　　）回/分　　□異常なし　□減少　□増加 　見当識障害　□なし　□あり 　記憶障害　　□なし　□あり 　失語　　　　□なし　□あり 　失行　　　　□なし　□あり 　失認　　　　□なし　□あり 　認知障害　　□なし　□あり（長谷川式認知症スケール：　　　点） 　構音障害　　□なし　□あり 　流涎　　　　□なし　□あり 　顔面神経麻痺　□なし　□あり（□左　□右） 　口角下垂　　□なし　□あり（□左　□右）
2. 体型	全身　　　　□標準　□やせ　□肥満　　BMI（　　　　）
3. 口腔内の状態	扁桃肥大　　□なし　□あり（□左　□右）
4. 頸部の状態	腫脹　　　　□なし　□あり（□左　□右）

2）インタビュー

項目	観察結果
1. 主訴	□嚥下困難　　□食物通過障害　　□食物停滞感　　□咽頭違和感　　□むせ □湿性嗄声　　□口から食物や水分がこぼれる　　□咳嗽　　□呼吸困難 □喀痰（性状：　　　　　）　□息切れ　　□倦怠感　　□悪心 □嘔吐　　□胸やけ　　□下痢　　□体重減少 □口腔乾燥　　□口臭　　□口腔粘膜の疼痛　　□口腔出血 □う歯　　□歯痛　　□義歯の不適合　　□知覚過敏　　□歯肉炎 □歯肉出血　　□嚥下痛　　□咽頭痛　　□顎部の疼痛（□左　□右） □その他（　　　　　　　　）
2. 現病歴	
3. 既往歴	呼吸器疾患　□肺炎　　　　（　　年　月～　□治療　□未治療　□治療中断） 脳血管疾患　□脳梗塞　　　（　　年　月～　□治療　□未治療　□治療中断） 　　　　　　□脳出血　　　（　　年　月～　□治療　□未治療　□治療中断） 　　　　　　□くも膜下出血（　　年　月～　□治療　□未治療　□治療中断） 　　　　　　□その他の疾患（疾患名：　　　　　） 　　　　　　　　　　　　　　（　　年　月～　□治療　□未治療　□治療中断）

3. 既往歴つづき	神経筋疾患	□パーキンソン病　（　　年　　月～　　）□治療　□未治療　□治療中断
		□筋萎縮性側索硬化症（　　年　　月～　　）□治療　□未治療　□治療中断
		□重症筋無力症　　（　　年　　月～　　）□治療　□未治療　□治療中断
		□その他の疾患（疾患名：
		年　　月～　　）□治療　□未治療　□治療中断
	上記以外の疾患　□なし　□あり	
	（疾患名：　　　　年　　月～　□治療（内容　　　　　　）□未治療　□治療中断）	
	（疾患名：　　　　年　　月～　□治療（内容　　　　　　）□未治療　□治療中断）	
4. 家族歴	□高血圧症　　　　　　　　　　（続柄：　　　　　　）	
	□筋強直性ジストロフィー　　　（続柄：　　　　　　）	
	□その他の疾患（　　　　　　）（続柄：　　　　　　）	
5. 生活習慣因子	食習慣の変化　□なし　□あり（種類：　　　　　　　　　　　　　　　　）	
	食事摂取形態　□常食　□軟食　□きざみ食　□ミキサー食　□その他（　　　）	
6. 生理的因子	年齢（　　　　　　）歳	
7. 現在の健康状態, その他	栄養状態　□良好　□不良	
	服用薬剤　□なし　□あり（薬剤名：　　　　　　　　　年～　　　）	
	（薬剤名：　　　　　　　　　年～　　　）	

3）フィジカルイグザミネーションのチェックポイント

摂食・嚥下機能に関する視診所見

項目	観察項目	観察結果
顔面	形態	左右対称性　□対称　　　□非対称
下顎	開口状態	上下顎歯間距離　（　　　　　　）cm
	咬合異常	□所見なし　□所見あり（　　　　　　　　　　　　　　　）
口唇	形態	口角の位置　□対称　　　□非対称
		色調　　　　□所見なし　□所見あり（　　　　　　　　　）
		奇形　　　　□なし　　　□あり　（　　　　　　　　　　）
		上唇と下唇を閉口できる　□できる　　□できない
		流涎　　　　□なし　　　□あり　（　　　　　　　　　　）
		乾燥　　　　□なし　　　□あり　（　　　　　　　　　　）
		腫脹　　　　□なし　　　□あり　（　　　　　　　　　　）
		潰瘍　　　　□なし　　　□あり　（　　　　　　　　　　）
		水疱　　　　□なし　　　□あり　（　　　　　　　　　　）
		亀裂　　　　□なし　　　□あり　（　　　　　　　　　　）
		びらん　　　□なし　　　□あり　（　　　　　　　　　　）
		疼痛　　　　□なし　　　□あり　（　　　　　　　　　　）
		その他　　　□所見なし　□所見あり（　　　　　　　　　）
口腔内	口腔内粘膜	色調　　　　□所見なし　□所見あり（部位　　　　　　　）
		炎症　　　　□所見なし　□所見あり（部位　　　　　　　）
		乾燥　　　　□なし　　　□あり　（部位　　　　　　　　）
		潰瘍　　　　□なし　　　□あり　（部位　　　　　　　　）
		腫瘤　　　　□なし　　　□あり　（部位　　　　　　　　）

● 5. アセスメントシート

口腔内つづき	口腔内粘膜つづき	損傷	□なし	□あり	（部位　　　　　　　）
		白斑	□なし	□あり	（部位　　　　　　　）
		食物残渣	□なし	□あり	
	軟口蓋	左右対称性	□対称	□非対称	
		カーテン徴候	□なし	□あり	
	舌	左右対称性	□対称	□非対称	
		色調	□所見なし	□所見あり（	）
		炎症	□所見なし	□所見あり（	）
		乾燥	□なし	□あり（	）
		潰瘍	□なし	□あり（	）
		損傷	□なし	□あり（	）
		白斑	□なし	□あり（	）
		食物残渣	□なし	□あり	
	歯牙	色調	□所見なし	□所見あり（	）
		歯牙の本数	（　　）本		
		欠損歯	□なし	□あり	（部位　　　　　　　）
		う歯	（　　）本	（状態	）
	義歯	義歯	□なし	□あり	（□全義歯　□部分義歯）
		義歯の適合状態	□適合	□不適合	
		衛生状態	□問題なし	□問題あり（	）
	歯肉	色調	□所見なし	□所見あり（	）
		易出血	□なし	□あり（	）
		腫脹	□なし	□あり（	）
		排膿	□なし	□あり（	）
		疼痛	□なし	□あり（	）
		退縮	□なし	□あり（	）
頸部	唾液腺	左右対称性	□対称	□非対称	
		腫脹	□なし	□あり（	）
	喉頭	左右対称性	□対称	□非対称	
		腫脹	□なし	□あり（	）
		下垂	□なし	□あり（	）

摂食・嚥下機能に関する触診所見

項目	観察項目	観察結果			
下顎	開閉口運動	運動障害	□なし	□あり（	）
		関節雑音	□なし	□あり（	）
口唇	形態	乾燥	□なし	□あり（部位	）
		水疱	□なし	□あり（部位	）
		圧痛	□なし	□あり（部位	）
		潰瘍	□なし	□あり（部位	）
		腫瘤	□なし	□あり（部位	）
口腔内	口腔内粘膜	圧痛	□なし	□あり（部位	）

4 摂食・嚥下機能

口腔内つづき	口腔内粘膜つづき	腫脹	□なし	□あり(部位	)
		腫瘤	□なし	□あり(部位	)
		硬結	□なし	□あり(部位	)
		潰瘍	□なし	□あり(部位	)
		乾燥	□なし	□あり(部位	)
	舌	圧痛	□なし	□あり(部位	)
		腫瘤	□なし	□あり(部位	)
		潰瘍	□なし	□あり(部位	)
		疼痛	□なし	□あり(部位	)
		硬結	□なし	□あり(部位	)
	歯肉	易出血	□なし	□あり(部位	)
		圧痛	□なし	□あり(部位	)
	歯牙	ぐらつき	□なし	□あり(部位	)
		圧痛	□なし	□あり(部位	)
咽頭	咽頭	咽頭反射	□あり	□なし	
頸部	唾液腺	圧痛	□なし	□あり(部位	)
		腫瘤	□なし	□あり(部位	)
		硬結	□なし	□あり(部位	)
		可動性	□あり	□あり(部位	)
	喉頭	腫瘤	□なし	□あり(部位	)
		圧痛	□なし	□あり(部位	)
		上下運動	□なし	□あり(部位	)

摂食・嚥下機能に関する聴診所見

項目	観察項目	観察結果
嚥下機能	嚥下時異常音	□所見なし　□所見あり( )

第5章

栄養吸収・代謝機能

消化・吸収する

口から取り入れられた食物は，消化管内で破砕，混合，攪拌(かくはん)されながら，消化液の働きによって吸収可能な大きさの分子へと分解される．各種栄養素は，それぞれに応じた吸収機序によって吸収され，血液またはリンパによって輸送され，代謝を受けて体内で活用される．

1 フィジカルアセスメントの焦点と栄養吸収・代謝機能の概観

滝沢美智子

A. フィジカルアセスメントの焦点

- 口から取り入れた食物は，物理的に破砕，混合，攪拌（かくはん）され，消化管（食道，胃，小腸，大腸）内を移送されながら，消化液によって分解される．糖質，タンパク質，脂質などは，吸収可能な大きさの分子にされた上で，それぞれの栄養素に応じた吸収機序によって吸収される．吸収された栄養素は，血管（水溶性）あるいはリンパ管（脂溶性）を経由して輸送され，代謝を受けて体内で活用される．
- 栄養吸収・代謝機能のフィジカルアセスメントでは，①食物の通過，②食物の消化・吸収，③代謝，④栄養状態の観点からデータを収集し，正確にアセスメントすることで，患者が"栄養を取り込み活用する"ことに関して抱えている問題を明らかにしていく．

B. 栄養吸収・代謝機能の概観（全身の観察）

- インタビューに先立ち，緊急に対処する必要性があるかないか，栄養吸収・代謝機能に関連するサイン・徴候の出現がないか全身を概観する．
- 栄養吸収・代謝機能に関する概観では，栄養吸収に関する障害で全身に出現する症状と代謝障害による徴候について観察する．
- 栄養吸収・代謝機能は腹部器官をはじめ，全身に影響を及ぼすため，多角的な観点から観察することが重要である．

項目	留意点・根拠，特に見逃してはならない緊急サインとその対応
1 一般状態 ❶意識状態 ❷バイタルサイン	❶代謝とは体内に入った物質を分解・合成することであり，その中心となる臓器が肝臓である．肝臓が障害されると不要な物質の分解処理機能が低下し，有害物質が代謝されず血中アンモニア濃度の上昇などにより意識障害をきたすことがある．また糖代謝の異常では，インスリンの絶対的または相対的作用不足によって高血糖となり，意識障害をきたすことがある． ❶❷消化器系からの急性出血によってショック状態となることがある．
2 貧血状態 ❶顔面蒼白 ❷眼瞼蒼白 ❸さじ状爪（スプーンネイル）	❶❷ヘモグロビン濃度が基準値より低下した状態を貧血という．貧血では，顔面や眼瞼結膜の蒼白を認める． ❸爪が薄く中央がスプーンのように陥没している状態（「第2章 呼吸機能【1】フィジカルアセスメントの焦点と呼吸機能の概観」参照）．重症の貧血，慢性胃腸炎，ビタミン欠乏症などの可能性がある．
3 全身状態 ❶眼球結膜・皮膚の黄染	❶血清ビリルビンの濃度が 2 mg/dL 以上になると黄疸が出現する．黄疸は皮膚よりも眼球結膜の方がわかりやすいため，まず眼球結膜を観察する．**根拠▶**皮膚に比べ眼球結膜は白いので黄染を

● 1. フィジカルアセスメントの焦点と栄養吸収・代謝機能の概観

項目	留意点・根拠，特に見逃してはならない緊急サインとその対応
❷手掌紅斑の有無 ❸口臭	確認しやすい． ❷手掌の母指球部，小指球部に境界明瞭な紅斑を認めた場合は，肝硬変や慢性肝障害などの可能性もある． ❸肝臓機能や腎機能がかなり低下するとアンモニア臭が認められる．卵の腐ったような肝性口臭にも注意が必要である．また糖尿病ケトアシドーシスの状態では，甘酸っぱいケトン臭が認められることがある．
4 栄養状態 ❶肥満 ❷やせ・体重減少 ❸全身倦怠感 ❹浮腫	❶食物摂取量の過多，基礎代謝機能の低下などにより起こる．肥満はメタボリックシンドロームなど生活習慣病の原因となる． ❷食物摂取量の低下，消化吸収障害，エネルギー消費量の増大や栄養の喪失などによって出現する． ❸消化管出血などによる貧血，下痢や嘔吐などによる脱水状態，低栄養状態などでも出現する．また肝臓疾患・糖尿病などの代謝機能障害などでも出現する． ❹血漿アルブミン濃度の減少による膠質浸透圧の低下や静水圧の上昇などによって起こる．肝硬変，タンパク喪失性胃腸炎，ネフローゼ症候群，腫瘍，心不全などの可能性がある．

5 栄養吸収・代謝機能

2 インタビュー

滝沢美智子

- インタビューでは，主訴，現病歴の順に確認していく．
- 現在，強く出現している症状ばかりでなく，患者が日ごろ気になっている症状にも耳を傾け，注意深くインタビューする．患者がいくつかの問題を抱えている場合は，より詳細な情報を得ることが正確な判断を下すためには重要である．
- 疼痛が強い場合などは，患者から十分なインタビューを行うことは困難である．必要な情報を的確に収集するためには，患者の状態を多角的に捉えながら必要な情報を選択する判断力が求められる．

質問項目	留意点・根拠，特に見逃してはならない緊急サインとその対応
1 主訴 ❶腹痛	❶腹痛は様々な要因によってもたらされる症状である．腹痛の原因を明らかにするためには，腹痛の部位，強さ，性質，放散の様子，食事との関係などに関して詳細に情報を得る． **見逃してはならないサイン▶** 腹痛，特に激烈な腹痛 **想定される疾患▶** ①消化管の穿孔，腸捻転や腸閉塞，②急性膵炎などの炎症，③腹部大動脈瘤の破裂や上腸間膜動脈閉塞症，④異所性妊娠破裂や卵巣嚢腫の茎捻転など婦人科系疾患など **緊急時対応▶** 重症ではショック状態に陥る場合もある．①バイタルサイン測定，SpO₂測定をしながら腹痛の性状，部位，発症時間，経過を素早くインタビューする．緊急処置に対応するため，酸素吸入，点滴などの準備を行う．迅速な原因究明のために，腹部エコーやCT，生検などの検査の準備を行う．
❷吐血	❷吐血は，十二指腸空腸曲より口側（上部消化管）に起こった出血を嘔吐したものである．
❸下血	❸下血は，上部消化管および下部消化管からの出血を肛門から排泄したものである．出血部位，出血量，腸管の通過時間によって下血の色調は変化する． **見逃してはならないサイン▶** 大量の吐・下血 **想定される疾患▶** ①胃・十二指腸・食道潰瘍，②癌，③食道静脈瘤破裂など **緊急時対応▶** 2,000 mLを超える大量出血ではショック状態となる．また多量の吐血は気道を閉鎖し，窒息状態を招くことがある．①直ちに患者を臥床させ，吐血であれば窒息を防ぐために顔を横に向け医師を呼ぶ．②血管確保を行うとともにバイタルサインを測定する．③輸血の準備が必要であれば血液型の確認を行い，④確認および治療のための緊急内視鏡検査の準備を並行して行う．
❹悪心・嘔吐	❹悪心と嘔吐は延髄の嘔吐中枢への刺激によって起こる．消化器，神経，聴覚，内分泌など様々な要因によって起こる．吐物の性状と随伴症状の確認が重要である．
❺食欲不振	❺食欲不振は消化器系疾患でしばしばみられる症状であるが，内分泌，代謝，中枢神経，循環，呼吸器系疾患や精神障害，妊娠悪阻（おそ）や薬物など様々な原因が考えられる．
❻腹部膨満感	❻腹部膨満感は腸管内のガスや便の貯留，腹水の貯留や腫瘤などによって出現する．
❼下痢	❼下痢は腸における水分・電解質などの吸収障害によって起こる．急性の下痢は細菌やウイルスなどによる感染症，アレルギーや毒物などによる．

質問項目	留意点・根拠，特に見逃してはならない緊急サインとその対応
❽上腹部灼熱感(胸やけ)	❽上腹部灼熱感は，食べすぎや飲みすぎ，胃内容物の食道への逆流などによる．
❷ 現病歴 ❶発病から現在までの経過	❶現病歴を聴取することで主訴や徴候，疾患の経過を捉えることができる．現病歴は，いつから，どのような時に，どこの部位に，どのような症状が，どの程度の強さで出現するのか．ほかに出現する症状があるかないか，もれなく正確に確認する．また腹痛と食事摂取との関係は疾患をアセスメントする上で重要である．腹痛を訴えた場合，食後何時間で腹痛が出現したか，何を摂取したのかを確認する．
❸ 既往歴 ❶消化器系疾患 ❷消化器系以外の疾患 ❸手術歴 ❹薬剤使用 ❺輸血歴の有無 ❻食事制限の有無	❶消化器系疾患の既往の有無(病名，時期，治療内容)．既往歴にある消化器疾患の悪化などが原因で，今回の主訴に至っている可能性がある． ❷消化器系以外の疾患の既往の有無(病名，時期，治療内容)．泌尿器，生殖器，精神疾患などが現病歴に関連する可能性がある． ❸手術跡が癒着性イレウスの原因になる可能性がある． ❹常用薬剤の有無は，現病歴との関係の有無や，現病歴の治療に際して注意が必要であったり，継続投与が必要な場合などがある． ❺輸血による感染症やそれに伴う肝臓疾患などの可能性がある． ❻カロリー制限や塩分制限，その他の食事制限の有無を確認する．
❹ 環境因子 ❶職業 ❷ストレス ❸周囲の関係者が同じ症状を呈していないか	❶具体的な仕事内容や，場合によっては仕事上の人間関係などの情報も必要になる． ❷ストレスは消化機能の低下，代謝の亢進，血糖の上昇，下痢や便秘などの排泄障害や睡眠障害から認知力の低下など，様々な障害をもたらす． ❸患者の周囲の人間が同じ症状を呈していないかを確認する．食中毒が疑われる場合に必要である．
❺ 生活習慣因子 ❶飲酒歴 ❷喫煙 ❸食事摂取	❶飲酒は食道癌や肝硬変などと関係が深い．飲酒歴・量は重要な情報である．またアルコール依存の状態は食欲を低下させ，やせや体重減少につながることがある． ❷喫煙は呼吸機能の低下を招く可能性があり，外科的手術が必要となった場合，術後肺炎などの原因になりやすい．また喫煙は血管障害を招きやすい． ❸食事摂取量，食事回数，食事内容は栄養状態と深く関係している．また辛いものや熱いものなどの刺激物の摂取は，食道癌との関連が指摘されている．
❻ 生理的因子 ❶年齢 ❷月経周期，月経困難症の有無，最終月経 ❸妊娠・分娩歴，帝王切開の有無	❶消化機能は年齢とともに低下する． ❷骨盤腔内で女性生殖器が占める割合は高く，腹痛の原因が異所性妊娠や子宮内膜症など，月経周期と関係がある場合もある． ❷❸腹部腫瘤と思われたものが胎児の場合もあり，月経の有無を確認することは重要である．また帝王切開による手術創が癒着性イ

5 栄養吸収・代謝機能

質問項目	留意点・根拠，特に見逃してはならない緊急サインとその対応
❹アレルギーの有無	レウスの原因になる場合も考えられる． ❹食物や薬物アレルギーの有無を確認する．
7 家族歴 ❶癌や胆石，消化性潰瘍など	❶癌や家族性大腸腺腫症，胆石症，消化性潰瘍，糖尿病などの家族歴は発症危険因子に含まれる．両親や兄弟，子どもの健康状態，疾病の有無を確認する．

3 フィジカルイグザミネーション

滝沢美智子

A. 概説

- 患者と環境の準備を整える．腹部を広く露出することから，患者のプライバシーや保温への配慮が大切である．
- フィジカルイグザミネーションの準備として，腹部の標識(指標)・基準線を確認する．腹部の構造を体表面に思い描き，内部を具体的にイメージする．
- 腹部には消化・吸収・排泄機能をはじめ，代謝機能，生殖機能をつかさどる臓器が複雑に存在する．そのため腹部を4または9の境界域に分け，それぞれの境界内に収まっている臓器を具体的にイメージする．
- 腹部のフィジカルイグザミネーションでは，仰臥位で視診，聴診，打診，触診の順に実施する．
- 視診では表情や顔色の変化に注意しながら，①皮膚表面の外観(皮膚の色や発疹，静脈の怒張の有無や皮膚線条の有無など)，②腹壁の形状(腹部の左右対称性，手術痕の有無，陥没や膨隆の有無)，③腹壁の拍動や腸蠕動不穏の有無を確認する．
- 聴診では腸蠕動音の減弱や消失・亢進，血管雑音の有無を聴診する．
- 打診では，主に腸管内ガスの分布や腹水貯留の有無，痛みの有無と部位を確認する．
- 触診は疼痛がない部位から開始し，腹部全体を触診したあと最後に異常部位を行う．触診時は患者の表情を確認しながら表情からも情報を得ることが重要である．腹壁の緊張，筋性防御の有無，圧痛の有無，腹水の有無，腫瘤の有無や大きさ，形状，腹囲を確認する．
- 視診，聴診，打診，触診で得られた情報についてのアセスメントでは，いずれの場合においても「緊急に対処すべきかどうか」を必ず判断する必要がある．

B. 準備

手順 要点	留意点・根拠
1 患者と環境の準備を整える ①患者に説明する(❶) ②環境を整える(❷❸❹) 患者に目的，方法を説明する ③患者に診察の準備をしてもらう(❺❻❼)	❶腹部のフィジカルアセスメントの目的，方法について患者に説明する　根拠▶患者の同意を得て不安感をなくし診察をスムーズに行う ❷室温を確認し，24±2℃に調整する　根拠▶寒さによって腹壁の筋肉が緊張し，触診の妨げになることがある ❸可能ならば排尿を事前にすませてもらう　根拠▶膀胱が充満していると腸雑音が聴診しにくいことや，触診時に膀胱を圧迫することで，尿意が出現する ❹プライバシーが守られる静かな環境で行う　根拠▶腹部を広範囲に露出するため羞恥心に配慮する．また，グル音や血管音が周囲の騒音で消されないようにする ❺枕に頭を乗せ，腕は両脇に置き，両足を伸展しリラックスした状態で仰臥位となる．打診・触

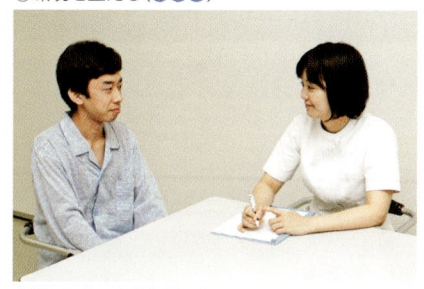

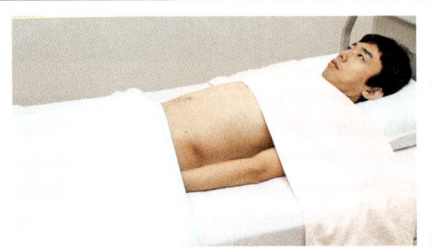

要点	留意点・根拠
ベッド上にリラックスして仰臥位で寝てもらい，腹部を露出し，胸部にバスタオルを，下腹部から下肢にかけて掛け物を掛ける ④看護師(実施者)の準備を整える(⑧)	診時は，両膝を軽く屈曲してもらう．また聴診時は下肢を伸展してもらう　根拠▶腹筋の緊張を緩和させ，触診しやすくする ⑥上半身の着衣は剣状突起が見えるまで，下は恥骨結合まで露出し腹部全体が確認できるようにする　根拠▶肋骨下の腹部臓器や，鼠径部も十分観察できるようにする ⑦不要な露出は避け，脱衣後は速やかにバスタオルで覆う　根拠▶プライバシーの保護および保温 ⑧実施者は手を温め，右利きの場合は患者の右側に位置し，視診を行う場合は視線を腹部の高さまで下げ，十分観察する　根拠▶診察時，利き手が自由に使えるようにする
2 腹部の指標・基準線を確認する ①腹部の指標・基準線を確認する(❶) 　指標：(a)胸骨中線，(b)臍，(c)恥骨上縁 　縦線：胸骨中線と臍を結び恥骨上縁に至る直線 　横線：縦線に対して直角で臍を通る水平軸 ②4領域それぞれにどのような臓器がどのような配置で納められているのかを体表面にイメージする	❶胸骨中線，臍，恥骨上縁を結ぶ正中線，および臍を通る水平軸とで腹部を4区分する(右上腹部，右下腹部，左上腹部，左下腹部) 肝臓，胆嚢，十二指腸，膵臓(頭部)，右腎，結腸の肝彎曲部　　心窩部　　胃，脾臓，膵臓(体部・尾部)，左腎，結腸の脾彎曲部 右上腹部　左上腹部 右下腹部　左下腹部 盲腸，虫垂，右卵巣と右卵管　　　　S状結腸，左卵巣と左卵管 ■図5-1　腹部臓器と領域

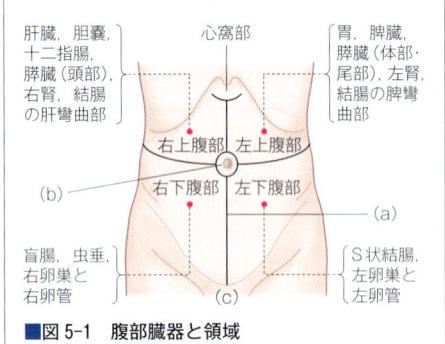

C. 手技

1. 腹部の視診

目的▶消化・吸収，代謝，栄養に関連した状態の把握
チェック項目▶腹部の異常，消化器系に関連した変化
必要物品▶バスタオル，メジャー

手順	
要点	留意点・根拠
1 患者と環境の準備を整える(p.227参照)	
2 視診の準備を整える	

要点	留意点・根拠
3 皮膚表面の状態を視診する ①皮膚の乾燥，湿潤，発汗の有無を確認する（❶） ②皮膚の色（黄疸の有無）を確認する（❷） ③皮疹の有無を確認する（❸❹） ④腹壁静脈の拡張の有無と性状を確認する（❺） ⑤皮膚線条の有無と性状を確認する（❻） ⑥手術痕の有無と部位を確認する（❼）	❶腹部などの皮膚に乾燥が認められたら，口腔粘膜の乾燥の有無を確認する　根拠▶脱水の場合は粘膜の乾燥を伴う ❷黄疸は皮膚よりも眼球結膜の方がわかりやすいため，眼球結膜もともに観察する　根拠▶皮膚に比べ眼球結膜は白いので黄染を確認しやすい ❸頸部や胸部や手の甲などに出現する，直径数mmの小さい血管拡張は，クモ状血管腫である．中心部を圧迫すると血管が消失し，圧迫を解除すると元に戻る ❹皮疹では，個々の皮疹の性状と発生部位，数，皮疹の配列を観察する ❺臍を中心とした放射状に伸びた浅腹壁静脈の怒張の有無を確認する ❻皮膚線条は下腹部に縦長にいくつも出現する線条で，真皮の裂傷に沿って白色や赤みがかった色を呈する ❼手術痕や外傷痕の有無，位置，大きさ，瘢痕の状態を観察する
4 腹部の形態を視診する ①腹部の左右対称性を確認する（❶） ②陥没や膨隆の有無を確認する（❷） ③臍の突出や陥没の有無を確認する（❸） ④鼠径部まで観察し，ヘルニアが疑われる場合は，頭部を前屈してもらう（❹）	❶左右対称であるか，片側だけ突出していないかどうか ❷腹部の輪郭が側方や前方へ突出していないか，突出の部位（全体か部分的か），形，大きさを観察する．また腹壁に陥没部位がないか ❸臍の形状，突出しているか，陥没しているか，また患者に臍の形が以前と比べて変化しているかを確認する　根拠▶腹腔内の状態で臍が変形する場合がある ❹下腹部まで十分に観察する．また頭部を前屈し腹圧をかけてもらう場合もある　根拠▶腹腔臓器の皮下への脱出は腹圧をかけることで出現しやすい
5 腹壁の拍動と動きを視診する ①腹部大動脈の拍動を確認する（❶） 腹壁の高さまで視線を下げ，上腹部正中線付近で腹部大動脈の拍動を確認する	❶腹壁の高さまで視線を下げ，上腹部正中線付近（心窩部）に拍動が確認できるか観察する

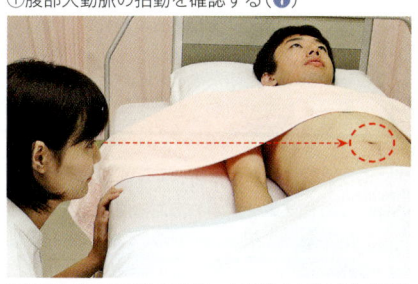

要点	留意点・根拠
②腸蠕動不穏の有無を確認する（❷）	❷腹壁上で腸の蠕動運動が目視できるかを確認する
❻視診が終了したら露出部をバスタオルで覆う（❶）	❶ 根拠▶ プライバシーの保護，保温のため
❼視診した結果を記録・評価する	

アセスメント

1. 皮膚表面に異常はないか

アセスメント項目・ポイント	正常所見	異常所見・緊急時対応
❶ 皮膚の乾燥・湿潤・発汗の有無	●皮膚が適度に潤っている ●湿潤・発汗がなく，滑らかで，皮膚に突っ張りがなく弾力性がある	●皮膚の乾燥や皮膚の弾力性の低下がある 根拠▶ 下痢や嘔吐など消化液の喪失からくる脱水状態が考えられる．口腔粘膜の乾燥，嘔吐や下痢，腹痛などの症状，食事や水分の摂取状況など総合的に評価し，脱水の有無を確認する ●皮膚に湿潤や発汗がある 根拠▶ 炎症などからくる発熱に伴う発汗や湿潤，疼痛による筋肉の緊張に伴う皮膚の湿潤などが考えられる
❷ 皮膚の黄染，色素沈着や発疹の有無	●皮膚に黄染がない ●手掌紅斑を認めない ●発疹がない	●皮膚に黄染がある 根拠▶ 血中のビリルビン値が3 mg/dL以上になると皮膚に黄疸が出現する．また2 mg/dL以上で眼球結膜や口腔粘膜に黄疸が出現する ●手掌紅斑がある 見逃してはならないサイン▶ 手掌の母指球部，小指球部に境界明瞭な紅斑を認める 根拠▶ エストロゲンの代謝障害によって出現する 想定される疾患▶ 肝硬変や慢性肝障害などの可能性もある ●神経の走行に沿って一側に出現する疼痛を伴う発疹 想定される疾患▶ 帯状疱疹の可能性
❸ 皮膚表面の静脈怒張の有無	●静脈の怒張がない	●臍を中心とした放射状の血管の怒張（メドゥーサの頭）を認める 根拠▶ 門脈の閉塞や狭窄などのために，門脈を通れない静脈血が心臓に戻ろうとして放射状に側副血行路を形成する
❹ 皮膚線条の有無	●皮膚線条がない	●下腹部に縦長の皮膚線条を認める 根拠▶ 皮膚線条は皮膚が急激に伸展したために真皮が裂傷を起こした傷跡．白い皮膚線条は古いもの，色が濃ければ最近出現したもの 想定される疾患▶ 赤紫色で幅が1 cm以上の皮膚線条であれば，クッシング症候群を疑う

● 3. フィジカルイグザミネーション

2. 正常な腹部の形状かどうか

アセスメント項目・ポイント	正常所見	異常所見・緊急時対応
1 手術痕や外傷痕の有無	●手術痕や外傷痕がない	●手術や外傷による陥没や瘢痕を認める 根拠▶ 腹部の手術や外傷は，後に腸管の癒着を併発することがある
2 腹部の左右対称性，腹壁の陥没・膨隆の有無	●腹部は左右対称性で輪郭が平坦で膨隆がない ●臍の突出や陥没がない	●腹壁の左右対称性が失われる　根拠▶ 腹部膨隆の原因は脂肪，胎児，腹水，腸のガス，糞便，腫瘍などによる ●臍が反転し突出する，または中に陥没する　根拠▶ 腹水の貯留や腹腔内腫瘤によって，臍が圧迫され突出する．脂肪の蓄積では，臍が脂肪によって見えにくくなり陥没したようになる
3 腸蠕動，心窩部拍動の目視の可否	●腹壁上から腸の蠕動運動を認めない ●心窩部に拍動を認めない	●腹壁上から大腸の蠕動運動が目視できる　根拠▶ 上行・横行結腸は腹壁に近い位置にあるため，腸管が拡張すると腹壁上から蠕動が確認できる ●心窩部に著しい拍動を認める　根拠▶ 腹大動脈は後腹壁の近くにあるため，通常は腹壁上で拍動を認めない 想定される疾患▶ 腹部大動脈瘤

2. 腹部の聴診

　腹部の打診・触診によって腸蠕動運動が一時的に亢進する場合があるため，聴診はその前（視診の次）に行う
目的▶ 消化器の運動状態と腹部動脈系の異常の有無を判断する
チェック項目▶ 腸雑音，腹部血管系の雑音
必要物品▶ バスタオル，聴診器，消毒綿

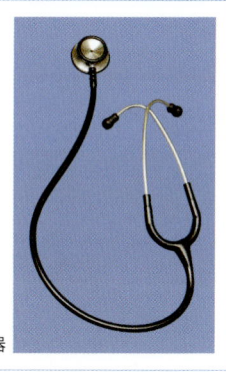

ダブルタイプ聴診器

手順

要点	留意点・根拠
1 患者と環境の準備を整える（p.227 参照）	
2 聴診の準備を整える ①聴診器を選択する（❶）	❶腸雑音を聴診する場合，聴診器は膜型を使用し，腹部血管音を聴診する場合はベル型も使用する．膜面・ベル面を切り替えて使うダブルタイプを使ってもよい　根拠▶ グル音は全体的に

5 栄養吸収・代謝機能

231

要点	留意点・根拠
②聴診器による冷感刺激を予防する（❷） ③体位による腸雑音の変化（❸）	高調のため膜面の方が聴取しやすい．血管音の聴診では，低音の雑音を聴診しやすいベル面も併用する ❷皮膚に当てる前に，聴診器を手で暖めてから使用する ❸立位から臥位になると一時的に腸蠕動音が消失する場合がある．しばらく安静臥床することで改善する
3 腸雑音（グル音；gurgling sound）を聴取する ①患者がリラックスした状態で聴診器を当てる ②腸雑音を聴診する（❶❷） ・15秒程度聴診し，腸雑音が減弱している場合は1分間聴診する ・1分間の聴診でも腸雑音が聴診されない場合はさらに3～4分聴診する 臍周囲の1か所に膜面を1分間軽く当て腸雑音を聴診する ③摩擦音，血管雑音の有無を聴診する（❸❹❺❻） 臍より3cm上方の腹大動脈領域にベル面を強く当て，腹大動脈の血管雑音を聴診する	❶腹部の臍周囲の腹壁1か所に膜型の聴診器を1分間軽く当て腸雑音を確認する　**根拠▶** 聴診器を頻回に動かすと腹壁に聴診器を当てていない時に，腸雑音が出現している可能性がある ❷腸雑音が確認できなければ，他の場所でさらに3～4分聴診する　**根拠▶** 腸蠕動が停止しているかを確認するため，他の箇所でも腸雑音の有無を確認する ❸腹大動脈領域（臍より3cm上方）に聴診器を強く当て，血管雑音の有無を聴診する　**根拠▶** 腹大動脈は腹壁から深い位置にあるため，聴診器を強めに当てなければ血管雑音の有無が判断できない ❹次に同部位より左右3～5cm外側の腹壁に聴診器を強く当て，腎動脈領域を聴診し，収縮期雑音の有無を確認する ❺各部位で聴診器をベル型に変え，強めに押しつける．ただし，腹痛を訴える患者に対して血管雑音を聴診する場合は，診察の最後に実施することが望ましい ❻視診で明らかに血管性の拍動を認めた場合は，腹壁を強く圧迫する聴診は行わない　**根拠▶** 腹大動脈・腎動脈は深いところにあり，聴診器を腹壁に強く押し当てるため，腹痛を誘発する可能性がある．さらに圧迫刺激で動脈瘤が破裂する可能性がある

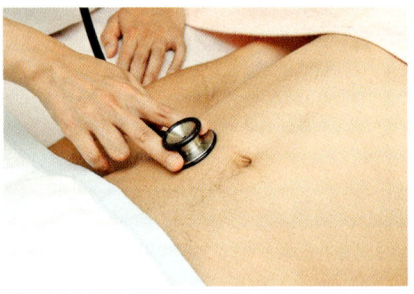

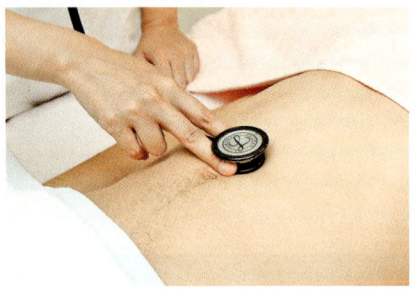

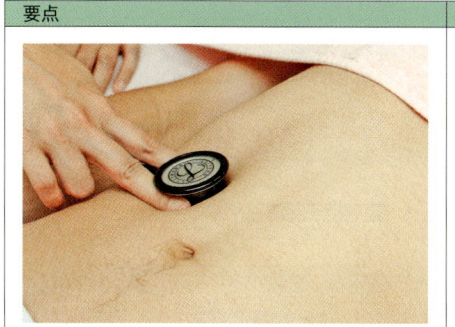

● 3. フィジカルイグザミネーション

要点	留意点・根拠
腹大動脈領域よりも3～5cm外側の腹壁にベル面を強く当て，腎動脈の血管雑音を聴診する	
4 振水音を聴診する ①聴診器を心窩部に当て，腹部を手で揺らす(①)	① **根拠▶** 胃内部に多量の水分が貯留している場合に，内容物が揺れて「ぴちゃぴちゃ」という音が聴診される

アセスメント

1. 消化器の運動は正常か

アセスメント項目・ポイント	正常所見	異常所見・緊急時対応
1 正常な腸雑音との比較	●腸蠕動音が4～12回/分(時々聴こえる)程度である	●腸雑音は腸の蠕動運動によって腸管内容物が腸管を移動する際の音である．小腸の蠕動運動が活発になれば腸雑音が亢進し，小腸の蠕動運動が停止すれば腸雑音は聴診されない ●腸雑音が1～3回/分以下：腸の蠕動運動が低下した状態 ●3～4分以上聴診しても腸雑音が聴診できない：腸の蠕動運動が停止している状態 **想定される疾患▶** 麻痺性イレウスや腹膜炎など，緊急の処置が必要となる可能性がある ●腸雑音が13回/分以上(常に腸雑音が聴診される)：腸蠕動が亢進している状態 ●金属性の高い腸雑音が聴診される **根拠▶** 腸の一部が狭窄し，多量に貯留した腸液や空気が，蠕動運動によって狭窄部を通過する時に発生する **想定される疾患▶** 機械的イレウス **緊急時対応▶** 腸蠕動音が3分以上聴取されない場合は，①腹部膨満，打診による腹部全体に聴かれる鼓音の有無，腹部痛，悪心・嘔吐などを確認し，②医師に報告する．③腸管内への水分の移動に伴って，循環動態が低下する可能性があるため，バイタルサインを確認する．④緊急処置に対応するため点滴の準備，⑤腹部X線撮影の準備を行う

5 栄養吸収・代謝機能

233

第2部／機能障害からみたフィジカルアセスメント

アセスメント項目・ポイント	正常所見	異常所見・緊急時対応
2 胃の運動は正常か	●振水音が聴取されない	●腹壁を揺することで心窩部で「びちゃびちゃ」といった振水音が聴取される．多量に飲水した場合や，腸管の閉塞により胃の内容物を腸へ送り出すことができない状態 **根拠▶** 胃内部に大量の内容物が貯留している **想定される疾患▶** 腸閉塞

2. 腹部の大血管に異常はないか

アセスメント項目・ポイント	正常所見	異常所見・緊急時対応
1 血管雑音の聴診	●腹大動脈領域で血管雑音が聴取されない	●腹大動脈や腎動脈領域で収縮期雑音が聴取される **根拠▶** 血管壁の異常によって血流に変化が起きている **見逃してはならないサイン▶** 収縮期雑音 **想定される疾患▶** 動脈瘤や動脈狭窄 **緊急時対応▶** ①直ちにドクターコール，②バイタルサインを確認し，血圧が上昇しているかを確認し，③動脈瘤が破裂しないように安静にする．④腹部エコーなど緊急検査の準備を行う

3. 腹部の打診

打診音は濁音と鼓音からなる．2つの音質の違いを聞き分け，腹部内の状況を判断する（鼓音は空気・ガスが貯留した部位の腹壁上を打診した際に認める）

目的▶ 腸管内のガスの分布，腹部臓器の腫大と疼痛の有無，腹水貯留の有無を確認する

チェック項目▶
①腹部全体の打診による腸管内ガスの分布を確認する
②打診によって肝臓，脾臓の腫大の有無を確認する
③打診によって腹水貯留の有無を確認する
④叩打（こうだ）によって肝臓，脾臓，腎臓の叩打痛の有無を確認する

必要物品▶ バスタオル，皮膚ペンまたはシール，定規

手順

要点	留意点・根拠
1 患者と環境の準備を整える（p.227参照） ①仰臥位で膝の下に枕などを入れ，膝を軽く屈曲した姿勢にする（**①**）	**①根拠▶** 腹壁の緊張をとる

● 3. フィジカルイグザミネーション

要点	留意点・根拠
❷ 打診の準備をする	
❸ 腹部全体の打診 ①腹部における鼓音の分布を確認するため，腹部全体を打診する(❶❷❸❹❺❻) 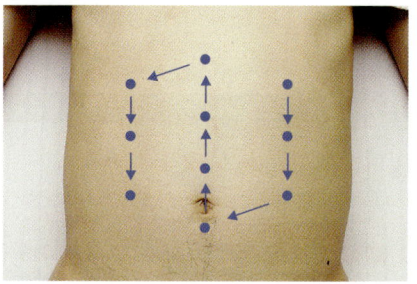 腹部打診の位置と順番(例)	❶打診によって鼓音の分布を把握するため，打診は腹部全体を細かく行う ❷自分で打診の位置と順番を決めておく　**根拠▶** 腹部全体をくまなく打診する ❸疼痛を訴える領域は最後に打診する　**根拠▶** 打診により疼痛を増強させない ❹利き手と反対の中指を打診部位の腹壁に置き，皮膚に密着させる ❺利き手の中指を軽く屈曲し，手首のスナップを効かせ，指頭で腹壁に置いた中指の中節骨から第1関節付近を軽く叩く ❻打診音(鼓音と濁音)の分布を確認する
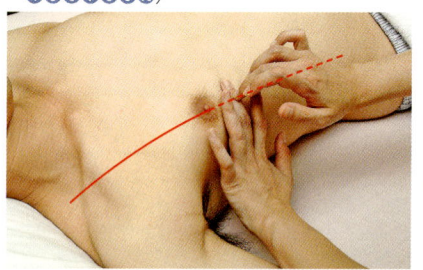 **◆腹部臓器の位置，大きさを確認する** **❶ 肝臓の打診を行う** ①肝臓の打診を行い肝臓縦径を計測する(❶❷❸❹❺❻❼❽❾❿) 肝臓の上縁を確認する：患者に深く息を吸ってもらった後，呼吸を止めた状態で，右鎖骨中線上の乳頭下から足部方向に向かって打診する 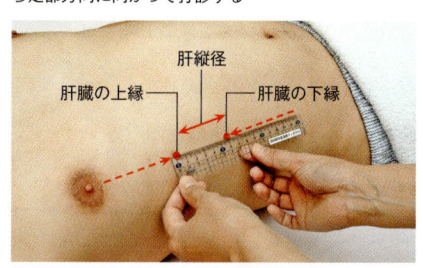 共鳴音が濁音に変わった位置が肝臓の上縁である．深く息を吸った後に再び患者に呼吸を止めてもらい，右鎖骨中線上を臍よりやや下の部分から頭部方向に向かって打診を行い，鼓音が濁音に変化した位置が肝臓の下縁である．肝臓の上縁と下縁にマークし，定規を当てて肝縦径を計測する	❶打診によって肝臓の位置・大きさを確認する　**根拠▶** 肝腫大を認めた場合は，触診などの外的刺激によって肝臓損傷をきたす可能性がある．肝臓を圧迫しないために，必ず肝臓の触診前に打診を行い位置と大きさを確認する ❷患者に息を深く吸った状態で呼吸を止めてもらう　**根拠▶** 吸気によって横隔膜が腹部側に下がることで，肝臓も腹部側に下がる ❸呼吸を止めた状態で右鎖骨中線上を，乳頭下から足部へ向かって打診する ❹共鳴音と濁音の境界を確認する　**根拠▶** 共鳴音が濁音に変わった部分が，肺(横隔膜)と肝臓の境界で，肝臓の上縁である(印をつける) ❺患者に普通の呼吸をしてもらう ❻次に肝臓の下縁を特定する．再度患者に息を深く吸って呼吸を止めてもらう ❼呼吸を止めた状態で右鎖骨中線上を臍よりやや下の部分から，頭部に向かって打診を行う　**根拠▶** 肝臓腫大がある場合を想定して打診を行う ❽鼓音と濁音の境界を確認する ❾鼓音が濁音に変化した位置が肝臓の下縁である(印をつける) ❿肝臓の上縁と下縁の長さ(肝縦径)を測定する

5 栄養吸収・代謝機能

第2部／機能障害からみたフィジカルアセスメント

> **memo　スクラッチテスト（肝臓の下縁を推定する方法）**
> - 打診で肝臓の下縁がわかりにくい場合は，この方法で容易に判断できる．
> - 聴診器を右季肋部（第6肋骨より下側）に当てる．
> - 腹部側から頭側に向かって，真っすぐに右手の指で皮膚をこすり上げていく．
> - 指が肝臓の下縁に達すると聴診器から聞こえていた指の摩擦音が急に強くなる．
> - 場所を変え数回行うことで，肝臓下縁を確認できる．

要点	留意点・根拠
2 脾臓の打診を行う ①トラウベ半月腔（トラウベの三角）を打診し濁音の有無を確認する（❶） 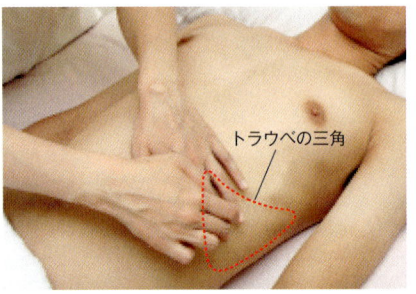 脾臓の打診：トラウベの三角部位を左第6肋骨から左肋骨弓にかけてまんべんなく打診し，脾臓の観察を行う	❶トラウベ半月腔（左前腋窩線と左第6肋骨，左肋骨弓の間の三角形の領域）を左第6肋骨から左肋骨弓にかけてまんべんなく打診する **根拠▶** 脾臓腫大の程度によって打診時の胃泡領域（鼓音部分）が減少または消失し，濁音領域（脾臓）が増大するため，まんべんなく打診する
3 腹水の有無をみる ①腹水の有無を打診によって確認する（❶❷❸❹❺❻❼） 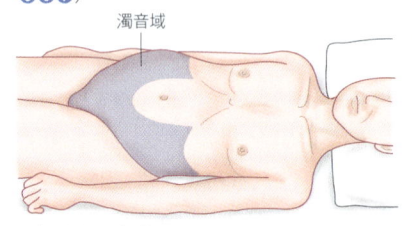 a：仰臥位での打診 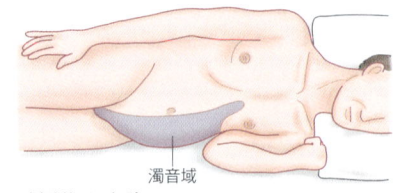 b：側臥位での打診 ■図5-2　腹水の打診	❶まず仰臥位で打診する ❷腹部の中央から左右側腹部にかけて全体的に打診を行う ❸打診によって鼓音から濁音に変化した部分に印をする ❹腹水は重力により側腹部に貯留し，打診では貯留部分で濁音を呈する．腹部中央は腹水がないため鼓音になる（図5-2 a） ❺側腹部に濁音を認めた場合は患者を側臥位にする ❻側臥位の状態で，同様に打診を行う ❼腹水が貯留していると，上側になった側腹部では，鼓音から濁音に変化した部分が消失する．また下側になった側腹部は，鼓音から濁音に変化した部分が腹部中央付近へ移動する（濁音界変位陽性，図5-2 b）

● 3. フィジカルイグザミネーション

要点	留意点・根拠
◆叩打診を行う（振動による疼痛部位および腹水貯留の有無の確認） **1 肝臓の叩打診を行う（❶❷❸❹）** 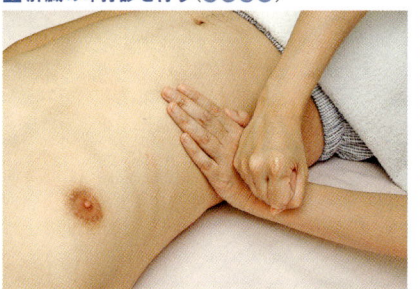 利き手で軽く握り拳を作り、患者の右肋骨弓に置いた手掌の手背を利き手の尺側面で軽く叩いて打診する	❶患者は仰臥位とする ❷実施者は患者の右側に立つ（右利きの場合、以下同） ❸利き手で軽く握り拳をつくる ❹反対の手掌を右肋骨弓に置き、利き手尺側（小指の側）面で手背を軽く叩く　**根拠▶** 叩いた時の振動で疼痛の有無を確認するため、やさしく叩くこと
2 脾臓の叩打診を行う（❶❷❸❹）	❶患者は仰臥位とする ❷実施者は患者の右側に立つ ❸利き手で軽く握り拳をつくる ❹反対の手掌を左肋骨弓（トラウベの三角）に置き、利き手尺側面で手背を軽く叩く　**根拠▶** 叩いた時の振動で疼痛の有無を確認するため、やさしく叩くこと
3 叩打による腹水貯留の有無を確認する ①1人で確認する場合（❶❷❸❹） ②介助者と2人で確認する場合（❺❻❼❽） 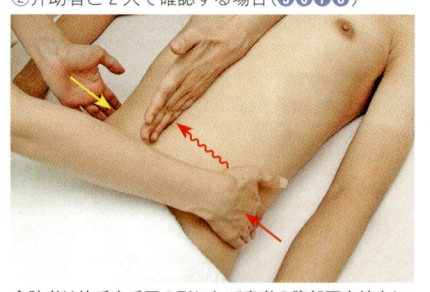 介助者は片手を手刀の形にして患者の腹部正中線上に少し強く押し当てる。実施者は両手を患者の両側腹部に当て、一方の手で患者の側腹部を軽く数回叩く。叩いた振動が他方の手に感じられるか観察する。腹水が貯留していれば、与えた振動が波動となって他方の手に感じられる	❶患者は仰臥位とする ❷片方の側腹部に手掌を当てる ❸もう片方の手で反対側の側腹部を数回叩く ❹側腹部に当てた手に、叩いた時に波動を感じるか確認する ❺患者は仰臥位とする ❻介助者は、片手を指先を真っ直ぐにして開き、仰臥位になった患者の腹部正中線上に尺側部を下にして少し強く押し当てるように置く ❼実施者は両手を患者の両側腹部に軽く当て、片方の手で一方の患者の側腹部を数回軽く叩く ❽腹水がある場合は、介助者の手で波動が腹壁を伝わるのが遮られているにもかかわらず、波動が腹壁を伝わり実施者の他方の手に感じられる

5　栄養吸収・代謝機能

237

アセスメント

1. 腸内ガスの分布に異常はないか

アセスメント項目・ポイント	正常所見	異常所見・緊急時対応
1 腹部全体の打診	●小腸領域で鼓音を認めない	●腹部広範囲で鼓音を聴取する　根拠▶正常では小腸にガスは貯留しないが，腸が何らかの原因で閉塞すると，小腸内にガスが貯留し腹部全体に鼓音を認める 見逃してはならないサイン▶腹部広範囲の鼓音 想定される疾患▶腸閉塞
	●大腸領域で鼓音を認める	●大腸領域でも鼓音を聴取しない　根拠▶下痢などで大腸の蠕動が亢進すると，大腸内のガスも同時に排泄されるため，大腸にガスが存在しない

2. 肝臓と脾臓の大きさや炎症，腹腔内に異常はないか

アセスメント項目・ポイント	正常所見	異常所見・緊急時対応
1 肝臓の大きさは正常範囲か	●右鎖骨中線上で肝臓縦径が6〜12cm程度	●肝臓の縦径が12cm以上ある ●肝臓の濁音領域が不鮮明　根拠▶肝臓は病態によって萎縮や腫大を認める 見逃してはならないサイン▶萎縮すると肝臓の濁音領域は不鮮明でわかりにくくなる 想定される疾患▶肝細胞癌，うっ血肝，アルコール性肝炎
2 肝臓部位の叩打診による疼痛の有無	●肝臓部位での叩打診で疼痛が出現しない	●肝臓部位の叩打診で疼痛(叩打痛)が出現する　根拠▶臓器の炎症による疼痛
3 脾臓の大きさは正常か	●深呼気時，トラウベ半月腔(トラウベの三角)で鼓音を認める	●トラウベ半月腔における鼓音の消失　根拠▶嘔吐や噴門部の病変で，噴門部の持続的収縮により胃底部に空気が貯留しない状態．また脾臓がトラウベの三角部位まで腫大すると鼓音が消失する．叩いた時の振動が臓器表面に伝わり，臓器に異常があれば叩打痛が出現する
4 脾臓部位の叩打診による疼痛の有無	●脾臓部位での叩打診で疼痛が出現しない	●脾臓部位の叩打診で疼痛(叩打痛)が出現する　根拠▶臓器の炎症による疼痛
5 腹水貯留の有無を確認する	●腹水の貯留を認めない	●腹腔内に腹水の貯留がある　根拠▶腹腔内には様々な臓器が収められているが，個々の臓器の間には隙間があるため，腹水が貯留していなければ波動は認められない

4. 腹部の触診

目的▶手の直接的な感覚を用いて，腹腔内のより詳細な情報を収集する．
チェック項目▶圧痛，筋性防御，筋硬直，腫瘤，臓器の腫脹
必要物品▶バスタオル

● 3. フィジカルイグザミネーション

手順 要点	留意点・根拠
1 患者と環境の準備を整える(p.227, 234 参照) ①仰臥位で膝の下に枕などを入れ，膝を軽く屈曲した姿勢にする(❶)	❶両膝を軽く屈曲して腹部の力を抜き，口でゆっくり呼吸をするように説明する　根拠▶膝を屈曲することで腹直筋が弛緩し，触診しやすくなる
2 触診の準備をする(❶❷)	❶触診する手を温め，爪を短くしておく． ❷腹部正中線上や周辺で拍動を認めた領域や，聴診で血管雑音を聴取した領域は触診を行わない　根拠▶機械的刺激による動脈瘤の破裂を防ぐため
3 浅触診を行う ①腹壁上に手掌を当て腹壁温や圧痛，反跳痛，腹壁の筋性防御，腹壁の硬直，腫瘤の有無を確認する ②浅触診では，利き手の指を軽く閉じ，指から手掌全体を腹壁に当て，1cmほど沈む程度に軽く腹部全体を触診する(❶❷❸❹❺)	❶浅触診は利き手で力を入れず軽く行い，患者になるべく苦痛を与えないで正確な情報を得る（表 5-1） ❷触診は自分の皮膚に伝わる繊細な感覚がすべてであるため，手に神経を集中させ触知する ❸触診時は患者の表情を常に観察しながら行う　根拠▶触診によって疼痛などが出現すると，表情に表れる ❹触診の順番は痛みを訴えている部位よりも遠い部位から触診を開始し，痛い部位，所見のありそうな部位は最後に触診する　根拠▶最初に疼痛部位を圧迫すると疼痛刺激によって腹筋が緊張し，その後の触診で情報が得られにくくなる ❺腹壁から手を離す時は，急激に離さずやさしく丁寧に離す　根拠▶急激に離すと反跳痛を誘発する
4 深触診を行う ①利き手を下にして指の第1関節付近に反対の指先を置き重ねる ②下にした利き手の力は抜き，反対の重ねた指に力を入れて腹壁を押さえる	

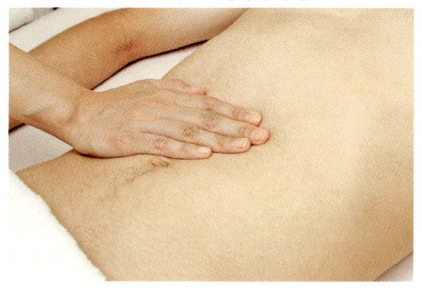

5 栄養吸収・代謝機能

■表 5-1　触診によって得られる情報

浅触診によって得られる情報	・圧痛（腹壁を圧迫した時に生じる痛み）の有無と部位 ・反跳痛（圧迫した手を急に離すことで生じる痛み）の有無と部位 ・腹壁の筋性防御（罹患部位を軽く触診した際に生じる，筋肉の収縮による腹壁筋の緊張）の有無 ・腹部硬直（刺激を与えなくても常に筋の緊張が認められる状態）の有無 ・表在性の腫瘤の有無と大きさ，硬さ，表面の滑らかさ，可動性の有無と位置
深触診によって得られる情報	・腹部臓器の形状 ・深い部位の腫瘤の有無，形状，大きさ ・ヘルニアの有無，形態

要点	留意点・根拠
③触診部位を少しずつ手前にずらしながら腹部全体を触診する（❸の❷❸❹❺，❻）	❻深触診は患者の呼気時を利用して，指を徐々に深く沈めていく．下にした指の感覚で腹部臓器の状態を確認する（表5-1）
〈触診の順番と位置〉	下にした利き手の指の第1関節付近に反対の指先を置く．利き手の力は抜き，重ねた反対の指に力を入れて触診する
腹部全体をもれなく触診できるように，触診の順番と位置を決めておく（上は1例）．ただし，疼痛を訴えている部位があれば，そこは最後に触診する	
❺ 反跳痛（反動痛）の有無を確認する ①触診の最後に，浅触診時に圧痛を認めた部位に対して行うことがある（❶❷）	❶利き手2〜3本の指先で圧痛のある腹壁をゆっくり圧迫し，指を素早く離して圧力を抜く ❷指を離した時に鋭い痛みが生じたかどうかを確認する　根拠▶ この検査は非常に強い痛みを誘発することから，その後の触診が困難になることがある

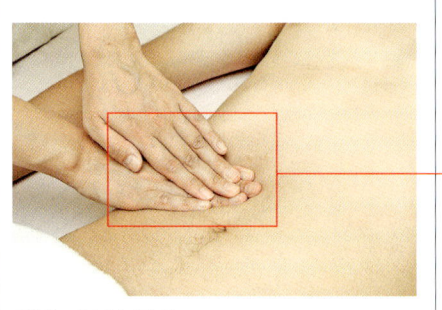

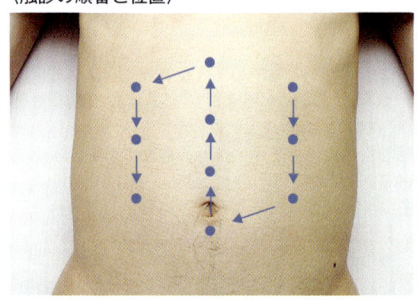

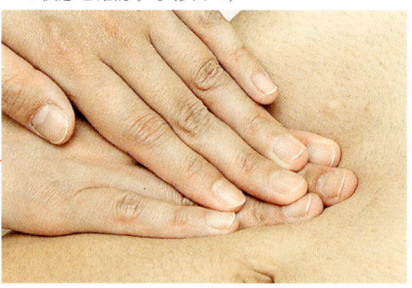

アセスメント

腹壁や腹膜に炎症所見はないか

アセスメント項目・ポイント	正常所見	異常所見・緊急時対応
❶ 腹部皮膚の熱感の有無	●腹壁に熱感を認めない	●腹壁に熱感を認める　根拠▶ 腹膜や皮膚などに炎症があれば熱感を認める

● 3. フィジカルイグザミネーション

アセスメント項目・ポイント	正常所見	異常所見・緊急時対応
2 圧痛の有無 マックバーニー圧痛点 右上前腸骨棘 急性虫垂炎の圧痛点：臍と右上前腸骨棘を結ぶ線の外側1/3の部位が虫垂根部で，マックバーニー圧痛点	●圧痛が出現しない	●浅触診によって疼痛の有無や腹壁温，腹壁の筋性防御，腹壁の硬直，腫瘤の有無を確認 ●圧痛とは，腹壁を手で圧迫した時に生じる痛みのこと 根拠▶圧迫した腹壁の下にある臓器に何らかの障害がある可能性がある 〈圧痛の部位と疾患の関係〉 ・右下腹部：虫垂炎 ・右上腹部：胆石，胆嚢炎 ・心窩部：胃・十二指腸潰瘍
3 筋性防御，筋硬直の有無，腫瘤の確認	●腹壁全体がソフトである（筋性防御，筋硬直がない）	●筋性防御を認める．筋性防御とは腹腔内の炎症が腹壁腹膜まで及び，触診の防衛反応として，腹壁筋肉の反射性の緊張が亢進した状態 想定される疾患▶腹腔内の炎症：右下腹部では急性虫垂炎，右季肋部では急性胆嚢炎，胃・十二指腸潰瘍の穿孔 ●筋硬直を認める．筋性防御の状態がさらに進行し，常に筋肉が収縮し硬直性攣縮の状態 想定される疾患▶炎症や消化管穿孔，腸管壊死などに伴う汎発性腹膜炎など
4 反跳痛（反動痛）の有無を確認する	●反跳痛（反動痛）が出現しない	●圧痛よりも手を離したことで疼痛が増強した場合が反跳痛である 根拠▶炎症が腹膜に及んでいることを示す徴候（ブルンベルグ徴候陽性） 想定される疾患▶腹膜炎，マックバーニー点に反跳痛を認める場合は虫垂炎を疑う

5. 肝臓の触診

手順	
要点	留意点・根拠
①患者は仰臥位とし，膝を軽く屈曲し腹部の緊張をとる ②実施者は患者の右側に位置する（❶） ③打診で得られた肝下縁よりさらに足側に右手の母指以外の2〜4指をそろえて置く（❷） ④左手を患者の背部，肝臓の高さに入れ，手掌で支持する（❸）	❶肝臓を触診しやすい位置に立つ ❷肝臓の触診をする場合は，あらかじめ肝臓の打診を行い，肝下縁の位置を特定しておく 根拠▶肝下縁を確認しておくことで，触診による肝臓圧迫からくる肝損傷を防ぐことができる ❸根拠▶肝臓部分を背部で固定することにより触知を容易にできる

5 栄養吸収・代謝機能

要点	留意点・根拠
⑤患者に腹式呼吸をしてもらう ⑥呼気時に腹部に置いた右手を肋骨弓の下にくぐらせるように沈める(❹) ⑦吸気時に腹壁が持ち上がってきた時に，右手の指先の指腹で肝臓を触知する(❺❻) ⑧患者の深呼吸に合わせて何度か繰り返し行い確認する	❹右手の指先は吸気時に腹壁が持ち上がってくる時に，やや遅れて持ち上げられる位置に沈める ❺肝辺縁の鋭鈍角の有無，肝下縁の硬さや凹凸の有無などを確認する ❻ 根拠▶ 呼気では，横隔膜が挙上するため肝臓も同時に持ち上げられる．吸気では横隔膜が腹腔に向かって下がるため，肝臓も同時に下降する．この横隔膜の動きを使って，肝下縁の性状を指先で感じ取る

アセスメント
肝辺縁の異常や触診時の疼痛はないか

アセスメント項目・ポイント	正常所見	異常所見・緊急時対応
❶肝下縁，肝辺縁の性状を確認する	●肝辺縁の表面は柔らかく弾性がある ●触診時の疼痛がない ●肝辺縁は鋭角である	●肝辺縁が硬くごつごつしていて，辺縁が鈍角である 想定される疾患▶肝硬変を疑う ●圧痛を認める 想定される疾患▶急性肝炎，肝膿瘍を疑う

6. 腹囲測定

要点	留意点・根拠
❶腹囲を測定する(❶) ①仰臥位での測定(❷) ②立位での測定(❸)	❶腹部の変化を観察するために，臍を基点として腹囲を測定する ❷腹水や腹部腫瘤などのある時は仰臥位で計測する 根拠▶ 腹水などがある場合は，立位では重みで臍の位置が下がるため，仰臥位とする 〈腹囲測定の方法〉 ①排尿を確認し，食事直後は避ける ②仰臥位で膝を伸ばし楽な姿勢とする ③メジャーが臍部を通り，体軸と直角になるように体幹を一周させる ④患者の呼気終期の腹囲を測定する ⑤臍上が腹囲の最大値でない場合は，最大値部分にマークし測定する場合もある ❸メタボリックシンドロームの診断のために腹囲を測定する場合は立位で行う．おおむね仰臥位と同じであるが，両足をそろえて立ち，両腕は身体の脇に自然に垂らす．臍の高さで測定するが，脂肪蓄積により臍の下方偏位がある場合は肋骨弓下縁と前腸骨稜上線の中点で測定する（「第1部　第2章　フィジカルアセスメントの

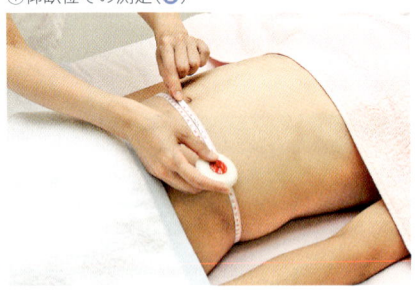

第2部／機能障害からみたフィジカルアセスメント

5 アセスメントシート

滝沢美智子

1）栄養吸収・代謝機能の概観

項目	観察結果
1. 一般状態	意識状態　　□清明　　□傾眠　　□昏迷　　□昏睡
	バイタルサイン 　血圧（　　／　　）mmHg　□異常なし　□低下　□上昇 　脈拍数（　　　　）回/分　　□異常なし　□減少　□増加 　呼吸数（　　　　）回/分　　□異常なし　□減少　□増加 　体温（　　　　）℃　　　　□異常なし　□低下　□上昇 　血糖値（　　　）mg/dL
2. 血液供給状態	顔面蒼白　　　　　　□なし　　□あり 眼瞼結膜蒼白　　　　□なし　　□あり 爪の形状（さじ状爪）□なし　　□あり
3. 皮膚・粘膜の状態	眼球結膜の黄染　　　□なし　　□あり 皮膚の黄染　　　　　□なし　　□あり 手掌紅斑　　　　　　□なし　　□あり 皮膚の乾燥　□なし　　□あり　　湿潤　□なし　　□あり
4. 体型	肥満傾向　　　　　　□なし　　□あり やせ・るいそう　　　□なし　　□あり　BMI（　　　　　　）
5. その他	浮腫　　　　　　　　□なし　　□あり（部位　　　　　　　） 口臭　　　　　　　　□なし　　□あり（　　　　　　　　　）

2）インタビュー

項目	観察結果
1. 主訴	□腹痛　□悪心　□嘔吐　□食欲不振　□吐血　□下血　□腹部膨満感 □上腹部灼熱感(胸やけ)　□下痢　□その他（　　　　　　　　　　）
2. 現病歴	
3. 既往歴	消化器系疾患　□あり　□なし 　（疾患名：　　　　　　　　年　月　□治療　□未治療　□治療中断） 　（疾患名：　　　　　　　　年　月　□治療　□未治療　□治療中断） 消化器系以外の疾患　□あり　□なし 　（疾患名：　　　　　　　　年　月　□治療　□未治療　□治療中断） 　（疾患名：　　　　　　　　年　月　□治療　□未治療　□治療中断） 手術（疾患名：　　　　　　　　　年　月） 　（輸血：　　　　　　　　　　mL） 服用薬剤　□なし　□あり（薬剤名：　　　　　　　　　　　年〜） 　　　　　　　　　　　　（薬剤名：　　　　　　　　　　　年〜） 　　　　　　　　　　　　（薬剤名：　　　　　　　　　　　年〜）

● 4. 検査

■表5-5 ストレス係数

状態	係数	適応
●手術(術後3日間)		
軽度	1.2	胆囊・総胆管切除, 乳房切除
中等度	1.4	胃亜全摘, 大腸切除
高度	1.6	胃全摘, 胆管切除
●外傷		
骨折	1.35	
褥瘡	1.2〜1.6	
●感染症		
軽度	1.2〜1.5	インフルエンザなど
重度	1.5〜1.8	敗血症など
●熱傷		
体表面積〜20%	1.0〜1.5	熱傷範囲10%ごとに0.2増加
体表面積21〜40%	1.5〜1.85	
●発熱		
37℃	1.2	36℃から1℃上昇ごとに0.2増加

幣憲一郎(清野裕ほか編):NST臨床栄養療法スタッフマニュアル, p.28, 表5-2, 医学書院, 2009

● 参考文献
1) 橋本信也:症状の起こるメカニズム, 医学書院, 2002
2) 藤崎郁:フィジカルアセスメント完全ガイド 第2版, 学研メディカル秀潤社, 2012
3) 山田幸宏:看護のための病態ハンドブック, 医学芸術社, 2007
4) 奈良信雄他:身体診察による栄養アセスメント, 第一出版, 2007
5) 日野原重明編:フィジカルアセスメント——ナースに必要な診断の知識と技術 第4版, 医学書院, 2006
6) 東口髙志編:全科に必要な栄養管理, 総合医学社, 2005

5 栄養吸収・代謝機能

〈筋タンパク質の評価(上腕周囲長(AC)測定方法)〉
①利き腕と反対側の上腕で測定する．
②肩峰端と尺骨肘頭の中間点にメジャーを巻き上腕周囲の長さを測定する(メジャーはきつく締めすぎず，また，ゆるまないように巻く)．
③測定した上腕周囲長(AC)の値を上腕筋囲長(AMC)の算出(前頁 3)に用いる．

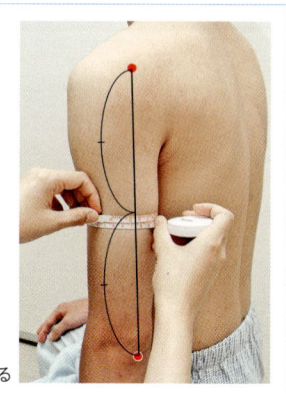

利き腕と反対側の上腕，肩峰端と尺骨肘頭の中間点で測定する

B. 身体活動に伴うエネルギー消費

● 栄養の過剰もしくは栄養の不足は身体活動に伴うエネルギーの消費と深く関わっている．摂取したエネルギーに比べ消費エネルギーが少ない場合は，栄養の過剰を招く．反対に消費エネルギーが多い場合は，栄養不足の状態に陥る．エネルギーのバランスを保つためには，エネルギー消費量と必要エネルギー量を把握することが必要である．

検査項目・ポイント

1 基礎エネルギー消費量(BEE*)の算出
● ハリス・ベネディクトの式(BEE)
　男性　BEE(kcal/日)＝13.75×体重(kg)＋5.0×身長(cm)－6.75×年齢＋66.47
　女性　BEE(kcal/日)＝9.56×体重(kg)＋1.85×身長(cm)－4.68×年齢＋655.1
　＊BEE：basal energy expenditure

2 1日の必要エネルギー量の算出
● 必要エネルギー量
　必要エネルギー量(kcal/日)＝BEE×活動係数×ストレス係数
　注)活動係数は表 5-4，ストレス係数は表 5-5 参照

■表 5-4　活動係数

状態	係数	適応
寝たきりの状態	1.0〜1.1	
ベッド上安静	1.2	
ベッド以外の活動が行える	1.3	1日1時間程度の歩行
低い(身体活動レベルⅠ)	1.5	1日2時間程度の歩行や立位での活動
普通(身体活動レベルⅡ)	1.75	1日2時間程度の歩行および筋肉活動
高い(身体活動レベルⅢ)	2.0	1日2時間程度の歩行および重い筋肉活動

幣憲一郎(清野裕ほか編)：NST 臨床栄養療法スタッフマニュアル，p.28，表 5-1，医学書院，2009

検査項目・ポイント	基準値	異常値・緊急時対応
	セスメント研究会策定の「日本人の新身体計測基準値(JARD 2001)」と比較することによって評価する(表5-3)	
3 筋囲長(筋タンパク量を反映する) ●上腕筋囲長(AMC) 上腕筋囲長(AMC；cm)＝上腕周囲長(AC；cm)－3.14×上腕三頭筋部皮下脂肪厚(TSF；cm)	●平均値(JARD 2001)の90％以上(表5-3)	●平均値の80〜90％：軽度タンパク消耗 　60〜80％：中等度タンパク消耗 　60％以下：高度タンパク消耗 ＊ACは次ページの方法で測定した実測値を用いる

〈上腕三頭筋部皮下脂肪厚(TSF)測定方法〉
①測定は利き腕と反対側の上腕背側部位で行う．
②肩峰端と肘頭の位置を確認する．
③メジャーで肩峰端から尺骨肘頭までの長さを測定し，中間点から2cm上が測定部位となるように印をつける．
④測定部位の三頭筋部分の皮膚を，脂肪層と筋肉部分を分離するように母指と他の指でつまむ．
⑤指でつまんだ部位を皮下脂肪厚計で挟み，3回測定し平均値を出す．
⑥測定値を記録する．

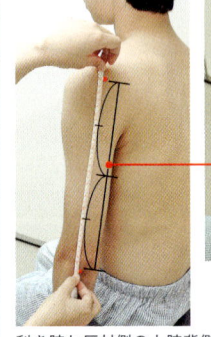

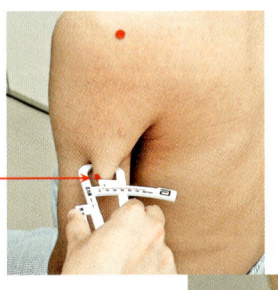

利き腕と反対側の上腕背側部，肩峰端と尺骨肘頭の中間点から2cm上部で測定する

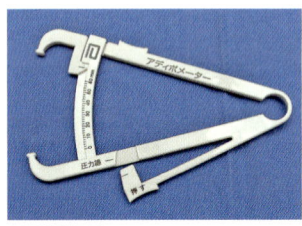

皮下脂肪厚計

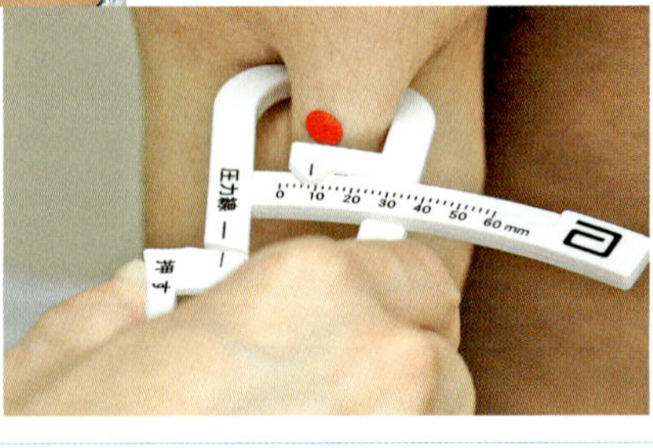

皮下脂肪厚計で挟んで3回測定し，平均値を出す

5 栄養吸収・代謝機能

4 検査

滝沢美智子

A. 身体計測

- 摂取した栄養素が体内で消化・吸収され，身体にどの程度保持されているのかを身体計測によって間接的に観察することができる．身体計測値は，標準値(基準値)と比較することで栄養の過剰な蓄積，あるいは栄養の不足について評価できる．

検査項目・ポイント	基準値	異常値・緊急時対応
1 身長・体重 ① % 理想体重 　理想体重(kg)＝[身長(m)]^2×22 　% 理想体重＝測定体重(kg)/ 理想体重(kg)×100	●90～110%	●80% 未満：体重減少 ●120% 以上：肥満
② BMI 　BMI＝体重(kg)/[身長(m)]^2	●18.5≦～＜25	●エネルギー過剰状態 BMI 25≦～＜30　肥満(1度) 　　30≦～＜35　肥満(2度) 　　35≦～＜40　肥満(3度) 　　40≦　　　　肥満(4度) ●エネルギー不足状態 BMI 18.5＞　　低体重
③ 体重減少率(%) 　体重減少率(%)＝[平常時体重(kg)－現在の体重(kg)]/平常時体重(kg)×100	●過去6か月間での体重減少率が5% 以下	●体重減少率(%) 5%：軽度 10%：中等度 10% 以上：高度
2 皮下脂肪厚(皮下脂肪蓄積量) ●上腕三頭筋部皮下脂肪厚(TSF)	●平均値(JARD 2001)の90% 以上 ＊皮下脂肪厚と筋囲については，日本栄養ア	●平均値の80～90%：軽度脂肪減少 　　　　　60～80%：中等度脂肪減少 　　　　　60% 以下：高度脂肪減少

■表 5-2　基準体位(基準身長(cm)，基準体重(kg))

性別	男性		女性	
年齢(歳)	基準身長	基準体重	基準身長	基準体重
15～17	170.0	58.4	157.0	50.6
18～29	171.4	63.0	158.0	50.6
30～49	170.5	68.5	158.0	53.0
50～69	165.7	65.0	153.0	53.6
70 以上	161.0	59.7	147.5	49.0

厚生労働省：日本人の食事摂取基準 2010 より

■表 5-3　日本人の新身体計測基準値(JARD 2001)

	男性	女性
TSF(mm)	11.36±5.42	16.07±7.21
AC(cm)	27.23±2.98	25.28±3.05
AMC(cm)	23.67±2.76	20.25±2.58

TSF：上腕三頭筋部皮下脂肪厚，AC：上腕周囲長，AMC：上腕筋囲長
日本栄養アセスメント研究会：日本人の新身体計測基準値(JARD 2001)，栄養評価と治療，Vol.19(増刊号)，21，表 3，2002 より一部抜粋

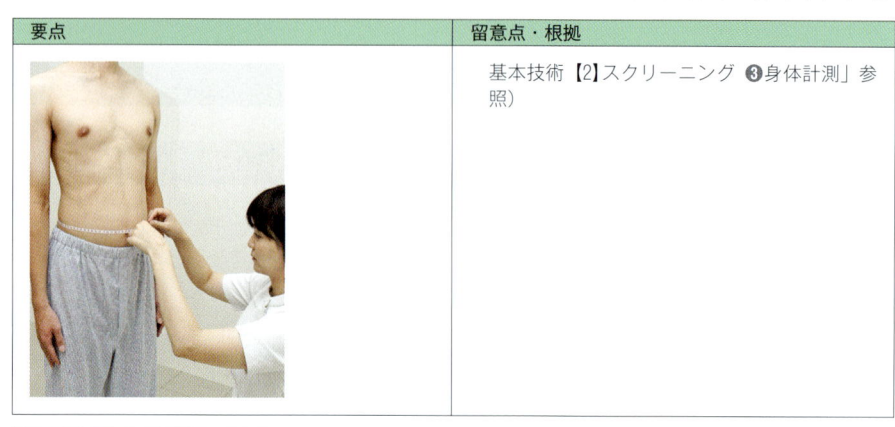

● 3. フィジカルイグザミネーション

要点	留意点・根拠
	基本技術【2】スクリーニング ❸身体計測」参照)

アセスメント
腹囲の増大や減少はないか

アセスメント項目・ポイント	正常所見	異常所見・緊急時対応
①腹囲	●増大や減少を認めない	●増大：体重の変化，栄養状態など全身状態を含めて評価する 根拠▶ 体液の貯留(腹水など)，気体貯留(腸管ガス)，腹腔内・後腹膜臓器の腫瘍，脂肪の貯留，妊娠など ●減少：体重の変化，上腕など他の部位での筋肉量の変化とともに評価する 根拠▶ 低栄養状態など

5 栄養吸収・代謝機能

243

4. 環境因子	職業( )
	職場でのストレス　□なし　□あり( )
	同じ症状の他者の存在　□なし　□あり( )

5. 生活習慣因子	飲酒　　　□なし　□あり(　　　歳から　　　　年間　　　　　mL/日)
	食事回数　□3回　□2回　□1回　□その他( )
	偏食　　　□なし　□あり( )
	喫煙　　　□なし　□現在喫煙あり(　　　歳から　　　年間　　　　本/日)
	□過去に喫煙していたが現在は禁煙している(禁煙歴　　　　年)

6. 生理的因子	年齢(　　　歳)
	月経　□あり　　月経周期　□規則的　□不規則( )
	月経困難　□なし　□あり( )　最終月経(　　月　　日)
	月経　□なし(閉経　　　歳)
	妊娠歴　□なし　□あり( )
	出産　　□帝王切開　□自然分娩( )

7. アレルギー	□なし　□あり　(食物　　　　　　　　　　)(薬物　　　　　　　　　)
	(その他　　　　　　　　　　　　　　　　　　　　　　　)

8. 家族歴	

3) フィジカルイグザミネーション

消化・吸収機能に関する視診所見

項目	観察項目	観察結果
皮膚の状態	腹部の発赤	□なし　□あり(部位　　　　　形状　　　　　　　　)
	クモ状血管腫	□なし　□あり(部位　　　　　　　　　　　　　　　　)
	メドゥーサの頭	□なし　□あり( )
	皮膚線条	□なし　□あり( )
腹壁の形状	腹部傷痕	□なし　□あり(部位　　　　大きさ　　　　　　　　)
	左右対称性	□対称　□非対称( )
	腹部の腫瘤	□なし　□あり(部位：　　　　　)(大きさ：　　×　　　)
		(所見：　　　　　　　　　　　　　　　　　　　　　)
	臍の変形	□なし　□突出　□陥没
	腸管蠕動の目視	□なし　□あり(部位　　　　　　　　　　　　　　　　)
	腹壁上の拍動	□なし　□あり(部位　　　　　　　　　　　　　　　　)

消化・吸収機能に関する聴診所見

項目	観察項目	観察結果
腸	腸雑音の頻度	□13回/分以上(常に聴かれる)
		□4〜12回/分程度(時々聴かれる)
		□1〜3回/分程度(数回程度聴かれる)
		□4〜5分経過しても全く聴かれない
	金属性の腸雑音	□なし　□あり( )
胃・腸	振水音	□なし　□あり

腹部の打診所見

項目	観察項目	観察結果
血管	血管雑音	□なし　□あり（部位：　　　　　　　　　　　　） （具体的な所見：　　　　　　　　　　　　　　）

項目	観察項目	観察結果
打診音	小腸領域の音 大腸領域の音 腹部全体の鼓音	□濁音　□鼓音 □濁音　□鼓音 □なし　□あり
肝臓	肝臓の縦径 叩打診時の疼痛	鎖骨中線上（　　　　）cm □なし　□あり
脾臓	トラウベ半月腔鼓音 叩打診時の疼痛	□なし　□あり □なし　□あり
腹水貯留	腹水 腹壁波動	□なし　□あり □なし　□あり

腹部の触診

項目	観察項目	観察結果
腹壁	腹壁温（熱感）	□なし　□あり（部位：　　　　　　　　　　　　）
	腫瘤の触知	□なし　□あり（部位　　　　　　　　　　　　　） 　　　　　（大きさ　　　　　　硬さ　　　　　　）
	筋性防御 筋硬直 圧痛 反跳痛	□なし　□あり（部位　　　　　　　　　　　　　） □なし　□あり（部位　　　　　　　　　　　　　） □なし　□あり（部位　　　　　　　　　　　　　） □なし　□あり（部位　　　　　　　　　　　　　）
腹囲	腹囲測定	（　　　　　　　　）cm

4）栄養吸収・代謝機能のアセスメント

項目	観察項目	所見の判断と関連項目
食物の通過		
食物の消化・吸収		
代謝		
栄養状態		
総合的なアセスメント		

第6章

排泄機能
［排便機能］
［排尿機能］

体内で不要になったものを棄てる

体内に取り込まれた様々な物質は，分解や合成を経て生命維持に活用されるが，代謝の最終産物や不消化物などが残る．こうした不要なものを体外に排出することを排泄という．排泄物には便，尿，汗，二酸化炭素，喀痰などがあるが，この章では便と尿の排泄に関わるアセスメントについて解説する．

1 排便機能

1 フィジカルアセスメントの焦点と排便機能の概観

滝沢美智子

A. フィジカルアセスメントの焦点

- 排便には，消化器系の中でも特に大腸と肛門が深く関与する．液状の腸内容物は大腸を通過する間に固形便として生成され，肛門側に向かって移送され，直腸の収縮および肛門部の筋の協調（自律神経系と体性神経系による排便の調節機構）によって便として排出される．
- 便の生成の過程で異常が生じると，便の性状の異常が起こる．移送の過程の障害では便秘やイレウスが起こり，また排便の調節機能に異常が生じると便秘や便失禁が起こる．便秘は，移送の過程が障害されると通過障害・運動障害の結果として生じ，また排便の調節機能の障害では筋の適切な働きが妨げられた結果として生じる．
- 排便機能のフィジカルアセスメントでは，便の排泄に関する異常である①便秘・排便困難，②下痢，③便失禁の観点からデータを収集する．同時に器質的障害の有無に対してもアセスメントすることで，患者の排便機能に関して抱えている問題を明らかにしていく．

B. 排便機能の概観（全身の観察）

- インタビューに先立ち，排便の異常に関連する徴候について，緊急に対処する必要があるかないかを概観する．
- 排便は上部・下部消化管の器質的障害を反映している場合があるため，その関連を考慮することも重要である．
- 下痢では，感染性疾患が原因の場合，排泄物の処理や手洗いの徹底など院内感染の予防に努めることと，原因の特定が重要となる．

項目	留意点・根拠，特に見逃してはならない緊急サインとその対応
1 一般状態 ❶意識状態 ❷バイタルサイン ❸顔色 ❹発汗 ❺皮膚・口腔粘膜 ❻全身倦怠感	❶❷❸消化管での大量出血では，意識障害や循環血液量の減少によってショック状態に陥る場合がある．また少量ずつの下血であっても時間の経過とともに貧血状態が進み，顔色不良，頻脈や血圧低下をきたす場合がある． ❹❺❻下痢では，発熱や大量の下痢による水分の喪失から脱水状態をきたす可能性がある．

1 排便機能 ● 2. インタビュー

2 インタビュー

滝沢美智子

- インタビューでは，主訴，現病歴の順に確認していく．
- 便秘や下痢，特に便失禁に関してはデリケートな問題なので，患者がどのような経過をたどって現在の状況に至ったかを丁寧に確認することが重要である．
- 排便機能は，生活習慣や生理的因子といった環境要因が影響を及ぼしたり，また排便障害が日常生活に影響を与えたりする場合もあるので，系統的に情報を得る．
- 排便の異常が機能的障害によるものか器質的障害によるものかを評価するために，随伴症状を確認する．

質問項目	留意点・根拠，特に見逃してはならない緊急サインとその対応
1 主訴 ❶便秘・排便困難	❶便秘の場合，排便の回数が重要である．一般に1日3回から3日に1回程度が正常とされている．排便回数が3〜4日に1回以下の場合は便秘の可能性がある．また，排便回数は多くても1回の排便量が少なく残便感を伴う場合がある．
❷下痢	❷下痢は便の性状（水様〜粥（かゆ）状），便の量（1日の便重量約250 g），排便回数の増加で判断する．排便回数が多くても，便の性状が異常なければ下痢ではないが，下痢の回数は全身状態を評価する上で重要である．
	❶❷便の性状は兎糞（とふん）状の便から水様便まで，その柔らかさによって表現が異なる．便の性状を評価するためにブリストル大便チャート（図6①-1）があり，参考にすると医療チーム内で共通理解が得やすい．
❸便失禁	❸便失禁は便意をがまんできずに，または無意識のうちに便がもれる状態をいう．便失禁には，咳やくしゃみによって出てしまう場合や，下痢によって出てしまう，便意がなく知らない間に出てしまう，排泄動作が間に合わないで出てしまうなど様々な状況がある．便失禁がどのような状況で起こるのかを確認することは，便失禁の原因を明らかにする上で重要となる．
❹便の色の異常	❹便の色は，消化器系の器質的障害を評価する上で特に重要である．黒色便（便が黒い）は，上部消化管からの出血が疑われ，出血量が増えるとコールタール状のタール便を認める．イカ墨などの食事や鉄剤などの薬剤によっても便が黒くなる場合があり，確認

タイプ1	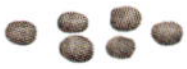 兎糞（とふん）様のコロコロした便 ナッツのような硬い塊に分かれている（通過しにくい）	タイプ5	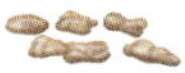 軟便 軟らかく，しかし明らかに縁を認める小さな塊（通過が容易）
タイプ2	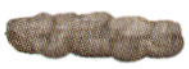 硬便 ソーセージのような形状で硬い	タイプ6	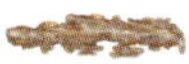 泥状便 縁は不規則で軟らかい泥状態
タイプ3	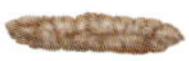 やや硬い便 ソーセージのような形状で表面がひび割れている	タイプ7	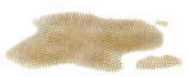 水様便 水のような便（固形物を含まない）
タイプ4	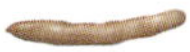 普通便 ソーセージもしくはへびのような形状で，なめらかで軟らかい		

■図6①-1　ブリストル大便チャート

質問項目	留意点・根拠，特に見逃してはならない緊急サインとその対応
	が必要である．血便（便の表面に血液が付着）を認める場合は，下部消化管からの出血が考えられる．また灰白色の便は，胆汁が腸管に流れない場合に起こる．
❺腹部膨満感	❺お腹が張る，お腹が苦しいといった訴えで，腹部膨満は腸内ガスの貯留や腹水の貯留，膀胱や子宮，大腸などの腫瘍など様々な要因によって出現するため，他の自覚症状と関連づけて検討する必要がある．
❻腹痛	❻便秘時の腹痛は，排便がないことから腹部が膨満するために出現する．また痙攣性便秘では，下行結腸の一部が痙攣し，その上部の腸が拡張して腹痛を起こす場合がある．また急性胃腸炎や腸閉塞，腸間膜血栓症など様々な疾患が原因で腹痛が出現する．
❼悪心・嘔吐	❼イレウスや極度の便秘では，悪心や嘔吐を認めることがある．また様々な細菌やウイルスによる腸感染症では，悪心・嘔吐を伴うことがある．
❽排便時痛	❽腸管内に長時間とどまっていた便は，水分を失い硬便になる．硬便を排泄する際に，便が肛門を損傷して排便時に痛みを伴うことがある．また痔や肛門周囲膿瘍などの肛門部の疾患では，排便時痛のために，排便を我慢して便秘になる場合がある．
❾下血	❾上部消化管から肛門までの間の障害によって下血が発生する場合がある． **見逃してはならないサイン▶** 下血．排泄物の色によってある程度部位が特定でき，上部消化管からの出血では便が黒色になる．また直腸や肛門に近い部位からの出血や，上部消化管からの出血でも出血量が多い場合は，鮮血色を呈している． **想定される疾患▶** ①胃・十二指腸潰瘍，②大腸癌，大腸ポリープ，③虚血性腸炎など **緊急時対応▶** 大量出血ではショック状態に陥ることもある．大量の下血を主訴に来院，または病棟で緊急に発症した際は，まず患者の安静を保ちドクターコールする．バイタルサインを測定し，緊急輸液のための血管確保が必要となる．貧血状態の確認や輸血が必要になる場合も想定されるため，採血，緊急内視鏡などの検査・治療の準備も必要である．
2 現病歴 ❶発病から現在までの経過	❶現病歴を聴取することで主訴や徴候，疾患の経過をとらえることができる．現病歴は5W1Hでもれなく正確に確認することが重要である．
3 既往歴 ❶消化器疾患 ❷消化器疾患以外の疾患	❶胃や腸の疾患や手術の有無，直腸・肛門領域への放射線治療の有無，肛門部の疾患について確認する． ❷排便に影響を与える脳梗塞，認知症，糖尿病や神経疾患など，また女性では，子宮筋腫や子宮内膜症などについて確認する．便失禁では経腟分娩の有無と回数，分娩時の会陰裂傷や会陰切開の有無についても確認する．
4 便の性状・回数 ❶排便回数，便の性状 ❷排便量	❶排便回数や便の性状について確認する． ❷排便量では1回の便の量が多いのか少ないのかや便の形状や色，においなどについても確認する．

質問項目	留意点・根拠，特に見逃してはならない緊急サインとその対応
5 排便に伴う症状 ❶排便時間 ❷残便感 ❸便意	❶排便する時間が大体決まっている場合には，何時ごろ排便する習慣なのか，また便が排泄されるまでに要する時間はどの程度なのかについても確認する． ❷❸残便感や便意が強い場合は直腸性の便秘が考えられ，直腸瘤や骨盤底筋群の協調運動障害の可能性もある．
6 排便調整 ❶下剤（内服・坐薬）の使用 ❷整腸薬 ❸止痢薬 ❹浣腸 ❺摘便	❶便秘の患者だけでなく，慢性的な下痢を訴える患者の中にも下剤中毒に陥っている場合があり，確認が必要である． ❷❸下痢や便秘時に市販薬や処方薬を服用していることがあるため確認する． ❹便秘ではイチジク浣腸®として販売されている浣腸剤の使用の有無，使用頻度や量についても確認する． ❺介護を必要とする患者などでは，腹圧の低下などで排便機能が低下している場合があり，定期的に摘便を行っている場合がある．
7 下剤以外の内服薬（❶❷❸）	❶薬剤起因性の下痢や便秘が考えられるため，現在内服している薬剤の確認を行う． ❷抗癌剤や抗生物質などの副作用として下痢を起こす場合がある． ❸脂質異常症治療薬や向精神薬，麻薬性鎮痛薬などによって薬剤性便秘を起こすことがある．
8 環境，生活習慣 ❶職業や生活のリズム，活動量，ストレス ❷食事や水分摂取 ❸海外渡航歴	❶便意がありながら時間がないなどの理由で排便を我慢し続けると，直腸の感受性が低下し便意を感じなくなる可能性があり，不規則な生活や忙しい生活が便秘を引き起こす原因になる．またストレスや緊張状態が続くことで副交感神経の機能が低下し，痙攣性便秘を引き起こすことがある．活動量の低下は大腸の運動を低下させるとともに，筋力の低下をきたし，排便に必要な腹圧をかけることができなくなる．同時に，ストレスが原因で交感神経と副交感神経の調節が困難となり，下痢や過敏性腸症候群といった症状を引き起こすことがある． ❷偏った食事や食物摂取量が少ない，水分摂取量が少ないと大腸の蠕動運動が低下し便秘になりやすい．下痢の原因の多くは経口摂取との関係が深い．いつ，どこで，何を，どれだけ，誰と摂取したのかを確認する． ❸旅行者下痢症では三類感染症の可能性もあり，渡航歴の確認は重要である．
9 生理的要因 ❶年齢・性別 ❷体型	❶❷加齢や肥満は排便に必要な腹筋の低下や大腸の機能低下を招くことがある．
10 便失禁 ❶失禁の種類	❶便失禁は症状により3つに分類される． ・漏出性便失禁は，便が出たことに気づいていても便を止めることができない場合や，便が出たことに全く気づかない場合 ・切迫性便失禁は，外肛門括約筋の収縮力低下により，便意を我慢できず肛門から便が漏れてしまう状態

質問項目	留意点・根拠，特に見逃してはならない緊急サインとその対応
❷失禁の頻度と量 ❸便の状態 ❹おむつなどの使用	・混合型便失禁は，漏出性と切迫性便失禁の両方の症状を認める場合 ❷❸❹便失禁がどの程度の頻度で起こるのか，量はどの程度か，便の性状と失禁の関係はどうか，失禁に対してどのように対応しているのかは，患者が日常生活を送る上で非常に重要な要素であり，患者の精神的苦痛も考えられるのでそれらの点についても確認する．
11 排便行動 ❶自立度	❶便失禁は患者の機能的障害の影響を受ける．患者が日常生活を問題なく暮らせる状態であるのか，何らかの機能的障害を抱えて生活しているのかを確認する．

1 排便機能 ● 3. フィジカルイグザミネーション

3 フィジカルイグザミネーション
滝沢美智子

A. 概説

- はじめに腹部器官における視診，聴診，打診，触診を行い，次に肛門の視診・指診(触診)を実施する（腹部の視診，聴診，打診，触診の手順については「第5章　栄養吸収・代謝機能【3】フィジカルイグザミネーション」参照）．
- 肛門の視診・指診に対しては患者の羞恥心が強いため，プライバシーへの配慮が重要である．

B. 準備

手順	
要点	留意点・根拠
1 患者と環境の準備を整える ①患者に説明する(❶)	❶肛門部の診察について，その必要性と方法について患者に説明する　根拠▶ 羞恥心のために緊張が強まると，触診時に患者に苦痛を与える可能性がある
②環境を整える(❷)	❷カーテンを閉めプライバシーが守られる環境とし，室温を 24±2℃ に調整する　根拠▶ 殿部を露出するため，寒さを感じると筋の緊張が強まり肛門括約筋が収縮する可能性がある
③患者にシムス位をとってもらう(❸❹)	❸視診・指診とも左側を下にしたシムス位で行う　根拠▶ 左膝を軽く曲げ右膝をやや深く曲げることで，肛門が上向きになり視診しやすい．ほかに膝胸位や前砕石位などがある
	❹指診では観察者の利き手が右手の場合，患者の背側（利き手が自由に使えて，患者の肛門部の観察が十分できる側）に立って行う
④診察時にズボンや下着を大腿部まで下げてもらう	
⑤不要な露出は避け殿部をバスタオルで覆う(❺)	❺根拠▶ プライバシーの保護および保温

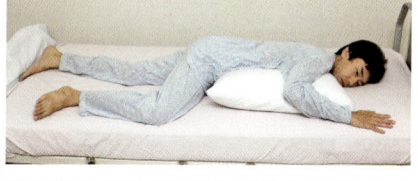

C. 手技

1. 肛門の視診

目的▶ 肛門の機能や異常を肉眼で確認する．
チェック項目▶ 肛門の形状の変化，いきみ時の肛門の状態，肛門収縮時の状態，肛門周囲の腫脹，発赤や膿など異常の有無
必要物品▶ バスタオル

6 排泄機能

257

第2部／機能障害からみたフィジカルアセスメント

手順 / 要点	留意点・根拠
1 患者と環境の準備を整える(p.257参照)	
2 視診の準備を整える	
3 肛門の形状を確認する ①肛門の部位と表記(❶)	❶恥骨上を12時として時計回りに表現する 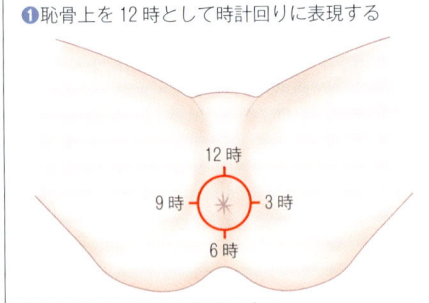 ■図6 1-2 肛門の部位と表記
②肛門の変形の有無を確認する(❷) ③肛門括約筋の機能を確認する(❸) ④脱肛や直腸脱の有無を確認する(❹) 肛門部周囲の皮膚を両手で押し広げ，よく観察できるようにして，変形の有無，および肛門周囲の皮膚の状態などを観察する．同時に肛門括約筋の機能，脱肛，直腸脱の有無を確認する	❷肛門および肛門周囲を視診し，腫脹による肛門の変形，痔核の突出，痔瘻，出血，発赤，分泌物，皮膚炎・湿疹の有無などを確認する ❸患者に肛門を収縮する(締める)ように促し，肛門括約筋が収縮するかを確認する ❹何もしない状態で，脱肛や直腸脱を認めるか確認する．次に患者にいきむように説明し，直腸脱の有無を確認する

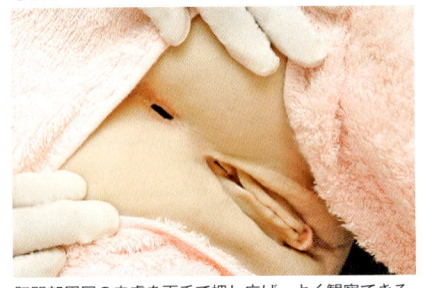

アセスメント

1. 肛門と肛門周囲の形状が正常か

アセスメント項目・ポイント	正常所見	異常所見・緊急時対応
1 正常な肛門と肛門周囲の形状を比較し異常はないか	●肛門および周囲の変形がない	●肛門周囲に発赤，腫脹，分泌物などを認める 想定される疾患▶肛門周囲膿瘍，痔瘻 ●肛門の外側に皮膚のたるみがある 想定される疾患▶裂肛の可能性 ●肛門部に腫瘍を認める

アセスメント項目・ポイント	正常所見	異常所見・緊急時対応
	●肛門括約筋の収縮を認める	●肛門を収縮するよう患者に促しても，収縮が認められない 根拠▶ 肛門括約筋の障害，例えば出産による肛門括約筋断裂などがある
	●脱肛や直腸脱を認めない	●脱肛や直腸脱を認める

2. 直腸・肛門の指診（触診）

目的▶ 指で直接肛門や直腸下部に触れることで，視診で得られない内部の状態を把握する。
チェック項目▶ 肛門周囲の状態，肛門管の状態，直腸下部の状態
必要物品▶ バスタオル，ディスポーザブル手袋，潤滑剤，汚物処理袋，ティッシュペーパー

手順	
要点	留意点・根拠
1 患者と環境の準備を整える（p.257 参照）	
2 指診の準備をする ①観察者は利き手にディスポーザブル手袋を装着し，示指に潤滑剤を塗布する（①） ②患者に肩の力を抜き，口で呼吸をするように促す．さらに排便するように軽くいきんでもらう（②）	① 根拠▶ 肛門に指を挿入しやすくするため ② 根拠▶ 口呼吸によって外肛門括約筋の緊張を緩和し，いきむことでさらに肛門括約筋を弛緩させることができる
3 肛門周囲を触診する ①示指，中指の指腹で肛門周囲を触診する（①）	① 圧痛の有無や視診では確認できない結節の有無を確認する
4 肛門に示指をゆっくり挿入する ①利き手と反対の手で，肛門周囲の皮膚を伸展させ肛門を押し開く ②潤滑剤を塗布した示指をゆっくり肛門に3〜4cm挿入する（①）	① 根拠▶ 肛門管の長さは男女で異なるが，3〜4cmである．この部分には痛覚があり，患者が緊張状態にあると肛門管が収縮して患者に苦痛を与える
利き手と反対の手で肛門周囲の皮膚を押し広げ，手袋を装着した利き手の示指に潤滑剤を塗布し，肛門にゆっくり挿入する	3〜4cm挿入する

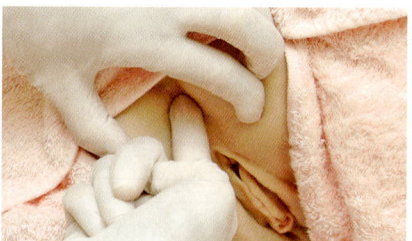

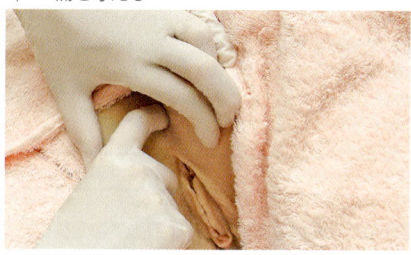

要点	留意点・根拠
5 肛門管周囲の異常の有無を確認する ①肛門括約筋の緊張が緩和するまで少し待ち，その後，示指球で肛門管の全周を時計回りに指診する(❶❷)	❶腫瘤などが認められた場合は，部位，大きさ，形，硬さ，可動性の有無を確認する ❷異常の部位を時計盤上の針の位置で表現するため，時計回りに指診するとよい
6 直腸の下部を指診する ①示指をさらに進め，示指がすべて肛門内へ入るまで徐々に挿入する(❶) ②示指球を直腸粘膜に当て，時計回りに全周を指診する ③異常の有無，便の有無(量，硬さ)を確認する	❶示指を押し進める際に痛みを訴える場合は，それ以上指を挿入しない　根拠▶肛門括約筋の痙攣や裂肛などがある可能性がある
7 指診を終了する ①示指を肛門から抜き，手袋に付着した粘液や便の状態，血液の有無を確認する(❶) ②患者の肛門周囲の汚染をペーパーで拭きとる ③使用した手袋を医療廃棄物入れに捨て，衛生学的手洗いを行う ④患者に終了を告げ，衣服を整えてもらう	❶指診の結果，必要があれば肛門鏡などの検査を行う

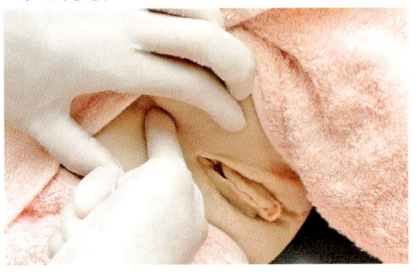

アセスメント

1. 直腸・肛門に異常はないか

アセスメント項目・ポイント	正常所見	異常所見・緊急時対応
1 肛門周囲に異常はないか	●圧痛がない ●結節などがない	●肛門周囲に圧痛がある ●肛門周囲に視診ではわからなかった結節などがある
2 肛門管周囲に異常はないか	●肛門括約筋の断裂などがない ●肛門管周囲の粘膜に異常を認めない ●肛門管周囲に腫瘤など突出や狭窄がない	●肛門括約筋の一部に断裂がある ●肛門括約筋の一部が薄くなっている ●肛門管周囲に腫瘤を認める ●肛門管周囲に狭窄を認める
3 直腸粘膜に異常はないか	●直腸下部周囲に腫瘤など突出や狭窄がない	●直腸下部周囲に腫瘤を認める ●直腸下部周囲に狭窄を認める

●参考文献
1) 穴澤貞夫他編：排泄リハビリテーション——理論と臨床　排便機能のアセスメント，pp.225-232，中山書店，2009

4 検査

滝沢美智子

A. 便潜血検査

- 便潜血検査は,消化管における出血の有無を確認するために行われる.
- 従来行われてきた化学的便潜血検査は,便に含まれる血液成分による反応を利用したもので,食物(肉など)中の血液にも反応するため検査前の食物制限が必要である.
- 免疫学的便潜血検査は便ヘモグロビン検査ともいわれ,ヒトヘモグロビンに反応するため食事制限の必要はないが,上部消化管の出血には反応しないため,大腸や肛門からの出血の有無を確認する目的で行われる.

検査項目・ポイント	基準値	異常値・緊急時対応
1 便潜血	● 陰性	● 陽性 想定される疾患▶ 大腸癌,大腸ポリープ,痔などの疾患を疑う 〈採便上の注意〉 ● 排便直後に便の表面部分から採取して専用容器に入れる　根拠▶ 潜血反応が出やすい ● 速やかに便を検査に出せない場合は冷暗所に保存する　根拠▶ 専用容器に入れないで室温で放置すると,ヘモグロビンが徐々に変性し検査に反応しなくなる

B. 便培養検査

- 便培養検査(便細菌検査)は,感染性腸炎の起炎菌検索,食中毒の原因検索,菌交代症などの把握などを目的として行われる.
- 目的菌により培養方法や培地が異なるため,培養にあたっては検査目的を明確にし,菌種を絞り込むとともに(表6 1-1),患者情報(年齢,性別,症状,食事,海外渡航歴,抗菌薬使用状況,ペット飼育の有無など)も併せて考慮することが重要である.

■表6 1-1　便培養検査の目的菌の例

想定される病態	目的菌の例
食中毒	カンピロバクター,サルモネラ,ビブリオ,腸管病原性大腸菌
菌交代現象	クロストリジウム・ディフィシレ,メチシリン耐性黄色ブドウ球菌(MRSA)
旅行者下痢症	コレラ菌,腸管病原性大腸菌,赤痢菌

第2部／機能障害からみたフィジカルアセスメント

5 アセスメントシート

滝沢美智子

1）排便機能の概観

項目	観察結果
1. 一般状態	意識状態 バイタルサイン　血圧　（　　／　　）mmHg　□異常なし　□低下　□上昇 　　　　　　　　　脈拍数（　　　　）回/分　□異常なし　□減少　□増加 　　　　　　　　　呼吸数（　　　　）回/分　□異常なし　□減少　□増加 　　　　　　　　　体温　（　　　）℃　　　□異常なし　□低下　□上昇 顔色（　　　　　　　　　　　　　） 発汗　　　　□なし　　□あり 皮膚・口腔粘膜の変化 　　　　　　□なし　　□あり（　　　　　　　　　　　　　　） 全身倦怠感　□なし　　□あり　部位（　　　　　　　　　　　　）

2）インタビュー

項目	観察結果
1. 主訴	□便秘　□下痢　□便失禁　□腹痛 □その他（　　　　　　　　　　）
2. 現病歴	
3. 既往歴	□消化器系の疾患 　　□潰瘍　　　（　　　年　　月〜　　□治療　□未治療　□治療中断） 　　□ポリープ　（　　　年　　月〜　　□治療　□未治療　□治療中断） 　　□癌　　　　（　　　年　　月〜　　□治療　□未治療　□治療中断） 　　□痔　　　　（　　　年　　月〜　　□治療　□未治療　□治療中断） 　　□腸閉塞　　（　　　年　　月〜　　□治療　□未治療　□治療中断） 　　□その他の疾患 　　　　（疾患名：　　　　　年　　月〜　　□治療　□未治療　□治療中断） 　　　　（疾患名：　　　　　年　　月〜　　□治療　□未治療　□治療中断） □消化器系以外の疾患 　　（疾患名：　　　　　　年　　月〜　　□治療　□未治療　□治療中断） 　　（疾患名：　　　　　　年　　月〜　　□治療　□未治療　□治療中断） □消化器系の手術の既往（　　　　　　　　　：　　年　　　月） □消化器系以外の手術の既往（　　　　　　　：　　年　　　月） □経腟分娩　□なし　□あり（　　回）
4. 便の性状・回数	便の回数　　　　回/日，　　回/週 便の1回量　□多い　　□普通　　□少ない 残便感　　　□なし　　□あり 便の性状（ブリストル大便チャートによる）　タイプ1　2　3　4　5　6　7 便の色　　　□褐色　　□黒色　　□タール便　　□血便　　□粘液便 　　　　　　□粘血便　□灰白色　□緑色　　　　□米のとぎ汁様

262

5. 排便に伴う症状	□排便時間が規則的　　□排便時間が不規則 □便意がない　　　　　□排便困難　　　　□排便時の肛門痛 □腹痛を伴う　　　　　□腹部膨満感　　　□ガスが多い	
6. 排便調整	□下剤(薬品名：　　　　　　　　　　　　量　　/日) □整腸薬(薬品名：　　　　　) □止痢薬(薬品名：　　　　　　) □浣腸(　　　/　　　) □坐薬(薬品名：　　　　　　) □摘便(　　　/　　　)	
7. 下剤以外の内服薬	□なし　　□あり(　　　　　　　　　　　　　　　　　) 　　　　　　(　　　　　　　　　　　　　　　　　)	
8. 環境，生活習慣	職業(　　　　　　　　　　　　　　) 生活リズム 食事　　　　□朝食を摂取　□昼食を摂取　□夕食を摂取 食事の量　　□多い　　　　□普通　　　　□少ない 水分摂取量　1日　　　mL 飲酒　　　　□なし　　　　□あり 　　　　　　　　　　　(種類：　　　，アルコール換算：　　　g/日) 日常生活における活動量(　　　　　　　　　　　　　　　　　) 排便をがまんする習慣　□なし　　□あり 海外渡航歴　　　　　　□なし　　□あり 　　　　　　　　　　　　(いつ：　　　期間：　　　場所：　　)	
9. 生理的要因	年齢　(　　)歳　　性別　　□男性　　□女性 体型　　□肥満　　□普通　　□やせ ストレス　□なし　□あり(　　　　　　　　　　　　　　) 麻痺　　　□なし　□あり(　　　　　　　　　　　　　　)	
10. 便失禁	失禁の種類 　□気づかないうちに便が出ている 　□便意はあるがトイレまでがまんできない 失禁の頻度 　□毎日起こる　　□月に数回起こる　　□数か月に1度 1回の失禁量　　□少量　　　　　　□多量 便の状態 　□硬便・軟便関係なく漏れる　　□下痢の時だけ漏れる おむつなどの使用 　□パッドを使用　□おむつを使用　□使用していない	
11. 排便行動	□トイレへ自力で歩行可能　　□介助で歩行可能 □車椅子で可能　　　　　　　□介助で車椅子 □ベッド上で便器使用　　　　□ベッド上で紙おむつ使用	

3) フィジカルイグザミネーションのチェックポイント

肛門の視診所見

項目	観察項目	観察結果
正常な肛門と肛門周囲の形状の比較	肛門の変形	発赤　□なし　□あり　　腫脹　□なし　□あり 膿瘍　□なし　□あり　　裂傷　□なし　□あり その他の異常所見(　　　　　　　　　　　　　　)

正常な肛門と肛門周囲の形状の比較つづき	肛門括約筋の収縮	外肛門括約筋の収縮　　□なし　　□あり
	脱肛	□なし　□あり（大きさ：　　　　　　　　　　　　　　　） 　　　　　□還納可能　　　　□還納困難
	直腸脱	□なし　□あり（大きさ：　　　　　　　　　　　　　　　） 　　　　　□還納可能　　　　□還納困難

直腸・肛門の指診所見

項目	観察項目	観察結果
肛門	圧痛	□なし　□あり（部位：　　　　　　　　　　　　　）
	結節	□なし　□あり（部位：　　　　　　　　　　　　　）
肛門管	腫瘤などの突出	□なし　□あり 　　　（部位：　　　　　　　，大きさ：　　　　　　　） 　　　（可動性の有無　□なし　□あり，表面の形状：　　　）
	狭窄	□なし　□あり
	肛門括約筋断裂	□なし　□あり 　　　（部位：　　　　　　　，　　　　　　　　　　　） 　　　（程度：　　　　　　　　　　　　　　　　　　　）
直腸	便の触知	□なし　□あり（量：　　　　　　　）
	腫瘤などの突出	□なし　□あり 　　　（部位：　　　　　　　，大きさ：　　　　　　　） 　　　（可動性の有無　□なし　□あり，表面の形状：　　　）
	狭窄	□なし　□あり

4）排便機能のアセスメント

項目	観察結果	所見の判断と関連項目
便秘 排便困難		
下痢		
便失禁		
総合的なアセスメント		

② 排尿機能
1 フィジカルアセスメントの焦点と排尿機能の概観

飯野英親

A. フィジカルアセスメントの焦点

- 排尿機能は，蓄尿と尿排出という2つの基本的な機能からなる．いずれも下部尿路（膀胱，尿道）の働きであり，膀胱（排尿筋）と尿道括約筋，骨盤底筋への巧みな神経支配によって調節されている．
- 排尿機能のフィジカルアセスメントでは，①外陰部や腰仙部，②尿道レベル，③膀胱レベル，その他，排尿障害を引き起こす身体障害の観点からデータを収集し，正確にアセスメントすることで，患者が「排尿する」ことに関連する諸問題を明らかにする．

B. 排尿機能の概観（全身の観察）

- インタビューに先立ち，緊急に対処する必要性があるかないか，排尿機能に関連する徴候の出現がないか全身を概観する．
- 排尿機能の概観では，外陰部や腰仙部の表面的異常の観察，ストレステストやパッドテスト（【4】検査，p.282参照）などの手法で肉眼的に失禁の状態を観察する．必要時は，骨盤底筋が弱っていることが尿失禁の原因になっていないかを内診によって診察する．
- 排尿機能に関するフィジカルアセスメントは，陰部や排泄行為の観察など羞恥心を伴うアセスメント内容が多いので，プライバシーの保護に十分な配慮が求められる．

項目	留意点・根拠，特に見逃してはならない緊急サインとその対応
1 一般状態 ① バイタルサイン ② 発汗（冷汗）と顔面蒼白 ③ 下腹部緊満感 ④ 腹部と背部の疼痛	① 泌尿器・外性器の急性炎症を疑わせる所見を確認する． ②③ 尿閉が持続している場合に生じる． 見逃してはならないサイン▶ 急性尿閉 想定される疾患▶ 前立腺肥大症 ④ 尿路系の異常では腹部と背部の両方に疼痛が生じる．
2 排尿の状態 ① 排尿回数の変化 ② 1回排尿量の自覚的変化 ③ 排尿の困難感 ④ 残尿感，尿意切迫感 ⑤ 尿失禁の有無 ⑥ 尿の性状の変化	①② 1日の排尿回数だけでなく，日中と夜間の変化の有無を確認する．頻尿とは排尿間隔が2時間以内の状態を指す．夜間に2回以上の排尿がある場合，夜間頻尿という． ③④ 排尿遅延，あるいは排尿開始から終了までにかかるおおよその時間を確認する． ⑤ 失禁時の状況（例えば，咳やくしゃみ，腹圧をかけた時など），失禁時のおおよその尿量を確認する．ストレステスト，パッドテストを実施し，尿失禁の程度を確認する． ⑥ 尿の色は黄色，透明，黄白色，乳白色，だいだい色，赤～褐色，赤ワイン色で表現する．混濁の有無，臭いを確認する．尿の混濁には，血尿，濃尿，乳び尿が考えられる． 見逃してはならないサイン▶ 新鮮血の肉眼的血尿 想定される疾患▶ 側腹部痛（尿管疝（せん）痛）を伴う場合，尿管結石

項目	留意点・根拠，特に見逃してはならない緊急サインとその対応
❼自己導尿 ❽ウロストミー	**見逃してはならないサイン▶** 赤ワイン色の肉眼的血尿 **想定される疾患▶** 鈍痛のような背部痛を伴う場合，上部尿路の腫瘍 **見逃してはならないサイン▶** 排尿終末時の肉眼的血尿 **想定される疾患▶** 前立腺肥大症 **緊急時対応▶** 肉眼的血尿が観察される場合，外傷性の臓器損傷，薬剤性の出血性膀胱炎などが疑われる．医師へのコンサルテーションが必要である． **見逃してはならないサイン▶** 他は無症状で突然の肉眼的血尿 **想定される疾患▶** 膀胱癌を疑わせる所見 ❼❽既往歴と合わせて聴取する．
3 外陰部の自覚症状 ❶疼痛 ❷瘙痒感，発疹 ❸発赤，熱感，腫脹 ❹分泌物 ❺浮腫	❶部位，性状（圧痛，鈍痛，急性，慢性，一過性，持続性）と出現時期を確認する． ❷部位，出現時期を確認する． ❸部位，大きさ，出現時期を確認する． ❹部位（尿道口，腟口），性状（漿液性，膿性，血性），量，出現時期を確認する． ❺浮腫の程度と範囲，出現時期を確認する．

2 インタビュー

飯野英親

- 排泄トラブルは様々な生理反応(食事,睡眠,活動など)と連鎖することが多く,情報を的確に得ることが重要である.
- 排泄ケアは患者の心理的・精神的負担も大きいため,十分すぎるくらいの配慮と観察力が求められる.
- インタビューでは,主訴(自覚症状の有無),現病歴,既往歴,環境因子などの順に確認していく.
- 現病歴では,症状の出現や症状の変化の有無,程度についての経過を具体的に捉えられるように確認していく.いつから,どのような症状で,どの程度なのか,どのように対処しているか,増悪因子や軽快因子の有無についても確認する.
- 環境因子(職業,職場環境,住居環境など),生活習慣因子(排尿回数,便秘の有無,主な飲料の種類や量など),生理的因子(加齢に伴う変化,出産歴,月経周期と閉経年齢,肥満度)といった排尿に影響を及ぼす危険因子や現在の健康状態についても系統的に情報を得る.
- 排尿に関するインタビューでは,デリケートな内容を確認することが多く,その応答には羞恥心を伴いやすいため,プライバシー保護が十分にできる環境を整えてからインタビューすることが重要である.
- 排泄に関する患者や家族の困惑感,治療への期待などを時間をかけて聞いていくことが大切となる.一度に聞くのではなく,受診時や,在宅療養の患者の場合は訪問時に,少しずつインタビューする.

質問項目	留意点・根拠,特に見逃してはならない緊急サインとその対応
1 主訴 ①排尿時痛	①部位(背部,恥骨上部,尿道口など),痛みの性状(鈍痛か圧痛か,急性か慢性か,一過性か持続性か)と出現時期(排尿開始時,排尿中ずっと,終了時,終了後しばらくたってから)を確認する.
②頻尿 ③残尿感	①②③排尿時痛によって完全に排尿できずに頻尿となることがある. 見逃してはならないサイン▶ 排尿時痛,頻尿,残尿感は急性膀胱炎では頻出の症状であり,発熱などの全身反応を伴わないことが多い.
④排尿困難感	④女性では時に圧迫感と表現される内部の尿道の不快感や,炎症を起こした陰唇に尿がかかることによる外部の灼熱感として表現されることが多い.男性では陰茎亀頭の近位側に灼熱感として訴えられる.また,膀胱の収縮力低下による尿勢低下・腹圧排尿で感じやすい.典型的には,骨盤神経叢を構成する骨盤神経や下腹神経の損傷が生じやすい子宮癌や直腸癌に対する根治術後に感じることが多い.尿道括約筋機能不全によって感じる場合もある.
⑤尿閉	⑤急性尿閉の場合,膀胱部の膨隆とともに下腹部に痛みが生じる. 見逃してはならないサイン▶ 急性尿閉 緊急時対応▶ 医師へのコンサルテーションが必要.場合によって超音波検査,または導尿による残尿の確認が必要となる. 想定される疾患▶ 前立腺肥大症 見逃してはならないサイン▶ 本人は気づきにくいが,多量の残尿が慢性的に持続している慢性尿閉の状態 想定される疾患▶ 尿路感染症,膀胱結石,水腎症,腎後性腎不全,前立腺肥大症
⑥尿失禁	⑥不随意な排尿や排尿の自覚がない場合,認知障害や感覚神経障害を示唆する.失禁時の状況(例えば,咳やくしゃみ,腹圧をかけたときなど),失禁時のおよその尿量を確認する. ・1回の失禁量の目安として「下着が濡れる程度」「スカート,

■表6 2-1 尿失禁のタイプと特徴

タイプ	特徴	関連する背景・基礎疾患
腹圧性尿失禁	・咳やくしゃみなどの腹圧を加えた時に尿が漏れる ・座位・就寝時には尿は漏れない	中・高年女性に多い．骨盤底筋のぜい弱性が背景にある．経産婦，閉経，肥満，便秘の人に多い
切迫性尿失禁 （過活動膀胱）	・尿意切迫感が強く，我慢できなくて尿が漏れる ・寒冷，水仕事，水の音で排尿が誘発されやすい	脳血管障害，パーキンソン病による神経因性膀胱を基礎疾患とする場合に多い
反射性尿失禁	・尿意がなく，尿が不規則に漏れる	脊髄損傷による神経因性膀胱の場合に多い
溢(いつ)流性尿失禁	・排尿困難のため膀胱にたまりすぎた尿が，尿道抵抗を超えて漏れる ・残尿が多い	子宮癌，直腸癌術後や糖尿病，二分脊椎による神経因性膀胱の人に多い
機能性尿失禁	膀胱・尿道機能は正常	手足の運動機能に障害があり，排尿に関連した動作がうまくできない	ADLが低下しやすい
		大脳機能障害による判断機能の低下により，排尿に関連した動作・判断ができない	認知障害を伴いやすい

質問項目	留意点・根拠，特に見逃してはならない緊急サインとその対応
❼前立腺の痛み ❽尿道口の痛み	ズボンまで濡れる程度」「立位だと床まで濡れる程度」といった表現で，尿失禁の程度が推測できる． ・尿失禁には，表6 2-1のような様々なタイプがある． ❼会陰部や直腸側に感じられることが多い． ❽淋菌性尿道炎では尿道口に焼けるような痛みが出現する．
2 現病歴 ❶発病から現在までの経過	❶自覚症状がいつ頃から出現して，どのくらいの頻度で出現するのか，その程度，その時の対処法について確認する．
3 既往歴 ❶脳血管系・神経系・脊椎疾患 ❷膀胱炎	◐神経障害に起因する排尿障害の既往歴を中心に確認する． ❶脳血管障害では脳の障害部位に応じて様々な排尿障害を引き起こす．排尿障害は疾患の重症度と相関して，予後不良因子である．特に前頭葉・大脳基底核病変で排尿症状が有意に多い． ・多発性硬化症などの中枢神経系脱髄性疾患の排尿障害の出現頻度は50〜80％と比較的高く，病変の場所によって様々なタイプの排尿障害が現れる． ・パーキンソン病では，病初期または軽症の時から蓄尿時に排尿筋過活動という膀胱異常があり，進行すると排出時に排尿筋収縮不全の膀胱異常，運動障害によるトイレまでの移動や排尿動作の障害を認める． ・脊髄損傷直後の脊髄ショックの時期には，損傷部位以下のすべての反射が消失する．脊髄ショック期を過ぎると膀胱・尿道の排尿反射が回復し，脊髄損傷レベルに応じた排尿機能障害を呈する． ❷単純性膀胱炎は尿路に基礎疾患がなく，20〜40歳代の性的活動期の女性に多くみられる．これは女性の外陰部の解剖学的な特徴によるもので，尿道から膀胱への上行性感染を起こしやすい．また，閉経期前後の女性にもみられ，女性ホルモンとの関係も考えられている．

質問項目	留意点・根拠，特に見逃してはならない緊急サインとその対応
③糖尿病	③糖尿病における排尿障害は主に骨盤内の末梢神経(自律神経)障害によるものとされている．排尿を調節する膀胱尿道に分布するのは主に自律神経であるため，排尿障害が生じやすい．
④尿路感染，腎疾患，腎石，前立腺障害	④前立腺肥大症では尿の通過障害として尿の勢いが弱い(尿勢低下)，腹部に力を入れて排尿しなければならない(努責排尿)，あるいは膀胱知覚の亢進を反映して尿が近い(昼間・夜間頻尿)，尿を我慢できない(尿意切迫感，切迫性尿失禁)などの症状が様々な程度で起こる．
⑤骨盤内の手術(前立腺，直腸，子宮)	⑤代表的には前立腺癌に対する前立腺全摘除術，子宮癌や直腸癌に対する根治手術が挙げられる．前立腺全摘除術後は尿道括約筋収縮機能不全による腹圧性尿失禁を呈する．広汎子宮全摘除術や直腸癌根治術後は尿意が減弱し，膀胱の収縮力が減弱する．
⑥認知症 ⑦心因性障害	⑥⑦高齢者施設入所者の約50%が尿失禁を呈するといわれている．中でも認知症による認知障害が多く，機能性尿失禁を起こす．上記の器質的な疾患に認知症や心的障害を合併した場合は，症状も多彩になる．ヒステリー，うつ病，統合失調症などの心因性障害は一過性の排尿障害を起こす．
4 内服薬の確認 ①感冒薬	①市販の総合感冒薬に入っているエフェドリンは，尿道を収縮させ，抗ヒスタミン薬は排尿筋を弛緩させるため，尿閉の原因となる．
②中枢神経作用薬(麻薬や抗精神病薬) ③気管支拡張薬 ④α受容体刺激作用薬(三環系抗うつ薬など) ⑤α受容体遮断作用薬(降圧薬や前立腺肥大症の治療薬)	②③④尿の排出障害を起こす薬剤である． ②⑤膀胱出口部あるいは尿道平滑筋を弛緩させることで，尿失禁を引き起こしたり増悪させるといった蓄尿障害を起こす薬剤である．
5 環境因子・生活習慣 ①生活環境	①家屋の造りや患者の部屋とトイレの位置，トイレの構造など住居環境を確認する．
②職業，就業環境	②排尿行動をとりやすい職業か，トイレまでの距離などの職場の環境を確認する．
③排尿回数・便秘の有無	③朝起床してから，就寝するまでの時間帯の回数と就寝後の回数(夜間排尿回数)に分けて確認する．就寝後の排尿回数は睡眠時間の減少を招き，浅い睡眠になりやすい．便秘は，便が大腸や直腸に貯留することによって，膀胱や尿道を圧迫し，神経反射が誘発されることで尿失禁を発症することがある．
④飲料の種類・量	④排尿時痛があると飲水量を抑える行動をとりやすく，単純性膀胱炎などでは逆効果になる．
⑤出産歴	⑤出産が尿失禁の誘因となることがあるので，出産回数，出産方法(経腟分娩か帝王切開か)，出産時の児の大きさを確認する．
⑥月経周期と閉経年齢	⑥更年期になると，性ホルモン欠乏という女性特有の変化が加わり，エストロゲンの低下が尿道粘膜などを萎縮させ，血行障害が膀胱頸部支持組織をぜい弱化させる．
⑦肥満度	⑦肥満は腹圧性尿失禁や性器脱の誘因となるため，身長と体重を確認し，BMI(体格指数)を算出する．

質問項目	留意点・根拠，特に見逃してはならない緊急サインとその対応
6 家族関係 ❶同居人 ❷主たる介護者	❶❷排尿障害について話すことは，デリケートな内容で羞恥心を伴う．たとえ家族であっても話せなかったり，排尿障害があることに理解や協力が得られない場合もある．家族関係を聞いておくことは，看護介入に有用である．
7 患者と家族の意思 ❶治療手段 ❷目標とする排尿障害の程度	❶❷患者と家族に排尿障害をどのように治療し，どの程度まで改善したいかを確認する．排尿障害は完治しない場合が多いので，どの程度の障害であれば日常生活が送れるのかを確認する．
8 社会的支援 ❶人的社会資源	❶排尿障害があることで社会的・精神的に孤立しないように，相談できる家族，友人，親類，隣人，同僚，専門職などの存在を確認しておく．排尿障害の相談内容はオープンにしにくいので，より多くの支援を得られるようなネットワークづくりが重要である．

3 フィジカルイグザミネーション

飯野英親

A. 概説

- 物理的環境として，室温，照明，騒音を調整するとともに，下腹部や陰部を露出するため，十分にプライバシーが保護できる環境を準備する．
- 泌尿器系の診査では，外性器に触れる必要性を納得できるように十分説明し，その上での承諾や協力を得るよう心がける．患者には事前に排尿をすませてもらう（腟周囲の筋緊張を触診する場合は，尿がたまった状態で行う）．
- 診査時は不要な緊張を除いたり，羞恥心を招かないように配慮する．不必要な露出を避けるため，下半身のみ脱衣し，バスタオルで覆う．また，診査は腹部から外性器，さらに男性の場合は前立腺の順に行う．その際，診査部位の特徴を考慮し，手際よく短時間で行う．
- 腎臓，膀胱，尿道口のフィジカルイグザミネーションでは仰臥位が基本だが，女性の場合は砕石位が尿道口，外陰部を診査するのに適している．前立腺のフィジカルイグザミネーションでは深い前屈姿勢となる．視診，触診，打診の順に実施する．
- 視診では，患者の容態に注意しながら，下腹部の外観（①瘢痕，②線条，③静脈の怒張，④皮疹や病変，⑤腹部の輪郭，⑥腹部の左右対称性），尿道口，外陰部，陰茎・陰囊・精巣または女性外性器の形態を確認する．
- 触診では，①膀胱の圧痛，腫瘤の有無，②男性患者の陰茎，尿道口の状態，前立腺の肥大，③女性患者の尿道口の状態，腟周囲の筋緊張を確認する．
- 打診では，臍下部から恥骨結合上部（膀胱部）を確認する．
- 視診，触診，打診で得られた情報についてのアセスメントでは，いずれの場合においても緊急に対処すべきかどうかを必ず判断する必要がある．

B. 準備

手順 要点	留意点・根拠
1 患者と環境の準備を整える ①患者に説明する（❶）	❶膀胱，尿道，外陰部のフィジカルアセスメントの目的，方法について患者に説明する　根拠▶ 羞恥心を伴う診査なので患者の同意と協力を得る
②環境を整える（❷❸）	❷室温を確認し，24±2℃に調整する ❸プライバシーが守られる静かな環境で行うが，患者と2人だけで診査するのではなく，可能ならば診察者以外に患者と同性の看護師を介助につける　根拠▶ 同性の看護師を介助につけることで，羞恥心に対する配慮が客観的に評価できる
③患者に診察の準備をしてもらう（❹❺❻）	❹診査に入る前に患者の尿意を確認しておく ❺患者に下半身の着衣を脱ぐように促し，下腹部と陰部はバスタオルで覆う ❻仰臥位で，膝を曲げ両大腿部を広げてもらう

第2部／機能障害からみたフィジカルアセスメント

要点	留意点・根拠
2 胸腹部（前面，背面，側面）の指標・基準線を確認する ①胸腹部前面の基準線・指標を確認する(❶) 　指標：(a)鎖骨，(b)胸骨角，(c)肋骨下縁 　縦軸：(d)胸骨中線，(e)鎖骨中線 　横軸：(c)肋骨下縁および(f)上前腸骨棘	❶ 〈前面指標〉 　(a)鎖骨：肩峰端～胸骨端までを確認する 　(b)胸骨角：胸骨の垂直中心部を頸部から腹部に向かって下ろしていくと突起部（胸骨角）を触れる．胸骨角の横は第2肋骨なので，これを目安に肋骨・肋間を探っていく 　(c)剣状突起部から弧を描くような形状をなす肋骨下縁部 〈前面縦軸〉 　(d)胸骨中線：胸骨の中央部から垂直に下ろした線 　(e)鎖骨中線：鎖骨の中央部から垂直に下ろした線 〈前面横軸〉 　(c)肋骨下縁および(f)上前腸骨棘
■図6 2-1　胸腹部前面の基準線と指標	
②胸腹部側面の基準線を確認する(❷) 　縦軸：(g)前腋窩線，(h)中腋窩線，(i)後腋窩線	❷ 〈側面縦軸〉 　(g)前腋窩線：前腋窩ヒダ（大胸筋によってつくられる）の中心を通る垂直線 　(h)中腋窩線：腋窩の中心を通る線 　(i)後腋窩線：後腋窩ヒダ（広背筋によってつくられる）の中心を通る垂直線．肩甲骨関節下結節を通る線を目安にする
■図6 2-2　胸腹部側面の基準線	
③胸腹部背面の基準線・指標を確認する(❸) 　指標：(j)肩甲骨下角，(k)第12肋骨下縁，(l)腰椎横突起，(m)肋骨脊柱角 　縦軸：(n)肩甲骨下角線 　横軸：(o)椎骨線	❸ 〈背面指標〉 　(j)肩甲骨下角：肩甲骨の三角形の下方の頂角 　(k)第12肋骨下縁 　(l)腰椎横突起 　(m)肋骨脊柱角：第12肋骨下縁と腰椎の横突

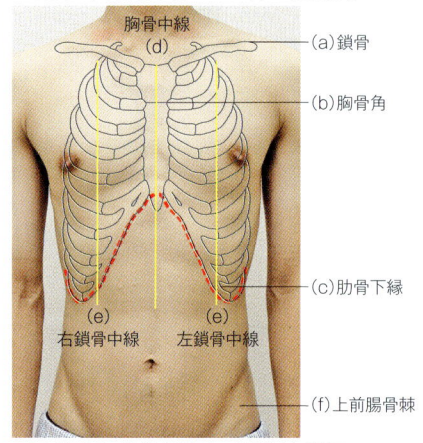

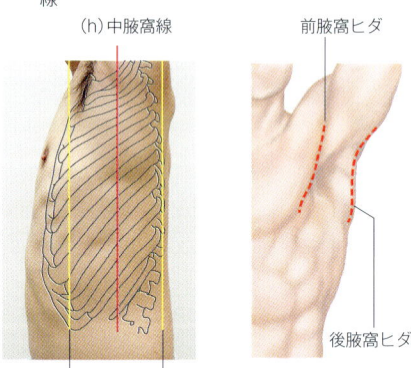

要点	留意点・根拠
![胸腹部背面の図] (o)椎骨線、(j)肩甲骨下角、(n)肩甲骨下角線、(l)腰椎横突起、(k)第12肋骨下縁、(m)肋骨脊柱角 ■図6 ②-3 胸腹部背面の基準線と指標	起で形成される 〈背面縦軸〉 　(n)肩甲骨下角線：両肩甲骨下角を結ぶ水平線 〈背面横軸〉 　(o)椎骨線（胸椎棘突起1〜12）：各棘突起を通る垂直線
③ 泌尿器系の構造（腎臓，膀胱，尿管の位置）を体表面に思い描き，身体の内側を具体的にイメージする ①左腎の位置を同定するため，第11胸椎の位置を同定する（❶） ②第3腰椎を同定する（❷） ③右腎は肝臓の右葉直下にあるため，左腎よりも2〜3cm低位に位置する	❶腎臓は正中線の両側に投射され，下位肋骨と関連している．左腎臓は右腎臓よりやや高く，第11肋骨の高さに達する．右腎臓の上極は，第12肋骨の高さにある ❷腎臓の下極は，ほぼ第3・第4腰椎間の椎間円板の高さに位置する．腎門と尿管起始部は，ほぼ第1腰椎の高さにある．尿管は下位腰椎の横突起先端の前方を垂直に下行して骨盤に入る．腎臓で濾過されて尿管を経た尿は，膀胱で約300mLためることができる．尿で緊満した膀胱は，身体前面から恥骨結合の上2〜3cm程度の部位で触れることがある

C. 手技

1. 排尿機能に関する視診

目的▶ 排尿のための構造を身体の外側から把握する．
　　　下腹部・外陰部の外観
チェック項目▶ 下腹部の異常，外陰部の形状の変化
必要物品▶ ディスポーザブル手袋，バスタオル，ペンライト（懐中電灯）

手順

要点	留意点・根拠
❶患者と環境の準備を整える（p.271参照）	
❷視診の準備を整える	

要点	留意点・根拠
3 下腹部の外観を観察する ①瘢痕を確認する(❶❷❹) ②皮膚線条を確認する(❶❷❹) ③静脈の怒張を確認する(❶❹) ④皮疹や病変を確認する(❶❷❹) ⑤腹部の輪郭を確認する(❶❸❹) ⑥腹部の左右対称性を確認する(❶❹)	❶仰臥位で腹部の外観を視診する ❷座位や前傾姿勢にすると，腹部を接線方向から観察しやすくなる ❸蠕動や膨瘤の有無を観察する ❹部位を言葉や図で記載する
4 外陰部，陰茎と陰嚢と精巣(または女性外性器)，尿道口の形態を視診する 〈男性の場合〉 ①仰臥位で陰毛の外観を確認する(❶) ②包皮と亀頭の形態を確認する(❷) ③陰茎と陰嚢の形態を確認する(❸) ④陰茎の全面の性状を確認する(❹) ⑤尿道口の形態を確認する 〈女性の場合〉 ①砕石位をとりやすいように援助する(❶❷) ②陰毛の外観を確認する(❸) ③恥丘，陰唇，会陰の形態を確認する ④尿道口の形態，分泌物の有無を確認する ⑤腟開口部または腟口の形態を確認する	⊃外陰部の感染症は多いので，手袋をつけてスタンダードプリコーションを遵守し，感染防止に努める ❶検査前に外陰部(性器)に触れることを患者から了承を得る．観察時以外はバスタオルで覆い，最小限の皮膚の露出に努める ❷包皮に覆われている場合は，亀頭を露出させるか，患者自身に露出してもらう 根拠▶ 下疳(げかん)や癌を発見するのに重要である ❸男性の陰茎のサイズと二次性徴は，患者の年齢と成長の関係において評価する 見逃してはならないサイン▶ 男性の尿道下裂や矮小陰茎(micropenis)は，早期に手術が必要となるケースが多い．陰嚢水腫 ❹外陰部の後面を含む全表面を診査することが大切である ❶検査前に外陰部(性器)に触れることを患者から了承を得る．観察時以外はバスタオルで覆い，最小限の皮膚の露出に努める ❷看護師自身も楽な姿勢で腰かけておくと，患者に安心感を与える ❸思春期遅発症は，まれに家族性疾患や慢性疾患と関連する
5 視診した結果を記録・評価する	

アセスメント

1. 腹部の外観が正常かどうか

アセスメント項目・ポイント	正常所見	異常所見・緊急時対応
1 正常な腹部の皮膚との比較 ①瘢痕がないか ②皮膚線条がないか ③静脈の怒張が生じてないか ④皮疹や病変がないか ⑤腹部の輪郭を確認する ⑥腹部の左右対称性を確認	●瘢痕がない ●陳旧性の銀色の線条や伸展による線条は正常 ●静脈の怒張は起こらない ●皮疹や病変が生じていない ●腹部の輪郭は隆起・	●下大静脈閉塞によって静脈の拡張を認める ●舟状のへこみ(明らかに陥凹している)や側腹部の隆起や局所的な隆起が生じる 根拠▶ ①尿は膀胱で約300 mLためることができる．尿がたまり緊満した膀胱は恥骨結合の上端部が膨れる，②妊娠子宮によって恥骨上の隆起がみられる，③ヘルニアでも隆起を示す ●目で見て判断できる臓器や腫瘤を確認する

2 排尿機能 ● 3.フィジカルイグザミネーション

アセスメント項目・ポイント	正常所見	異常所見・緊急時対応
する	陥凹がなく，左右対称である	根拠▶ 腫大した臓器や腫瘤は非対称性を示す 想定される疾患▶ 小児の片側肥大はウィルムス腫瘍，成人では海綿腎
2 下腹部に皮膚の隆起や腰仙部の皮膚洞の有無	●皮膚が隆起していない ●腰仙部に皮膚洞がない	●下腹部が隆起している　根拠▶ 下腹部の隆起は尿の充満か腫瘤を疑わせる ●腰仙部皮膚洞を認める　根拠▶ 腰仙部皮膚洞は神経障害を示唆する

2. 尿道口，外陰部が正常な形態かどうか

アセスメント項目・ポイント	正常所見	異常所見・緊急時対応
1 尿道口が正常な形態か確認する ●男性患者の場合 ■図6 2-4 男性の尿道口（陰茎，亀頭，陰嚢，尿道口）	●尿道口は淡紅色，スリット状で亀頭の中心に開口する	●尿道口が亀頭の腹側に開いていたり，または陰茎や会陰の腹側に尿道が開口していないかを確認する　根拠▶ 開口していたら尿道下裂である
●女性患者の場合 ■図6 2-5 女性の尿道口（恥丘，陰核，小陰唇，外尿道口，腟口，大陰唇，会陰，肛門）	●尿道口は陰核と腟の間の腟前庭に開いている ●女性の場合，尿道口は細い切れ目様になって放射状に見えるか，または逆V字形に見える．尿道口を取り囲んでいる粘膜と同じ色をしている．傍尿道腺（スキーン腺）の開口部は通常は見えない	●尿道口の狭窄がないか，尿道口付近に腫瘤がないか，尿道口の位置が上下に偏っていないかを確認する
2 外陰部が年齢と成長の関係において，正常な形態か確認する ●男性患者の場合	●成人の性徴発来の徴候は個人差が大きいが，一般に陰毛の生育と精巣の肥大は，12～16歳の間に起こる ●陰茎の色調は淡紅色から濃褐色まで種々の濃さがある	●患者の年齢と成長の関係を考慮して陰茎のサイズと二次性徴を判断する ●陰茎全体について病巣，結節，腫脹，炎症または分泌物がないか観察する．さらに尿道口に病巣や炎症がないかを観察する ●視診では明らかな発赤や腫脹を確認する　根拠▶ 前立腺の肥大，圧痛の有無は触診しないと確認できない ●恥骨部や生殖器の擦過傷はケジラミ症や，時に病癖を示唆する
●女性患者の場合	●成人女性の陰毛の分	●擦過傷や瘙痒感がある小さな赤い斑丘疹は

275

アセスメント項目・ポイント	正常所見	異常所見・緊急時対応
	布はおおよそ逆二等辺三角形をしている ● 思春期の患者では乳房と陰毛の発育を観察することによって，性成熟を評価する ● 女性性器の視診で性成熟を評価する場合は，幼少期と比較して以下のことを指標にする 1. 大陰唇部が隆起している 2. 小陰唇が肥大している 3. 陰核が増大している	ケジラミ症を示唆する．陰毛の毛根部にシラミやシラミの卵を探す ● 女児の陰核の肥大は，内分泌疾患を疑わせる

2. 排尿機能に関する触診

目的▶ 問診や視診で得られた情報である膀胱，尿道口，外陰部の形態について，より詳細な情報を得るとともに，膀胱から尿管，尿道口，外陰部全体の状態を把握する．
チェック項目▶ 膀胱の状態，尿道口の位置と状態，外陰部の形状と状態
必要物品▶ ディスポーザブル手袋，バスタオル，ペンライト（懐中電灯）

手順

要点	留意点・根拠
1 患者と環境の準備を整える（p.271 参照）	
2 触診の準備を整える ①触診の必要性についてあらためて説明する（❶❷❸❹）	❶泌尿器・生殖器系の診査では，外陰部に触れる必要性を納得できるよう十分説明し，その上で承諾や協力を得るよう心がける ❷診査時は不要な緊張を除いたり，羞恥心を抱かせないように配慮する．不必要な露出を避けるため，下半身のみ脱衣し，バスタオルで覆う．また，診査は腹部（膀胱）から外性器，さらに男性の場合は前立腺の順に行う．その際，診査部位の特徴を考慮し，手際よく短時間で行う ❸患者には事前に排尿をすませてもらう ❹診察者以外に同性の看護師を介助につける **根拠▶** 患者と同性の介助者と一緒に診査を行うことで，羞恥心へのより細やかな配慮ができる
3 膀胱の圧痛，腫瘤の有無を触診する 　通常，膀胱は恥骨結合を越えて緊満している時以外は触診できない．緊満した膀胱の平滑で円形の隆起を触診する時は圧痛を確認する ①患者の上半身の衣服を腹部まで上げ，仰臥位で	❶仰臥位で膝を曲げることによって下腹部の筋緊

② 排尿機能 ● 3. フィジカルイグザミネーション

要点	留意点・根拠
膝を軽く曲げてもらう(①) ②看護師の目の高さを患者の腹部の高さと同じにして，恥骨結合上部の隆起の有無を観察する(②) ③恥骨結合上部を触診する．両手の指腹で柔らかい腹壁か否かを確認する(③)	張を和らげ，正確に判断しやすくする ②腹部を水平の高さで見ることで，隆起を発見しやすい ③緊満した膀胱であれば，触診で円形のドームを触れる　根拠▶恥骨結合を越えて緊満した膀胱は触診が可能となる
4 男性患者の陰茎，尿道口の状態を触診で確認する ①陰茎の表皮の異常と大きさを確認する(①②③) ②尿道口の大きさと開口位置を確認する(④⑤) 陰茎，尿道口の大きさ，開口位置を確認する	①看護師はディスポーザブル手袋を装着する ②患者には立位か仰臥位になってもらう ③若年者や無症候の患者では触診を軽視しがちであるので，徴候を見のがさないように注意する ④尿道口の位置を確認する場合，亀頭部は傷つきやすいので損傷に留意する ⑤尿道口を軽くつまみ，分泌物の有無を観察する際には力を加減する
5 前立腺の肥大および肛門括約筋の緊張を触診で確認する ①診査前に排尿時の疼痛，会陰部の不快感，放尿力を確認しておく(①②) ②患者に診察台の前に立ってもらい，診察台に寄りかかるように深い前屈姿勢をとってもらう(③) ③ディスポーザブル手袋を装着し，利き手示指に潤滑剤をつける(④) ④利き手の反対側の手で殿部を静かに開き，殿部間のしこり，炎症，損傷の有無を観察する ⑤口呼吸を促しながら，肛門からゆっくりと利き手の示指を挿入する(④⑤) ⑥肛門から約5cmの部位を触診し，圧痛，結節の有無を確認する(図6 ②-6)	①実施の直前にも触知することを説明し，同意を得る ②触知によって前立腺の疼痛を増強させたり，尿意を促進させることにもつながる ③肛門からの触知をしやすくするため ④潤滑剤で示指を挿入しやすくする ⑤内痔核などで挿入に抵抗が生じる場合は中止する　根拠▶腸粘膜を損傷させ，出血する可能性が高い

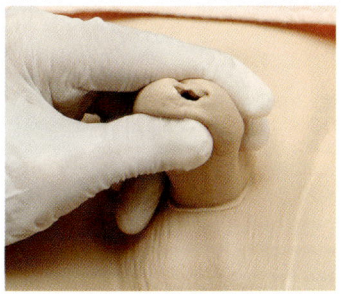

6 排泄機能

第2部／機能障害からみたフィジカルアセスメント

要点	留意点・根拠

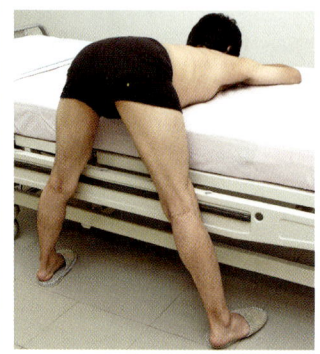

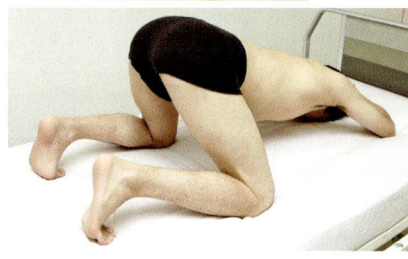

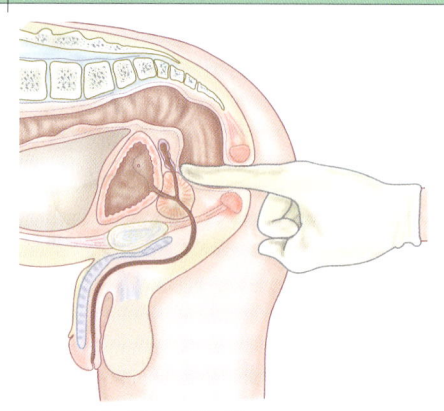

■図6②-6 前立腺の触知

前立腺肥大を触診で確認する際の患者の姿勢
写真上：診察台の脇に立ってもらい，診察台に寄りかかるように深い前屈姿勢をとってもらう
写真下：診察台上で膝をつき，額を診察台につくくらい深い前屈姿勢をとってもらう

⑦示指の挿入時に肛門括約筋の収縮の有無，肛門反射の有無，随意的に肛門括約筋を収縮・弛緩できるか否かを確認することで，神経因性膀胱のアセスメントが可能となる（❻）	❻ 根拠▶ 神経因性膀胱では，肛門反射が減弱・消失し（肛門周辺・会陰部をこすって刺激したり，直腸に指を挿入しても肛門括約筋が収縮しない），意思によって肛門括約筋を収縮・弛緩させることができない
6 女性患者の尿道口の状態を触診で確認する ①炎症，潰瘍，分泌物，腫脹に注意しながら確認する（❶❷❸❹❺）	❶看護師はディスポーザブル手袋を装着する ❷患者には砕石位になってもらう ❸看護師自身が楽な姿勢で腰かけてから，実施直前にも，外陰部に触れることを患者に伝え，了承を得てから触診する ❹患者と看護師以外に，もう1人女性の看護師を配置し，患者の緊張緩和に努める ❺砕石位での質問への応対は行いにくいので，なるべく控える
7 女性患者で腹圧性尿失禁が疑われる場合は，腟周囲の筋緊張を触診する ①尿がたまった状態であることを事前に確認しておく ②診察台上で砕石位をとってもらう（❶） ③患者に腹圧をかけてもらう．看護師は腟口に指を当て腟の内圧を感じ取り，筋緊張の状態をみる（❷） ④同時に，腟壁の突出，尿失禁の有無を観察する	❶羞恥心を伴うため，プライバシー保護に配慮する ❷腟周囲の筋トーヌスから萎縮性腟炎などが推定できる

278

要点	留意点・根拠
⑤確定するためにはストレステストを行う	
8 触診した結果を記録・評価する	

アセスメント

1. 痛みがあるか

アセスメント項目・ポイント	正常所見	異常所見・緊急時対応
1 圧痛 ①膀胱部 ②陰茎部 ③前立腺	●圧痛なし	●圧痛あり **根拠▶** 膀胱の感染症の場合、恥骨結合上の圧痛を認める。陰茎の腹側表面に沿って硬結がある場合、硬結部位の圧痛は尿道狭窄に続発する尿道周囲の炎症を考える。前立腺の場合は、前立腺肥大の可能性がある
2 尿道口の痛み	●痛みがない	●痛みがある **根拠▶** 排尿痛の場合、膀胱炎、尿路感染症、外陰部の炎症などが疑われる

2. 皮膚に異常があるかどうか

アセスメント項目・ポイント	正常所見	異常所見・緊急時対応
1 男性外陰部の異常の有無 ①尿道口付近の異常の有無 ②陰茎の異常の有無 ③陰嚢と精巣の異常の有無 （陰嚢を静かに持ち上げ、裏側からライトを当て、浮腫の有無を観察）	●皮膚に炎症を示す所見（発赤、発疹など）がない ●年齢に合った形態 ●尿道口は亀頭先端の中央に位置する ●尿道口から尿以外の分泌物がない ●陰嚢、精巣に腫脹、浮腫がない	●皮膚に発赤、発疹などがある→個人によっては背面の動脈がしばしば浮き立って認められる ●尿道口の偏位がある **根拠▶** 尿道下裂などの先天性奇形を疑う ●尿道から膿状の分泌物がある **根拠▶** 炎症の可能性がある→淋菌性尿道炎では大量の黄色分泌物が、非淋菌性尿道炎では少量の白色や無色の分泌物が観察される。確定診断にはグラム染色と培養が必要である ●陰嚢、精巣に発赤、光沢がある **根拠▶** 陰嚢や周囲の炎症の可能性がある ●陰嚢に膨脹があり、ペンライトの光を通して透けて見える。光の通過は浮腫を示す
2 女性外陰部の異常の有無 ①尿道口付近の異常の有無 ②陰唇、陰核、腟口の異常の有無	●皮膚に炎症を示す所見（発赤、発疹など）がない ●年齢に合った形態 ●尿道口は腟口前方で正中に位置する ●尿道口から尿以外の分泌物がない ●陰唇、陰核、腟口に腫脹、潰瘍、浮腫がない ●腟口からの分泌物は透明もしくは白色でやや粘稠性がある	●尿道の過敏、腫脹、分泌物がある **根拠▶** 感染やその他の炎症の可能性がある ●陰唇の発疹、損傷 **根拠▶** 感染やその他の炎症の可能性がある ●片側のみの陰唇の腫脹、発赤、圧痛がある **根拠▶** バルトリン腺からの感染の可能性がある ●腟口からの血性分泌物がある **根拠▶** 子宮の腫瘍の可能性があり、膀胱を圧迫することがある

3. 前立腺に異常があるかどうか（男性）

アセスメント項目・ポイント	正常所見	異常所見・緊急時対応
1 前立腺肥大の有無	●前立腺は滑らかで弾力性がある ●肥大が排尿障害を起こす程度ではない	●不規則な結節がある．圧痛が伴えば肥大の可能性がある ●経年的な変化を超えて，排尿障害を生じている　根拠▶進行すれば下部尿路閉塞を起こす

4. 肛門括約筋に異常があるかどうか

アセスメント項目・ポイント	正常所見	異常所見・緊急時対応
1 肛門括約筋の緊張 ①示指挿入時の肛門括約筋の収縮 ②肛門反射 ③随意的な肛門括約筋の収縮・弛緩	●示指を直腸に挿入した際，また肛門周辺・会陰部を刺激した際に肛門括約筋が収縮する ●自分の意思で肛門括約筋を収縮・弛緩させることができる	●刺激を受けても肛門括約筋が反射的に収縮しない ●自分の意思で肛門括約筋を収縮・弛緩させることができない 想定される疾患▶神経因性膀胱

5. 腟周囲の筋緊張はどうか（女性）

アセスメント項目・ポイント	正常所見	異常所見・緊急時対応
1 腹圧性尿失禁の有無	●腹圧をかけても尿失禁が起こらない ●伸展時に腟壁が突出しない	●腹圧をかけると尿失禁を起こす　根拠▶機能性尿失禁の可能性がある ●伸展時に腟壁が突出する　根拠▶腟口の脱出（子宮脱）あるいは膀胱脱の可能性がある

3. 排尿機能に関する打診

目的▶ 膀胱の状態を推定する．
チェック項目▶ 膀胱の異常
必要物品▶ 定規，バスタオル

手順

要点	留意点・根拠
1 患者と環境の準備を整える（p.271参照）	
2 打診の準備を整える	
3 膀胱の位置を同定する ①臍下部を確認する（❶） ②恥骨結合上部を触知で確認する（❷）	❶仰臥位で，軽く膝を立ててもらう ❷座位や前傾姿勢をとると，腹部を接線方向から観察しやすくなる
4 臍下部から恥骨結合上部（膀胱部）を打診する ①恥骨結合上部を打診する（❶❷）	❶利き手でない方の手の中指をしっかりと伸ばし，打診する部位の皮膚表面に固定し，打診する ❷濁音を確認し，恥骨結合のどのくらい上方まで達しているかを定規を使って確認する．恥骨結

2 排尿機能 ● 3. フィジカルイグザミネーション

要点	留意点・根拠
	合の上縁部から濁音が確認できるポイントまでの長さを測定する．同時に，圧痛の有無，隆起を確認する　根拠▶尿の充満あるいは腫瘤の可能性がある
5 打診した結果を記録・評価する	

アセスメント

1. 膀胱の状態はどうか

アセスメント項目・ポイント	正常所見	異常所見・緊急時対応
1 膀胱が緊満しているか否かを判断する	●腸管ガスによって鼓音が占める領域が多い．ただし，水や便の存在部位は濁音域	●恥骨結合上部にまとまった濁音域が存在する場合は膀胱拡張の可能性がある　根拠▶腸管内の水や便は散在するので，広くまとまった濁音域ではない
2 膀胱が拡張しているか否かを判断する	●膀胱に尿が充満していても恥骨結合上部で濁音は認めない	●恥骨結合上部から数 cm 上まで濁音が聴取できる

6 排泄機能

281

4 検査

飯野英親

A. 蓄尿障害の検査

- パッドテストで尿漏れ量を推定できる.
- 過活動膀胱症状質問票(OABSS)で過活動膀胱の存在を推定できる.
- ストレステストで腹圧性尿失禁を推定できる.

検査項目・ポイント	基準値	異常値・緊急時対応
1 パッドテスト	●検査前後で,パッドの総重量に変化がない(尿が漏れていない)	●パッドの総重量が,尿が漏れることによって検査後に増加する
2 OABSS	●尿意切迫感に関する質問が1点以下で,かつ合計得点が2点以下	●尿意切迫感に関する質問が2点以上で,かつ合計得点が3点以上
3 ストレステスト	●努責や咳をしても尿が漏れない	●努責や咳に同期して尿が漏れる

B. 尿沈渣

- 尿を遠心分離器にかけた時に沈殿してくる赤血球や白血球,細胞,結晶成分などの固形成分(尿沈渣)を顕微鏡で観察し,それらの数の増加や有無を調べて,腎臓などの異常の診断や病状の経過観察を行う.
- 本検査は腎臓や尿路系の病気の診断に重要で,尿が腎臓でつくられ,尿路や膀胱を通過して排出される間に,剥がれ落ちたり混入するものを調べることで,腎臓や尿路系の病気の種類や部位を推測することができる.

検査項目・ポイント	基準値	異常値・緊急時対応
1 赤血球	●顕微鏡下で1視野に1個以内	●1視野に多数 想定される疾患▶急性糸球体腎炎,腎盂腎炎,膀胱炎,尿道炎,腎腫瘍,腎結石など
2 白血球	●1視野に3個以内	●1視野に多数 想定される疾患▶腎盂腎炎,膀胱炎,尿道炎など
3 上皮細胞	●1視野に少数	●1視野に多数 想定される疾患▶慢性腎炎,糸球体腎炎,腎盂腎炎,ネフローゼ症候群など

検査項目・ポイント	基準値	異常値・緊急時対応
4 円柱細胞	●1視野に認めない	●1視野に円柱細胞を認める 想定される疾患▶膀胱炎，尿道炎など
5 結晶成分	●1視野に少量	●1視野に多量 想定される疾患▶腎結石，急性肝炎，閉塞性黄疸，痛風など

C. 残尿測定

- ●「蓄尿」と「尿排出」の2つの排尿機能のうち，尿排出機能を評価する検査法．
- ●大量の残尿を特徴とする慢性尿閉では，鑑別診断のために不可欠な検査となる．
- ●残尿測定は前立腺肥大症の重症度分類や，尿排出機能の確認のためにも必須な検査である．
- ●現在では，小型超音波膀胱画像診断装置によって，在宅でも比較的容易に検査できる．

検査項目・ポイント	基準値	異常値・緊急時対応
1 膀胱内残尿量 経腹的超音波検査で膀胱内壁の縦 a(cm)，横 b(cm)，奥行き c(cm)を測定し，1/2(a×b×c)により残尿量を算出する．近年は，ブラッダースキャンのような簡易な超音波膀胱内尿量測定装置を使う場合もある	●尿排出機能が正常なら残尿は0 mL ●50 mL 以下の残尿は臨床的な問題はない	●50 mL 以上 ●100〜150 mL を超えた残尿は，複雑性尿路感染症など様々な問題を起こすため治療が必要

D. 尿流動態検査（ウロダイナミクス）

- ●尿流動態検査とは，排尿障害に影響を与える四肢機能，認知能力などを除いて，下部尿路機能そのものに注目し，これを客観的に数値や画像として評価する検査法である．
- ●蓄尿から排尿終了までの間の膀胱内圧，腹圧（直腸内圧で測定），排尿筋圧，外尿道括約筋活動，尿流などを測定し，排尿障害の部位や程度を総合的に診断する．

検査項目・ポイント	基準値	異常値・緊急時対応
1 尿流測定 排出障害の有無と1回排出量，最大尿流率がわかる	●最大尿流率が10〜15 mL/秒以上 ●排尿量が多いほど，尿流率が高くなるため，最大尿流率の基準値は明確には規定されない	●最大尿流率が10〜15 mL/秒以下で排尿困難
2 膀胱内圧測定 ①最大膀胱容量を確認 ②排尿筋過活動（不随意収縮）の	●一般的な膀胱容量は500 mL 前後 ●個人差が大きいが，	●排尿筋が不随意収縮する状態 想定される疾患▶過活動膀胱

検査項目・ポイント	基準値	異常値・緊急時対応
有無や程度を観察	膀胱容量の大きい人で1,000～1,200 mL ●排尿筋の不随意収縮が起こらない	
3 外尿道括約筋筋電図	●自らの意思で尿意を我慢している間，筋電図上，振幅のある波形が示される	●筋電図上の波形が強く振れない ●自らの意思と無関係に，筋電図上で波形が強く示される
4 膀胱内圧・直腸内圧・尿流同時測定 ①排尿筋圧＝膀胱内圧－腹腔内圧 　腹腔内圧を除くことで，膀胱壁の力によって生じる圧が正確に測定される．咳，体動，いきみ，手洗いなどで誘発される膀胱の不随意収縮を正確に確認できる	●排尿筋圧の基準値はなく，膀胱に入った水量と，内圧の比からコンプライアンスを算出して判定する．目安としては男性は50～60 cmH$_2$O，女性で0～30 cmH$_2$O	**想定される疾患▶** 過活動膀胱（蓄尿障害），神経因性膀胱（尿排出障害）

5 アセスメントシート

飯野英親

1) 排尿機能の概観

項目	観察結果
1. 一般状態	バイタルサイン 　体温（　　　　　　）℃ 　血圧（　　　／　　　）mmHg 　脈拍数（　　　　　）回/分 　発汗（冷汗）　　　　　　　□なし　　□あり 　顔色の変化（顔面蒼白）　　□なし　　□あり 　下腹部緊満感　　　　　　　□なし　　□あり 　腹部の疼痛　　　　　　　　□なし　　□あり 　背部の疼痛　　　　　　　　□なし　　□あり
2. 排尿の状態	排尿回数 　1日の回数　計（　　　）回　〔日中（　　　）回，夜間（　　　）回〕 1回排尿量の自覚的変化　　□なし　　□あり（□減少　□増加） 排尿の困難感　　□自覚なし　　□自覚あり 残尿感　　　　　□自覚なし　　□自覚あり 尿意切迫感　　　□自覚なし　　□自覚あり 尿失禁の有無　　□なし　　□あり 　尿失禁時の状況 　　□咳やくしゃみなど腹圧がかかった時 　　□尿意を感じてからトイレまで間に合わない 　　□意思とは関係なく尿が尿道から漏れる 　　□運動機能に障害がありトイレまで行けない 　　□その他： 尿の性状の変化 　尿の色 　　□黄色　　□透明　　□黄白色　　□乳白色　　□赤～褐色 　　□だいだい色　　□赤ワイン色 　尿の混濁の有無　□なし　　□あり（□血尿　□濃尿　□乳び尿） 　尿の臭い　　　　□なし　　□あり 　自己導尿　　　　□なし　　□あり 　ウロストミー　　□なし　　□あり
3. 外陰部の自覚症状	疼痛　　　　　　□なし　　□あり 　　　　　　　　　　　　　　部位（　　　　　　　　　　　） 　　　　　　　　　　　　　　性状　□圧痛　□鈍痛　□急性　□慢性 　　　　　　　　　　　　　　　　　□一過性　□持続性 　　　　　　　　　　　　　　出現時期（　　　　　　　　　　） 瘙痒感　　□なし　　□あり　　部位（　　　　　　　　　　　） 発疹　　　□なし　　□あり　　部位（　　　　　　　　　　　） 発赤　　　□なし　　□あり　　部位（　　　　　　　　　　　） 熱感　　　□なし　　□あり　　部位（　　　　　　　　　　　） 腫脹　　　□なし　　□あり　　部位（　　　　　　　　　　　） 分泌物　　□なし　　□あり　　部位（　　　　　　　　　　　） 　　　　　　　　　　　　　　　出現時期（　　　　　　　　　　）

| 3. 外陰部の自覚症状 つづき | 浮腫 | □なし | □あり | 部位( ) 出現時期( ) |

2) インタビュー

項目	観察結果
1. 主訴	排尿時痛　　　□なし　　□あり　　部位( ) 　　　　　　　　　　　　　　　性状　□圧痛　□鈍痛　□急性　□慢性 　　　　　　　　　　　　　　　　　　□一過性　□持続性 　　　　　　　　　　　　　痛む時期　□排尿開始時　□排尿中ずっと 　　　　　　　　　　　　　　　　　　□排尿終了時　□終了後しばらくたって 頻尿　　　　　　　□なし　　□あり 尿閉　　　　　　　□なし　　□あり 尿失禁　　　　　　□なし　　□あり 前立腺の痛み　　　□なし　　□あり 尿道口の痛み　　　□なし　　□あり
2. 現病歴	
3. 既往歴	□脳血管障害(疾患名：　　　　年　月～　□治療中　□経過観察中　□治療中断) □神経系障害(疾患名：　　　　年　月～　□治療中　□経過観察中　□治療中断) □脊椎疾患(疾患名：　　　　　年　月～　□治療中　□経過観察中　□治療中断) □膀胱炎　　(　　　年　月～　□治療中　□経過観察中　□治療中断) □糖尿病　　(　　　年　月～　□治療中　□経過観察中　□治療中断) □尿路感染症(　　　年　月～　□治療中　□経過観察中　□治療中断) □腎疾患　　(　　　年　月～　□治療中　□経過観察中　□治療中断) □腎石　　　(　　　年　月～　□治療中　□経過観察中　□治療中断) □前立腺障害(　　　年　月～　□治療中　□経過観察中　□治療中断) 骨盤内の手術　□前立腺　　□直腸　　□子宮 　　　　　　　(　　　年　月～　□治療中　□経過観察中　□治療中断) □認知症　　(　　　年　月～　□治療中　□経過観察中　□治療中断) □心因性障害(　　　年　月～　□治療中　□経過観察中　□治療中断)
4. 内服薬の確認	服用中の薬剤　　□なし　　　□あり 　　薬剤名( )，服用開始は(　　年　月) 　　薬剤名( )，服用開始は(　　年　月) 　　薬剤名( )，服用開始は(　　年　月) 　　薬剤名( )，服用開始は(　　年　月)
5. 環境因子・生活習慣	生活環境　　トイレまでの移動の困難さ　　　□なし　　□あり 職業( ) 職場での排尿行動のとりやすさ　　□とりやすい　　□とりにくい とりにくい具体的理由( ) 便秘　□なし　　□あり(排便回数：　　　回/週程度) 主な飲料( ) 1日の飲水量　　約(　　　　)mL 出産歴　□なし　　□あり 　　第1子(　　年　月に出産)　□経腟分娩　□帝王切開，出生体重(　　　)g 　　第2子(　　年　月に出産)　□経腟分娩　□帝王切開，出生体重(　　　)g 　　第3子(　　年　月に出産)　□経腟分娩　□帝王切開，出生体重(　　　)g

②排尿機能 ●5. アセスメントシート

5. 環境因子・生活習慣つづき	月経　□なし　□あり　周期　□規則的　□不規則 閉経時期　（　　　年） 肥満度　身長（　　）cm　体重（　　）kg　BMI（　　）
6. 家族関係	同居人　□なし　□あり　同居人との続柄（　　　） 主たる介護者（　　　）
7. 患者と家族の意思	本人　希望する排尿障害の治療方法　□なし　□あり 　　　　具体的な治療方法（　　　　　　　　　　　） 　　　目標とする排尿障害の具体的な程度　□なし　□あり 　　　　具体的な目標（　　　　　　　　　　　） 家族　希望する排尿障害の治療方法　□なし　□あり 　　　　具体的な治療方法（　　　　　　　　　　　） 　　　目標とする排尿障害の具体的な程度　□なし　□あり 　　　　具体的な目標（　　　　　　　　　　　）
8. 社会的支援	相談できる人的社会資源 □家族　□友人　□親類　□隣人 □職場同僚　□専門職（　　　　　　）

3) フィジカルイグザミネーションのチェックポイント

排尿機能に関する視診所見

項目	観察項目	観察結果
下腹部	皮膚	瘢痕　　　　　　　□なし　□あり　部位（　　） 線条　　　　　　　□なし　□あり　部位（　　） 静脈の怒張　　　　□なし　□あり　部位（　　） 皮疹や病変　　　　□なし　□あり　部位（　　） 腹部の輪郭　　　　□正常　□異常　部位（　　） 左右対称性　　　　□対称　□非対称　部位（　　）
外陰部（男性）	陰毛	形態　　　　　　　□正常　□異常　形状（　　） 性徴に見合う発育　□適　□不適　様態（　　）
	包皮	発赤　　　□なし　□あり　部位（　　） 発疹　　　□なし　□あり　部位（　　）
	亀頭	発赤　　　□なし　□あり　部位（　　） 発疹　　　□なし　□あり　部位（　　）
	陰茎	形態　　　　　　　□正常　□異常　形状（　　） 性徴に見合う発育　□適　□不適　様態（　　） 発赤　　　　　　　□なし　□あり　部位（　　） 発疹　　　　　　　□なし　□あり　部位（　　）
	尿道口	発赤　　　□なし　□あり 形態　　　□正常　□異常　形状（　　）
外陰部（女性）	陰毛	形態　　　　　　　□正常　□異常　形状（　　） 性徴に見合う発育　□適　□不適　様態（　　）

6 排泄機能

外陰部(女性)つづき	恥丘	発赤 発疹	□なし □あり □なし □あり	部位(　　　　　　　　) 部位(　　　　　　　　)
	陰唇	発赤 発疹	□なし □あり □なし □あり	部位(　　　　　　　　) 部位(　　　　　　　　)
	会陰	発赤 発疹	□なし □あり □なし □あり	部位(　　　　　　　　) 部位(　　　　　　　　)
	腟口	発赤 発疹	□なし □あり □なし □あり	部位(　　　　　　　　) 部位(　　　　　　　　)
	尿道口	発赤 形態	□なし □あり □正常 □異常	形状(　　　　　　　　)

排尿機能に関する触診所見

項目	観察項目	観察結果
膀胱	圧痛の有無	□なし　□あり
	腫瘤の有無	□なし　□あり　大きさ(　　　　　　　　)
	失禁の有無	腹圧をかけて　□なし　□あり
尿道口	大きさ	□正常　□異常
	位置	□正常　□異常
	分泌物	□なし　□あり　性状(　　　　　　　　)
膀胱	硬結の有無	□なし　□あり　大きさ(　　　　　　　　)
	圧痛の有無	□なし　□あり
前立腺	肥大の有無	□なし　□あり
肛門括約筋	緊張の程度	肛門反射　　　　　　□正常　　□異常 随意的な弛緩・収縮　□できる □できない
肋骨脊柱角付近から下腹部,大腿上部	尿管疝痛の有無	□なし　□あり　部位(　　　　　　　　) 疼痛開始時期：約　　　時間前

排尿機能に関する打診所見

項目	観察項目	観察結果
膀胱	恥骨結合上部の腹壁にまとまった濁音域の有無	□なし　□あり

第7章

運動機能

からだを動かす

骨格筋の収縮によって,関節が動いたり固定されたりすることを運動という.円滑な運動のためには,骨格,関節,靱帯,筋肉といった運動器系の機能が必要であり,神経系が筋収縮を調節している.

1 フィジカルアセスメントの焦点と運動機能の概観

小田日出子

A. フィジカルアセスメントの焦点

- 運動には，①筋を動かすこと，②位置を移動することの2つの意味がある．フィジカルアセスメントでは，運動機能に障害があることで，患者の生活自体にどのような不都合・不便を生じているかを見極め，日常生活動作（activities of daily living；ADL）がどのように障害されているかを判断することが肝要である．
- ここでは，①運動に直接関わる骨や筋肉が効果的に機能しているか，②人間にとっての合目的的な運動が可能かを焦点にデータ収集することにより，患者が「身体を支え，動かすこと（支持，可動性，移動）」に関して抱える問題を明らかにしていく．

B. 運動機能の概観（全身の観察）

- 運動器の障害は，外傷と結びついている場合が多い．インタビューに先立ち，緊急に対処する必要性のある運動機能（支える，動く）の障害がないか，また骨格や筋肉の障害に関連する症状・徴候がないかを視点として，全身を概観する．
- 運動器系と神経系は密接に関係している．そのため，運動器の障害に付随して起こりうる二次的な神経障害によって出現する症状・徴候を観察する．
- 運動器の障害に伴う循環障害によって出現する可能性のある症状・徴候についても確認する．

項目	留意点・根拠，特に見逃してはならない緊急サインとその対応
❶ 外観 ❶身長，体重，体格 ❷姿勢 ❸動作，行動	❶❷❸瞬間的に緊急事態か否かを判断するには，head to toe（頭から足先まで）の原則に則って，患者の全身を概観する必要がある．全身の形態の変化をみることにより，姿勢保持や姿勢変換，歩行などへの影響をみることができる． ❶第一印象は，情報収集の手がかりとなる．身長，体重，全身のバランス，すなわち肥満・やせの程度などは，患者の健康状態を評価する1つの指標となる．また，年齢・性別に相応した平均的な体格であるかも観察する． ❷脊柱は前後から見るとまっすぐ，横から見ると生理的彎曲（頸椎：前彎，胸椎：後彎，腰椎：前彎）を呈する．体肢長は等しく，肩・骨盤の高さは左右差なく水平である．下肢の形態は，骨や筋肉，皮膚の溝の位置が左右対称で，膝の曲がりもなく，まっすぐである．膝関節と足関節の位置での両下肢の間隔は，それぞれ2cm以下が正常である．立位・座位ともに肩・腸骨・膝の位置はバランスがとれ，安定した姿勢を保持できているか，脊柱の彎曲は正常か，側彎はないか，不随意運動はないか，四肢は自由に動くか，左右対称であるか，下肢の形態に変化はないか，などについて観察する． ❸個人差の範囲を超えた行動の異常は，注目すべき何らかの意味をもつサインである．診察の場面だけでなく，患者が部屋に入室してくる時，椅子やベッドに腰かける時，待合室での何気ない動作

項目	留意点・根拠，特に見逃してはならない緊急サインとその対応
❹表情，顔貌 ❺骨・関節・周囲組織の形状 ❻顔色，皮膚の色 ❼発汗（冷汗）	や行動，廊下を歩いたり，ちょっとした指示に従って行動したりする時など，自然に観察できる機会を活用する． ❹姿勢・表情ともに症状と関連していることが多い．特に表情・顔貌は，身体の活力，疼痛の有無や程度，不快な気分など，患者の心理状態を反映していることが多いので，注意して観察する． ❺人間は，様々な形状の骨により骨格が形成され，身体を維持している．206個の骨によって形成された骨格の内部には，脳，神経，臓器などが収められ保護されている．また，2つ以上の骨が関節を形成することにより，運動が可能となる．骨・関節・周囲組織の形状を把握するには，骨・関節の左右対称性，骨・関節の変形の有無，関節拘縮・皮下結節の有無などに注意して観察する． ❻❼骨折時の血管損傷によって生じる急性出血が予測される場合には，ショックに伴う顔色の変化として，顔面蒼白や冷汗の有無に注意する．皮膚の色の変化は，炎症症状による変化のほか，末梢循環状態を反映していることがある． **見逃してはならないサイン▶** 皮膚の性状：蒼白，冷汗，虚脱（出血性，また外傷性ショック時にみられる症状）
2 骨折，捻挫，脱臼，打撲 ❶骨折 ❷捻挫 ❸脱臼 ❹打撲	❶❷❸❹打撲症状の多くは問診によって把握できるが，運動器の場合，外観を見ただけで明らかな状況もある． ❶骨折とは，外力により骨が解剖学的な連続性を絶たれた状態で，症状には，疼痛，腫脹，変形，機能障害，異常可動性などがある．骨折した骨が血管を損傷し，出血を招いている場合もあるので注意する．X線診断が確実である． ❷捻挫とは，強い外力が加わり，関節が生理的な可動域を越えた運動を強いられたために起こる靱帯や関節包の損傷のうち，靱帯の損傷が軽いもの（Ⅰ度，Ⅱ度）をいい，関節内外の出血による腫脹，疼痛，発赤などを伴う．急性期の治療は，RICE（安静；rest，アイシング；icing，圧迫；compress，挙上；elevation）の原則に従う．受傷機転と同様の運動を強制されると激しく痛むため，関節の運動を制限し，患者に「痛いことをさせない」ことが最大の留意点である． ❸脱臼とは，関節を構成する関節面が関節支持機構の破綻によって正常位から逸脱した状態を指し，可動域の制限や異常可動性を伴うものである．脱臼は骨頭部が関節包内にとどまっているかどうかによって，関節包内脱臼と関節包外脱臼に分類される．原因別にみて最も発生頻度が高いのは外傷性脱臼で，中でも肩関節脱臼はその約半数を占めている．治療は，整復，固定，リハビリテーションの3段階からなる． ❹打撲とは，外力（主に鈍力）によって起こる皮下組織，皮膚などの軟部組織の損傷で，そのため打撲部には皮下出血斑をみることが多い． **見逃してはならないサイン▶** 疼痛，顔面蒼白，知覚障害，運動麻痺，末梢動脈拍動の消失（動脈性血行障害の徴候） **想定される疾患▶** 区画症候群（コンパートメント症候群） **緊急時対応▶** 筋と筋膜で囲まれたコンパートメント（区画）の内圧が上昇して筋肉機能不全，筋壊死をきたす疾患．原因はその区画内の出血，阻血，浮腫などの血行障害による内圧上昇と外的圧迫である．まず，①包帯やギプスによる固定を行っている場合は，そ

項目	留意点・根拠，特に見逃してはならない緊急サインとその対応
	れらを取り除く．緊縛包帯は縦割にする．②患肢を挙上してあれば心臓の高さまで下ろす．③処置①②で改善がなく，区画内圧40〜45 mmHg以上の場合は，医師の判断により筋膜切開術が行われる．筋組織は阻血が6時間以上持続すると不可逆的変化を受けるので，手術はなるべく早く行う必要がある．下腿の脛骨前症候群や前腕のフォルクマン拘縮がよく知られている． **見逃してはならないサイン▶** 呼吸困難，発熱，頭痛，嘔吐，意識障害，不穏(症状は閉塞部位により異なる) **想定される疾患▶** 脂肪塞栓症候群 **緊急時対応▶** 脂肪塞栓症候群は，外傷に基づく骨折(多発骨折，骨盤骨折，長管骨骨折)や皮下組織の挫滅，熱傷などで，皮下脂肪織や骨髄から脂肪が血中に流入して発生する．特に骨折後の肺脂肪塞栓(症)は呼吸困難を主訴として発症し，きわめて重篤な事態に至ることがある．①ただちにドクターコールし，②ショック予防，③急変時の緊急処置に備える．また，速やかに④酸素吸入を開始し，⑤心電図モニターを装着する．
3 出血 ❶出血範囲 ❷出血量 ❸出血の性状	❶外傷時の出血は必発で，最初に注目すべき情報は外出血の有無と出血の程度(範囲)である． ❷❸骨折した骨が血管を損傷して出血を招いている場合があり，速やかに出血部位を確認し，出血量，血液の性状(動脈性出血か，静脈性出血か，毛細血管性出血か)を把握する．同時に，全身状態を観察する．表7-1に示すように，骨折部位により，おおよその出血量を予測することができる． **見逃してはならないサイン▶** 顔面蒼白，虚脱，脈拍触知不能，冷感，呼吸不全 **想定される疾患▶** ①循環血液量減少性ショック，②脊髄ショック(血流分布不均衡性ショック) **緊急時対応▶** 重篤な外傷患者では，受傷後1時間以内に手術が行われるか否かが予後を大きく左右する．①生命維持のための生理学的機能を迅速に評価し，必要時，「外傷初期看護ガイドライン」(日本救急看護学会)に準じて，②生命危機状態回避を目標としたABCDEアプローチ^{注)}(気道障害，呼吸障害，循環障害，意識障害，体温異常)を行う．ABCDEアプローチの後には，③家族対応も組み込まれる． 注)ABCDEアプローチ：A；airway(気道)，B；breathing(呼吸)，C；circulation(循環)，D；dysfunction of central nervous

■表7-1 骨折部位から推定される出血量

骨折部位	出血量(mL)
骨盤骨折(尿路損傷なし)	1,000〜2,000
骨盤骨折(尿路損傷あり)	2,000〜5,000
大腿骨骨折(閉鎖性)	500〜1,000
大腿骨骨折(開放性*)	1,000〜2,000
下腿骨骨折(閉鎖性)	300〜 600
下腿骨骨折(開放性*)	1,000〜2,000
上腕骨骨折	350〜 500

*開放性骨折の場合は，通常の2倍程度の出血量を予測する．

項目	留意点・根拠，特に見逃してはならない緊急サインとその対応
	system（中枢神経障害），E；exposure and environmental control（脱衣と体温管理）
4 形態・機能の変化 ❶形態の異常；変形	❶骨および軟部組織の障害が原因で起こる関節の形態異常を変形という．外傷による変形は，体幹，四肢の欠損，短縮，萎縮，彎曲，突出，膨隆，腫脹などの外観上の変化として，直接目で見て観察することができる．
❷四肢の欠損	❷骨，関節，筋肉のすべてが同時に障害される運動機能障害の1つに，切断による四肢の欠損がある．近年の疾病動向を反映してか，閉塞性動脈硬化症（arteriosclerosis obliterans；ASO）や糖尿病（diabetes mellitus；DM）により四肢の切断を余儀なくされる患者は増加傾向にあり，1992年以降，労働災害や事故によるそれを上回ったといわれている．四肢の欠損に伴う運動機能の障害は，外形の変化はもちろん，日常の生活様式の変更や活動・運動を制限されることが多く，自助能力の低下につながりやすい．その結果，切断は身体の形態や機能に障害を及ぼすだけでなく，個人としての自立性や社会生活レベルでのハンディキャップを負うことにもつながり，患者の心理的負担は大きいといえる．
❸関節運動の異常；関節拘縮	❸関節拘縮とは，関節の可動域が正常範囲より制限されている状態で，その原因が，関節を取り巻く筋や靱帯・皮膚など，関節周囲の軟部組織に由来する場合をいう．他方，原因が骨や軟骨に由来する場合は関節強直という．通常，関節周囲の軟部組織は疎性結合組織と呼ばれ，膠原線維や弾性線維が不規則で粗い網目状をなしており，柔軟性に富んでいる．これにより関節は滑らかに動くことができる．しかし，安静や固定に伴う不動状態が続くことで，疎性結合組織は緻密な結合組織に変性するため，線維間の隙間が密になり柔軟性が失われる．軟部組織のこうした変化により，関節の可動性は低下し，ついには拘縮が起こる．一般に，関節固定後4日目にはこうした変化が始まるといわれており，健康な関節でも，4週間もするとかなりの程度の可動性の低下が起こると考えられている．
❹神経の障害；神経麻痺	❹運動器疾患患者の場合，治療の過程で，一定期間，一定の肢位・体位保持が必要となる．また，装具（ギプス，副木）や牽引装置の取り付けにより，身体の可動性が制限される．このような状況下，上・下肢の末梢神経走行部への二次的な圧迫が原因となって神経麻痺は起こる．上肢では橈骨神経麻痺，正中神経麻痺，尺骨神経麻痺が，下肢では腓骨神経麻痺が起こる．それぞれ特徴的な徴候（下垂手，猿手，鷲手，下垂足）を示す．末梢部のしびれ感や灼熱感，知覚鈍麻などの異常感覚の有無と，運動障害の有無に注意して観察する．
❺異常歩行	❺日常生活における身体の移動は歩くことによって可能となる．すなわち，歩行は移動動作の基本であり，きわめて重要な日常生活動作といえる．歩行は，股関節，膝関節，足関節，中足指節関節の屈曲・伸展運動が組み合わさって行われており，大腿や下腿の多数の筋力や身体のバランスなど，様々な要素が組み合わさることで成り立つ運動である． 　正常な歩行では，歩行時の重心の上下・左右への動きを小さくすることで，エネルギーの消費を最小にとどめている．歩行の状態を観察することにより，関節の可動域や下肢の筋力，姿勢保持

項目	留意点・根拠，特に見逃してはならない緊急サインとその対応
	能，運動調整能などを総合的に評価することが可能となる． 　歩行の障害には，脚長差によるもの，拘縮・強直によるもの，股関節の力学的欠陥によるもの，疼痛を回避するためのもの，および筋不全によるものなどがある．歩行の状態を概観しただけで異常歩行の種類を判別することは難しいが，看護師の観察の結果は，治療上の重要な情報となる．
5　二次的な障害・変化 ❶運動機能の障害	❶運動器のどの部位にどの程度の障害があるかを確認することにより，患者の生活への適応能力の範囲とその状態・程度を知ることができる．また，患者のADLの査定も容易となり，患者のADLの支援に必要な具体的な援助の手がかりを得ることができる．具体的には，身体を上肢・上肢帯，体幹，下肢・下肢帯に分け，それぞれの機能や範囲を評価する．上肢・上肢帯では巧緻性，起き上がり動作，回内，回外，片手動作に，体幹では立位姿勢の保持に，下肢・下肢帯では起立，歩行といった運動に，それぞれ影響が現れる．
❷ADLへの影響	❷運動機能の障害により，私たちの生活行動は様々な影響を受ける．例えば，食事をとる，入浴する，身なりを整える，トイレに行って排泄するなど，毎日の生活上のニーズを満足させるために習慣的に獲得し，普段は当たり前に行えていたADLが自力で行えなくなったり，行動が制限されたり，あるいは生活様式を変えなければならなくなったりする．つまり，運動機能が障害されることによって，5つのセルフケア行動(食事行為，入浴行為，更衣行為，排泄行為，道具の使用)のそれぞれを実行する能力の低下をきたすことになる．このような状態をセルフケア不足といい，特に5つのセルフケア行動すべてに関して実行する能力に低下をきたしている場合を，セルフケア不足シンドロームと呼んでいる．衣類の着脱，正座，歩行，階段昇降，食事や排泄に伴う動作などに，支障がないかを注意深く観察する必要がある．
❸廃用症候群	❸骨・関節・筋肉の障害，あるいは神経疾患の発症に伴い治療の一環として，安静の指示や手・足の運動に制限を受けることは少なくない．結果として，不活動状態がもたらす弊害，すなわち廃用症候群(不使用性シンドローム)の危険性が高まる．局所的には長期の安静臥床による筋肉・骨萎縮，関節拘縮，褥瘡などがあり，全身的には心肺機能の低下や易疲労性，起立性低血圧などがある．また，精神的には知的活動の低下や意欲・感情の鈍麻などがある．いずれも本来使うべき機能を長期間使わずにいると，機能が低下してくることが原因である．

●参考文献
1) 日本救急看護学会：外傷初期看護ガイドライン JNTEC，へるす出版，2009
2) マティーニ，FH，ティモンズ，MJ，マッキンリ，MP(井上貴央監訳)：カラー人体解剖学　構造と機能——ミクロからマクロまで，西村書店，2007
3) 植木純，宮脇美保子編：ポケット版　看護に生かすフィジカルアセスメント，照林社，2007
4) 日野原重明編：フィジカルアセスメント——ナースに必要な診断の知識と技術　第4版，医学書院，2006
5) マリーブ，EN(林正健二他訳)：人体の構造と機能　第3版，医学書院，2010
6) 貝塚みどり他編：QOLを高めるリハビリテーション看護　第1版増補，医歯薬出版，2004
7) 藤崎郁：フィジカルアセスメント完全ガイド　第2版，学研メディカル秀潤社，2012
8) 菱沼典子：看護形態機能学　第3版，日本看護協会出版会，2011

2 インタビュー

小田日出子

- 看護を行ううえで必要な情報を漏れなく効率よく収集するために、インタビューは患者がリラックスできる環境（静かで、プライバシーが守れる場所）で行う必要がある。
- 運動器は人間の形態の保持と運動機能に深く関わっている。運動機能が障害されると、外観の変化とともに、日常生活動作（ADL）に支障をきたす。インタビューでは、はじめに患者の訴え（主訴）を聞き、次いでその訴えに関連した症状や環境情報（現病歴または現在の健康状態、服薬中の薬剤、既往歴、生活歴、家族歴、職業）など、必要な基本情報をもれなく聞きとる。
- 運動器疾患患者の身体的な問題は、疼痛、変形、機能障害である。特に痛みや腫脹の有無については、早期に適切に対処するためにも患者の状況を正確に把握する。
- ADL への影響を確認するとともに、関節の可動性や筋力を正しく査定する。

質問項目	留意点・根拠、特に見逃してはならない緊急サインとその対応
1 主訴（自覚症状） ❶疼痛	❶疼痛は、運動器疾患に伴う代表的な身体症状の1つである。全身の骨・関節・筋肉に関する疼痛の有無とともに、①痛みの部位（どこか、表面か深部か）、②程度・量（強さ、どのくらい）、③質（どのような）、④タイミング（始まり、持続時間、頻度）、⑤発症と経過（どの方向に向かい、どの部位まで放散するか、左右対称性に痛むか）などについて正確に把握する。痛みの部位をかばうような姿勢、動作はみられないかなど、動作や時間帯との関連から痛みを捉えることも重要である。
❷炎症症状	❷発赤、腫脹、熱感などの自覚的炎症症状を確認する。
❸しびれ	❸しびれには、知覚鈍麻、知覚過敏、知覚消失など、「触れてもわからない」といった手足の知覚の異常や「力が入らない」といった手足の動かしにくさ（脱力）、筋のこわばり（過度の筋の緊張）として知覚や運動感覚でわかるものと、「ビリビリする」「ジンジンする」など異常な感覚の訴えとして表現されるものとがある。他に「温度を感じない」といった訴えが聞かれることもある。 　患者のしびれについては、その原因を鑑別したうえでも、訴えの内容をできるだけ具体的に把握することが重要である。例えば「動かしにくさ」については、身体のどの部位が動かしにくいか、動かせないか、また、力が入らないかなど、具体的に聴取する。
❹その他の自覚症状	❹その他の自覚症状として、変形の有無についても確認する。
2 関節の可動性 ❶動かしにくい関節の有無	❶可動域に制限のある関節の有無と程度を把握する。動かしにくい関節の有無を確認し、その部位と動かしにくさの程度を把握する。また、動かしにくい時間帯や天候との関連についても確認する。
3 筋力の確認 ❶筋力低下の有無	❶筋力低下の有無を確認し、力の入りにくい部位と程度を把握する。力が入りにくい関節の有無を確認し、その部位と力の入りにくさの程度を把握する。
4 関節運動時の音 ❶異常音の有無	❶膝関節の運動時に聴かれる異常音は、運動中に膝関節内の軟部組織（半月板、関節包、滑膜など）が関節軟骨に挟まれたり、関節外

質問項目	留意点・根拠，特に見逃してはならない緊急サインとその対応
	で筋肉や靱帯が骨の隆起を乗り越えて発する音といわれている．また，骨折に伴う異常可動性のある場合には，軋轢(あつれき)音を生じる．
5 日常生活動作(ADL, IADL)への影響 ❶食事動作 ❷排泄動作 ❸清潔動作 ❹移動動作/歩行 ❺階段昇降 ❻補助具使用の有無 ❼日常生活で困難と感じている動作	❶❷❸❹患者の健康時の活動状況でのADL，手段的日常生活動作(instrumental activities of daily living；IADL)の自立度を評価するために重要である．まず，食事，入浴，更衣，排泄，移動/歩行への影響など，基本的なセルフケア能力からなるADLについて，患者が困難を感じる状況を生じていないかを明らかにする． ❺❻階段昇降，道具の使用などについても影響の有無を確認する． ❼患者が日常生活で困難と感じている動作がないかを確認し，困難と感じている場合は，その動作内容として，IADLについて，電話，買い物，食事の準備，掃除，洗濯，交通機関の利用，金銭管理など，より高いレベルのADL機能への影響の有無を具体的に質問し，患者1人でこれらの動作や活動を行うことができるか，部分的に手助けを必要とするか，または，完全に他者に依存しているかを確認する．なお，インタビューの際，患者の安全を評価することが優先事項であることを決して忘れてはならない．
6 既往歴 ❶外傷性(外因性)運動器疾患 ❷非外傷性(内因性)運動器疾患	❶骨折・脱臼，捻挫・打撲，筋・腱・靱帯・神経の損傷などの疾患の既往の有無を確認する． ❷先天性疾患による形態異常(変形，脱臼，形成不全など)，骨・関節の炎症性疾患(骨髄炎，変形性関節症，関節リウマチ，骨・関節結核など)，腫瘍，代謝性骨疾患(くる病，骨軟化症など)，筋・神経の疾患などについて，既往の有無を確認する． ❶❷病状の経過や治療状況，使用薬剤，各疾患の転帰についても把握する．手術歴の有無も確認する．
7 家族歴 ❶遺伝疾患の有無	❶特に小児の先天性疾患が対象になるが，遺伝疾患の有無などを把握する．
8 年齢，性別，職業など ❶訴えとの関連	❶訴えの部位と年齢により疾患を予測できる場合がある．また，特定の訴えが職業と関係している場合も少なくない．職業に関連する筋骨格系障害の代表的な疾患としては，腰痛を主訴とする職業性腰痛や頸から肩・腕・背部などにかけての痛みや異常感覚(しびれ感など)を訴える頸肩腕症候群がよく知られている．

> **memo** ADLの評価指標
>
> - 日常生活動作(ADL)を評価する指標として、様々な評価指標が開発されてきた。これらを活用することにより、医療チーム、関連職種-看護師間での患者情報の共有化が図られ、相互に評価の視点や基準を共有することで、より効果的なリハビリテーション、看護援助の実践が可能となった。
> - 実際の評価基準としては、ADLにおける障害者や高齢者の機能的評価を得点化し「1人でできる(自立)」「援助が必要(部分介助)」「できない(全面介助)」を判定するバーセル指数(Barthel Index；BI, 1965)、旧厚生省特定疾患調査研究班(1979)がまとめた代表的動作の能力測定を目指すADLテスト表などがよく知られている。
> - セルフケア、排泄コントロール、移乗、移動の4カテゴリー13運動項目、およびコミュニケーション、社会的認知の2カテゴリー5認知項目からなる18評価項目を7段階で評価する機能的自立度評価法(functional independence measure；FIM, 1983)は、患者がどのくらい他者や道具に頼らずに日常生活を行えるか、を評価する方法の1つとして、今日盛んに用いられている。

●参考文献
1) 箭野育子：運動器障害──フィジカルアセスメントと看護ケア、中山書店、2010
2) 日本救急看護学会：外傷初期看護ガイドライン JNTEC、へるす出版、2009
3) 髙橋照子, 芳賀佐和子編：実践フィジカルアセスメント──看護者としての基礎技術 改訂第3版、金原出版、2008
4) 植木純, 宮脇美保子編：ポケット版 看護に生かすフィジカルアセスメント、照林社、2007

3 フィジカルイグザミネーション

小田日出子

A. 概説

- 患者と環境の準備を整えることから始める．プライバシーの保護，保温への配慮を忘れない．
- 筋・骨格系のアセスメントは，運動機能の評価が中心となる．運動を調整する機能については神経系のアセスメントとして行われることが多い．ここでは，筋肉量，筋緊張，筋力および神経系による運動調整の結果としての動き，それぞれの評価を視点に解説する．
- 運動機能をアセスメントする際，留意すべきポイントは次の3点である．
- ・筋・骨格は人間の形態の保持と運動機能に大きく関わっているため，アセスメントは身体の調和，動きの容易さ，滑らかさに注意して観察を行う．
- ・全身の外観と左右対称性，姿勢の保持，骨格筋・関節の機能と可動性，歩行状態についての適正な判断を下す．
- ・運動機能の障害により，患者の日常生活，すなわち日常生活動作（ADL）にどのような不都合や不便が生じているかを見極める．
- 全身の観察が行いやすいように，着衣はできるだけ薄く，少なくする．
- 体位は座位または立位を基本とし，視診，触診，計測の順に，フィジカルイグザミネーションを実施する．同一部位の観察は，患者の負担を最小限にとどめるために，視診と触診は並行して行う．
- 立位で行う場合，あらかじめ患者の起立・立位保持の状態を確認し，転倒・転落などの危険防止と安全面への配慮をする．絶対に無理をしない．
- 視診では，①全身の概観，②脊柱・四肢の形態（変形の有無，関節の動きなど），③姿勢（異常姿勢の有無），④歩行の状態について観察する．視診は患者と出会ったその時から始まっていることを忘れてはならない．また，全身の左右対称性，身体の動きの滑らかさ，姿勢保持，バランスなどを注意深く観察する．
- 姿勢の異常がある場合，患者の背部から脊柱を視診・触診し，姿勢をアセスメントする．
- 触診は，問診時に訴え（主訴）のあった部位について，骨・関節の状態，色調の変化，腫脹・浮腫の有無などを確認する．ただし，疼痛・腫脹のある部位を触診する場合は，患者に必要以上の苦痛を与えないよう慎重に行う．
- 視診・触診を行う時は，観察部位を十分に露出しておく．
- 触診および計測時は，無理な力を加えたり，指示以外の運動をしたりしないように，患者への事前説明を十分に行い，理解と協力を得る．
- 看護師が他動的に動かしながら観察する場合についても，患者に無理のないよう注意して行う．

B. 準備

手順

要点	留意点・根拠
1 患者と環境の準備を整える ①患者の入室後の行動や状態を観察する（❶）	❶運動機能をアセスメントする場合，患者が入室してから座るまでの一連の行動や姿勢，歩行の状態などからも，多くの情報が得られることに注意しておかねばならない．患者と出会った時からアセスメントは始まっている
2 視診，触診の準備を整える ①患者に身体診査の目的と方法を説明する（❶❷）	❶身体診査を実施する前には，判断の基礎となる

● 3. フィジカルイグザミネーション

要点	留意点・根拠
②環境を整える(❸) ・室温を整える(24±2℃) ・カーテンまたはスクリーンをする ③患者の準備(服装, 体位など)を整える(❹) ・着衣をできるだけ薄くし, 身体全体を概観できるようにする ・座位または立位をとってもらう	筋・骨格系の解剖学的構造を思い起こすとともに, 疾病理解の鍵となる病歴(受傷機転, 自覚症状, 発症後の経過, 機能制限の有無とその程度など)についても確認しておく ❷患者の理解と協力を得る ❸保温, プライバシーの保護 ❹可能ならば上半身は脱衣し, 観察部位が目視できるようにする. 体位は, 患者の状態に応じて座位または立位とする. 患者の負担を最小限にするために, 視診・触診はできるだけ同時に行う
3 計測の準備を整える ①四肢長(下肢長の測定)(❶❷❸❹) ②四肢周囲長(上腕周囲長, 大腿周囲長, 下腿周囲長)(❶❷❸❹) ・使用物品(メジャー)を準備する ③握力(❺❻) ・使用物品(握力計)を準備する 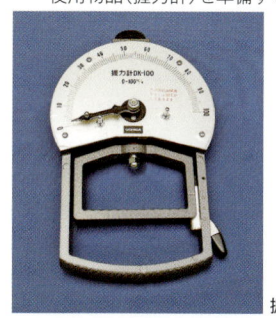 握力計	❶計測時の目安となる骨指標(ランドマーク)を確認しておく ❷下肢長および四肢周囲長の計測は, 仰臥位, 座位, 立位のいずれかで行う ❸計測時に無理な力を加えたり, 指示以外の運動をしたりしないように, 患者への事前説明を十分に行う ❹看護師が他動的に動かしながら計測する場合も, 患者に無理のないように十分注意する ❺握力測定は, 座位または立位で行う ❻事前の説明を十分に行い, 患者が測定の要領を正しく理解できるようにしておく
4 打診の準備を整える(必要時) ①打腱器による反射を観察する(❶) 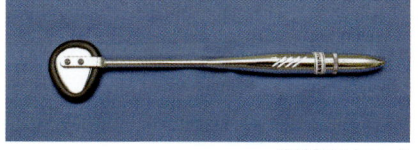 打腱器(ハンマー)	❶運動の調整機能の評価として神経系のアセスメントを行う場合は, 打腱器を用いて反射の動き(生理的反射, 病的反射)を観察する(「第8章 運動調節機能 【3】フィジカルイグザミネーション/検査」参照)

7 運動機能

C. 手技

1. 運動器系の視診・触診

目的▶ 患者の運動機能の変化を，日常生活動作(ADL)と関連づけながら把握する．
チェック項目▶ ①全身の外観，姿勢(均整・左右対称性)，骨の配列不正の有無，関節の変形の有無，③関節の機能(可動性)と安定性，④身体の動き(自然さ，滑らかさ，バランス)，ADL，⑤筋力のスクリーニング，⑥歩行状態
必要物品▶ メジャー，握力計(必要時)，バスタオル(必要時)

手順	
要点	留意点・根拠

■ 全身の外観・姿勢を視診する
①脊柱の形態を観察する(❶❷)

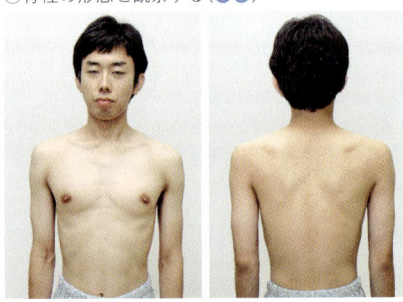

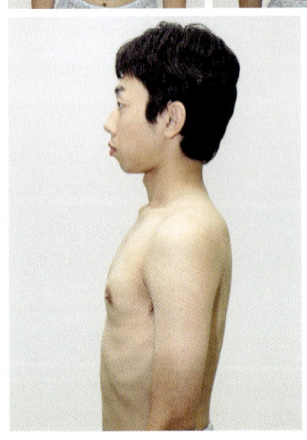

❶患者が入室した時から，頸部，体幹の位置を含めた姿勢の観察から始める．視診では，左右差やバランスをみることが大切である

❷患者を立位とし，身体の前面，側面，背面から，脊柱彎曲の形態および脊柱・四肢のアライメント(alignment，骨格の配列や位置関係)を観察する．正常では，脊柱は前後から見るとまっすぐ，横から見ると前後方向に3か所の生理的彎曲(頸部は前彎，胸部は後彎，腰部は前彎)がある **根拠▶** 脊柱は椎骨が積み重なってできた全長70 cmほどの柱で，全体として可動性がある．3か所の生理的彎曲は，体重を弾力的に支えている(図7-1)

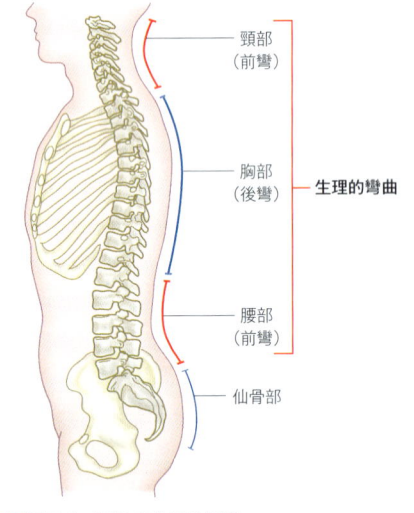

■ 図7-1 脊柱の生理的彎曲

②四肢・脊柱のアライメントを観察する(❸)
・左右の肩や肩甲骨・腸骨・膝の位置のバランス

❸患者の背面から左右の肩，肩甲骨，腸骨稜，殿部下の皮膚線条(殿溝)，膝の位置が脊柱を軸に左右対称か，変形がないかを観察し，姿勢の良

● 3. フィジカルイグザミネーション

要点	留意点・根拠
・不良姿勢の有無 ・側彎の有無	否を判断する．正常では，肩・腰・膝の高さに左右差はなく水平である．次に患者の側面から側彎の有無を観察する　根拠▶脊柱の変形には，加齢による変形(円背，亀背)や側彎(症)などがある．側彎(症)のある患者について観察結果を記録する時は，側彎の程度(脊柱が左右どちらに何度傾いているか)や背部の高さの違いの程度(左右どちらが何 cm 高いか)を具体的に記録する．側彎(症)は脊柱の側方彎曲とねじれを伴う変形である．患者に前傾姿勢をとってもらうと，正常では背部の高さは左右対称となるが，側彎(症)では，頭部を正中線上に戻す脊柱の側方性および回転性の彎曲が起こるために左右背部の高さが異なる．また側彎(症)が強度になると，脊柱の変形のために胸郭が変形し，呼吸運動が障害されたり，肺疾患・心疾患などを合併する可能性もあるため，注意が必要である
③四肢長(左右差の有無)を観察する(❹)	❹正常では四肢の長さは左右ほぼ同じで，左右差はない．側彎(症)により下肢長の不均衡を生じることがある．下肢長に 2 cm 以上の左右差がある場合，歩行時に跛行(はこう)を生じる．正常な関節は，動きがスムーズで，関節可動域は参考可動域の範囲内にあり，左右差もない．また炎症症状もなく，変形や痛みもみられない．関節を動かす時に抵抗があり可動域が制限されたり，痛みを伴ったり，炎症症状がある場合は異常と判断する．観察は，骨の配列不正や関節の変形に注意して行う．左右両関節の対称性の変化が，単一の変化か，あるいは数か所の関節にみられる変化かも観察する
2 関節を視診・触診する ①関節の左右対称性，アライメントを観察する(❶) ②関節の可動性，骨・関節の変形の有無を観察する(❶❷❸)	❶視診では，身体の外観，均整，動作の容易さ，動きの滑らかさなどをみる．体幹・四肢の各関節の可動域をみるには，関節可動域(range of motion；ROM)測定を行う．各関節の解剖学的な構造と関節の形態により制御された動きの自由度を理解しておくことが前提となるが，通常は 1974 年に日本整形外科学会と日本リハビリテーション医学会により制定され，1995 年に一部改訂された「関節可動域表示ならびに測定法」に基づいて測定されることが多い．関節可動域には個人差もあるが，大きく制限がある場合には，ADL に与える影響が大きい．関節可動域の測定方法の詳細については「p.313，【4】検査 D」で解説する ❷炎症が疑われる関節の場合は，症状の悪化を避けるためにも可動性の確認や，その関節が関与する筋力のアセスメントを無理に行ってはならない　根拠▶関節の可動域制限は，関節の炎症

7　運動機能

要点	留意点・根拠
	や麻痺などによる拘縮によって起こる
	❸上肢を使う動作としては，主に手指の巧緻運動（紐を結ぶ，ボタンをとめる・外す，文字を書く），衣服の着脱などが確認のポイントとなる．下肢については，臥位・座位・立位の体位変換，立位保持，歩行の状態，階段昇降などが確認のポイントとなる
③関節（摩擦）音の有無を観察する（❹）	❹関節を動かした時に音がしないか確認しておく **根拠▶** 触診時の関節（摩擦）音（骨上の腱や靱帯の動作に伴い起こるきしみ音：crunching）は正常な関節にも起こりうるが，他の症状・徴候を伴って起こる場合は，関節の損傷・変形など，何らかの異常を示している可能性がある
④炎症症状（関節部の腫脹・熱感・圧痛・発赤など），関節炎の有無を観察する（❺）	❺問診で訴え（主訴）のあった部位を中心に，腫脹，熱感，圧痛，関節液貯留，手・指のこわばりの有無などを確認する **根拠▶** 関節の可動域制限は，関節の炎症や麻痺などによる拘縮によって起こることが多い
⑤周囲組織（筋肉の萎縮，皮下結節，皮膚変化など）の有無を観察する（❻）	❻関節の周囲組織を評価するために観察する．筋力は健康な人でも個人差が大きく，どの程度を正常とみなすかの基準も，年齢，性別，運動の有無・度合いによって変動しうる．そのため，客観的判断指標を得ることは難しい．左右差の評価も同様で，利き手・利き足の筋力と対側のそれとでは，いくぶん差がある（利き手・利き足側が強い）ことを考慮する
3 筋力をスクリーニングする ①筋量：筋の大きさと輪郭を観察する（❶） ②四肢の太さ（四肢周囲長）を観察する（❶❷） ・上肢：上腕周囲長の測定 ・下肢：大腿周囲長，下腿周囲長の測定 上腕周囲長の測定	❶筋肉がやせて衰えていないかを判断する目安となる．筋萎縮は筋量の低下をもたらす．筋萎縮があるかどうかを見分けるには，特に手，肩，大腿部に注目する．手では，母指球筋，小指球筋の平坦化および中手骨間の深い陥凹があれば筋萎縮が示唆される．ただし，手の筋萎縮は正常な加齢による変化としても起こるため，すべて異常とはならない ❷筋肉がやせて衰えていないかをみるために，四肢の太さ（四肢周囲長）を測る（p.310,「【4】検査A」参照）．同じ位置で測定することで，数値の経時的変化をみることができる．筋力のスクリーニングにより，筋の膨らみに乏しく筋萎縮があると考えられる場合は，片側性か両側性か，近位筋か遠位筋かも併せて確認しておく **根拠▶** 筋萎縮は，筋原性筋萎縮と神経原性筋萎縮に分けられる．筋原性筋萎縮は，筋ジストロフィーや多発性筋炎などの筋疾患や，筋肉を使用しないことによって起こる（廃用性筋萎縮）．神経原性筋萎縮は，脊髄前角細胞の疾患か，神経根あるいは末梢神経に由来する変性型末梢神経麻痺によって生じる．筋萎縮は，上位運動

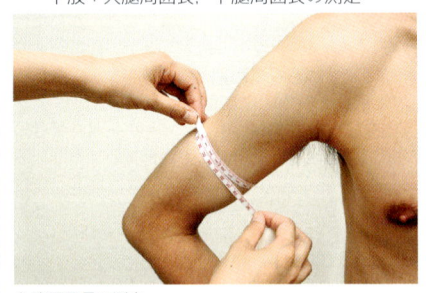

● 3. フィジカルイグザミネーション

要点	留意点・根拠

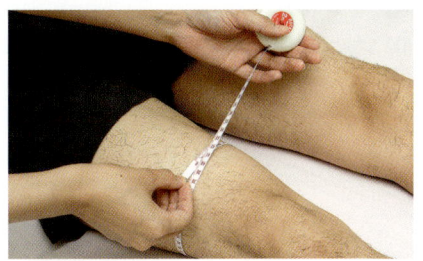

大腿周囲長の測定

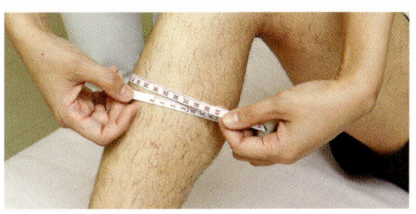

下腿周囲長の測定

〈筋力のアセスメント〉
①徒手筋力検査法(❶)
→ 看護師が力を加える方向
← 患者が抵抗して力を入れる方向

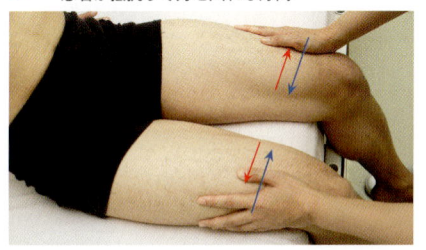

股関節の外転力：看護師は患者の大腿部外側に両手を置き，内側に向けて（股関節を閉じる方向に）力を加える．患者にはその力に抵抗するように股関節を開く方向に力を入れてもらい，股関節の外転力を観察する

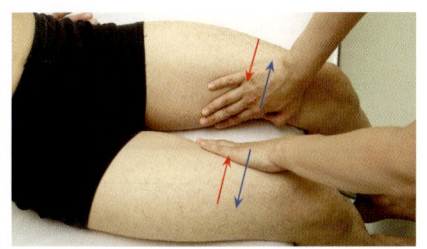

股関節の内転力：看護師は患者の大腿部内側に両手を置き，外側に向けて（股関節を開く方向に）力を加える．患者にはその力に抵抗するように股関節を閉じる方向に力を入れてもらい，股関節の内転力を観察する

ニューロン（錐体路，皮質脊髄路）→下位運動ニューロン（脊髄前角細胞，α運動神経）→筋肉の経路のいずれの障害でも生じうるが，上位運動ニューロンの障害よりも「下位運動ニューロン→筋肉」の障害の方が出現しやすい

❶筋力の診かたの基本は「徒手筋力検査法(manual muscle testing；MMT)」である．看護師が加えた力に抵抗して患者に力を入れさせたり，患者に力を入れさせて看護師がこれに抵抗したりすることで筋力をアセスメントし，6段階で評価する．MMTの実際については「p.312，【4】検査C」で解説するが，MMTによって評価する主な筋，筋群を表7-2に示す

7 運動機能

303

表7-2 四肢の筋力のアセスメント

部位		運動	主要な筋,筋群	部位		運動	主要な筋,筋群
上肢	上腕	肩関節の屈曲	三角筋	下肢	大腿	股関節の屈曲	腸腰筋
		肩関節の伸展				股関節の伸展	大殿筋
	前腕	肘関節の屈曲	上腕二頭筋			股関節の外転	中殿筋,小殿筋
		肘関節の伸展	上腕三頭筋			股関節の内転	内転筋群
	手首	手関節の屈曲(手首の掌屈)	手根屈筋群		下腿	膝関節の屈曲	膝屈筋群
		手関節の伸展(手首の背屈)	手根伸筋群			膝関節の伸展	大腿四頭筋
	手指	手指の外転	背側骨間筋		足首	足関節の屈曲(足の底屈)	下腿屈筋群
						足関節の伸展(足の背屈)	下腿伸筋群

要点	留意点・根拠
足関節の屈曲力：看護師は患者のアキレス腱部を片手でつかんで保持し，他方の手を患者の足底部に当てて，足関節が伸展する方向に力を加える．患者にはその力に抵抗するように足関節が屈曲する方向に力を入れてもらい，足関節の屈曲力を観察する	
足関節の伸展力：看護師は患者のアキレス腱部を片手でつかんで保持し，他方の手を患者の足背部に置いて，足関節が屈曲する方向に力を加える．患者にはその力に抵抗するように足関節が伸展する方向に力を入れてもらい，足関節の伸展力を観察する	

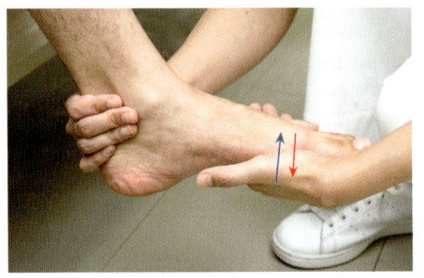

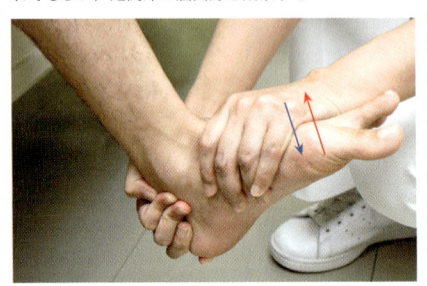

要点	留意点・根拠
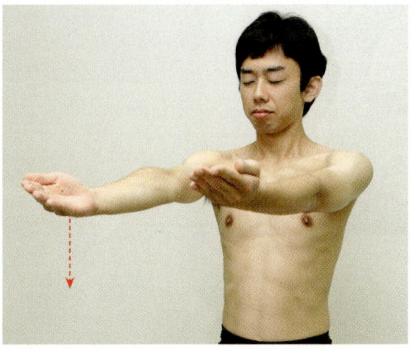 ②上肢・下肢バレー徴候（❷）	❷ MMTのほかに，上肢バレー徴候をみる．四肢の軽い麻痺や筋力低下をみるのに役立つ ・上肢バレー徴候：手掌を上に向け，両上肢を前方に水平挙上し，閉眼したままその姿勢を保持する．腕が落ちてこないか，手掌を上向きのままでいられるかを観察する．上肢バレー徴候が陽性の場合，麻痺や筋力低下がある方の上肢は，回内しながら，次第に下がってくる
上肢バレー徴候の観察：閉眼して両上肢を，手掌を上に向け，前方に水平挙上し，その姿勢を保持する．腕が落ちてこないか，手掌を上向きのまま保持できるか観察する	
	・下肢バレー徴候：下肢の軽い麻痺や筋力低下をみる．患者を腹臥位にし，膝関節を約45度屈曲したまま，この姿勢を20〜30秒間保持する．下肢バレー徴候陽性で，麻痺や筋力低下がある場合，患側の下肢は徐々に落下してくる
下肢バレー徴候の観察：患者を腹臥位にし，膝関節を約45度屈曲した姿勢を20〜30秒保持する．下肢が徐々に落ちてこないか観察する	
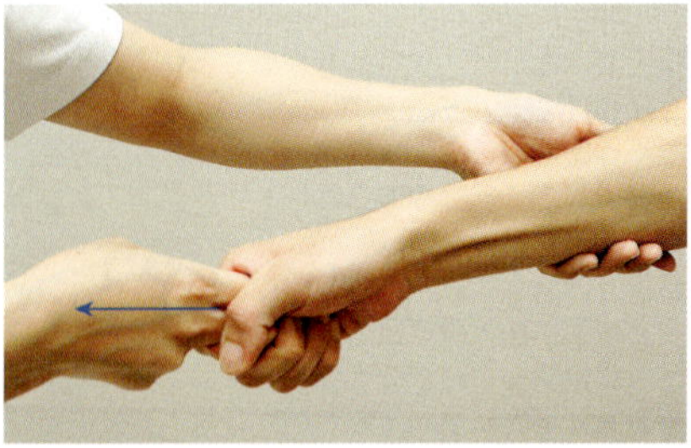 ③握力（指屈筋握力，❸）	❸ 握力を測定する簡便な方法として，患者に看護師の2本の指（示指，中指）を握ってもらい，握られた指を引っ張って抜けないかどうかを確かめる方法がある．普通の握力（MMT3以上）があれば，握られた指は抜けない．この方法で指が抜けないことを確認できれば，患者は日常生活に支障のない程度の握力を有していると判断することができる　根拠▶この方法では，内在筋，手指の関節，手関節，前腕の屈筋腱や筋肉の機能を調べることができる．より正確に握力を測定する場合は，握力計を用いる
簡便な指屈筋握力の測定法：看護師は片方の手で患者の肘を下から支える．他方の手の示指と中指の2本の指を患者に握ってもらい，握られた指を引っ張って抜けないかどうかで患者の握力を測定する	

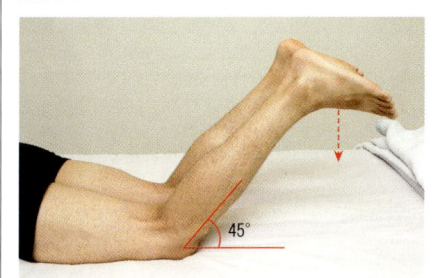

第2部／機能障害からみたフィジカルアセスメント

要点	留意点・根拠
握力計を用いて握力を測定する．腕をまっすぐ下げた状態で握力計を握り，手や握力計が身体に触れないように注意して力いっぱい握ってもらう 握力計 ④筋の緊張度（❹） 上肢の筋緊張度の観察：看護師は片手で患者の肘を下から支え持ち，他方の手で患者の手首付近を持つ．患者には力を抜いてもらい，手首付近を持った手で他動的に上肢を屈曲運動させる．その時の抵抗感で筋の緊張度を評価する	❹正常な筋が正常な神経支配を受けている時，力を抜いた状態であっても，筋は不随意に絶えず一定の緊張を保っている．これを筋緊張または筋トーヌスという．筋の緊張度は，患者に力を抜くよう指示し，他動的に四肢の屈曲運動を行った際に感じる抵抗感によって評価する **根拠▶** 一般に，麻痺が起こると，筋の緊張度が異常に亢進あるいは低下する．筋緊張の亢進には，脳血管障害などによる痙性麻痺（錐体路障害）の時にみられる「痙直」と，パーキンソン病などの時にみられる「硬直」とがある．一方，筋緊張の低下は弛緩性麻痺，小脳疾患，脊髄癆（ろう）などでみられる．また，精神的に緊張状態にある患者では，普段よりも筋緊張が増し抵抗感が強くなっている．いずれにせよ，正常の抵抗がどの程度のものかを知るには，繰り返しの練習と経験の豊富さが不可欠である
4 歩行状態・歩容を観察する 〈歩行の観察（❶❷）〉 ①直線上歩行（❸）	❶人間にとって，歩行はきわめて重要な日常生活動作である．その観察により，ADLだけでなく，関節の可動性，筋力，姿勢保持能，運動調整能など，運動機能を総合的に評価することが可能となる ❷歩行の観察により，錐体路・小脳・錐体外路系の障害や筋・骨格系の障害の有無，障害の部位を推定することができる ❸患者に素足になってもらい，普段どおりに直線上を歩行してもらう．室内または廊下を歩いてもらいながら，歩行の速さやリズム，身体運動の対称性，腕の振り方，下肢の動き〔歩隔（左右の足の間隔），歩幅，骨盤基線の移動，膝の屈曲，足関節の動き〕などを観察する．次に方向転換してもらい，そのスムーズさも観察する．下肢長の左右差や跛行の有無にも注意する

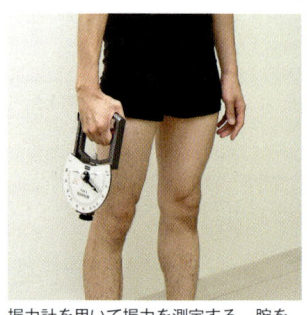

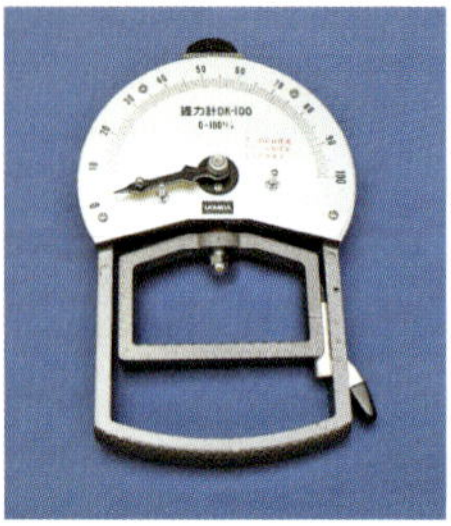

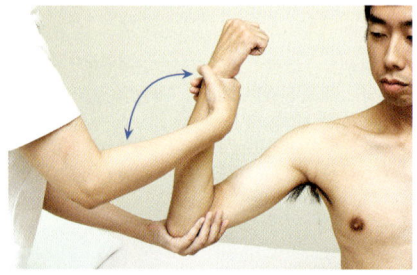

● 3. フィジカルイグザミネーション

要点	留意点・根拠
②継ぎ足歩行(かかと-つま先歩行)(❹) 継ぎ足歩行(直線上を一側のつま先を反対側のかかとに触れさせながら歩く方法)をしてもらい観察する	❹片方の足のつま先に反対足のかかとをつけ,足に足を継ぎ足すようにして直線上を歩いてもらう.患者が身体のバランスを保ち,ふらつくことなく安定して一直線上を歩けるか観察する 根拠▶ 運動機能の障害や小脳失調がある場合,継ぎ足歩行は困難となる
③つま先立ち歩行,かかと歩行(❺) つま先立ち歩行　かかと歩行	❺つま先立ち,またはかかとで歩行してもらう.歩行時のバランスをみるほか,足関節の屈曲(底屈),伸展(背屈)を観察するのに適している.歩行を観察する際の患者の負担を最小限にとどめ,転倒の危険性がないように十分に注意して行う.直線歩行で異常がみられた場合は,継ぎ足歩行やつま先立ち歩行,かかと歩行などは無理に行わない.歩行と姿勢の異常については表7-3に示す
④ロンベルグ試験(❻) ロンベルグ試験を行う時は患者のすぐ脇に立って両手で前後をカバーし,患者の安全に配慮する	❻支えなしの状態で患者に両足をそろえ,つま先を閉じた立位をとってもらう.開眼したまま20〜30秒間,そのままの姿勢が保持できるかを観察する.この段階でふらつきがあるようならば,平衡機能に障害があると考えられるため,次の段階へは進めない.ふらつきがない患者については,同様の方法で,閉眼して試験を行う.閉眼してもふらつきがない場合は正常,閉眼するとふらつきがみられる場合は陽性となり,脊髄後索の障害が疑われる　根拠▶ 運動や姿勢の保持に関わる神経系のしくみは,平衡機能をつかさどる前庭および三半規管,腱や関節からの刺激(身体にかかる重力や振動からの影響)を情報として脳に伝える脊髄後索,さらには各器官から得た情報を統合して運動調節中枢として機能する小脳によって複雑に調整されている.脊髄後索に障害のある患者の場合,開眼時は視覚による補正により安定した立位を保持することができるが,閉眼すると視覚による補正が利か

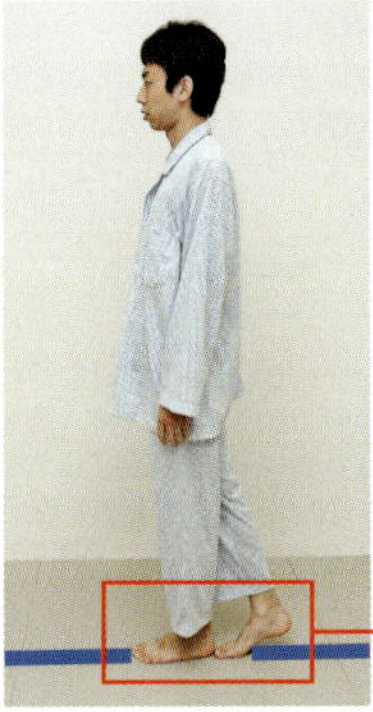

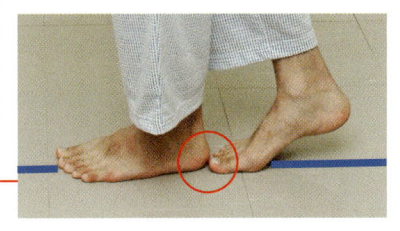

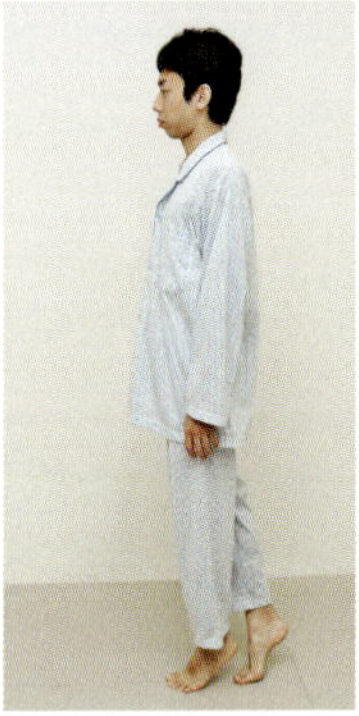

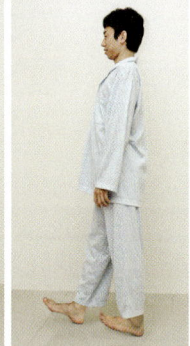

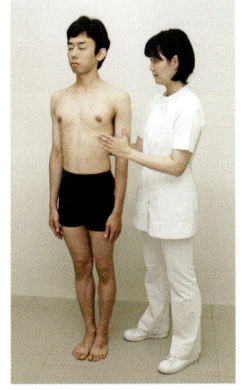

7 運動機能

307

■表7-3 歩行の異常

区分	痙性片麻痺歩行	痙性対麻痺歩行(はさみ脚歩行)	垂れ足歩行	パーキンソン歩行
原因	脳血管障害,脳腫瘍などによる皮質脊髄路の障害による	脊髄横断性障害,筋萎縮性側索硬化症などによる脳・脊髄錐体路の両側性の障害による	多発性神経炎,脊髄性進行性筋萎縮症など,下部運動ニューロン疾患に続発する下垂足に関連する。腓骨神経麻痺に伴う足背屈筋麻痺による「鶏歩」が代表的	緩徐進行性の錐体外路変性疾患であるパーキンソン病による大脳基底核障害による
歩行の特徴	麻痺側上肢は,肘,手首,指関節ともに内転屈曲位をとる。下肢は伸展して足関節は底屈する(＝内反尖足位) 歩行する時は,患肢(顕著な場合はつま先までも)を引きずり,足が外側から回って前に出るような動作の草刈り歩行(分回し運動)となる	硬直した歩き方。両下肢とも動作は遅く,1歩足を前に出すたびに,大腿部が反対側と交差しそうになる。つまずきやすく,歩行はゆっくりである。歩幅も小さい 上体は左右に揺れ,水中を歩いている時のような格好になる	足先が下垂している(尖足)ため,つま先から足を踏み出すことができず足を引きずるように前に出す。小幅歩行で,足を前へ出す時に膝を高い位置まで持ち上げ,足尖,外縁,かかとの順にばたんと床に着地する	頭部,頸部が前方に曲がり,前傾姿勢をとる。腰,膝はわずかに屈曲している。動作を起こすのに時間がかかり,歩き出しは遅いが,次第に速くなり,突進歩行となる。歩幅は小さく,小刻みなすり足歩行となる。体が硬く動きが悪いため,方向転換する時も"一塊り"のようなぎこちない動きになる

区分	トレンデレンブルグ歩行(動揺性歩行)	失調性歩行		
		感覚性運動失調	小脳性運動失調	
原因	ポリオなど末梢神経麻痺,股関節外転筋の筋力低下,変形性股関節症などによる	脊髄後索障害による下肢の位置覚の消失でみられる	小脳,または小脳と連絡する経路の障害による	
歩行の特徴	トレンデレンブルグ歩行は先天性股関節脱臼などでみられる特徴的な歩行で,歩行時の立脚期に体幹が健側方向に側屈して歩く 患肢で立った状態では,股関節上で重心を保ちバランスを取るために,健側の骨盤が下降し,体幹が健側に揺れる。こうした動きにより,股関節への体重負荷を軽減するとともに,疼痛を回避している	歩行は不安定で,開脚姿勢をとる。歩行時,両足を開いて足を高く上げる。足を前に出す時は,前方や側方に位置を探るような動きとなる。着地はかかとで床を打つようにする。また,かかとを着いてからつま先が着くまでに通常より時間がかかるため,2度着地したような足音がする	歩行は不安定で,開脚姿勢となる。歩行時,前後左右に上体を動揺させながら歩く。よろめいたり,ジグザグ歩行になったりする。方向転換するのが非常に困難である	

要点	留意点・根拠
	なくなるため,バランスがとれずにふらついて倒れてしまう.一方,小脳失調のある患者の場合は,統合的な調整機能が障害されているために,開眼・閉眼に関わりなく立位保持は困難であり,動揺して倒れてしまうことが多い.身体の平衡機能を評価する目的でロンベルグ試験を行う時は,常に患者の転倒の危険性に留意し,いつでもすぐに支持できる位置・体勢で観察することが重要である.決して患者の安全面への配慮を怠ってはならない

● 参考文献
1) 村上美好監:写真でわかる看護のためのフィジカルアセスメント——生活者の視点から学ぶ身体診査法,インターメディカ,2010
2) Bickley, LS(福井次矢,井部俊子日本語版監):ベイツ診察法,メディカル・サイエンス・インターナショナル,2008
3) 高橋照子,芳賀佐和子編:実践フィジカル・アセスメント——看護者としての基礎技術 改訂第3版,金原出版,2008
4) 植木純,宮脇美保子編:ポケット版 看護に生かすフィジカルアセスメント,照林社,2007
5) 日野原重明編:フィジカルアセスメント——ナースに必要な診断の知識と技術 第4版,医学書院,2006
6) 山内豊明:フィジカルアセスメントガイドブック——目と手と耳でここまでわかる 第2版,医学書院,2011
7) 藤崎郁:フィジカルアセスメント完全ガイド 第2版,学研メディカル秀潤社,2012

第2部／機能障害からみたフィジカルアセスメント

4 検査

髙橋甲枝

- 運動機能において重要な検査項目は，①しなやかな動きを可能にする関節の動き，②身体を支えるための筋肉と骨に関するもので，主として運動に際して必要となる身体の構造を確認するための四肢周囲長，上肢長と下肢長，徒手筋力検査法，関節可動域測定である．

A. 四肢周囲長の測定

- 周囲長は，筋肉の萎縮や腫脹を数値として把握することができる．周囲長を測定することで，廃用性筋萎縮のように長期間の不動のために筋線維が萎縮している場合，炎症性反応や深部静脈血栓症などの徴候の把握ができ，治療経過の確認ができる．

ポイント

〈測定方法〉
- 両側を測定し，左右差の有無で評価を行う．
- 経時的に測定が必要な場合は，同じ部位で測定を行う．そのために測定部位に印を付けることもある．
① **上腕周囲長**：利き腕と反対側の上腕二頭筋筋腹の中央，または肩峰端と尺骨肘頭の中間点で測定を行う．あるいは，肘頭から何 cm と決めて測定を行う．
② **前腕周囲長**：前腕の周囲径が最大となるところで測定を行う．
③ **大腿周囲長**：膝蓋骨上端から 10 cm の位置で測定を行う．小児では 5 cm の位置で測定する．
④ **下腿周囲長**：下腿の周囲径が最大となるところで測定を行う．

〈上腕周囲長の測定〉

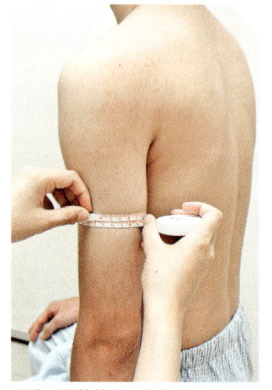

上腕二頭筋筋腹の中央，または肩峰端と尺骨肘頭の中間点で測定する

〈大腿周囲長の測定〉

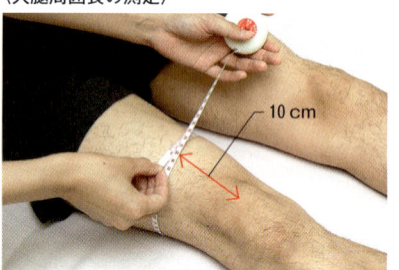

膝蓋骨上端から 10 cm の位置で測定する．膝を伸展位にすると大腿四頭筋が収縮するので膝蓋骨が触れやすくなる

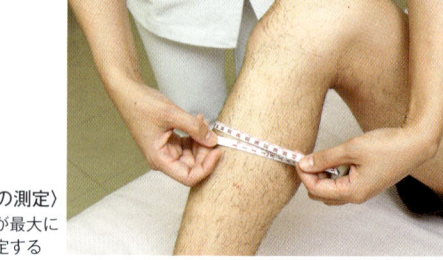

〈下腿周囲長の測定〉
下腿の周囲径が最大になる位置で測定する

B. 上肢長・下肢長の測定

- 「動く」ためには，下肢で体幹を支える必要がある．下肢の長さが異なると跛行(はこう)(異常歩行の一種．一方の下肢を引きずるように歩く)の原因となり，移動機能に影響を与える．
- 上肢長・下肢長の測定は，変形性疾患での脚長の確認，跛行の原因追究，手術成果を評価するための手術前後での確認などのために実施し，移動機能の評価として用いる．また，上肢の機能の評価のためにも上肢長の測定を行う．

ポイント

〈測定方法〉
- 両側を測定し，左右差の有無で評価する．
① **下肢長**：上前腸骨棘から足関節内果までの距離を測定する．
② **上肢長**：肩峰外側端から橈骨茎状突起(橈骨の遠位端)までの距離を測定する．

〈下肢長の測定〉

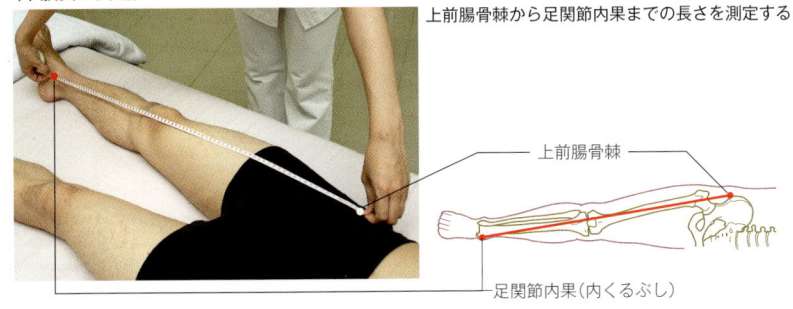

上前腸骨棘から足関節内果までの長さを測定する

上前腸骨棘

足関節内果(内くるぶし)

〈上肢長の測定〉

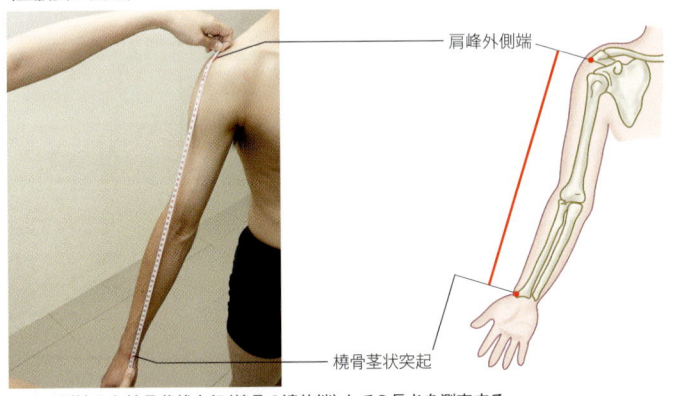

肩峰外側端

橈骨茎状突起

肩峰外側端から橈骨茎状突起(橈骨の遠位端)までの長さを測定する

7 運動機能

C. 徒手筋力検査法

- 徒手筋力検査法（manual muscle testing；MMT）は，「筋収縮が認められない」から「強い抵抗を加えても，なお重力に打ち勝って完全に動かせる」までを6段階で評価され，各関節の筋または筋群の筋力を量的に測定する方法である（表7-4）．
- MMTにより患者の筋力の把握やリハビリテーションの効果を経時的に評価することができる．

ポイント

〈測定方法〉
- 患者に動かしてもらう方向と逆方向に看護師が力をかける．
- 必ず両側を測定し，筋力を観察する．そのため看護師が抵抗する力は，左右同等になるようにする．

〈上腕二頭筋の場合〉
① 患者に手のひらを上に向けた状態で両腕を挙げ，屈曲してもらう．この運動ができれば，MMT 3以上である（図7-2 a,b）．図7-2 aの状態から腕が下がるようであれば，MMT 2以下である．
② 患者に肘を屈曲した状態で力を入れてもらい，看護師は前腕を引っ張り，抵抗を加える．少し引っ張ると動く場合はMMT 4（図7-2 c），動かない場合はMMT 5である．
③ ①で屈曲ができない場合は，図7-2 dのように机の上に手を置いて水平移動ができればMMT 2である．筋の収縮だけがある場合はMMT 1，筋の収縮もない場合はMMT 0とする（表7-4）．

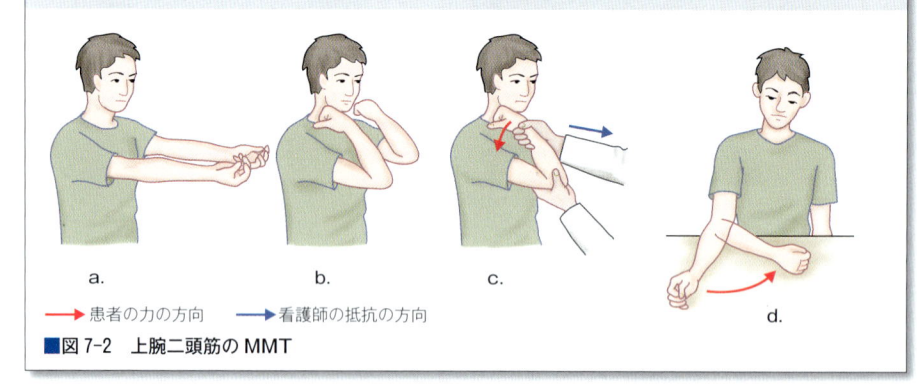

→ 患者の力の方向　→ 看護師の抵抗の方向

■図7-2　上腕二頭筋のMMT

■表7-4　MMTの基準

等級	正常に対する割合	分類	内容
5	100%	nomal；N	強い抵抗を加えても，なお重力に打ち勝って完全に動かせる
4	75%	good；G	軽い抵抗を加えても，なお重力に打ち勝って完全に動かせる
3	50%	fair；F	抵抗を加えなければ，重力に打ち勝って完全に動かせる
2	25%	poor；P	重力を除くと，関節運動ができる
1	10%	trace；T	筋収縮は認められるが，関節運動はない
0	0%	zero；Z	筋収縮が認められない

D. 関節可動域測定

●関節可動域(range of motion；ROM)測定は，冠状面，矢状面，水平面上で動く関節の可動域について，関節角度計を用いて角度で表現するものである．測定の値は，関節可動の程度や治療訓練の評価に用いる．

ポイント

〈測定方法〉
- 基本軸および移動軸の指標となる骨指標を探せることが大切である．
- 基本肢位：静止直立した姿勢(気をつけの姿勢)の各関節の肢位を0度とする．前腕を回外し手掌を前方に向けた解剖学的基本肢位とは異なる．基本軸を0度として動作後の角度(移動軸)について測定を行う．それぞれの関節での starting position は表7-5～8を参照．
- 身体の固定を確実に行うことで測定値の誤差を少なくすることができる．
- 測定は両側で行い，健側上下肢の関節可動域と比較，あるいは関節可動域の参考可動域角度(表7-5～8)と比較して評価を行う．

〈股関節の屈曲の場合〉
① 下肢を伸展する．
② 自動運動あるいは他動運動で股関節を最大限屈曲させる．この時，膝関節は屈曲位とし，ハムストリング筋の緊張による運動制限を防ぐ．また，患者が十分に屈曲しようとして骨盤が浮き，実際よりも屈曲しているように測定されてしまうことがある．それを防ぐために，看護師は骨盤と脊柱の固定を十分に行う．
③ 関節角度計(図7-3)の軸心を大腿骨の大転子に合わせ，関節角度計の固定軸を基本軸(体幹と平行になる線)に合わせる．
④ 大腿骨(大転子と大腿骨外顆の中心を結ぶ線)を移動軸として，関節角度計の移動軸を合わせて，角度の測定を行う．

〈測定結果の記載方法〉
- 測定時の運動の種類：自動運動か，他動運動か．
- 運動の方向：伸展，屈曲など．
- 体位：どのような体位で測定したのか．
- 測定値：5度単位で記録する．例えば103度であれば，切り捨て，100度と記載する．膝関節伸展の場合は，参考可動域角度0度である．しかし，何らかの原因で伸展位ができず15度屈曲している場合は，－15度と表記する．
- 測定時の痛みなどの症状を記載する．

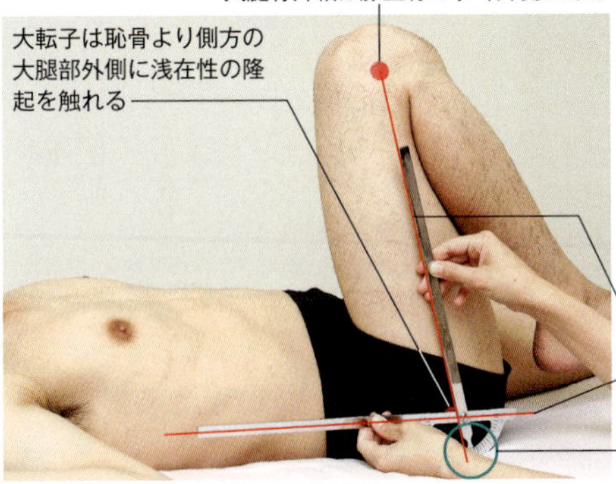

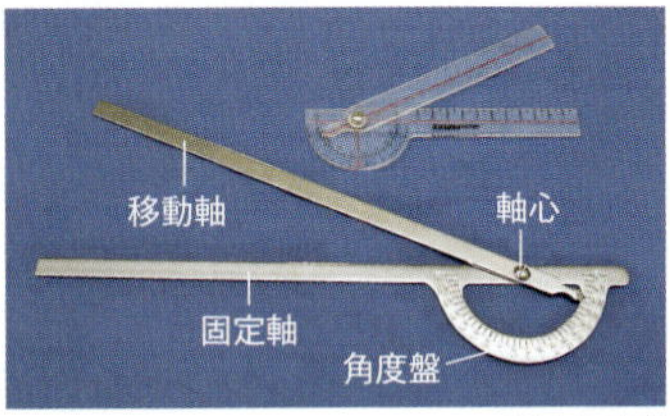

■図7-3　股関節屈曲の可動域測定

■表7-5 ROM（上肢の基準）

関節名	運動方向	参考可動域角度	基本軸	移動軸	測定部位および注意点	参考図
肩甲帯	屈曲	20	両側の肩峰を結ぶ線	頭頂と肩峰を結ぶ線		
	伸展	20				
	挙上	20	両側の肩峰を結ぶ線	肩峰と胸骨上縁を結ぶ線	背面から測定する	
	引き下げ（下制）	10				
肩（肩甲帯の動きを含む）	屈曲（前方挙上）	180	肩峰を通る床への垂直線（立位または座位）	上腕骨	前腕は中間位とする 体幹が動かないように固定する 脊柱が前後屈しないように注意する	
	伸展（後方挙上）	50				
	外転（側方挙上）	180	肩峰を通る床への垂直線（立位または座位）	上腕骨	体幹の側屈が起こらないように90°以上になったら前腕を回外することを原則とする	
	内転	0				
	外旋	60	肘を通る前額面への垂直線	尺骨	上腕を体幹に接して、肘関節を前方90°に屈曲した肢位で行う 前腕は中間位とする	
	内旋	80				
	水平屈曲	135	肩峰を通る矢状面への垂直線	上腕骨	肩関節を90°外転位とする	
	水平伸展	30				
肘	屈曲	145	上腕骨	橈骨	前腕は回外位とする	
	伸展	5				
前腕	回内	90	上腕骨	手指を伸展した手掌面	肩の回旋が入らないように肘を90°に屈曲する	
	回外	90				

〔表7-5 ROM（上肢の基準）つづき〕

関節名	運動方向	参考可動域角度	基本軸	移動軸	測定部位および注意点	参考図
手	屈曲（掌屈）	90	橈骨	第2中手骨	前腕は中間位とする	
	伸展（背屈）	70				
	橈屈	25	前腕の中央線	第3中手骨	前腕を回内位で行う	
	尺屈	55				

関節可動域表示ならびに測定法（平成7年2月改訂，日本整形外科学会，日本リハビリテーション医学会）より

■表7-6　ROM（手指の基準）

関節名	運動方向	参考可動域角度	基本軸	移動軸	測定部位および注意点	参考図
母指	橈側外転	60	示指（橈骨の延長上）	母指	運動は手掌面とする以下の手指の運動は，原則として手指の背側に角度計を当てる	
	尺側内転	0				
	掌側外転	90			運動は手掌面に直角な面とする	
	掌側内転	0				
	屈曲（MCP）	60	第1中手骨	第1基節骨		
	伸展（MCP）	10				
	屈曲（IP）	80	第1基節骨	第1末節骨		
	伸展（IP）	10				
指	屈曲（MCP）	90	第2～5中手骨	第2～5基節骨		
	伸展（MCP）	45				
	屈曲（PIP）	100	第2～5基節骨	第2～5中節骨		
	伸展（PIP）	0				
	屈曲（DIP）	80	第2～5中節骨	第2～5末節骨	DIPは10°の過伸展をとりうる	
	伸展（DIP）	0				

7 運動機能

315

[表7-6 ROM（手指の基準）つづき]

関節名	運動方向	参考可動域角度	基本軸	移動軸	測定部位および注意点	参考図
指つづき	外転		第3中手骨延長線	第2, 4, 5指軸	中指の運動は橈側外転, 尺側外転とする	
	内転					

関節可動域表示ならびに測定法（平成7年2月改訂, 日本整形外科学会, 日本リハビリテーション医学会）より

■表7-7 ROM（下肢の基準）

関節名	運動方向	参考可動域角度	基本軸	移動軸	測定部位および注意点	参考図
股	屈曲	125	体幹と平行な線	大腿骨（大転子と大腿骨外顆の中心を結ぶ線）	骨盤と脊柱を十分に固定する 屈曲は背臥位, 膝屈曲位で行う 伸展は腹臥位, 膝伸展位で行う	
	伸展	15				
	外転	45	両側の上前腸骨棘を結ぶ線への垂直線	大腿中央線（上前腸骨棘より膝蓋骨中心を結ぶ線）	背臥位で骨盤を固定する 下肢は外旋しないようにする 内転の場合は, 反対側の下肢を屈曲挙上して, その下を通して内転させる	
	内転	20				
	外旋	45	膝蓋骨より下ろした垂直線	下腿中央線（膝蓋骨中心より足関節内外果中央を結ぶ線）	背臥位で, 股関節と膝関節を90°屈曲位にして行う 骨盤の代償を少なくする	
	内旋	45				
膝	屈曲	130	大腿骨	腓骨（腓骨頭と外果を結ぶ線）	屈曲は股関節を屈曲位で行う	
	伸展	0				
足	屈曲（底屈）	45	腓骨への垂直線	第5中足骨	膝関節を屈曲位で行う	
	伸展（背屈）	20				
足部	外返し	20	下腿軸への垂直線	足底面	膝関節を屈曲位で行う	
	内返し	30				

〔表7-7 ROM（下肢の基準）つづき〕

関節名	運動方向	参考可動域角度	基本軸	移動軸	測定部位および注意点	参考図
足部つづき	外転	10	第1，第2中足骨の間の中央線	同左	足底で足の外縁または内縁で行うこともある	
	内転	20				
母指（趾）	屈曲(MTP)	35	第1中足骨	第1基節骨		
	伸展(MTP)	60				
	屈曲(IP)	60	第1基節骨	第1末節骨		
	伸展(IP)	0				
足指	屈曲(MTP)	35	第2〜5中足骨	第2〜5基節骨		
	伸展(MTP)	40				
	屈曲(PIP)	35	第2〜5基節骨	第2〜5中節骨		
	伸展(PIP)	0				
	屈曲(DIP)	50	第2〜5中節骨	第2〜5末節骨		
	伸展(DIP)	0				

関節可動域表示ならびに測定法（平成7年2月改訂，日本整形外科学会，日本リハビリテーション医学会）より

■表7-8 ROM（体幹の基準）

関節名	運動方向	参考可動域角度	基本軸	移動軸	測定部位および注意点	参考図
頸部	屈曲（前屈）	60	肩峰を通る床への垂直線	外耳孔と頭頂を結ぶ線	頭部体幹の側面で行う 原則として腰かけ座位とする	
	伸展（後屈）	50				
	回旋（捻転）左回旋	60	両側の肩峰を結ぶ線への垂直線	鼻梁と後頭結節を結ぶ線	腰かけ座位で行う	
	右回旋	60				

第 2 部／機能障害からみたフィジカルアセスメント

〔表 7-8 ROM（体幹の基準）つづき〕

関節名	運動方向		参考可動域角度	基本軸	移動軸	測定部位および注意点	参考図
頸部つづき	側屈	左側屈	50	第 7 頸椎棘突起と第 1 仙椎の棘突起を結ぶ線	頭頂と第 7 頸椎棘突起を結ぶ線	体幹の背面で行う腰かけ座位とする	
		右側屈	50				
胸腰部	屈曲（前屈）		45	仙骨後面	第 1 胸椎棘突起と第 5 腰椎棘突起を結ぶ線	体幹側面より行う立位，腰かけ座位または側臥位で行う 股関節の運動が入らないように行う	
	伸展（後屈）		30				
	回旋	左回旋	40	両側の後上腸骨棘を結ぶ線	両側の肩峰を結ぶ線	座位で骨盤を固定して行う	
		右回旋	40				
	側屈	左側屈	50	ヤコビー線の中点に立てた垂直線	第 1 胸椎棘突起と第 5 腰椎棘突起を結ぶ線	体幹の背面で行う腰かけ座位または立位で行う	
		右側屈	50				

関節可動域表示ならびに測定法（平成 7 年 2 月改訂，日本整形外科学会，日本リハビリテーション医学会）より

5 アセスメントシート

小田日出子

1）運動機能の概観

項目	観察結果		
1. 全身の外観	身長　□標準　□高い　□低い 体重　□標準　□やせ　□肥満 体格　□標準　□大きい　□小さい		
	姿勢	脊柱の彎曲　□所見なし　□所見あり（　　　　　　） 脊柱の側彎　□なし　□あり 脊柱の奇形　□なし　□あり（　　　　　　　　　） 四肢の左右対称性 　　　　　　□所見なし　□所見あり（　　　　　） 肩・腸骨・膝の位置のバランス，左右対称性 　　　　　　□所見なし　□所見あり（　　　　　） 下肢の形態　□所見なし　□所見あり（　　　　　）	
2. 骨折, 捻挫, 脱臼, 打撲	骨折　□なし　□あり　部位（　　　　　　　　　　　） 捻挫　□なし　□あり　部位（　　　　　　　　　　　） 脱臼　□なし　□あり　部位（　　　　　　　　　　　） 打撲　□なし　□あり　部位（　　　　　　　　　　　）		
3. 出血	□なし　□あり　部位（　　　　　　　　　　　　　　）		
4. 主要な症状	疼痛　　　　　　□なし　□あり　部位（　　　　　　） 変形　　　　　　□なし　□あり　部位（　　　　　　） 四肢の欠損　　　□なし　□あり　部位（　　　　　　） 関節拘縮　　　　□なし　□あり　部位（　　　　　　） 神経麻痺　　　　□なし　□あり　部位（　　　　　　） 異常歩行（跛行）□なし　□あり（　　　　　　　　　）		
5. 運動機能の障害	上肢・上肢帯　□なし　□あり　部位（　　　　　　　） 体幹　　　　　□なし　□あり　部位（　　　　　　　） 下肢・下肢帯　□なし　□あり　部位（　　　　　　　）		
6. 日常生活動作（ADL）への影響	上肢の動作	起き上がり動作　　□できる　□できない 衣服の着脱　　　　□できる　□できない 紐を結ぶ　　　　　□できる　□できない ボタンの留めはずし□できる　□できない 文字を書く　　　　□できる　□できない	
	下肢の動作	立ち上がり動作　　　　　　　□できる　□できない 臥位→座位→立位間の体位変換 　　　　　　　　　　　　　　□できる　□できない 立位の保持　　　　　　　　　□できる　□できない 歩行　　　　　　　　　　　　□できる　□できない	
7. 関節の可動性	関節の動かしにくさ　□なし　□あり		

8. 筋力	筋力低下	□なし	□あり			
9. 日常生活動作 （ADL）の確認	食事動作 排泄動作 入浴動作 更衣動作 整容動作 補助具の使用	□できる □できる □できる □できる □できる □なし	□できない □できない □できない □できない □できない □あり （使用する道具：			）

2）インタビュー：主観的情報

項目	観察結果
1. 主訴（自覚症状）	疼痛　　関節痛　　□なし　　□あり 　　　　筋肉痛　　□なし　　□あり 　　いつ頃からか（　　　　　　　　　　　　　　　　　　　　　　　　　　　） 　　痛む時間帯　　□早朝　　□午前　　□午後　　□夜間 　　　　　　　　　　　　　　　　　　　　　　　　　　□その他（　　　　） 　　痛みの部位（　　　　　　　　　　　　　　　　　　　　　　　　　　　） 　　痛みの程度（　　　　　　　　　　　　　　　　　　　　　　　　　　　） 　　痛みの持続時間（　　　　　　　　　　　　　　　　　　　　　　　　　） 　　痛みの性質　□ジンジン　　□ヒリヒリ　　□ズキズキ　□その他（　　） 　　痛みを感じる動作　　□なし　　□あり（具体的動作：　　　　　　　　） 　　天候との関連性　　　□なし　　□あり（具体的内容：　　　　　　　　） 　　痛みの左右対称性　　□なし　　□あり 　炎症症状　　　　　　　□なし　　□あり 　　　　　　　　　　　　　　　　（□発赤　　□腫脹　　□圧痛　　□熱感） 　その他の自覚症状（　　　　　　　　　　　　　　　　　　　　　　　　　）
2. 関節の可動性	関節の動かしにくさ　　□なし　　□あり 　　動かしにくい関節部位（　　　　　　　　　　　　　　　　　　　　　　） 　　動かしにくさの程度　□軽度　　□中等度　　□強度 　　動かしにくい時間帯　□早朝　　□午前　　□午後　　□夜間 　　　　　　　　　　　　　　　　　　　　　　　　　□その他（　　　　） 　　天候との関連性　　　□なし　　□あり（具体的内容：　　　　　　　　）
3. 筋力	筋力低下　□なし　□あり 　　力が入りにくい部位（　　　　　　　　　　　　　　　　　　　　　　　） 　　力の入りにくさの程度（　　　　　　　　　　　　　　　　　　　　　　）
4. 関節運動時の音	□なし　　□あり（具体的内容：　　　　　　　　　　　　　　　　　　　）
5. 日常生活動作 （ADL）への影響	食事動作への影響　　□なし　　□あり（具体的内容：　　　　　　　　　　） 排泄動作への影響　　□なし　　□あり（具体的内容：　　　　　　　　　　） 更衣動作への影響　　□なし　　□あり（具体的内容：　　　　　　　　　　） 整容動作への影響　　□なし　　□あり（具体的内容：　　　　　　　　　　） 保清動作への影響　　□なし　　□あり（具体的内容：　　　　　　　　　　） 移動/歩行への影響　 □なし　　□あり（具体的内容：　　　　　　　　　　） 階段昇降への影響　　□なし　　□あり（具体的内容：　　　　　　　　　　） 補助具の使用　　　　□なし　　□あり（使用する道具：　　　　　　　　　） 日常生活で困難と感じている動作　□なし　□あり（具体的動作：　　　　　）

● 5. アセスメントシート

6. 既往歴	整形外科疾患	□なし	□あり(具体的疾患名:)
	自己免疫疾患	□なし	□あり(具体的疾患名:)
	神経・筋疾患	□なし	□あり(具体的疾患名:)
	その他の疾患	□なし	□あり(具体的疾患名:)

3) フィジカルイグザミネーション(視診・触診・可動性の確認)のチェックポイント

項目	細目	観察結果
全身の外観	姿勢	脊柱の彎曲　　□所見なし　□所見あり( )
		脊柱の側彎　　□なし　　　□あり
		脊柱の奇形　　□なし　　　□あり( )
		四肢の左右対称性
		□所見なし　□所見あり( )
		肩・腸骨・膝の位置のバランス，左右対称性
		□所見なし　□所見あり( )
		下肢の形態　　□所見なし　□所見あり( )
歩行・歩容	歩行の状態	立ち上がり動作　□できる　□できない
		歩行動作(身体運動の左右対称性)
		□所見なし　□所見あり( )
		腕のふり　　　□ふつう　　□減少　　□過剰
		歩行の速さ・歩調　□所見なし　□所見あり( )
		歩幅　　　　　□所見なし　□所見あり( )
		膝の曲がり　　□所見なし　□所見あり( )
		歩行の自然さ・バランスのよさ
		□所見なし　□所見あり( )
		直線歩行　　　□できる　　□できない
		方向転換　　　□できる　　□できない
		継ぎ足歩行　　□できる　　□できない
		つま先立ち歩行　□できる　□できない
		かかと歩行　　□できる　　□できない
	歩容	杖使用　　　　□なし　　　□あり
		異常歩行(跛行)　□なし　　□あり
		具体的所見( )
骨・関節・筋の形状の変化	骨・関節・周囲組織の形状	骨・関節の左右対称性
		□所見なし　□所見あり( )
		骨の変形　　□なし　□あり( )
		関節の変形　□なし　□あり( )
		関節の拘縮　□なし　□あり( )
		皮下結節　　□なし　□あり( )
		皮膚の変化　□なし　□あり( )
		関節摩擦音　□なし　□あり( )
		炎症症状　　□なし　□あり
		具体的所見(□腫脹　□圧痛　□熱感　□その他)
		関節液貯留　□なし　□あり( )
運動機能の障害	上肢・上肢帯	□なし　　　　□あり　部位( )
	体幹	□なし　　　　□あり　部位( )
	下肢・下肢帯	□なし　　　　□あり　部位( )

7 運動機能

日常生活動作 (ADL)の確認	上肢の動作	起き上がり動作 衣服の着脱 紐を結ぶ ボタンの留めはずし 文字を書く	□できる □できる □できる □できる □できる	□できない □できない □できない □できない □できない	
	下肢の動作	立ち上がり動作 臥位→座位→立位間の体位変換 立位の保持 歩行 階段昇降	□できる □できる □できる □できる □できる	□できない □できない □できない □できない □できない	
可動性の確認	体幹	頸部	屈曲(前屈)・伸展(後屈) 右回旋・左回旋 右側屈・左側屈	□できる □できる □できる	□できない(　　　　　　) □できない(　　　　　　) □できない(　　　　　　)
		胸腰部	屈曲(前屈)・伸展(後屈) 右回旋・左回旋 右側屈・左側屈	□できる □できる □できる	□できない(　　　　　　) □できない(　　　　　　) □できない(　　　　　　)
	上肢	肩甲帯	屈曲・伸展 挙上・引き下げ	□できる □できる	□できない(　　　　　　) □できない(　　　　　　)
		肩関節	屈曲・伸展 外転・内転 外旋・内旋 水平屈曲・水平伸展	□できる □できる □できる □できる	□できない(　　　　　　) □できない(　　　　　　) □できない(　　　　　　) □できない(　　　　　　)
		肘関節	屈曲・伸展	□できる	□できない(　　　　　　)
		前腕	回内・回外	□できる	□できない(　　　　　　)
		手関節	屈曲(掌屈)・伸展(背屈) 橈屈・尺屈	□できる □できる	□できない(　　　　　　) □できない(　　　　　　)
		母指	橈側外転・尺側内転 掌側外転・掌側内転 中手指節関節の屈曲・伸展 指節間関節の屈曲・伸展 	□できる □できる □できる □できる	□できない(　　　　　　) □できない(　　　　　　) □できない(　　　　　　) □できない(　　　　　　)
		母指以外の指	中手指節関節の屈曲・伸展 近位指節間関節の屈曲・伸展 	□できる □できる	□できない(　　　　　　) □できない(　　　　　　)

● 5. アセスメントシート

可動性の確認つづき	上肢	母指以外の指	遠位指節間関節の屈曲・伸展	□できる	□できない（　　　　　　）
	下肢	股関節	屈曲・伸展 外転・内転 外旋・内旋	□できる □できる □できる	□できない（　　　　　　） □できない（　　　　　　） □できない（　　　　　　）
		膝関節	屈曲・伸展	□できる	□できない（　　　　　　）
		足関節	屈曲(底屈)・伸展(背屈)	□できる	□できない（　　　　　　）
筋力の査定	全身の筋力		姿勢の保持 筋の緊張・張り 筋萎縮・筋量低下 筋力の左右差	□できる □なし □なし □なし	□できない □あり □あり（　　　　　　） □あり（　　　　　　）
	上肢の筋力		バレー徴候 握力 手指の外転 手首の屈曲 肘関節の屈曲・伸展 肩関節の屈曲・伸展	□なし □なし □できる □できる □できる □できる	□あり □あり □できない □できない □できない □できない
	下肢の筋力		バレー徴候 股関節の屈曲 股関節の外転・内転 膝関節の屈曲・伸展 足関節の背屈・底屈	□なし □できる □できる □できる □できる	□あり □できない □できない □できない □できない

4）四肢の計測，関節可動域測定〈測定値の記録〉

四肢の計測

項目	具体的項目	左	右
四肢長	上肢長		
	下肢長		
四肢周囲長	上腕周囲長		
	前腕周囲長		
	大腿周囲長		
	下腿周囲長		

関節可動域測定

部位	運動方向	左	右	部位	運動方向	左	右
頸部	屈曲（前屈）			股関節	屈曲		
	伸展（後屈）				伸展		

7 運動機能

頸部つづき	側屈			股関節つづき	外転		
	回旋				内転		
肩	屈曲			膝関節	屈曲		
	伸展				伸展		
	外転			足関節	屈曲（背屈）		
	内転				伸展（底屈）		
肘・前腕	屈曲						
	伸展						
	回内						
	回外						

第8章

運動調節機能

動きを調節する

受容器を介して受容した情報を中枢神経系で処理・統合し，そこから組み立てられた運動プログラムを運動ニューロンを介して骨格筋群に伝達することで運動が行われる．

1 フィジカルアセスメントの焦点と運動調節機能の概観

藤野智子

A. フィジカルアセスメントの焦点

- 身体運動を行う際には,「入力(受容器)⇒情報の処理・統合(中枢神経)⇒出力(効果器)」という一連のプロセスがある.受容器からの情報を適切に処理し,そこから組み立てられた運動プログラムを運動ニューロンを介して骨格筋群に伝達することで,私たちは目的にかなった運動をすることができる.
- 運動調節機能のフィジカルアセスメントでは,①中枢神経での運動の制御とプログラムの構築,②運動ニューロンによる運動指令の伝導と伝達,という大きく分けて2つの観点がある.さらに,①では運動麻痺,運動調節機能の障害が,②では運動ニューロンの障害,中枢神経脱髄(伝導の障害),末梢神経の障害,神経筋接合部の障害が対象となる.これらの観点からデータを収集し,正確にアセスメントすることで,患者の生命を脅かし,安全で快適な生活を阻害している問題を明らかにしていく.

B. 運動調節機能の概観(全身の観察)

- インタビューに先立ち,緊急に対処する必要性があるかないか,運動調節機能に関連する徴候の出現がないか,全身を概観する.
- 運動調節機能の概観では,運動調節機能障害で全身に出現する症状と神経系全般について観察する.
- 意識レベルなどの大脳の機能と呼吸・循環機能は密接な関係があり,心肺機能の低下は大脳機能にも影響を及ぼすため,呼吸や循環動態を確認することも重要である.

項目	留意点・根拠,特に見逃してはならない緊急サインとその対応
1 一般状態 ❶意識レベル	❶意識は脳幹網様体で調整されており,脳神経系に異常が発生している場合,意識レベルの低下が生じやすい.意識レベルの異常は,緊急事態を考えなければならない. **見逃してはならないサイン▶** 意識障害 **想定される疾患▶** 脳血管疾患(脳出血,脳血栓,くも膜下出血など),感染性疾患(脳炎,髄膜炎など),頭部外傷,脳腫瘍,循環器疾患,代謝障害,低酸素症など **緊急時対応▶** 舌根沈下や呼吸中枢障害による呼吸停止の可能性があり,エアウェイや気管挿管により気道管理を行う.早急に原因検索を行い,根本的治療が速やかに始められるように準備する.また自力で身体の安全保持ができないため,ベッドからの転落などがないようベッド柵などを使用する.
❷バイタルサイン	❷急性の脳神経疾患では,交感神経の影響により血圧が非常に高値になっていることが多い.一方,脳ヘルニアを起こしている場合は,脈圧の差が拡大している.脳ヘルニアは不可逆性で生命維持に大きな影響があるため,緊急対処を要する.
❸顔色や爪床色	❸顔色や爪床色は心肺機能を反映する.心肺機能の低下は脳の低酸素症を招く可能性が高いため留意する.
❹頭痛や悪心・嘔吐などの頭蓋内圧亢進症状	❹頭蓋内で血腫や腫瘍などが存在することで,頭蓋内圧亢進症状が出現する.脳ヘルニアに移行し生命の危険をもたらす可能性が高いため,頭蓋内圧亢進症状がある場合は,緊急対処を要する.

● 1. フィジカルアセスメントの焦点と運動調節機能の概観

項目	留意点・根拠，特に見逃してはならない緊急サインとその対応
	見逃してはならないサイン▶ 頭蓋内圧亢進症状 **想定される疾患▶** 脳内出血，脳浮腫，広範囲脳梗塞など **緊急時対応▶** 占拠物の除去が治療として優先される．呼吸状態の悪化や吐物誤嚥などの可能性があるため，エアウェイや気管挿管により気道管理を行う．血圧は上昇していることが多いが，疾患によって血圧コントロール値が異なるため，むやみに降圧は行わない．
2 運動の抑制とプログラム ❶運動麻痺 ❷不随意運動 ❸協調運動障害	❶運動麻痺は，程度・分布の違い，筋緊張状態，障害部位などによって分類される．明らかに四肢の動きがない状態が運動麻痺ではなく，口角や眼瞼の下垂や構語（構音）障害なども含まれる． ❷大脳基底核を中心とした錐体外路の障害により，意思とは関係なく異常な筋収縮が発生する．律動性（規則的）に出現する振戦や非律動性に出現するジスキネジアやチック，両方が出現するミオクローヌスなどがある．いずれも緊急度は低いが，症状出現による呼吸困難などバイタルサインに影響を与えるような事態が発生している場合は緊急度が上がる． ❸小脳，錐体路，錐体外路などが関連する協調運動の一部が障害され円滑な運動ができなくなった状態により出現する．協調運動障害とは，運動失調，共同運動障害，筋トーヌス低下，振戦などの徴候が含まれる．急性の脳神経疾患より，慢性の脳神経疾患に発症することが多い． ❷❸ともに出現部位（全身性か限局性か），律動性か否か，持続時間（持続的か間欠的か），大きさ，強さ，速さ，誘発因子の有無などを観察するが，以前から発生していた症状の増強についても観察する．
3 運動指令の伝導と伝達 ❶運動ニューロンの障害 ❷中枢神経脱髄 ❸末梢神経の障害 ❹神経筋接合部の障害	❶運動ニューロン障害は，上位と下位に分けられるが，神経変性疾患ではおおむね上下とも障害されていることが多い．また上位ニューロンに障害がある場合，病的反射がみられる． ❷脱髄は，炎症などによって髄鞘（しょう）が破壊された状態で，軸索での伝導速度の遅延が発生する． ❸末梢神経障害では，筋緊張低下や麻痺が発生し，感覚神経の障害では異常感覚や感覚喪失が発生する． ❹神経筋接合部の障害は，遺伝や自己免疫疾患のほか，薬剤性にも発症する．筋自体の異常と接合部の異常の2つに分けられ，筋萎縮や筋力低下，腱反射低下などを引き起こす．進行性疾患が多く緊急度は低いが，有機リン化合物を含む殺虫剤や神経ガスなどによる発症の場合は，全身管理を含めた緊急対応が必要となる．

8 運動調節機能

2 インタビュー

藤野智子

- インタビューでは，主訴や現病歴の順に確認していく．しかし，意識障害や構語障害などにより本人が説明できない場合もあるため，家族などへのインタビューを行う場合もある．
- 本人にインタビューが可能な場合，主訴に付随して起こり得る徴候が出現していないかについても確認する．現病歴では，主訴や徴候に変化があったのかなどの経過を捉えるとともに，増強因子や軽快因子に関しても確認する．
- 生活習慣因子（飲酒や喫煙，食物の嗜好など），生理的因子（加齢に伴う変化など），既往歴といった，運動調節機能に影響を及ぼす危険因子や現在の健康状態についても系統的に情報を得る．
- 加齢や基礎疾患に関連した動脈硬化の状況などを把握するためにも，年齢や既往歴，家族歴を把握することは重要である．
- 発生原因が明らかでない疾患も多いが，家族歴に関しては遺伝なども含まれるため慎重な対応と聴取を心がける．

質問項目	留意点・根拠，特に見逃してはならない緊急サインとその対応
1 主訴 ❶意識レベル	❶意識の状態や様子は様々であり，全く反応のない昏睡からぼんやりしている，返答がないといった意識混濁状態もある．グラスゴー・コーマ・スケール（GCS）やジャパン・コーマ・スケール（JCS）を使用し，客観的に意識レベルを評価する．
❷頭蓋内圧亢進症状	❷脳は一定の容積をもつ頭蓋骨によって保護され，脳実質，脳脊髄液，血液などを合わせた頭蓋内容の総容量が一定で頭蓋腔の容積と釣り合っているが，これらのいずれかが増大した場合，頭蓋内圧が亢進（上昇）する．脳腫瘍や脳自体の浮腫など脳内に生じた占拠物によっても同様に内圧は亢進する．頭蓋内圧亢進症状は，頭痛，悪心・嘔吐などで，これらの症状がある場合は頭蓋内の病変が考えられる．
❸運動麻痺	❸全く動きがない重度の運動麻痺から，動きにくい，力が入りにくいといった状況も含まれる．どのような症状か丁寧に聴取することで，異常の早期発見にもつながる．日常生活の中で，どのような動作がしづらいかといった身近な状況を質問すると，患者は返答しやすい．
❹感覚（知覚）障害	❹感覚障害にはしびれや知覚障害などがあり，かつ知覚鈍麻と異常知覚に分けられる．知覚は身体部分に一致して認知されるため，身体のどの部分にどのような知覚異常があるのかを聴取する．
❺精神症状	❺最近の人格変化の有無および様子について確認する．人格変化とは，易怒性や攻撃性，不機嫌，情緒不安定，無気力，抑うつ状態，固執性の妄想などの精神的な変化のほか，異常行動や不眠，易疲労感などの自覚症状を含む．大脳皮質の萎縮や大脳全体の萎縮によって，症状が出現あるいは悪化する．
❻認知障害	❻初期には，記銘力や判断力の低下，行動を計画することやそれを実行する能力の低下がみられる．高齢の場合は，年齢によるものや認知症と間違えやすいので注意が必要である．病期が進行すると，失外套(とう)症状や視空間認知能力低下を認める．失外套症状は口数が急激に減るまたは全く話さない，しかしアイコンタクトは可能という症状である．日頃の会話の状況から判断可能である．また視空間認知能力低下では，空間にある壁や柱を無視してしまうため，転倒や打撲などの外傷を引き起こすリスクが高い．

質問項目	留意点・根拠，特に見逃してはならない緊急サインとその対応
	このような状況がなかったか確認することも視空間認知を知るためには重要である．
2 現病歴 ❶発病から現在までの経過	❶現病歴を聴取することで，主訴や徴候，疾患の経過を捉えることができる．現病歴は5W1Hで，もれなく正確に確認することが重要である．
3 既往歴 ❶脳血管疾患の有無 ❷脳血管疾患以外の疾患の有無	❶過去に脳血管疾患をわずらっていたことがある場合は，血管の動脈硬化や高血圧などによって再度発症するリスクが高い．また神経機能障害や日常生活動作の制限などにも関係するため，丁寧に聴取する． ❷虚血性心疾患や糖尿病，腎機能障害がある場合，高度の動脈硬化が懸念される．
4 家族歴 ❶脳血管疾患	❶特に脳内出血や脳梗塞などの脳血管障害の既往を有する家族がいる場合，同様の疾患に罹患する可能性が高くなる．脳炎などの感染性疾患は家族性の関係は乏しい．
5 生活習慣因子 ❶食の嗜好 ❷喫煙 ❸飲酒	❶日頃から塩分の多い食事を好む場合は，高血圧になりやすい． ❷喫煙は動脈硬化の危険因子となる． ❸大量飲酒や日常的な飲酒歴は，肝機能低下から凝固機能の低下をきたしている場合がある．脳内出血の発症リスクや一度発生した脳内出血が増大するリスクが高い．
6 生理的因子 ❶年齢	❶年齢とともに，血管弾力性の低下，動脈硬化など脳血管障害のリスクが高まる．また下肢の筋力低下や視力低下などに伴い転倒しやすくなり，転倒によって頭蓋内出血を起こす可能性がある．
7 現在の健康状態 ❶日常生活動作 ❷服用している内服薬の有無 ❸記憶力など	❶軽度の麻痺やしびれは，日常生活動作に支障をきたすことで気づく場合がある．普段の日常生活動作について聴取することで焦点化できることがある． ❷内服薬を知ることによって，高血圧の既往を把握することができる． ❸慢性的に進行する脳神経疾患では，記憶力の低下や認知力の低下が発生することがある．加齢による記憶力の低下や認知症，精神疾患と混同されることもあるため，判別が必要となる．
8 生活歴 ❶現在の生活のしかた ❷仕事の内容としかた ❸睡眠と休息のパターン	❶慢性的に進行する脳神経疾患では，通常の日常生活が送れなくなったり，自己の保清や周囲の状況に注意を払えなくなることがある． ❷❸特定の職業に起因した脳神経疾患というよりは，仕事上のストレスや多忙によって発症する可能性がある．

第2部／機能障害からみたフィジカルアセスメント

3 フィジカルイグザミネーション／検査

田中克之

A. 概説

- 運動調節機能（動きを調節する機能）は，随意的な運動をうまく行うための，無意識な筋・骨格・感覚系臓器の微妙なコントロールによって成り立っていることを理解しておくことが重要である．そのためにまず患者と環境の準備を整えておくことは大切なポイントである．過度の緊張や不安によって容易に運動調節機能が無意識のうちに働き，正常を異常と判断してしまう可能性も生じるためである．
- フィジカルイグザミネーションの準備として，四肢と体幹の指標・基準線を設定して確認する．
- 座位，立位，臥位のいずれの体位，肢位においても，視診，触診，神経診察の順に実施する．
- 視診では，体位，姿勢，歩行状態と四肢の筋肉量と形に注意して観察する．その際には，必ず①年齢，性別，職業などの患者背景を考慮して，総合的に評価する，②左右対称に観察していく，③萎縮や肥大の範囲，部位，神経支配との関係を観察する，④不随意運動（部位，振幅や程度，パターン，速度や頻度，周期）を観察する．必要があれば四肢長や四肢周囲長を計測し記録する．
- 触診は，視診と同時に行い，正常な筋肉の抵抗感（例えば自分の筋肉の抵抗感）と比較して確認する．
- 視診・触診によって，運動麻痺を含めた運動調節機能障害が推察できる．
- 神経診察では，①筋緊張（トーヌス）の検査，②運動麻痺の検査，③協調運動の検査，④深部腱反射，表在反射，病的反射の検査を行う．
- 視診，触診，神経診察によって得られた情報による運動調節機能の評価では，その他の運動機能，感覚機能も含めて総合的に評価するように心がける．

B. 準備

手順 要点	留意点・根拠
1 患者と環境の準備を整える ①患者に説明する（❶） ②環境を整える（❷❸） ③患者に診察の準備をしてもらう（❹❺）	❶運動調節機能（動きを調節する機能）についてのフィジカルアセスメントの目的・方法について患者に説明する　根拠▶ 患者の同意を得て協力を得る ❷運動調節機能のフィジカルアセスメントには，運動機能，感覚機能が大きく影響するので，問診により事前に把握しておくことが大切である　根拠▶ 運動調節機能のフィジカルアセスメントにおける異常は，あくまで運動機能，感覚機能が正常である場合に評価できる ❸室温を適切な温度（24±2℃）に調整しておく　根拠▶ 不適切な室温によって筋緊張が増すと適切な評価ができなくなる ❹座位，立位，臥位で観察する ❺着衣のまま行う．筋萎縮などが明らかな場合，必要に応じて脱衣してもらうようにするとよい　根拠▶ 不必要な脱衣によって緊張が増すことで，正しく評価できなくなる可能性がある

● 3. フィジカルイグザミネーション／検査

要点	留意点・根拠
2 四肢・体幹の指標・基準線を確認しておく ①四肢長や周囲長の計測における指標を確認する（❶） 　指標：肩峰外側端，中指先端（もしくは橈骨茎状突起），上前腸骨棘，脛（けい）骨内果，大転子，脛骨外果，膝関節裂隙 　計測部位：下記(a)〜(f) 　(a)上肢長 　(b)下肢長 　(c)上腕周囲長 　(d)前腕周囲長 　(e)大腿周囲長 　(f)下腿周囲長 ②歩行・立位の指標を確認しておく（❷） 　指標：腸骨稜，脊椎棘突起 　縦軸：椎骨線（脊椎棘突起） 　横軸：ヤコビー線	❶必ず骨の隆起を基準点として測定する 　(a)上肢長は，肩峰〜中指先端間（もしくは橈骨茎状突起間）を計測する 　(b)下肢長は，上前腸骨棘〜脛骨内果間（棘果長）ないし大転子〜外果間（転子果長）を計測する 　(c)上腕周囲長は，利き腕と反対側の上腕で，肩峰端と尺骨肘頭の中間点で計測する 　(d)前腕周囲長も前腕の最大隆起部で周囲長を計測する．その際，肘頭からどれくらい下方であるかを同時に記録する 　(e)大腿周囲長は膝蓋骨上端から10 cmの距離で測定する 　(f)下腿周囲長は下腿の最大隆起部で周囲長を計測する．その際，膝関節裂隙からどれくらい下方であるかを同時に記録する ❷横軸：両腸骨稜先端を結ぶ線（ヤコビー線）は第4〜5腰椎棘突起を横切る L4：第4腰椎棘突起 L5：第5腰椎棘突起 ■図8-1　立位の指標
3 脊髄レベル，神経叢，末梢神経と筋支配を理解しておく（❶）	❶脊髄レベルと脊椎椎体レベルは，その高さにズレがあるので十分に理解しておく
4 運動調節機能には，年齢や性別，既往歴，社会的背景，生活環境などが大きく影響することを十分に考慮しておく（❶）	❶既往歴，現病歴，家族歴などの問診は非常に重要となる．特に問診において，以下のことは重要な手がかりとなる ・運動麻痺の発現の様式 ・経過の様式

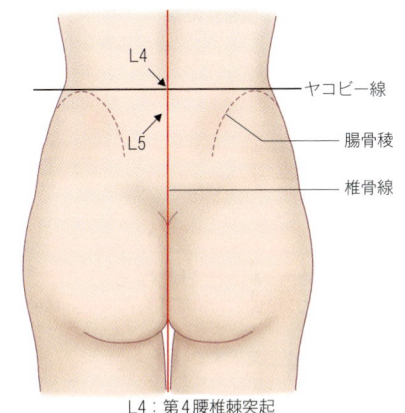

8 運動調節機能

C. 手技

1. 運動調節機能の視診・触診

目的▶ 運動を調節する機能を身体の外側から把握する．
①体位，姿勢，歩行状態
②四肢の筋肉量と形，計測
③運動麻痺の検査
④不随意運動の検査

チェック項目▶ 体位・姿勢・歩行の異常，四肢の筋肉量・形の異常，不随意運動の部位・性状
必要物品▶ メジャー

手順 要点	留意点・根拠
1 患者と環境の準備を整える（❶）(p.330 参照)	❶できるだけ自然な状態で診察できるように環境を整備する．緊張させることなく観察するよう心がける **根拠▶** 患者の健康状態や精神状態によって，運動調節機能は容易に影響を受ける
2 視診・触診の準備を整える ①筋・腱・骨だけでなく，皮膚の状態も十分に観察する（❶❷）	❶視診と触診は同時に行うようにする．診察する体位は座位，臥位，立位のいずれでもよいが，四肢ができるだけ左右対称になるようにする．正常な筋肉の状態は自分の筋肉で確かめておくとよい ❷有痛性の病変や皮膚の瘢痕組織などの有無も確認する **根拠▶** 有痛性病変や皮膚の瘢痕組織によって，運動に制限が生じることがある
3 体位，姿勢，歩行状態を観察する ①座位，立位，臥位において四肢の肢位，体幹の安静時の体位を確認する（❶） ②起立時の動きを確認する（❶） ・患者に立つように指示をして，その動作を観察する ③立位での姿勢を観察する ・開眼させたまま両足のつま先を合わせて「気をつけ」の姿勢をとってもらい動揺性の有無を観察する（❷） ・さらに同じ状態で眼を閉じてもらい，身体の動揺性の増加を観察する（ロンベルグ試験，p.307 および p.344）（❸） ④歩行時における運動の円滑さを確認する（❹❺❻）	❶必ず患者の安全性を確保しておく．「必ず支えますから心配しないでください」と声かけを行うことを忘れない．不意の転倒に注意しながら観察に集中する ❷つま先を合わせた「気をつけ」の姿勢が重要である **根拠▶** つま先を合わせることで床面との接地面積が少なくなるために，動揺性を検出しやすくなる ❸正常でも閉眼するとある程度の動揺性は認められる．閉眼により急に明らかなふらつきが増した時に陽性と判断すべきである．なお，小脳失調では，ロンベルグ試験は陰性である **根拠▶** 小脳失調では開眼時にもふらつきがあり，閉眼時にふらつきが増強してもその差が明らかでないことが多い ❹できれば廊下など数メートル歩けるところで検査を行う．その際には，①上肢の振りは左右で同じか，②姿勢はどうか，③下肢の動きは規則的か，④歩幅は左右同じか，⑤きちんと直線上

● 3. フィジカルイグザミネーション／検査

要点	留意点・根拠
	を歩いているか，などを確認する ⑤「一方のかかとを他方のつま先につけるように歩いてください」（継ぎ足歩行の場合）などと必ず具体的に説明して行う ⑥すでに直線上歩行ができない場合にはこの検査は必要ない 根拠▶ より負荷がかかる検査であり，すでに失調症など異常がはっきりしている場合，転倒などの危険が増えるだけである
4 四肢の筋肉の状態を観察する（❶） ①できるだけ左右対称になるような姿勢をとってもらい，特に四肢の筋肉の正常な膨らみ，異常な凹みや肥大，攣縮（れんしゅく），萎縮の有無を観察する（**2**の❶❷） ②萎縮や肥大が明らかでない場合（疑わしい場合），周囲長を必ず計測・記載する（p.331参照） ③筋萎縮や肥大の範囲について，四肢の近位か遠位か，限局的か全体的か，また神経支配に一致するかしないかなどを観察する	❶顔面，頸部，肩部，上肢，下肢の順に必ず左右を比べながら観察する ●筋萎縮や肥大があった場合には，必ず年齢や性別，職業，生活環境を考慮して総合的に評価すべきである．後述する神経診察と照らし合わせて評価する方が適切である
5 顔面・四肢の運動麻痺を確認する ①顔面の安静時の状態を左右で比較する（**2**の❶❷，**4**の❶） ②四肢の安静時の状態において，特徴的な肢位の有無を確認する（**1**の❶，**4**の❶）	
6 不随意運動の有無を観察により確認する ①四肢・体幹を含めた全身の注意深い観察を行う．安静時・運動時における不随意運動を確認する（❶❷❸❹） ②不随意運動があれば，その部位・性状（振幅や程度，パターン（規則性），速度や頻度あるいは周期など）を観察によって確認する（❶❷❸） ・不随意運動の部位を確認する ・不随意運動の振幅や程度を確認する ・不随意運動のパターンを確認する ・不随意運動の速度や頻度・周期を確認する	❶指を開き上肢を伸ばした状態で眼を閉じてもらうと，振戦が観察しやすくなる．細かな見えにくい振戦は，手の上に紙を置くことで観察しやすくなる ❷指鼻試験は企図振戦をみるのに適している（p.343参照） ❸図形の模写や書字も不随意運動の観察に適している ❹環境の整備の段階でも観察を怠らないようにする 根拠▶ 患者にとって診察前の最もリラックスした状態である
7 観察した結果を記録・評価する	

アセスメント
1.体位，姿勢，歩行状態に異常はないか

アセスメント項目・ポイント	正常所見	異常所見・緊急時対応
1 座位，立位，臥位におけ	●座位，立位，臥位に	●開眼時に動揺がみられ，立位を保持できな

8 運動調節機能

333

アセスメント項目・ポイント	正常所見	異常所見・緊急時対応
る四肢の肢位，体幹の安静時の姿勢，体位の確認 2 座位から立位への起立動作の確認 3 歩き方の観察	おいて四肢の肢位や体幹の姿勢，体位に異常はみられない ●開眼・閉眼時に動揺することなく立位を保持することができる ●座位から立位への起立動作は正常である ●歩き方は異常な動揺性もなく年齢相当の歩き方である	い ●閉眼によって動揺性が増強する ●起立動作：実際には座位または臥位から起きて立ち上がる動作を示すため，起立動作障害と立位姿勢保持障害を観察することになる．起立動作障害としては筋ジストロフィーによる登攀(とうはん)性起立が有名 ●二足歩行は人間特有の運動であり，歩行障害により患者の病態が推察できることが多い．下記に歩行障害と主な病態を示す ・垂れ足歩行：下腿筋脱力 ・かかと打ち歩行：脊髄癆(ろう) ・千鳥足歩行：小脳障害 ・草刈り歩行：片麻痺 ・引きずり歩行：ヒステリー ・小刻み歩行：偽性球麻痺，多発性虚血性脳病変 ・すくみ足，加速歩行：パーキンソン病 ・飛び跳ね歩行，あひる歩行，尖足歩行：対麻痺 ・動揺性歩行：進行性筋ジストロフィー

2.四肢の筋肉量と形に異常はないか

アセスメント項目・ポイント	正常所見	異常所見・緊急時対応
1 筋肉量の上下肢における左右差の確認 2 上肢・下肢における近位・遠位側での比較 3 職業や社会的背景の確認	●筋肉量が上下肢で左右差がない ●上肢・下肢において近位・遠位で筋肉量は左右差がない ●年齢や職業歴など社会的背景を考慮して正常な筋肉量と判断できる	●筋肉の萎縮や肥大を上肢・下肢に認めた場合には，周囲長を測定して記録として残す ●筋萎縮・肥大を疑った場合には，既往歴，家族歴，職業歴などを確認する ●筋の萎縮：病的に筋萎縮を認めた場合，脊髄(前角細胞)の障害，末梢神経障害，筋疾患を疑う ①神経原性筋萎縮：脊髄前角細胞ないし末梢神経障害で認める ・脊髄障害であれば，四肢末梢に萎縮が強く，左右非対称．線維束収縮(p.336)がみられる(例：進行性球麻痺，脊髄空洞症，脊髄性進行性筋萎縮症，筋萎縮性側索硬化症，急性脊髄前角炎(ポリオ)など) ・末梢神経病変では，筋萎縮はその神経支配領域のみに認め，感覚障害を合併する(例：多発神経炎，外傷性末梢神経障害，シャルコー・マリー・トゥース病，変形性頸椎症など) ・錐体路障害など上位運動ニューロン障害では，運動麻痺(筋力低下)が先行し，二次的な廃用性筋萎縮になることが多い ②筋原性筋萎縮：四肢の近位側に萎縮を認めることが多い(例：進行性筋ジストロフィー，多発性筋炎など)

アセスメント項目・ポイント	正常所見	異常所見・緊急時対応
		③廃用性筋萎縮：長期における筋肉運動の低下に伴う〔例；上位運動ニューロン障害，外傷や関節炎（症）などによる痛み，ギプスやシーネ固定（長期例），ヒステリーや詐病など〕 ④栄養障害：内分泌疾患，フォルクマン拘縮など ●筋の肥大：病的な肥大を認めた場合（例；筋強直性ジストロフィー，クレチン病など）

3. 運動麻痺はあるか

アセスメント項目・ポイント	正常所見	異常所見・緊急時対応
1 顔面・四肢の運動麻痺を示す安静時の特徴的所見があるか	●顔面・四肢に運動麻痺を示す特徴的所見はみられない	●顔面において，前額部のしわが浅くなる，鼻唇溝が浅くなる，眼裂が狭くなるといった所見がみられる（前額部のしわが浅い場合，末梢性顔面神経麻痺が示唆される） ●上肢において，特徴的な所見がみられる ・猿手：正中神経麻痺でみられる ・鷲手（わし）：尺骨神経麻痺でみられる ・下垂手：橈骨神経麻痺でみられる ●下肢において，特徴的な所見がみられる ・垂れ足：総腓骨（ひこつ）神経麻痺でみられる ・踵足（しょうそく）：脛骨神経麻痺でみられる

4. 不随意運動はどうか

アセスメント項目・ポイント	正常所見	異常所見・緊急時対応
1 安静時の不随意運動の観察 **2** 運動時の不随意運動の観察	●安静時に不随意運動はみられない ●運動時に不随意運動はみられない	●不随意運動は注意深い観察でのみ異常を指摘できる ●不随意運動は，いくつかのタイプに分けられる ①振戦（tremor）：比較的律動性の動き ・静止（休止）時振戦：最も筋が弛緩した状態でみられる（代表疾患：パーキンソン病） ・姿勢（体位）時振戦：筋が弛緩した状態や運動遂行時には消失し，ある一定の姿勢を保持すると出現する（例；本態性振戦） ・運動時振戦：運動の遂行中に明らかになる．目標に近づくとより激しくなる〔例；小脳疾患（企図振戦）〕 ②ヒョレア（舞踏運動）：不規則で合目的的でなく，左右非対称の運動過多（例；ハンチントン病） ③ミオクローヌス：不規則で関節運動をきたさないのが特徴〔例；小児ミオクローヌスてんかん（ウェスト症候群），ミオクローヌス発作など〕

8 運動調節機能

アセスメント項目・ポイント	正常所見	異常所見・緊急時対応
		④線維束収縮：かつては線維束攣縮と呼ばれ，体表からみられる不随意な筋収縮のこと（線維束収縮は筋電図学的に捉えられるものを示し，臨床的には使われない） ⑤その他：ジストニア，ジスキネジア，筋肉攣縮と有痛性筋肉攣縮（クランプ），アテトーシス運動，バリズム，チックなどがある

2. 運動調節機能の神経診察

目的▶ 運動調節に関わる錐体路系ならび錐体外路系を神経学的診察により把握する．
　①筋緊張（トーヌス）の検査
　②運動麻痺の検査
　③協調運動および歩行，姿勢，体位の検査（失調症の検査）
　④反射の検査

チェック項目▶ 筋緊張の亢進・低下，筋力の定量，協調運動および歩行・姿勢の異常（失調症の有無），反射の亢進・減弱・消失，病的反射の出現

必要物品▶ 打腱器（ハンマー），カギなど（皮膚をこするもの）

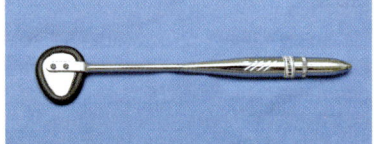

打腱器（ハンマー）

手順	
要点	留意点・根拠
1 患者と環境の準備を整える（❶）（p.330参照）	❶できるだけ自然な状態で診察できるように環境（適切な室温）を整備する．緊張させることなく観察するよう心がける．既往歴，現病歴を確認しておく　**根拠▶** 患者の健康状態（外傷や関節炎などの有無）や精神状態によって，運動調節機能は容易に影響を受ける
2 神経診察の準備を整える（❶） ①神経診察に適した体位を適切に選ぶ（❷）	❶神経診察は見落としや過誤を防ぎながら，要領よく診察することが肝要であり，そのためには一定の順序を守ることが望ましい．神経診察では一見重複するような診察であってもやむを得ない　**根拠▶** 運動機能・感覚機能に加えて筋骨格系が運動調節機能にすべて関わるため，それぞれの神経診察法が重複することがある ❷神経診察は，臥位，座位，いずれでも診察は可能であるが，できるだけ患者が緊張せずに診察できる体位を選ぶ．患者の協力を得るためにも1つ1つの神経診察をあらかじめ説明して行うように心がける

要点	留意点・根拠
3 筋緊張（トーヌス）を診察する 〈上肢の筋緊張を診察する〉（❶❷） ①座位で診察を行う ②患者の手部を右手で挟み込むように持ち，左手で肘部を支えるように持つ（写真ⓐ） ③リラックスさせた状態で，肘部は支えたまま，右手で持った手部を動かして肘関節の屈曲・伸展を数回繰り返し，この時の上腕筋の抵抗性を確認する（写真ⓑ）	❶まず患者をリラックスさせることである．また他動的に運動することで痛みを生じていないか常に確認しながら行う　根拠▶痛みを伴うとすぐに筋緊張が亢進する ❷同じような屈曲・伸展運動を繰り返さず，わざと不規則なリズムで行うようにする　根拠▶単調な動きを繰り返すと，患者自身が自分で屈曲・伸展を行うような自動的な運動を行うことがある

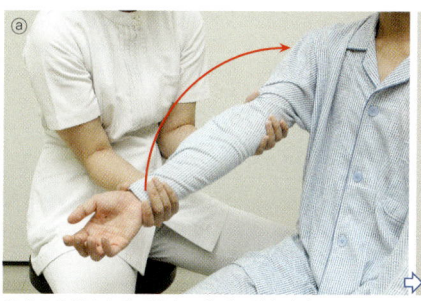

ⓐ 患者の手部を右手で持ち，左手で肘部を支える

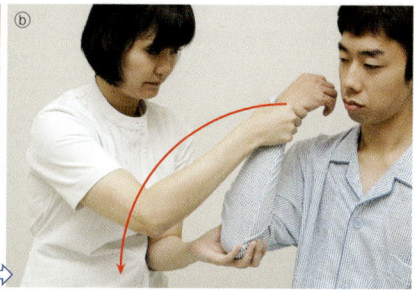

ⓑ 肘部は支えたまま，右手で持った手部を動かして肘関節の屈曲，伸展を数回繰り返し，上腕筋の抵抗性を確認する

④左右で行い，左右差を確認する

〈下肢の筋緊張を診察する〉（❶）
①臥位で診察を行う
②患者の膝蓋骨に手掌部を当て（写真ⓒ），下肢を外側・内側に回転させ（内旋・外旋を繰り返す），抵抗性を確認する（写真ⓓ）

❶前述の上肢と同様，患者をリラックスさせ，不規則なリズムで他動的に動かす

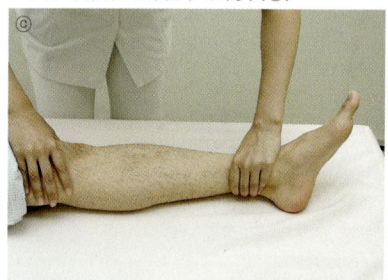

ⓒ 右手で患者の膝蓋部を，左手で足首を押さえる

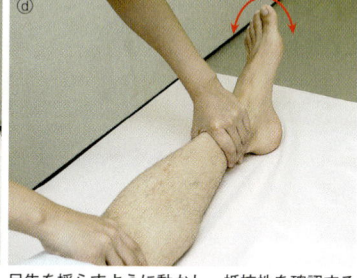

ⓓ 足先を揺らすように動かし，抵抗性を確認する

③患者の足底部を右手で持ち，左手で膝窩部を支えるように持つ（写真ⓔ）
④リラックスさせた状態で，両手で下腿部を持ち上げ，膝関節の屈曲・伸展を数回繰り返し，この時の足関節，膝関節，股関節の動きから下肢筋の抵抗性を確認する（写真ⓕ）

8 運動調節機能

要点	留意点・根拠

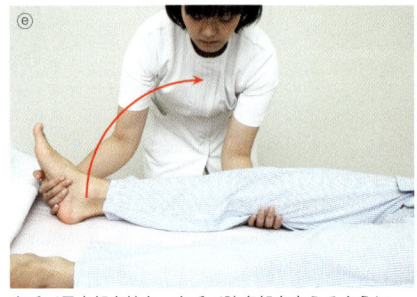

右手で足底部を持ち、左手で膝窩部を支えるように持つ

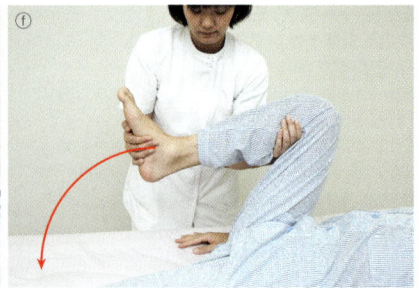

両手で下腿を持ち上げながら膝関節の屈曲、伸展を数回繰り返して、足関節、膝関節、股関節の動きから下肢筋の抵抗性を確認する

⑤いずれも左右それぞれで行い、左右差を確認する

4 運動麻痺を診察する(❶)

①運動麻痺の範囲を念頭に、a. 顔面(眼輪筋、口輪筋)、b. 上肢(遠位部、近位部)、c. 下肢(遠位部、近位部)を、左右を対比しながら診察していく(❷)

②それぞれ個々の筋肉の筋力を、特に左右差に注意して診察する

〈顔面を診察する〉

①顔面の診察では、眼輪筋と口輪筋を診察する
②眼輪筋の診察は、看護師の母指で患者の眼瞼に触れながら、眼を閉じてもらい、その抵抗性を左右で比較する
③口輪筋は、口をとがらせてもらい、左右対称性を比較する

❶ここでは日常診療で最低限必要となる運動麻痺の診察法について解説する。それぞれの筋肉の筋力を診察する方法は成書を参照のこと

❷問診や筋トーヌスの診察結果をもとに、大まかに運動麻痺の分布を念頭において診察するとよい 根拠▶ 運動麻痺の分布様式により高位診断が可能となる。例えば同側の顔面を含む片麻痺か、対麻痺かを把握することが重要となる

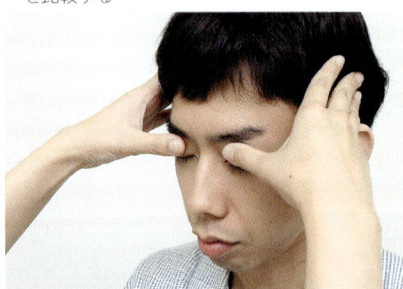

眼輪筋：両母指で患者の両眼瞼に触れながら、眼を閉じてもらい、両眼瞼の抵抗性を比較する

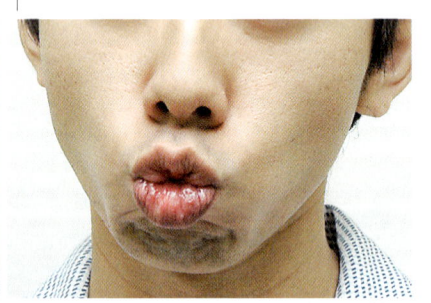

口輪筋：口をとがらせてもらい、左右の対称性を比較する

〈上肢・下肢の筋力を診察する〉(❶)

①上肢遠位部(手関節)では、手を掌側に屈曲(掌屈)(橈側・尺側手根屈筋)、ないし手を背側に伸展(背屈)(長・短橈側手根伸筋と尺側手根伸筋)させ、その筋力を左右で比較する(図8-2)

❶上肢と下肢では遠位部と近位部で代表的な筋肉群の筋力を診察する

要点	留意点・根拠

→ :看護師の力の方向　→ :患者の力の方向

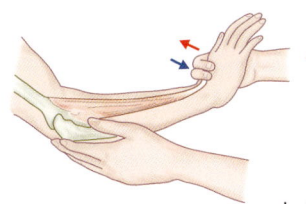

a. 長橈側手根伸筋
患者には指を軽く伸ばしてもらい，看護師は左手で患者の肘部を支え，右手の示指と中指を患者の手首近くの手背にかけ，自分の方へ引く方向に力を加える．患者にはその力に抵抗するように手首を橈側に背屈してもらい，筋力を診察する

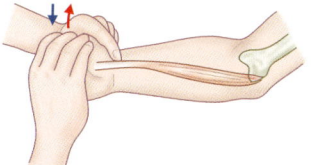

b. 橈側手根屈筋
患者には手を軽く握って拳を作ってもらい，看護師は左手で患者の手首を支え，右手の指先を患者の拳にかけ，尺側方向に力を加える．患者にはその力に抵抗するように，手首を橈側に屈曲してもらい，筋力を診察する

c. 尺側手根伸筋
患者には指を軽く伸ばしてもらい，看護師は母指を患者の手掌側に，他の4指を手背側にして患者の手を持ち，自分の方に倒す方向に力を加える．患者にはその力に抵抗するように，手首を尺側に背屈してもらい，筋力を診察する

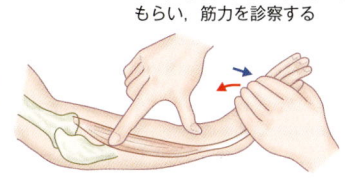

■図8-2　上肢遠位部の筋力診察

②上肢近位部(肩関節)では，上腕を外方に挙上(三角筋と棘上筋)，前方に挙上(三角筋と烏口(うこう)腕筋)，ないしは肘関節を屈曲(上腕二頭筋と上腕筋)させ，その筋力を左右で比較する(図8-3)

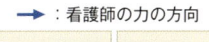

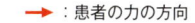

→ :看護師の力の方向　→ :患者の力の方向

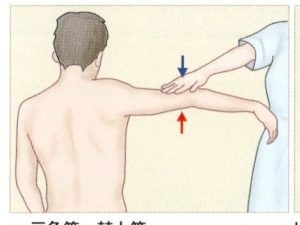

a. 三角筋・棘上筋
患者には上腕を外方に挙上してもらう．看護師は手を広げて指をそろえ，患者の肘の部分に当て，下方に向けて力を加える．患者にはその力に抵抗するように腕を挙上してもらい，筋力を診察する

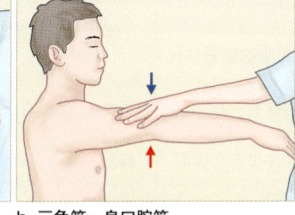

b. 三角筋・烏口腕筋
患者には上腕を前方に挙上してもらう．看護師は手を広げて，患者の上腕下部に置き，下方に向けて力を加える．患者にはその力に抵抗するように腕を挙上してもらい，筋力を診察する

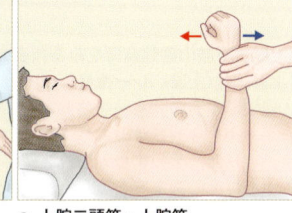

c. 上腕二頭筋・上腕筋
患者には仰臥位で腕を体側に沿わせて肘を曲げ，手を軽く握ってもらう．看護師は患者の手首を持って自分の方向に引っ張るように力を加える．患者にはその力に抵抗するように肘を屈曲してもらい，筋力を診察する．患者は座位で肘を机の上について屈曲してもらってもよい

■図8-3　上肢近位部の筋力診察

③下肢遠位部(足関節)では，背屈(前脛骨筋，長趾伸筋，短趾伸筋，長母趾伸筋)，ないし底屈(下腿三頭筋)させ，その筋力を左右で比較する(図8-4)
④下肢近位部(股関節)では，大腿を屈曲(腸骨筋と大腰筋＝腸腰筋)させ，その筋力を比較する(図8-5)

要点	留意点・根拠

→：看護師の力の方向　→：患者の力の方向

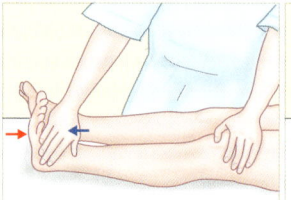

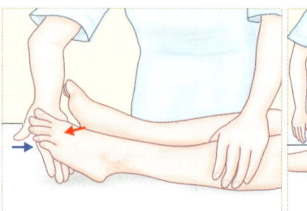

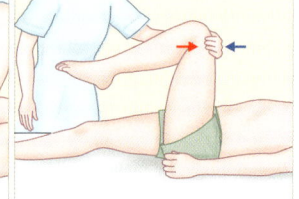

a. 前脛骨筋・長趾伸筋・短趾伸筋・長母趾伸筋
患者には仰臥位で足を真っ直ぐに伸展(背屈)してもらう．看護師は片方の手で患者の膝を押さえ，もう一方の手を広げて患者の足背に当て，患者の足を底屈させる方向に力を加える．患者にはその力に抵抗するように足を背屈する方向に力を入れてもらい，筋力を診察する

b. 下腿三頭筋
患者には仰臥位で膝を伸ばしたまま足を底屈してもらう．看護師は片方の手で患者の膝を押さえ，もう一方の手を広げて患者の足底に当て，患者の足を背屈させる方向に力を加える．患者にはその力に抵抗するように，足を底屈する方向に力を入れてもらい，筋力を診察する

腸骨筋・大腰筋
患者には仰臥位で股関節を屈曲し，膝も屈曲してもらう．看護師は手を広げて，手掌を患者の膝に当て，股関節が伸展する方向に力を加える．患者にはその力に抵抗するように，股関節を屈曲する方向に力を入れてもらい，筋力を診察する

■図8-5　下肢近位部の筋力診察

■図8-4　下肢遠位部の筋力診察

⑤上肢と下肢の筋力は，徒手筋力検査法(MMT)などによって定量的な記載を行っておくとわかりやすい(❷)

❷徒手筋力検査法(MMT)は本来，機能回復訓練リハビリテーションにおける効果判定のために考案されたもので，運動麻痺の物差しになる．ただし，上肢・下肢の運動麻痺そのものの程度を示す指標ではないので注意する(「第7章　運動機能【4】検査」参照)

〈上肢と下肢の運動麻痺をみる代表的な診察方法〉
[上肢試験(上肢バレー徴候)]
①座位で患者の両上肢を前方水平に挙上させ，肘，手，指を伸展させるようにする
②閉眼させ，そのままの姿勢を保持させると健側上肢はそのままであるが，患側は回内して徐々に落下する(上肢バレー徴候陽性)(❶)

❶上肢脱落(陽性)所見があった場合，前述したようにそれぞれ遠位部，近位部での脱力を確認すべきである

●本来バレー徴候は下腿の錐体路徴候として紹介されたもので，この上肢試験方法は本来ミンガチーニ試験と呼ばれる方法である．また錐体路障害に特徴的と記載されることが多いがこれも誤りである．わが国では誤って紹介され，そのままバレー徴候として定着してしまったので，ここではそのまま記載した

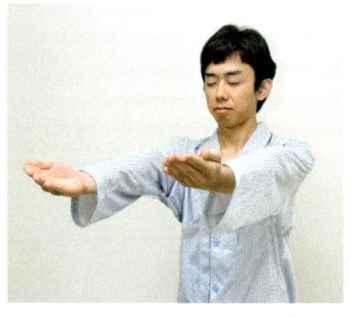

上肢バレー徴候の検査：座位の患者の両上肢を手掌を上向きに真っ直ぐ前方水平に挙上させる．閉眼させそのままの姿勢を保持してもらう．健側はそのままであるが，患側は徐々に落下する

[下肢試験(下肢ミンガチーニ徴候)]
①患者を仰臥位として，股関節と膝関節をそれぞれ直角に曲げ，大腿部は垂直に，下腿部は水平になるようにする
②閉眼させ，20～30秒そのままの姿勢を保持させ

要点	留意点・根拠
ると，健側はそのまま保てるが，患側では股関節と膝関節が伸びて，下腿が下がってくる（下肢ミンガチーニ徴候陽性） 〈軽微な運動麻痺を診察する方法〉 ・顔面：睫（しょう）毛徴候，開口時の口のゆがみ ・上肢：麻痺側凹み手徴候，第5指徴候，つまみ障害 ・下肢：腸腰筋力低下，足背屈力低下 [顔面を診察する] ①目をきつく閉じさせた時に，まつげ（睫毛）が十分に隠れるか観察する ②麻痺があると患側でまつげが健側に比べて表に残って見える（睫毛徴候陽性） 患者に目をきつく閉じてもらい，まつげが十分隠れるか観察する ③続いて，口を縦に大きく開けさせ，顔面の左右対称性を比較する ④麻痺があると下唇が健側に引かれる（斜め卵形の口）（❶） [上肢を診察する] ①すべての指を扇状に力強く開かせながらそらすように伸展させる ②麻痺があると患側の母指中手骨が内転し，手掌が凹んで見える（凹み手徴候，図8-6） ③続いてすべての指を内転させ，1つの平面上で強く手の指を閉じるように指示する ④この時，麻痺があると第5指（小指）が第4指（薬指）に密着せず，開いて見える（第5指徴候，図8-7） ⑤さらに，患者にものをつまんでもらうよう指示する ⑥通常は，母指と示指でそれぞれ末節の指腹を向かい合わせるか，輪状にして先端でつまむことができる ⑦麻痺があると，母指の指腹全体でつまむ形となり，細かいものがつまめなくなる（つまみ障害）	●バレーの下肢試験は腹臥位で両膝関節を約45度屈曲させ，その姿勢を保つようにさせると，患側で保持できず落下していく（バレー徴候陽性）．ここでは患者の負担の少ない方法を紹介した．バレーの下肢試験は「第7章 運動機能【3】フィジカルイグザミネーション」参照 ❶看護師の示指で麻痺側の下唇を引くようにすると補正される　根拠▶下唇方形筋の筋力が補正されるため，まっすぐになる 陽性　　　　陰性 凹み 患者にすべての指を扇状に強く開かせ，指先をそらすように伸展してもらい，手掌の凹みを観察する ■図8-6　凹み手徴候の診察

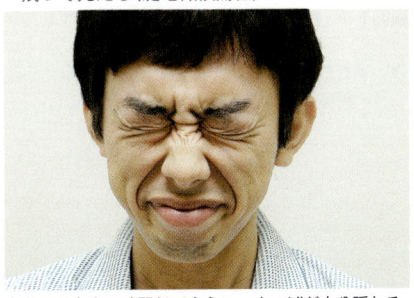

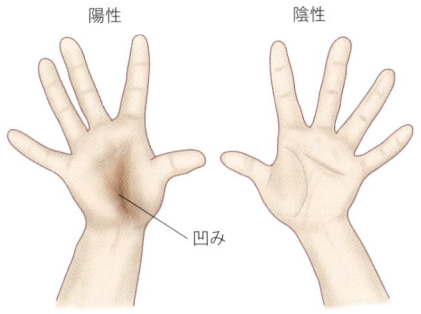

要点	留意点・根拠
	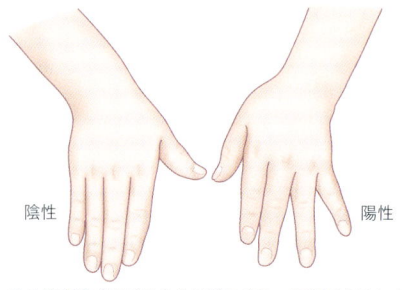 陰性　　　　　　　陽性 手の指を強く閉じるように指示する．麻痺があると小指（第5指）が薬指（第4指）に密着せず，開いてしまう ■図8-7　第5指徴候
[下肢を診察する]（❶） ①仰臥位では患者の股関節と膝関節を90度に屈曲させ，看護師はその大腿部に手を置いて患者の足底部方向に力を加える．患者には看護師の力に抵抗するように大腿部を腹部方向に引き付けてもらい，その筋力を観察，左右差を比較する 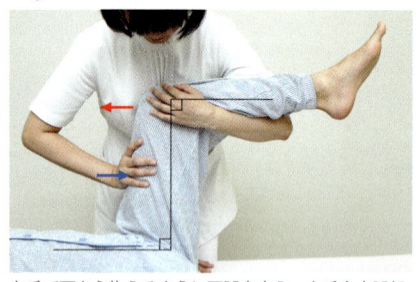 左手で下から抱えるように下腿を支え，右手を大腿部に置き，患者の足底部方向に力を加える．患者にはその力に抵抗するように大腿部を腹部方向に引き付けてもらい筋力を観察する →：看護師の力の方向　　→：患者の力の方向 ②座位では患者に膝を持ち上げさせて，看護師が大腿部を上から押さえ込むように抵抗を加え，筋力を左右で比較する（腸腰筋力） ③座位もしくは仰臥位で，足関節を背屈させ，その筋力を左右で比較する 〈意識障害がある時に用いる方法〉 ・角膜反射，睫毛反射（徴候）：左右差をみる．麻痺側で反射が消失するか減弱する（「第9章　感覚機能【3】フィジカルイグザミネーション／検査」参照） ・上肢落下試験：患者の上肢を持ち上げて手を離し，その落下する速度の左右差を比較する．麻痺側で早く落下する	❶いずれも，下肢において運動麻痺を診察する非常に鋭敏な検査方法である

342

● 3. フィジカルイグザミネーション／検査

要点	留意点・根拠
・膝立て試験：患者の膝を立てるようにして手を離し，そのままの肢位を保持できるか左右で比較する	
5 協調運動を診察する ①診察の前に十分に観察する(❶) ・座位，立位，歩行時のバランスに注目して観察する(「1. 運動調節機能の視診・触診」，p.332参照)	❶協調運動の診察の前に運動機能(例：上肢バレー徴候)や感覚機能(例：関節位置覚検査，運動覚検査)を確認しておく．感覚機能については「第9章 感覚機能【3】フィジカルイグザミネーション／検査」参照　根拠▶ 協調運動は運動系・感覚系の協調した運動であるため，まず運動機能や感覚機能が正常であることを簡単に診察しておく．錐体路障害や錐体外路障害がある場合は当然協調運動がうまくできない
〈上肢の協調運動として指鼻試験(finger-nose test)を行う〉(❶❷) ①座位で診察を行う ②患者に示指を伸ばしてもらい，そのまま上肢を開いた位置から，左右交互に自分の鼻の先端部分に触れてもらう ③できるだけ速く触れてもらい，正確さ，円滑さ，速度を左右で比較する ④続いて閉眼して同じように触れてもらい，開眼時と比較する(指鼻試験)	❶説明しながら実際に看護師が自分でやってみせるとよい．できるだけ遠くから，すばやく動かすように指示する　根拠▶ より不安定性が増すので，異常を見つけやすい ❷指鼻試験以外に，患者の示指で，看護師が立てた示指と患者の鼻先の間を交互に触れてもらう方法(鼻指鼻試験，nose-finger-nose test)や，患者の示指を伸ばしてもらった状態で，大きく左右に両上肢を広げ，そこから上肢を伸ばしたまま，弧を描くように手を身体の前面で閉じながら，身体の正面で示指を合わせてもらう方法(指指試験，finger-finger test)がある

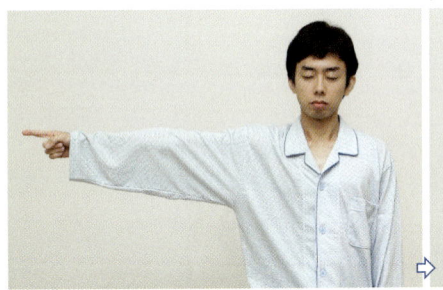

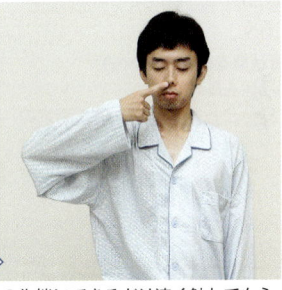

指鼻試験：示指を伸ばして，開いた位置から，自分の鼻の先端にできるだけ速く触れてもらい，正確さ，円滑さ，速さを左右で比較する

| 〈上肢の転換運動検査(alternating movement test)を行う〉(❶)

①患者の手を膝の上に置いた状態から，手掌と手背で交互に膝部をすばやく叩いてもらい，正確さ，円滑さ，速さを左右で比較する(❷) | ❶説明しながら実際に看護師が自分でやってみせるとよい．できるだけ遠くから，すばやく動かすように指示する　根拠▶ より不安定性が増すので，異常を見つけやすい
❷正確さ，円滑さ，速さを左右で比較するが，年齢や利き腕が影響するので，評価においてはその他の診察・検査結果を考慮して十分に注意する |

8 運動調節機能

要点	留意点・根拠

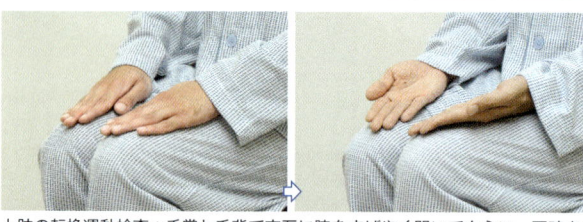

上肢の転換運動検査：手掌と手背で交互に膝をすばやく叩いてもらい，正確さ，円滑さ，速さを左右で比較する

● 小児ではうまくできない．おおよそ10歳以上でうまくできない場合には異常と判断してもよい

〈下肢の協調運動を診察する〉
① 仰臥位で診察を行う
② 患者に片方のかかとで他方の膝の上を軽く触れてもらう．この動作を何度か反復し，正確さ，円滑さ，速さを左右で比較する（かかと膝試験）（❶）

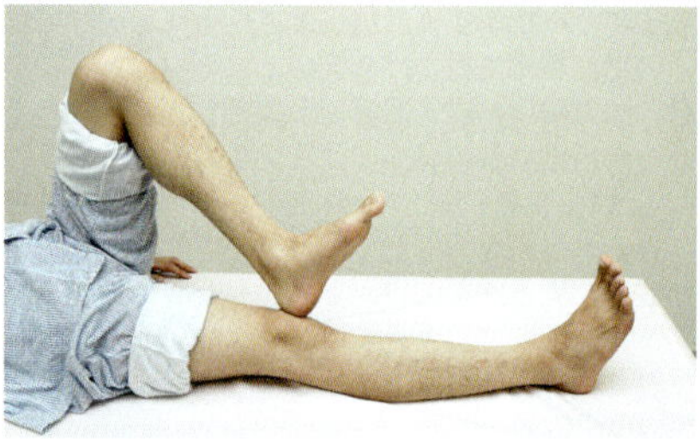

❶「かかとを膝の上に乗せるようにしてください」と指示する方がわかりやすい．実際にかかとと膝を触れながら，「（かかとに触れながら）ここを，（一方の膝に触れながら）ここに乗せるように」と説明するとよい　根拠▶「膝の上」を大腿部と勘違いして，測定過大と評価してしまわないようにする

下肢の協調運動検査（かかと膝試験）：片方の足のかかとを他方の膝の上に置く

〈体位，姿勢，歩行状態を診察する〉（❶）
① 座位の姿勢で動揺性を診察する
② 続いて起立させ立位とし，開眼したまま両足のつま先を合わせて「気をつけ」の姿勢をとらせて動揺性の有無を確認した後に，眼を閉じさせて身体の動揺性の増加を観察する（ロンベルグ試験，p.307 も参照）

❶「1. 運動調節機能の視診・触診」，p.332 参照

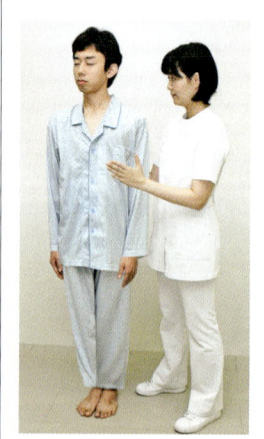

ロンベルグ試験：患者のわきに立って両手でカバーし，転倒に備える

● 3. フィジカルイグザミネーション／検査

要点	留意点・根拠
③さらに閉眼した状態で立位をとらせたまま，患者の胸骨上，背中，肩などを前後ないし左右に押して，その時の身体の動揺性の有無を観察する ④直線上の歩行状態を観察する ⑤継ぎ足歩行をさせ観察する	

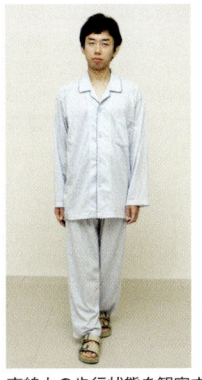

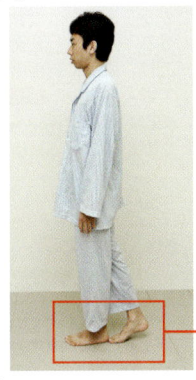

継ぎ足歩行（直線上を一側のつま先に反対側のかかとを触れさせながら歩く歩行方法）をしてもらい観察する

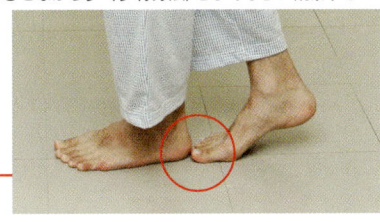

直線上の歩行状態を観察する

6 深部腱反射を検査する（❶❷）

〈上腕二頭筋腱反射〉⇒ C_5, C_6

①上肢において二頭筋腱反射を検査する
②座位もしくは仰臥位で検査する

③肘関節を軽く屈曲させ，前腕部を少し回外位とする（❸）

④母指もしくは示指で患者の二頭筋腱を確認する（❹）

⑤二頭筋腱の上をハンマーで適度な強さで叩く（❺）

⑥左右で前腕の屈曲がみられるか，その反射の程度を確認する

❶検査する四肢は着衣に覆われないようにする
　根拠▶ 反射による筋収縮が観察できないため
❷看護師（検者）が患者の四肢を持たないようにする　根拠▶ 患者が十分に力を抜くことができないため
❸座位では，患者の上肢は自然な状態で患者の大腿部に乗せるようにする．仰臥位では，患者の上肢は腹部に乗せるようにする　根拠▶ どちらも患者の上肢に無理な力が入らないようにする．筋緊張が高まると反射は出にくくなる
❹二頭筋腱の上を正確に叩くために確認しておく
　根拠▶ 誤って筋腹を叩くと筋肉直接刺激による筋収縮をとらえてしまうので注意が必要
❺適度な強さが必要である．また，母指または示指を腱上に置いてその上を叩くようにしてもよい　根拠▶ 正確に叩くためでもあり，ある程度筋緊張を保つことで反射を捉えやすい

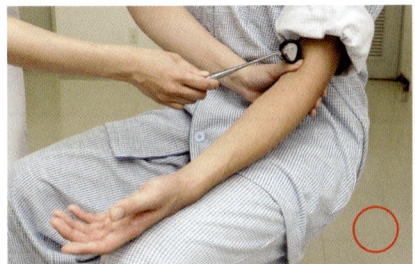

良い例：患者の上肢は自然な状態で患者の大腿部に乗っているので無理な力が入らず反射が出やすい

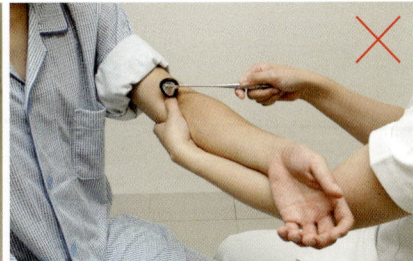

悪い例：患者の上肢が看護師の前腕に乗っていて無理な力が入り，筋緊張が高まり，反射が出にくくなる

8 運動調節機能

要点	留意点・根拠
〈上腕三頭筋腱反射〉⇒ C_6〜C_8 ①上肢において三頭筋腱反射を検査する ②二頭筋腱反射と同様の体位で検査する ③座位では患者の背後に回り，上腕部を後ろから持つようにして，前腕部が垂れ下がった状態にする(❶) ④十分に筋弛緩が得られるようにして，肘頭の4〜5 cm上方の三頭筋腱を叩く ⑤左右で肘関節が軽度伸展するか，その反射の程度を確認する 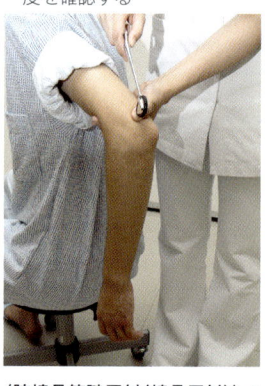 患者の背後に回り上腕部を後ろから持ち，前腕部が垂れ下がる状態を保ち，肘頭の4〜5 cm上方の三頭筋腱をハンマーで，あるいは腱部に当てた母指の上をハンマーで叩いて反射の程度を確認する	❶三頭筋腱反射は二頭筋腱反射の後に行うことが多く，つい座位のまま正面位で叩くことになりがちであるが，十分な筋弛緩を得るためにも，きちんと患者の背後に回って検査する．仰臥位では，腹部に前腕部をきちんと乗せるようにして叩くとよい　根拠▶深部腱反射ではいかに筋弛緩を得ながら，ハンマーで叩くことができるかがポイントである
〈腕橈骨筋腱反射（橈骨反射）〉⇒ C_6, C_7 ①上肢において腕橈骨筋腱反射を検査する(❶) ②二頭筋腱反射と同様の体位で検査する ③肘関節を軽度屈曲させ，前腕は橈骨が上になるような肢位をとらせる(❷) ④橈骨の下方1/3の部分をハンマーで叩く ⑤左右で前腕の屈曲・回外，手指の屈曲がみられるか確認する 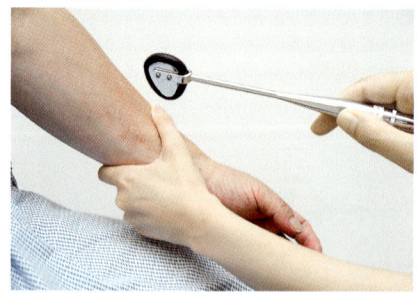 橈骨の下方1/3の部分をハンマーで，あるいはその部に当てた母指の上をハンマーで叩いて腕橈骨筋腱反射を観察する	❶三頭筋腱反射，腕橈骨筋腱反射ともに手関節を持って，ハンマーで叩くような方法もあるが，実際には筋弛緩が十分に得られず，反射の動きも制限させるため好ましくない ❷座位では，患者の上肢は自然な状態で患者の大腿部に乗せるようにする．仰臥位では，患者の上肢は腹部に乗せるようにする　根拠▶どちらも患者の上肢に無理な力が入らないようにする．筋緊張が高まると反射は出にくくなる

要点	留意点・根拠
〈膝蓋腱反射〉⇒ L_2~L_4 ①膝蓋腱反射を検査する(❶❷) ②仰臥位であれば両膝の下に左手を入れて支えるようにし,膝関節をやや屈曲させる ③座位であれば少し高めの椅子(足が床につかない程度の高さ)で,下腿が自由になるように深めに腰かけてもらう ④膝蓋腱を確認してハンマーで叩く ⑤左右で膝蓋腱が伸展するか,大腿四頭筋の収縮があるか,その反射の程度を確認する	❶膝蓋腱反射が出にくい時は,筋緊張が強いか,叩く部位が適切でないことが多い.まず適切な部位を叩いているか,十分に膝蓋腱の位置を確認することである.また,後述する増強法(ジェンドラシック手技)を試すとよい(次頁参照) ❷患者の注意をそらすことが重要である　根拠▶ 深部反射ではいかに筋弛緩を得ながら,ハンマーで叩くことができるかがポイントである

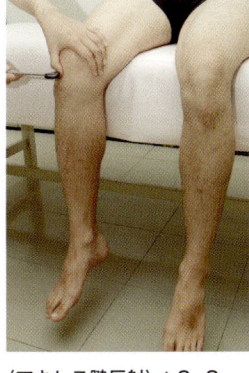

少し高めの椅子に下腿が自由になるように深めに腰かけてもらい,膝蓋腱をハンマーで,あるいは腱部に当てた母指の上をハンマーで叩き,膝蓋腱が伸展するか,大腿四頭筋の収縮があるか,その反射の程度を観察する

〈アキレス腱反射〉⇒ S_1, S_2
①アキレス腱反射を検査する
②仰臥位であれば,患者の下腿を外転させ,かつ膝関節を屈曲させるようにする
③そのまま足底部を背屈するように押し上げて,アキレス腱がやや伸びた状態にし,ハンマーで正確に叩く
④座位であれば,患者を後ろ向きにしてベッドの上で両膝立ちをしてもらうか,膝蓋腱反射と同じように高めの椅子で深めに腰かけた状態とする
⑤ともに足底部を押すように(押し上げるように)して,アキレス腱がやや伸びた状態とし,ハンマーで叩く
⑥左右で足部の底屈が起こるか,その反射の程度を確認する

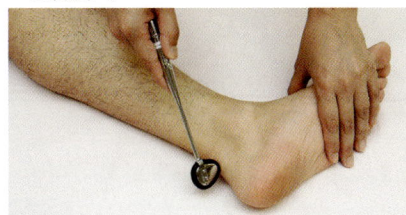

仰臥位:下腿を外転させ,膝関節を屈曲させる.足底部を背屈するように押し上げて,アキレス腱がやや伸びた状態にしてハンマーで叩いて反射を観察する

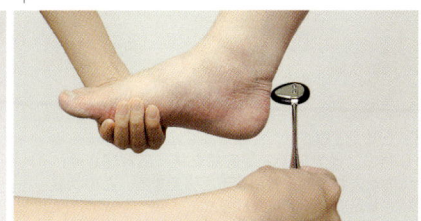

座位:高めの椅子に深く腰かけてもらい,足底部を押し上げるようにしてアキレス腱が伸びた状態にしてハンマーで叩いて反射を観察する

要点	留意点・根拠
〈増強法（ジェンドラシック手技）〉 ①反射が確かめにくい時は，それぞれ増強法を行う ②上肢の腱反射では，合図によって「歯を食いしばってもらう」「他方の手を強く握ってもらう」ように指示する(❶) ③下肢の腱反射では，合図によって「両手指を組み合わせた状態から左右に引っ張る」ように指示する(図8-8)	❶ 根拠▶ こうすることで意識を検査部位からそらし，筋緊張を取り除く 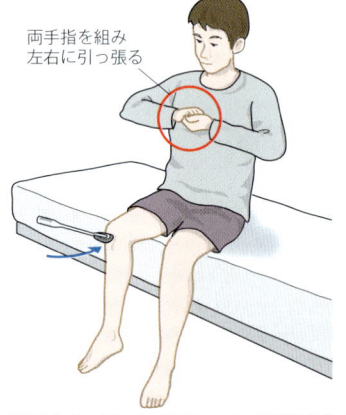 両手指を組み 左右に引っ張る ■図8-8 ジェンドラシックの増強法（下肢）
〈足クローヌス〉(❶) ①筋クローヌスを検査する ②仰臥位または座位で検査する ③膝関節を軽く屈曲させて，膝関節の裏から下腿を支える状態で，他方の手で足底部を持つ ④この状態で足底部を背屈させながら，徐々に力を入れて背屈状態を強くし，その状態を持続する（足クローヌス） ⑤この時，腓腹筋が収縮と緊張を繰り返し，足部がガタガタと動くようなことがないことを確認する 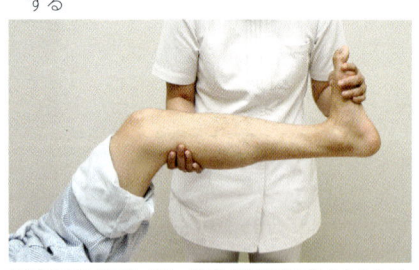 膝関節を軽く屈曲させ，片手で膝関節を裏から支えるように持ち，他方の手で足底部を持って背屈させ，徐々に力を入れながら背屈状態を強くする．この状態を持続させ足クローヌスを観察する	❶本来は深部腱反射の亢進を示しているが，片側に出現する場合は錐体路障害の存在を示す
7 表在反射を検査する 腹壁反射と足底反射を検査する	

● 3. フィジカルイグザミネーション／検査

要点	留意点・根拠
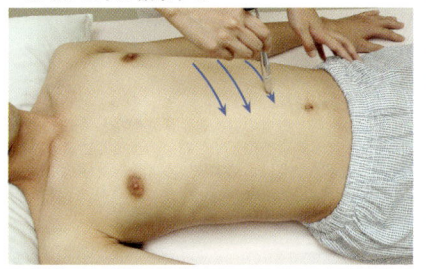 〈腹壁反射〉⇒上部 T_6〜T_9, 中部 T_9〜T_{11}, T_{11}〜L_1(❶) ①十分に患者に説明を行い，安心させた上で検査する ②仰臥位で腹部を露出した上で，視診・触診を行い，腹壁の状態を確認する ③「これから少しお腹をこすります」と説明してから，カギやハンマーの柄の部分で軽く腹壁をこする ④こする方向は，外側から内側にかけて，正中を越えないように，高さを変えて(3か所程度)こするようにする ⑤刺激側の腹部が収縮して，臍部が刺激した側によるかどうか観察する	❶腹壁反射は表在反射であり，多シナプス反射（複数の介在ニューロンを介する反射）である．大脳皮質との連絡路も含まれるため，運動神経や感覚神経など，どこに障害があっても消失する．特に錐体路障害では深部腱反射が亢進するのに，表在反射は消失する．よって，精神的疾患と錐体路障害の鑑別に役立つ　根拠▶ 精神的疾患ではしばしば過剰に反応するため表在反射は亢進する

腹部外側から内側にかけて，正中を越えない範囲で3か所ほど，カギやハンマーの柄で軽くこすり，腹部の収縮状態を観察する

〈足底反射〉(❶❷) ①足底反射は座位でも行うことができる ②足底の外側をハンマーの柄でゆっくりこする ③足趾が屈曲するか，背屈するかを観察する	❶2歳以下の幼児では正常でもみられる．薬剤投与下，深麻酔，低血糖でも陽性となる．陽性所見は錐体路障害を示す ❷足底反射は，一般的にバビンスキー反射と呼ばれる．これは足底をこすった時に，母趾が背屈し，足趾が開扇する現象であるバビンスキー徴候という病的反射がみられるからである
	●正常ではこのような足趾の動きはないか，逆に複数の足趾が屈曲する．したがって，正しくは「足底反射でバビンスキー徴候がみられた」と表現すべきであろう

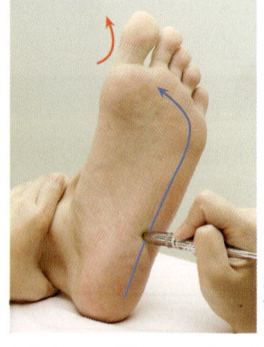

足底反射(バビンスキー反射)の検査：足底の外側面をかかとの方から足趾方向に向けて，ハンマーの柄などでゆっくり写真のようにこする

8 病的反射を検査する
　上肢で行うホフマン反射と下肢の足底反射におけるバビンスキー徴候を検査する

〈ホフマン反射〉(❶)
①左手で患者の手首近くを下から支え持つ

❶本来は生理的な伸展反射であり，健常人，特に神経質な人，筋緊張亢進時にみられる．左右差

8 運動調節機能

349

要点	留意点・根拠
②右手の示指と中指で患者の中指を挟んで持ち，手関節を背屈させるようにして，患者の中指の爪を母指で押し下げて，急に離すようにはじく ③この時に，患者の母指と小指が屈曲するように動くか観察する（❷）	がある場合には病的で，錐体路障害を示す ❷ホフマン反射を応用して，左手の母指と示指で患者の中指を手背方向から持ち，手関節を背屈させるようにして，右手の示指で患者の中指指先の指腹側からはじいて反射を観察する方法もある（トレムナー徴候）
左手で患者の手首近くを下から支え持つ．右手の示指と中指で患者の中指を挟んで持ち，手関節を背屈させるようにして，患者の中指の爪を母指で押し下げて，急に離すようにはじいて反射を観察する（ホフマン反射）	左手の母指と示指で患者の中指を手背方向から持ち，手関節を背屈させるようにして，右手の示指で患者の中指指先の指腹側からはじくようにして反射を観察する（トレムナー徴候）
〈足底反射〉 ①続いて足底反射を検査する（「 7 表在反射を検査する」の足底反射の項を参照） ②この時，母趾が異常に背屈する（バビンスキー徴候）かどうか観察する	
9 観察した結果を記録・評価する（❶❷）	❶神経診察の評価は筋緊張（トーヌス），深部腱反射，表在反射，病的反射を総合的に評価する ❷錐体路徴候には，①深部腱反射亢進，②足クローヌスの出現，③表在反射消失，④病的反射の出現が含まれる

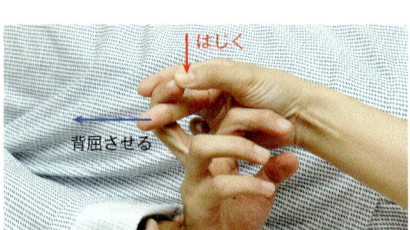

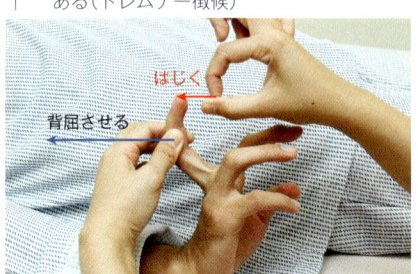

アセスメント

1. 筋緊張（トーヌス）はどうか

アセスメント項目・ポイント	正常所見	異常所見・緊急時対応
1 上肢の筋緊張（トーヌス）に左右差があるか 2 下肢の筋緊張（トーヌス）に左右差があるか	●肘関節の正常な関節可動域内で，屈曲伸展できる ●上腕筋は適度な抵抗性を感じ，左右差がない ●下肢の内旋・外旋において，左右差がない ●足関節，膝関節，股関節において正常な関節可動域内で屈曲	●他動的な運動で痛みを伴う時には，診察は中止する　根拠▶痛みを伴うと筋緊張は亢進するため，診察そのものが意味をなさない ●筋緊張に左右差がある：筋緊張の異常をきたす疾患（表8-1） ●他動的な運動で感じる抵抗性が少ない：筋緊張の低下をきたす疾患（表8-1） ●他動的な運動で感じる抵抗があり，その性状によってタイプが分かれる ・鉛管様強剛（固縮）：屈筋群・伸筋群で筋緊張が亢進．他動的な運動で最初から最後まで均等な抵抗を感じる

■表8-1 筋緊張の異常をきたす疾患

筋緊張の低下をきたす疾患	
下位運動ニューロンの障害	末梢神経障害，多発性神経炎，脊髄性進行性筋萎縮症，ポリオなど
筋疾患	筋ジストロフィー，多発性筋炎，重症筋無力症，ミオパチー（先天性，癌性，薬剤（ステロイド）性，甲状腺疾患など），その他
小脳障害	運動機能障害ではないため，深部腱反射は認められるが，病的反射はみられない
神経原性ショック	脳損傷（脳幹出血など）もしくは脊髄損傷初期
錐体外路系病変	
感覚系病変	脊髄癆（ろう），癌性ニューロパチーなど
筋緊張の亢進をきたす疾患	
痙直	錐体路系病変
強剛	錐体外路系病変（パーキンソン症候群など）

アセスメント項目・ポイント	正常所見	異常所見・緊急時対応
	伸展できる ● 大腿・下腿の筋の適度な抵抗性を感じ，左右差がない	・歯車様強剛：他動的な運動で最初から最後までカクカクしたような抵抗を感じる 根拠▶ 錐体外路障害による筋緊張の異常は屈筋・伸筋ともに生じる ・折りたたみナイフ様痙直：強剛（固縮）と異なり，他動的な運動の最初には抵抗性が強く，途中から急に抵抗性が弱まる（折りたたみナイフ現象） 根拠▶ 筋の持続的伸張を加えると，はじめは伸張反射が起こって抵抗が強いが，さらに伸張を加えると抵抗は次第に弱くなる．錐体路障害による筋緊張の異常であり，上肢では屈筋群，下肢では伸筋群に強くみられる ● 筋緊張の亢進をきたす疾患（表8-1） ● 特殊な筋緊張亢進： ・項部硬直：くも膜下出血や髄膜炎 ・ミオトニア：筋強直性ジストロフィーなどでみられる ・カタトニー：統合失調症，除脳硬直，除皮質硬直 ・その他：てんかん発作，テタニーなど

2. 運動麻痺はどうか

アセスメント項目・ポイント	正常所見	異常所見・緊急時対応
1 顔面，上肢，下肢の運動麻痺の有無 2 上肢のバレー徴候，下肢のミンガチーニ徴候の有無 3 軽微な運動麻痺が疑われるか 4 意識障害時に角膜反射，睫毛反射，上肢落下試験，下肢膝立て試験で異常は	● すべてにおいて左右差がない	● 患側に運動麻痺（脱力）が認められ，左右差がある場合，錐体路障害を疑う ● 筋トーヌス，病的反射，深部腱反射，表在反射も含めて総合的に判断する 見逃してはならないサイン▶ 発症後間もない錐体路徴候 想定される疾患▶ ①脳出血，②脳梗塞，脳幹部梗塞 緊急時対応▶ ①ただちにドクターコール，まずバイタルサインの確認，意識レベルの確

アセスメント項目・ポイント	正常所見	異常所見・緊急時対応
あるか 5 運動麻痺は左右差があるか		認, ②続いてABC（気道, 呼吸, 循環）の確保, ③原因究明のための頭部画像検査の手配・準備

3. 協調運動はどうか

アセスメント項目・ポイント	正常所見	異常所見・緊急時対応
1 運動麻痺はないか 2 四肢の協調運動に左右差はないか 3 体幹の失調症（協調運動障害）はないか	●上肢・下肢ともに正確に円滑に速やかに動かすことができる ●上肢・下肢ともに左右差を認めない ●座位で動揺性を認めない ●立位でも動揺性を認めない ●立位で開眼時・閉眼時に動揺性の著しい亢進がない ●直線上歩行や継ぎ足歩行ができる	●小脳半球の異常による失調症：患側の上下肢の失調症がみられる. もちろん体幹のバランスも悪いが, それ以上に四肢の協調運動障害が著しい（例：小脳半球腫瘍, 小脳血管障害など） ●立位や座位における姿勢保持が上手にできず, バランスを保てない ・小脳虫部の異常による体幹失調症 ・前庭神経障害による異常 ・深部知覚障害による失調症：特に閉眼時の動揺性が強く現れる（ロンベルグ徴候陽性）（例：脊髄癆, 糖尿病性末梢神経障害, 亜急性連合性脊髄変性症, フリードライヒ失調症など） 見逃してはならないサイン▶ 小脳半球・小脳虫部の異常が示唆される失調性運動障害 想定される疾患▶ ①小脳出血, ②小脳梗塞, 脳幹部梗塞 緊急時対応▶ ①ただちにドクターコール. まずバイタルサインの確認, 意識レベルの確認, ②続いてABC（気道, 呼吸, 循環）の確保, ③原因究明のための頭部画像検査の手配・準備

4. 深部腱反射はどうか

アセスメント項目・ポイント	正常所見	異常所見・緊急時対応
1 深部腱反射の消失・減弱・亢進はみられるか, 左右差はあるか 2 表在反射の消失がみられるか, 左右差はあるか 3 年齢を考慮した上で病的反射はみられるか	●「6（p.345）」に記載した深部腱反射がそれぞれ観察され, 左右差がない ●腹壁反射では刺激側の腹部が収縮して, 臍部が刺激側に引かれる ●正常では年齢によって出現する病的反射が異なる. 乳児では正常であることもある〔例：1歳以下の乳児ではバビンスキー徴候は現れるが正常（2歳くらいまで）〕	●左右差があれば, ほかの表在反射, 足クローヌス, 病的反射を含めて総合的に評価する 根拠▶ 錐体路徴候には, ①深部腱反射亢進, ②足クローヌス, ③表在反射消失, ④病的反射の出現が含まれる ●反射の出にくい時には増強法を試みる. いずれにしても筋緊張を少なくすることが重要である 見逃してはならないサイン▶ 発症後間もない錐体路徴候 想定される疾患▶ ①脳出血, ②脳梗塞, 脳幹部梗塞 緊急時対応▶ ①ただちにドクターコール. まずバイタルサインの確認, 意識レベルの確認, ②続いてABC（気道, 呼吸, 循環）の確保, ③原因究明のための頭部画像検査の手配・準備

4 アセスメントシート

藤野智子

1）運動調節機能の概観

項目	観察項目	観察結果
1. 一般状態	意識レベル	□清明　□傾眠　□昏迷　□昏睡
	バイタルサイン	血圧（　／　）mmHg　□異常なし　□低下　□上昇 脈拍数（　）回/分　□異常なし　□減少　□増加 呼吸数（　）回/分　□異常なし　□減少　□増加 体温　（　）℃　□異常なし　□低下　□上昇
	顔色の変化	□なし　　　□あり
	爪床色の変化	□なし　　　□あり
	頭蓋内圧亢進症状	悪心　□なし　□あり 嘔吐　□なし　□あり 頭痛　□なし　□あり
2. 麻痺の状況	運動麻痺	□なし　　　□あり　部位（　　　　　　）
	不随意運動	□なし　　　□あり　部位（　　　　　　）
	協調運動障害	□なし　　　□あり　部位（　　　　　　）
3. 運動障害の状況	中枢性	□なし　　　□あり　部位（　　　　　　）
	末梢性	□なし　　　□あり　部位（　　　　　　）

2）インタビュー

項目	観察項目	観察結果
1. 主訴	意識レベル	□清明　□傾眠　□昏迷　□昏睡
	頭蓋内圧亢進症状	悪心　□なし　□あり 嘔吐　□なし　□あり 頭痛　□なし　□あり
	運動麻痺	□なし　　□あり 　　　　　部位　□上肢　右　左 　　　　　　　　□下肢　右　左 　　　　　　　　□発語　　□顔面
	感覚(知覚)障害	□なし　　□あり 　　　　　部位　□上肢　右　左 　　　　　　　　□下肢　右　左 　　　　　　　　□顔面

8 運動調節機能

2. 現病歴		
3. 既往歴	脳血管疾患	□脳血管障害 　□脳出血　　　　（　　年　月　日～　□治癒　□未治癒　□治療中断) 　□脳血栓　　　　（　　年　月　日～　□治癒　□未治癒　□治療中断) 　□くも膜下出血　（　　年　月　日～　□治癒　□未治癒　□治療中断) □感染性疾患 　□脳炎　　　　　（　　年　月　日～　□治癒　□未治癒　□治療中断) 　□髄膜炎　　　　（　　年　月　日～　□治癒　□未治癒　□治療中断) □頭部外傷　　　　（　　年　月　日～　□治癒　□未治癒　□治療中断) □脳腫瘍　　　　　（　　年　月　日～　□治癒　□未治癒　□治療中断)
	脳血管疾患以外	□循環器疾患 　□不整脈　　　　（　　年　月　日～　□治癒　□未治癒　□治療中断) 　□循環器系手術歴（　　年　月　日～　□治癒　□未治癒　□治療中断) 　□その他循環器疾患 　　　　　　　　　（　　年　月　日～　□治癒　□未治癒　□治療中断) □糖尿病　　　　　（　　年　月　日～　□治癒　□未治癒　□治療中断) □その他の疾患 　□疾患名　　　　（　　年　月　日～　□治癒　□未治癒　□治療中断)
4. 家族歴		
5. 生活習慣因子	食の嗜好 塩分摂取	□特になし　　　□塩辛いもの好き　□甘いもの好き □気にかけている　□気にかけていない
	喫煙	□なし □過去に喫煙歴あり現在は禁煙(喫煙歴　　　　年) □現在喫煙あり(喫煙歴　　年　　年間　　　本/日)
	飲酒	□なし □機会飲酒程度(種類　　　　　　量　　　　　　　) □連日　　　(種類　　　　　　量　　　　　　　)
6. 生理的因子	年齢	(　　　)歳
7. 健康状態	日常生活動作	□支障なし □支障あり(どのような場合　　　　　　　　　　　　　　　　) □とても支障あり(どのような場合　　　　　　　　　　　　　)
	内服薬	□なし　　□あり(薬剤名　　　　　　　　　　　　年より)
	記憶力	□異常なし　□支障あり　□とても支障あり
8. 生活歴	生活のしかた	1日の生活の流れ 　□いつも通り 　□変化あり(いつ頃から　　　　　　どのように　　　　　)
	仕事内容と勤	□就業している　(仕事内容　　　　　　　勤務時間　　　　　)

8. 生活歴つづき	務状況	□就業していない □過去の仕事内容
	睡眠と休息	睡眠（　　　）時間 　熟眠感　　　□あり　　□なし 　夜間覚醒　　□あり　　□なし 　いびき　　　□あり　　□なし 　日中の眠気　□あり　　□なし

3) 運動調節機能のフィジカルイグザミネーションのチェックポイント

1. 運動調節機能に関する視診・触診所見

項目	観察項目	観察結果		
体位・姿勢・歩行状態	安静時の四肢，体幹	臥位：四肢の肢位　□正常	□異常 　□除脳肢位　□除皮質肢位 　□その他異常肢位（　　　　）	
		：体幹の体位　□正常	□異常 　□彎曲　　□ゆがみ 　□その他異常体位（　　　　）	
		座位：四肢の肢位　□正常	□異常 　□脱力・麻痺　□その他（　　）	
		：体幹の体位　□正常	□異常 　□彎曲　　□ゆがみ 　□その他異常体位（　　　　）	
		立位：四肢の肢位　□正常	□異常 　□脱力・麻痺　□その他（　　）	
		：体幹の体位　□正常	□異常 　□彎曲　　□ゆがみ 　□その他異常体位（　　　　）	
	起立時の動き	起立の円滑さ　　□あり　　□なし 介助の必要性　　□なし　　□あり		
	立位での姿勢	開眼時の動揺性　　　　　　　□なし　　□あり 閉眼時の動揺性(ロンベルグ試験)□なし　　□あり・増強		
	歩行時の運動	直線上歩行　□可能　□不可能 　　　　　　（不可能の場合，以下の検査は不要） 歩行の円滑さ　□あり　□なし 上肢の振り　　□左右対称　□左右非対称 姿勢　　　　　□垂直　□傾きあり(□左　□右　□左右) 下肢の動き　　□規則的　□不規則 歩幅　　　　　□左右同じ　□左右不同		
四肢の筋肉量と形	顔面	異常な凹み　□なし　□あり 肥大　　　　□なし　□あり 萎縮　　　　□なし　□あり		
	頸部	異常な凹み　□なし　□あり 肥大　　　　□なし　□あり 萎縮　　　　□なし　□あり		

8 運動調節機能

第2部／機能障害からみたフィジカルアセスメント

四肢の筋肉量と形つづき	上肢	筋肉の膨らみ 異常な凹み 肥大 萎縮	□正常 □なし □なし □なし	□異常 □あり □あり □あり
	下肢	筋肉の膨らみ 異常な凹み 肥大 萎縮	□正常 □なし □なし □なし	□異常 □あり □あり □あり
運動麻痺の検査	顔面	左右対称性 麻痺	□対称 □なし	□非対称 □あり
	四肢	左右対称性 麻痺	□対称 □なし	□非対称 □あり
不随意運動の検査	不随意運動の有無	四肢　安静時　　□なし　　□あり 　　　運動時　　□なし　　□あり 体幹　安静時　　□なし　　□あり 　　　運動時　　□なし　　□あり ・不随意運動ありの場合は，以下のチェック項目へ			
	不随意運動ありの場合	部位： 振幅： 程度： パターン： 速度： 頻度： 周期：			

2. 運動調節機能に関する神経診察所見

項目	観察項目	観察結果		
筋緊張（トーヌス）	上肢の筋緊張	上腕筋の抵抗性	□正常	□異常 　□低下　□亢進　□固縮　□攣縮
	下肢の筋緊張	下肢筋の抵抗性	□正常	□異常 　□低下　□亢進　□固縮　□攣縮
運動麻痺	顔面	眼輪筋の抵抗性　　　□正常 口輪筋の左右対称性　□対称 睫毛徴候　　　　　　□陰性 開口時の口唇のゆがみ　□なし 〈意識障害時に実施〉 角膜反射　　　　　　□正常 睫毛反射　　　　　　□正常			□異常（□左　□右） □非対称 □陽性 □あり（斜め卵形の口） □異常 　□左右差　左（＋　−）　右（＋　−） 　□反射　　左（＋　−）　右（＋　−） □異常 　□左右差　左（＋　−）　右（＋　−） 　□反射　　左（＋　−）　右（＋　−）
	上肢	遠位部（手関節）筋力	□正常	□異常

● 4. アセスメントシート

運動麻痺つづき	上肢つづき	近位部(肩関節)筋力	□左右対称　□左右非対称 □正常　　　□異常 □左右対称　□左右非対称
		上肢バレー徴候 母指中手骨の形状 手掌の凹み 指の内転時 つまみ障害 〈意識障害時に実施〉 上肢落下試験	□陰性　　　□陽性 □正常　　　□内転 □なし　　　□あり □正常　　　□第5指と第4指が密着しない □なし　　　□あり □正常　　　□異常 　　　　　　□左右差　　左　　右
	下肢	遠位部(足関節)筋力	□正常　　　□異常 □左右対称　□左右非対称
		近位部(股関節)筋力	□正常　　　□異常 □左右対称　□左右非対称
		下肢ミンガチーニ徴候	□陰性　　　□陽性 □左右対称　□左右非対称
		大腿部筋力 〈意識障害時に実施〉 膝立て試験	□正常　　　□異常 □正常　　　□異常 　　　　　　□左右差　　左　　右
協調運動	指鼻試験	開眼時　□正常　□異常（　　　　　　　） 閉眼時　□正常　□異常（　　　　　　　）	
	上肢の転換運動検査	10歳以上を対象 正確さ　□正常　□異常（　　　　　　　） 円滑さ　□正常　□異常（　　　　　　　） 速さ　　□正常　□異常（　　　　　　　）	
	かかと膝試験	□正常　　□異常	
	立位での姿勢	開眼時の動揺性　　　　　　　　□なし　　　　　□あり 閉眼時の動揺性(ロンベルグ試験)　□なし　　　　　□あり・増強	
	歩行時の運動	直線上歩行　　□可能　□不可能(不可能の場合，以下の検査は不要) 歩行の円滑さ　□あり　　□なし 上肢の振り　　□左右対称　□左右非対称 姿勢　　　　　□垂直　　　□斜傾あり(□左　　□右　　□左右) 下肢の動き　　□規則的　　□不規則 歩幅　　　　　□左右同じ　□左右不同	
深部腱反射	上腕二頭筋腱反射	□正常　　□異常　(□低下　　□消失　　□亢進)	
	上腕三頭筋腱反射	□正常　　□異常　(□低下　　□消失　　□亢進)	
	腕橈骨筋腱反射	□正常　　□異常　(□低下　　□消失　　□亢進)	

8 運動調節機能

第2部／機能障害からみたフィジカルアセスメント

深部腱反射つづき	膝蓋腱反射	□正常	□異常　（□低下　□消失　□亢進）
	アキレス腱反射	□正常	□異常　（□低下　□消失　□亢進）
表在反射	腹壁反射	□正常	□異常　（□低下　□消失　□亢進）
	足底反射（バビンスキー反射）	□正常	□異常・陽性
病的反射	ホフマン反射	□正常	□異常・陽性

4）運動調節機能のアセスメント

項目	観察結果	所見の判断と関連項目
筋緊張（トーヌス）		
運動麻痺		
協調運動		
深部腱反射		
総合的なアセスメント所見		

第9章

感覚機能

情報を受容する

生体内外からの化学的・物理的刺激が，感覚受容器を通して捉えられ，感覚ニューロンを介して中枢神経に伝わることで感覚が生じる．感覚には，体性感覚，特殊感覚のように意識にのぼるもの，内臓感覚のように自覚されないものがあるが，いずれも生体の反応システムの起点として働く．

1 フィジカルアセスメントの焦点と感覚機能の概観

藤野智子

A. フィジカルアセスメントの焦点

- 感覚機能は，感覚情報を受容する視覚器，聴覚器，嗅覚器，味覚器，触覚器などの感覚器によって成り立ち，その受容体としては眼，耳，鼻，舌，外皮などがある．これらの感覚器は，それぞれが特定の情報を受け取り，その情報を神経系に伝達することで「感覚」として感じる．
- 感覚機能のフィジカルアセスメントでは，感覚という患者本人にしか感じることのできない働きに関して抱えている問題を明らかにしていく．

B. 感覚機能の概観（全身の観察）

- インタビューに先立ち，緊急に対処する必要があるかないか，感覚機能に関連するサインの出現がないか，全身を概観する．
- 感覚機能の概観では，脳神経障害に伴って出現する症状と感覚機能全般について観察する．

項目	留意点・根拠，特に見逃してはならない緊急サインとその対応
1 一般状態 ❶意識レベル	❶脳神経の異常によって，感覚器の障害が発生することが多い．脳神経系に異常が発生している場合，意識レベルの低下は発生しやすい．意識レベルの異常は，緊急事態を考えなければならない． **見逃してはならないサイン▶** 意識障害 **想定される疾患▶** 脳血管疾患（脳梗塞，脳内出血，脳血栓，くも膜下出血など），頭部外傷，脳腫瘍など **緊急時対応▶** 舌根沈下や呼吸中枢障害による呼吸停止の可能性があり，エアウェイや気管挿管により気道管理を行う．早急に原因検索を行い，根本的治療が速やかに始められるように準備する．また自力で身体の安全保持ができないため，ベッドからの転落などがないようベッド柵などを使用する．
❷バイタルサイン	❷急性の脳神経疾患では，交感神経の影響により血圧が非常に高値になっていることが多い．
❸頭蓋内圧亢進症状	❸頭蓋内で梗塞巣や脳浮腫などが存在することで，頭蓋内圧亢進症状が出現する．脳ヘルニアに移行し生命の危険をもたらす可能性が高いため，頭蓋内圧亢進症状がある場合は，緊急対処を要する． **見逃してはならないサイン▶** 頭蓋内圧亢進症状 **想定される疾患▶** 広範囲脳梗塞，脳浮腫，脳内出血など **緊急時対応▶** 占拠物の除去が治療として優先される．呼吸状態の悪化や吐物誤嚥などの可能性があるため，エアウェイや気管挿管により気道管理を行う．血圧は上昇していることが多いが，疾患によって血圧コントロール値が異なるため，むやみに降圧は行わない．
2 触覚器 ❶疼痛	❶❷触覚器の異常によって，身体の疼痛を訴えることがある．外傷

項目	留意点・根拠，特に見逃してはならない緊急サインとその対応
❷外傷や打撲痕の有無 ❸しびれ	や打撲痕などがない場合は，感覚器の異常を考える． ❸感覚が消失した知覚低下，わずかな刺激でも感じる知覚過敏，刺激によって，または刺激がなくてもピリピリ，ジンジン感じる刺激異常などがある．
3 視覚器 ❶視力 ❷見える範囲（視野） ❸眼球の動き ❹歩き方	❶視力は視神経や視神経交叉，視索などの神経を介して後頭葉で認識される．神経の異常以外にも網膜や水晶体など眼球自体の異常が考えられる． ❷視神経萎縮などで起こる視野狭窄，視交叉以後の障害で起こる半盲や視野欠損，広範囲脳損傷によって片側の視放線がすべて障害されて起こる1/4盲（四半盲）などがある．患者は障害側への注意力が低下しており，歩行時などには介助が必要となる． ❸眼球の動きには，動眼神経（第3脳神経），滑車神経（第4脳神経），外転神経（第6脳神経）が関与し，どれかが障害されると複視が生じる．眼球の上下・内外側・斜めのどの運動が障害されているかによって，どの脳神経の障害か判断できる． ❹視力や視野に障害がある場合，見えづらいということからスムーズな歩行ができなくなる．
4 聴覚器 ❶聴覚 ❷耳閉感 ❸耳鳴り	❶❷❸聴覚は聴神経（第8脳神経）が関与し，聴覚をつかさどる蝸牛神経系と平衡覚や位置覚をつかさどる前庭神経系の2つの機能から成り立つ．ほかの知覚と同様に聴覚は自覚的であり，患者の訴えをよく聞き，聞こえの検査を行う．
5 嗅覚器 ❶嗅覚	❶ほかの知覚と同様に嗅覚は自覚的であり，患者の訴えをよく聞き，においの検査を行う．
6 味覚器 ❶味覚	❶ほかの知覚と同様に味覚は自覚的であり，患者の訴えをよく聞き，味覚の検査を行う．
7 平衡感覚 ❶バランスの観察	❶平衡感覚の失調は小脳半球の障害，平衡感覚障害は小脳虫部の障害で発生する．座位から立ち上がる際，身体が前後左右に大きくふらつく．また立っている間も，足を開き手を広げバランスをとろうとする．開閉眼による違いは認めない．どういう時にどのような症状があるか，特にバランスに関して観察する． 見逃してはならないサイン▶ バランス感覚以外の小脳失調症状 想定される疾患▶ 小脳梗塞，脊髄小脳変性症など 緊急時対応▶ 小脳部に占拠物が存在することによって，脳脊髄液の通過障害が発生し，さらには意識障害を起こす．原因の検索とともに小脳失調症状を丁寧に観察して対応を急ぐ．

2 インタビュー

藤野智子

- インタビューでは，まず主訴，現病歴の順に確認していく．疼痛やしびれなどの苦痛を伴う身体症状や，視力や視野障害など日常生活に大きな影響を与える症状に関しては，患者にとっては特に重要な問題であり不安も大きい．しかし，嗅覚や味覚の障害は，漠然とした症状であることがあり，患者の訴えとともに随伴症状も注意深く聴取する．
- 前頭蓋底腫瘍や嗅窩部髄膜腫などでは，視神経の圧迫によって頭蓋内圧亢進症状や無嗅症なども起こすため，障害された神経に隣接した障害も注意しておく．

質問項目	留意点・根拠，特に見逃してはならない緊急サインとその対応
1 主訴 〈触覚器〉 ❶触覚	❶触覚には痛覚や温度覚が含まれ，表在感覚という．触れたか否かを感じる原始的感覚と，識別感覚がある．
❷疼痛	❷疼痛は，身体組織を侵害するような強い刺激が加わった時に発生し，身体組織を守るために重要な感覚である．通常は強い刺激で疼痛と認識されるが，軽い刺激でも疼痛と感じる痛覚過敏，強い刺激でも疼痛を感じない痛覚脱失(消失)や感じ方が鈍くなる痛覚鈍麻などがある．どの部位や範囲にどのような障害があるのか，患者の訴えを丁寧に聞く．詳細は痛覚検査を行い，痛覚過敏の場合は筆で，痛覚脱失(消失)や痛覚鈍麻の場合は，細いピンや針で軽く刺激を与えて確認する．痛覚異常部位から健常部位へ，逆に知覚健常部位から異常部位へ行う．
❸しびれ	❸しびれは，運動麻痺，知覚鈍麻，異常感覚のいずれの場合でも表現されることがある．無刺激でジンジン，ピリピリといった自覚的知覚異常と，刺激があった場合の感覚が異常に感じられる他覚的知覚異常がある．どの部位や範囲にどういう時にしびれを感じるのか，患者の訴えを丁寧に聞く．
❹温度覚	❹温度覚は表在感覚であり，順応性(慣れ)が生じやすい感覚である．冷水や45℃以上の温湯では，組織侵害が生じるため疼痛を感じる．日常生活の中で，水道水の温度や湯飲みを持った時の温度を感じにくくなっていないか，糖尿病の既往がないかなどを聴取する．
〈視覚器〉 ❶視力	❶視力に関する神経は，視神経(第2脳神経)が主体となる．一側眼の失明は，眼球や視神経の完全損傷が考えられる．見えにくいのか見えないのか，片側の眼に限局しているのか否かを聴取する．物が二重に見える複視も，患者の見え方を聴取する．
❷視野	❷視野は，周辺部から徐々に見えなくなる視野狭窄，視野の半分または1/4が見えなくなる半盲などがある．見えにくい部分がどこにあたるのか，上下左右の範囲で聴取していく．
❸眼球の動き	❸眼球の動きは，動眼神経(第3脳神経)，滑車神経(第4脳神経)，外転神経(第6脳神経)に由来する．障害された神経によって，眼球運動の障害が異なる．眼球の動きの中で，上下左右どの方向に障害があるか，一側か両側かなどを聴取し確認する． **見逃してはならないサイン▶** 視野障害 **想定される疾患▶** 内頸動脈閉塞，中大脳動脈閉塞，後大脳動脈閉塞 **緊急時対応▶** 全身症状として，麻痺や意識障害を伴う場合が多い．

質問項目	留意点・根拠，特に見逃してはならない緊急サインとその対応
〈聴覚器〉 ❶聴力	全身管理を中心に緊急対応が必要． ❶聴力は，聴神経（第8脳神経）に由来する．加齢とともに低下することは知られているが，日常生活の中で会話が困難になった，テレビの音が大きくなったなどの変化を確認する．また高音と低音の聞き取りも変化するため，どのような音が聞き取りにくいのか聴取する．
❷耳閉感 ❸耳鳴り 〈嗅覚器〉 ❶嗅覚	❷❸耳閉感や耳鳴りは，末梢前庭系の障害が疑われる．めまいなどの症状を伴う場合もあり，全身症状を併せて聴取する． ❶嗅覚は嗅神経（第1脳神経）に由来する．においを全く感じない嗅覚脱失，嗅覚が鈍る嗅覚減退，逆に異常に過敏になる嗅覚過敏などがある．嗅覚に異常があっても，嗅覚の変化に気づかず，味覚の変化を訴える場合が多いので，味覚と併せて聴取する．頭部外傷や頭蓋内腫瘍で発症することが多い．
〈味覚器〉 ❶味覚	❶味覚は，部位によって顔面神経（第7脳神経）や舌咽神経（第9脳神経）に由来する．味覚障害は，患者の主観をよく聴取する．砂糖水や塩水などの味を感じるか否か，味を感じにくいのかなどを聴取する．その他，元来辛いものを好む，味つけが濃いなどの生活習慣も聴取する．
❷どの味を感じるか，どの部位で感じるか	❷砂糖水や塩水を舌の前2/3または舌の後ろ1/3で感じるか否かを確認する．これは味覚を感じる神経範囲が前2/3は顔面神経，後ろ1/3は舌咽神経に由来するためである．
〈平衡感覚〉 ❶バランス保持	❶平衡感覚障害は，主に小脳に由来し，重篤な疾患の症状として発生することが多い．立位，座位いずれのバランス保持が困難であるのか，立つ際のバランス保持ができないのかなど聴取する．
2 現病歴 ❶発病から現在までの経過	❶現病歴を聴取することで，主訴や徴候，疾患の経過を捉えることができる．現病歴は5Ｗ1Ｈで，もれなく正確に確認することが重要である．
3 既往歴 ❶触覚器 ❷視覚器 ❸聴覚器 ❹嗅覚器 ❺味覚器 ❻平衡感覚	以下の有無に注意する． ❶脊髄損傷，脊椎損傷，糖尿病などの代謝性疾患，ワレンベルグ症候群など ❷頭蓋底骨折，視神経や視交叉のグリオーマ，トルコ鞍部腫瘍，代謝性疾患など ❸耳鼻疾患，メニエール病，頭蓋底骨折，聴神経腫瘍，中枢性または末梢性めまいなど ❹頭部外傷後，頭蓋内腫瘍など ❺ワレンベルグ症候群など ❻小脳疾患，脊髄小脳変性症など
4 家族歴 ❶脳血管障害などの有無	❶特に脳内出血や脳梗塞などの脳血管障害や変性疾患の既往を有する家族がいる場合，同様の疾患に罹患する可能性が高くなる．

質問項目	留意点・根拠，特に見逃してはならない緊急サインとその対応
5 生活習慣因子 ❶触覚器 ❷視覚器 ❸聴覚器 ❹嗅覚器	❶日常的に特定の部位に何かが接触する作業を伴うか． ❷職業上または生活上，細かい文字などを見る機会が多いか． ❸職業上または生活上，高度の騒音の中で過ごす時間が長いと，聴力の低下（難聴）となるリスクが高い． ❹職業上または生活上，特殊な臭気の中で過ごす時間が長いか．
6 生理的因子 ❶年齢	❶年齢とともに，感覚機能全般の低下が発生する．感覚機能低下の程度が病的か否かを判定しなければならない．
7 現在の健康状態 ❶日常生活の中で障害となっていることの有無	❶軽度の麻痺やしびれ，動作のしにくさは，日常生活動作の支障で気づく場合がある．普段の日常生活動作について聴取することで焦点化する．嗅覚や味覚障害は，自覚するまでに時間がかかることも多く，主訴が味覚障害であっても嗅覚障害の場合があるため，感覚器全般について確認する．
8 生活歴 ❶現在の生活のしかた ❷仕事の内容としかた ❸睡眠と休息のパターン	❶慢性的に進行する脳神経疾患では，通常の日常生活が送れなくなったり，自己の保清や周囲の環境へ注意を払えなくなることがある． ❷❸特定の職業に誘因がある脳神経疾患というよりは，仕事上のストレスや多忙によって発症する可能性がある．

3 フィジカルイグザミネーション／検査

田中克之

A. 概説

- 感覚は大きく3つに大別され，いわゆる身体感覚である体性感覚と，内臓由来の内臓感覚，そして嗅覚，味覚，聴覚，視覚，平衡覚などの脳神経系に関わる特殊な感覚受容器により受容される特殊感覚に分かれる．
- 感覚機能（外部情報を受容する機能）において対象となるのは，体性感覚としての表在感覚と深部感覚であり，時に複合的な感覚検査が行われる．特殊感覚は脳神経系の診察方法によって検査される．心臓や消化管など内臓器官にも特有の痛みや不快感があるが，これらの内臓感覚は検査することはできない．
- 感覚検査はすべて患者の主観に依存するものである．よって，まず患者と環境の整備を整えておくことは大切なポイントとなる．
- フィジカルイグザミネーションの準備として，基本的な解剖学的な知識を整理しておく．
- 座位，立位，臥位のいずれの体位・肢位においても，表在感覚，深部感覚さらに複合的感覚の神経診察を行う．
- 表在感覚は，痛覚，温度覚，触覚の検査を行う．温度覚と痛覚はほぼ同じ経路を通るが，触覚の線維は異なる感覚経路であるため，温痛覚と触覚はそれぞれの神経診察を行う．
- 深部感覚は，関節位置覚，関節運動覚，振動覚の検査を行う．関節位置覚・関節運動覚ともに運動姿勢感覚としてとらえられるが，体外からの刺激を受容するものでないため自己固有感覚と呼ばれる．臨床での神経診察時における能動的な運動と受動的な運動によって，その意味は大きく違ってくるので注意する．
- 能動的な運動に関与する運動姿勢感覚の障害により，患者は自分の意図どおりに肢節を動かせなくなる．これがいわゆる運動失調をきたすということである．運動失調には深部感覚障害のない小脳型運動失調と深部感覚障害が認められる後索型運動失調がある．運動失調に関する診察は別項を参照のこと（「第8章　運動調節機能【3】フィジカルイグザミネーション／検査」参照）．
- 受動的な運動姿勢感覚がいわゆる"位置覚"である．受動的な運動中の"動かされている"感覚が受動的運動感覚であり，受動的な運動後の固定された時の"姿勢"の感覚が受動的姿勢感覚である．
- 時に複合感覚として立体覚，二点識別覚，書字感覚検査を行う．頭頂葉連合野における感覚統合機能をみるが，そこに至る感覚投射系の異常でも障害されることを意識しておく．症候学的に価値が高い．
- 脳神経系の診察法では，感覚機能だけでなく運動調節機能もみることになる．脳幹の高位診断上も重要であるので，解剖を理解して検査を行う．
- 特異な感覚障害として知覚消去がある．両側同時刺激検査で確認する．
- 感覚機能の評価における最大の注意点は，患者の主観にゆだねられた検査という認識をもつことである．時に心因反応や詐病に注意しなければならない．

B. 準備

手順	
要点	留意点・根拠
1 患者と環境の準備を整える ①患者に説明する（❶）	❶感覚機能（外部情報を受容する機能）についてのフィジカルアセスメントの目的・方法について患者に説明する　根拠▶感覚機能の検査はすべてが患者の主観にゆだねられているため，患者

要点	留意点・根拠
②環境を整える(❷❸)	の同意と協力を得ないと実施できない ❷感覚機能のフィジカルアセスメントには，運動機能・感覚機能が大きく影響するので問診により事前に把握しておくことが大切である 根拠▶ 感覚機能のフィジカルアセスメントにおける異常は，あくまで運動機能・感覚機能が正常である場合に評価できる ❸室温を適切な温度(24±2℃)に調整しておく 根拠▶ 不適切な室温によって筋緊張が増すと適切な評価ができなくなる
③患者に診察の準備をしてもらう(❹❺)	❹座位，立位，臥位にて観察する ❺着衣のまま行う．筋萎縮などが明らかな場合，必要に応じて脱ぐようにするとよい　根拠▶ 不必要な脱衣によって緊張が増すことで，正しく評価できなくなる可能性がある
④検査に用いる器具をあらかじめ見せておく(❻)	❻視覚によって患者の答えが影響を受けないよう，あらかじめ説明して，実際に実施してみせることが大切である　根拠▶ 感覚機能の検査は患者の主観にゆだねられており，開眼した状態で実施する検査手法を見せて，どのように実施したらどのように答えるのか，少ない刺激回数で答えられるようにすべきである
2 皮膚分節と知覚の不連続線，刺激部位とその指標を確認しておく ①立位あるいは臥位において皮膚分節・知覚の不連続線を確認しておく． 　指標：下顎角，手指(中指)，乳頭，剣状突起，臍部，恥骨上部，膝蓋骨 　縦軸：正中線 　横軸：皮膚分節(図9-1)(❶) 　　　　不連続線(シェリントンの軸線，図9-2)(❷) ②刺激部位とその指標を確認しておく 　指標：肩峰外側端，橈骨茎状突起，上前腸骨棘，脛骨内果，大転子，外果，顔面や顔貌を視診する	❶皮膚分節(皮膚節)とは1本の後根によって支配される皮膚区分である ❷上肢と下肢には不連続線が形成されている．この不連続線の上下においては，相接する皮膚が全く異なるレベルの脊髄後根の支配を受けていることを理解しておく
3 正常な脳神経系の解剖を理解し，その指標を確認しておく ①正常な顔面における解剖学上の指標を確認しておく 　指標：眼球位置，瞳孔径，眼裂，鼻唇溝 ②脳幹の解剖学的な位置関係	

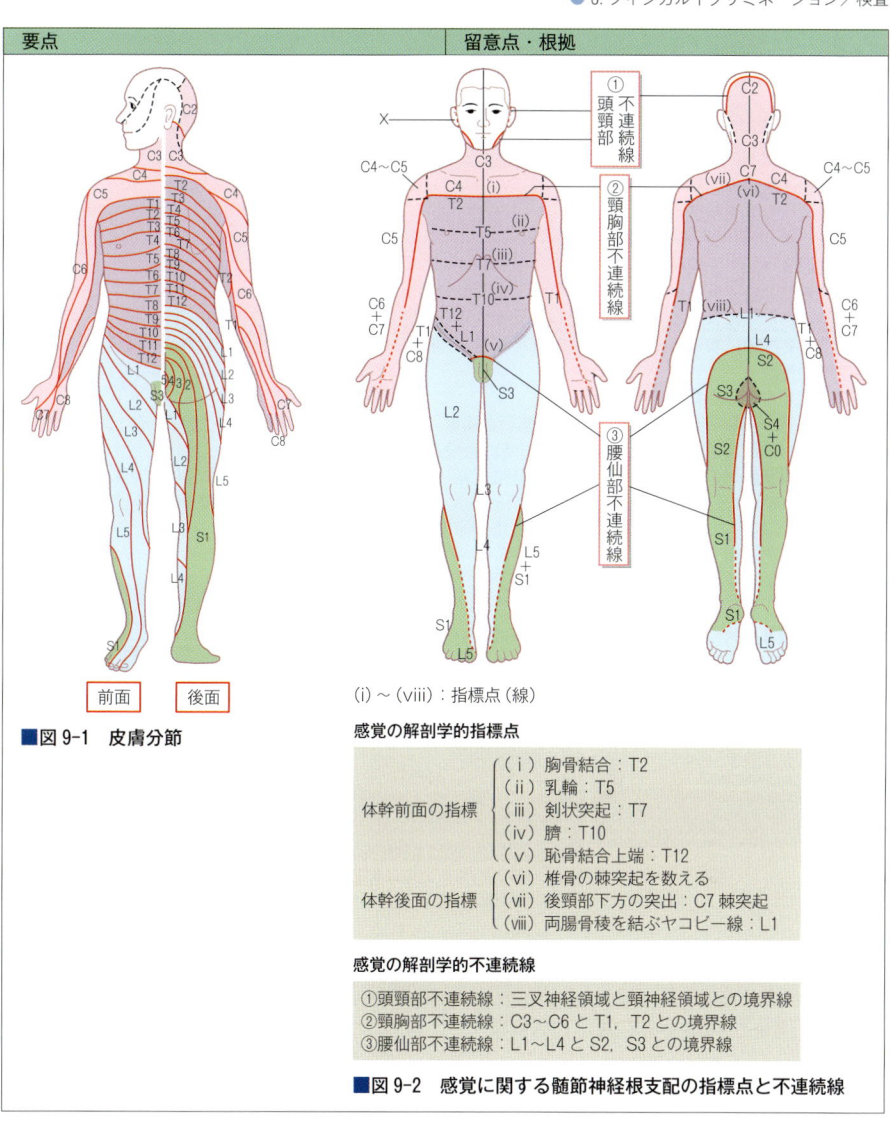

● 3. フィジカルイグザミネーション／検査

要点	留意点・根拠

■図 9-1　皮膚分節

(i)～(viii)：指標点(線)

感覚の解剖学的指標点

体幹前面の指標
- (i) 胸骨結合：T2
- (ii) 乳輪：T5
- (iii) 剣状突起：T7
- (iv) 臍：T10
- (v) 恥骨結合上端：T12

体幹後面の指標
- (vi) 椎骨の棘突起を数える
- (vii) 後頭部下方の突出：C7 棘突起
- (viii) 両腸骨稜を結ぶヤコビー線：L1

感覚の解剖学的不連続線

①頭頸部不連続線：三叉神経領域と頸神経領域との境界線
②頸胸部不連続線：C3～C6 と T1, T2 との境界線
③腰仙部不連続線：L1～L4 と S2, S3 との境界線

■図 9-2　感覚に関する髄節神経根支配の指標点と不連続線

9 感覚機能

367

第2部／機能障害からみたフィジカルアセスメント

C. 手技

1. 感覚機能の診察

目的▶ 感覚機能に関わる感覚経路を神経学的診察により把握する．
①脊髄視床路系の診察
・温度覚，痛覚を検査する
②脊髄後索-内側毛帯系の診察
・識別感覚(触覚)を検査する
・深部感覚として振動覚，関節覚〔位置覚，(関節)運動覚〕を検査する
・四肢の各肢節における運動中の感覚(＝受動的運動感覚)は関節運動覚検査で確認する
・四肢の各肢節における姿勢(＝受動的姿勢感覚)を関節位置覚検査(母指さがし試験や母趾さがし試験)で確認する
③頭頂葉連合野の診察
・複合感覚(＝識別感覚)として二点識別覚，立体覚，書字感覚(皮膚読字感覚)を検査する
・特異な感覚障害である知覚消去は両側同時刺激検査を行う
チェック項目▶ 感覚の質的変化(感覚過敏，異常感覚)の有無，感覚の減弱・消失の程度と有無
必要物品▶ 痛覚計，安全ピン，クリップ，ボールペン，筆，音叉，プラスチック製栓付き試験管，ノギス(もしくはコンパス)，知覚検査用紙(皮膚分節の記載があるもの)
④脳神経系の診察
・特殊感覚を検査する
・体性感覚，運動調節機能も同時に検査する
チェック項目▶ 脳神経系における特殊感覚の障害の有無
必要物品▶ 安全ピン，ペンライト，瞳孔計，打腱器(ハンマー)，音叉

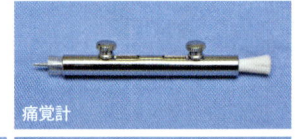

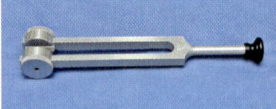

痛覚計

音叉

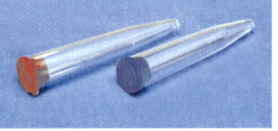

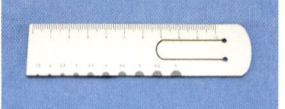

栓付き試験管(赤色の栓は高温用，青色の栓は低温用など使い分ける)

瞳孔計

手順	
要点	留意点・根拠
1 患者と環境の準備を整える(❶)(p.365参照)	❶できるだけ自然な状態で診察できるように環境(適切な室温)を整備する．あくまで緊張させずに観察するように心がける．問診の段階で感覚異常の訴えを十分に聞き分けておくことが大切である．既往歴，現病歴を確認しておく **根拠▶** 感覚機能の検査はすべてにおいて患者の主観に依存している．患者の健康状態や精神状態によって，感覚機能は容易に影響を受ける
2 感覚検査の診察の準備を整える ①神経診察に適した体位を適切に選ぶ(❶)	❶感覚機能の診察は，臥位や座位でも可能であるが，できるだけ患者が緊張せずに診察できる体位を選ぶ．はじめは衣服をすべて脱がせる必要は全くない．顔，手掌(手背)，前腕部，前脛骨

368

● 3. フィジカルイグザミネーション／検査

要点	留意点・根拠
②感覚機能の診察は，患者の協力を得ることが大切となる．きちんと説明して検査を行うようにする（❷❸）	部，足部といった衣服で覆われていない部分で検査を行う．異常があればさらに綿密な検査を行う　根拠▶患者が疲れてしまっては正確な所見が得られなくなる．また，皮膚分節の不連続線に接した部位では正常でも大きな個体差がある．まず大きな異常を捉えることである ❷知能低下や意識障害がある場合，正確な検査は実施できない．痛覚刺激による逃避などで総合的に判断する ❸感覚機能の診察にはいくつかの注意点があるので列挙しておく ・できるだけ均一な刺激を与える ・患者の表現する"感覚異常"について，常にその内容を確認する ・聞き分けた"感覚異常"を診察で裏づけるように心がける ・暗示や誘導するような質問を避ける ・視覚によって患者の訴えが影響されない刺激を与える．必ず開眼状態で行う検査手技を見せ，刺激の程度を理解してもらうことである．多少の差異は問題とならないことを説明しておく．続いて閉眼にて検査する　根拠▶刺激に対する程度を理解されず，正常との差異がはっきりと表現できない可能性がある．逆に神経質に"意味ない差異"の訴えを避けるためである ・感覚異常があらかじめ想定される場合，刺激は感じが鈍い側から鋭い側へ加えていくようにする　根拠▶痛覚鈍麻であれば障害部位から健常部位へ，痛覚過敏はその逆である．その方が変化に気づきやすい ・結論を急がない．感覚異常の種類とその部位を知覚検査用紙などにその異常の程度とともに記載しておき，後日再現性のある結論を導くために検査を行うようにする　根拠▶患者が疲れてしまっては正確な所見が得られなくなる．つまり，感覚機能の診察はすべての神経診察の後に行うべきではない
3 脊髄視床路系を診察する 〈痛覚を検査する〉 ①開眼状態で刺激に用いる痛覚計を見せ，実際に問診で正常と判断される部分などで刺激してみせる（❶） ②顔面，上肢，下肢で衣服に覆われていない部位で診察する ③最初に尖ったもので刺激し，続けて先端の鈍いもので刺激する（❷❸）	❶まず痛覚検査を行うとよい．救急外来で感覚異常が問題となる場合，触覚よりも痛み刺激でおおよその異常を見極められる ❷痛覚刺激に用いる道具は痛覚計や安全ピンなどがある．刺激は2～3回ずつ左右交互に行うとよい ❸まず開眼した状態で，看護師が自分の手で試してみせる．その上で患者の手掌などを刺激し，

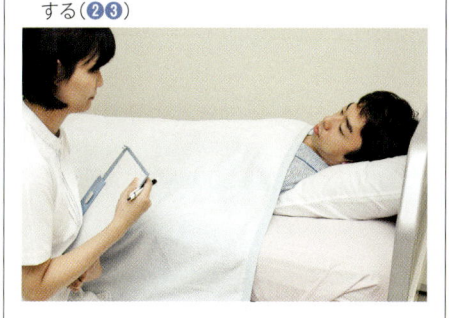

9 感覚機能

要点	留意点・根拠
痛覚計，安全ピンなど尖ったもので刺激し，次いで先端の鈍いもので刺激して，刺激の違いを理解してもらう ④刺激の違いを理解したら，閉眼してもらい，左右で刺激を行い，左右差を確認する 閉眼してもらい左右を刺激し，左右差を確認する ⑤部位を変え，それぞれ左右差を確認する ⑥異常の範囲を記録する ⑦境界域のレベルを検査するには，痛覚鈍麻であれば障害部位から健常部位へ，痛覚過敏はその逆に刺激を加えながら検査する 〈温度覚を検査する〉 ①臨床的な意義は痛覚検査と変わらない(❶) ・プラスチック製栓付き試験管(保温可能な太めの試験管)で，高温(40〜45℃)と低温(10〜20℃)のもの2本を用意する 高温(赤色の栓)，低温(青色の栓)，2本の試験管で皮膚を刺激して観察する	「チクチク感」を体感してもらう．この時点で「チクチク感」が不明確あるいはわからない時は，痛覚鈍麻や痛覚消失が疑われる ❶温度覚検査の意義は痛覚検査と変わらないが，痛覚や触覚と異なり，ある程度の刺激時間が必要となる．一般的に臨床においてプラスチック製栓付き試験管で刺激するのは困難であるため，まず痛覚異常があった場合に細かく検査を行う．通常は，身近にある鉄製の器具や音叉，打腱器(ハンマー)の柄などを低温として流用するとよい

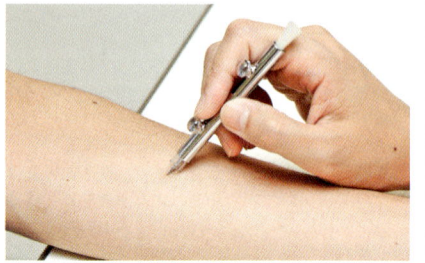

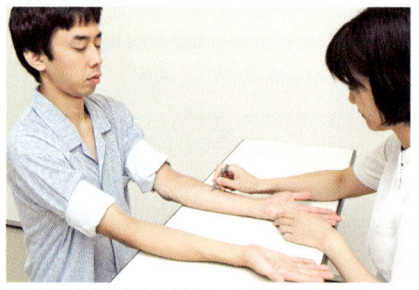

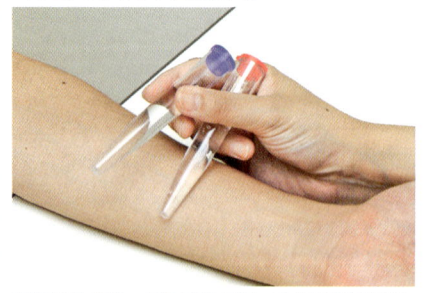

要点	留意点・根拠
②顔面，上肢，下肢で衣服に覆われていない部位で診察する ③刺激は2～3秒ほど皮膚に十分に触れるように刺激する ④開眼状態で熱いか冷たいかを答えてもらう（❷） ⑤続いて閉眼してもらい，左右で刺激を行い，左右差を確認する ⑥境界域のレベルを検査するには，高温の試験管で感覚障害の疑わしい方から正常部位に向かって皮膚上を滑らせるようにして検査するとよい	❷「感じますか？」という質問は不適切．刺激が「熱い」のか「冷たい」のかを正しく答えさせるようにする
4 脊髄後索-内側毛帯系を診察する 〈触覚を検査する〉（❶❷） ①開眼状態で，筆先やティッシュペーパーなどで正常と思われる部位をなでるようにそっと刺激する ②顔面，上肢，下肢で衣服に覆われていない部位で診察する ③閉眼してもらい，左右で刺激を行い，左右差を確認する ④部位を変え，それぞれ左右差を確認する ⑤異常の範囲を記録する ⑥境界域のレベルを検査する原則は温度覚，痛覚と同じである 〈振動覚を検査する〉（❶） ①音叉（128 Hz）を用意する ②開眼した状態で振動させた音叉の底部を鎖骨や橈骨下端に当て振動を確認してもらう ③閉眼した状態で，橈骨下端，鎖骨など，骨が皮下にすぐに触れる部分に音叉を当てて，左右を比較する ④振動覚の異常を確認するには，ⓐ検査部位に音叉を当てたのち，振動を停止させて振動停止を感知する正確さと速度を左右で比較する方法や，ⓑ検査部位に振動させた音叉を当て自然に減弱させ，振動が感知されなくなったら，直ちに反対の同一部位に音叉を当て振動を感知するか確認する方法がある	❶触覚の検査では，軽く触れたその部位を認知することが，単に触れているかいないかを感じることより繊細で重要となる．触覚はより早い時期から，より広範囲で障害される ❷なお，触覚の線維は複数の経路を通るため，脊髄の部位的診断上はあまり有用ではない ❶神経学的診察法として，振動が消失するまでの時間を比較することは，刺激が一定でない，振動消失のタイミングを患者が理解しにくいなどの理由から推奨されない．左記の「④振動覚の異常を確認するには」に示すような方法で評価することが望ましい

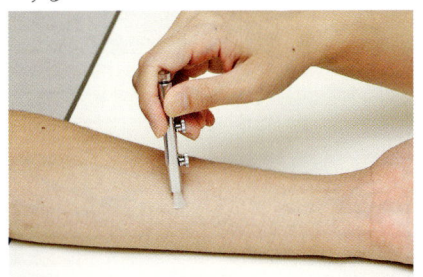

第2部／機能障害からみたフィジカルアセスメント

要点	留意点・根拠
橈骨下端に音叉を当て，振動覚の検査を行う 〈関節運動覚を検査する〉（❶） [上肢で診察する場合] ①患者は開眼した状態で，母指の末節部を看護師の母指と示指で側面から挟むように持ち，患者の母指を手掌側と手背側に大きく動かしてみせる（❶） ②その動いた方向を，手掌側なら「下（内）側」，手背側であれば「上（外）側」と答えるように説明する ③患者に閉眼してもらい片側ずつ大きく動かす．その時，まず動いていることがわかるか確認する．続いて，固定した時の方向を答えてもらう（❷） ④これを左右で比較する．片側で5～6回繰り返すが，動かす方向を「上，下，上，下」と同じ（一定）にせず，ランダムに動かすことが望ましい 母指を手掌側と手背側に大きく動かす	❶一般的にいわゆる"位置覚"の診察法として解説されている方法である．この検査法では，受動的に動かしている時に"動いている"ことが感じられるか確認して，さらに屈曲位ないし伸展位に固定した時の"姿勢"を正しく答えられるかをみている．つまり，正しくは"位置覚"ではなく"運動"と"姿勢"を評価しているので，その評価は注意しなければならない．"位置覚"を診察する方法には，「母指（母趾）さがし試験」がある（p.373） ❶看護師が母指と示指で挟んで持つ場合，屈伸させる方向，つまり前後ではなく，側方から挟むようにする．これは，前後から挟んで持った場合，動かすことで，圧迫の加わる方向から運動の方向が推察できてしまうからである ❷回答に時間がかかる時は正常ではない 根拠▶ 実際には，固定した時の感覚である受動的な姿勢感覚によって，方向性を答えていることがほとんどである．受動的運動感覚が障害され，受動的姿勢感覚が正常であれば，固定された姿勢を正答できるが，その逆であると動いていることがわかるが，固定された姿勢は答えられない

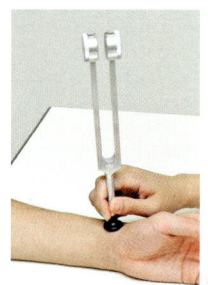

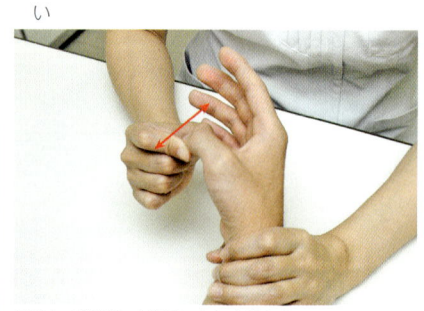

● 3. フィジカルイグザミネーション／検査

要点	留意点・根拠
[下肢で診察する場合] ①患者は開眼した状態で，母趾の末節部を看護師の母指と示指で側面から挟むように持ち，患者の母趾を足底側と足背側に大きく動かしてみせる(❶) ②その動いた方向を，足底側なら「下」，足背側であれば「上」と答えるように説明する ③患者に閉眼してもらい片側ずつ大きく動かす．その時，まず動いていることがわかるか確認する．続いて固定した時の方向を答えてもらう (❷) ④これを左右で比較する．片側で5〜6回繰り返すが，動かす方向を「上，下，上，下」と一定にせず，ランダムに動かすようにする 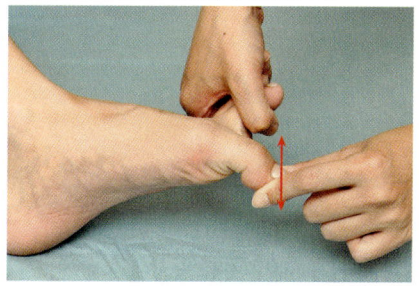	❶看護師が母指と示指で挟んで持つ場合，屈伸させる方向，つまり前後ではなく，側方から挟むようにする．これは，前後から挟んで持った場合，動かすことで，圧迫の加わる方向から運動の方向が推察できてしまうからである ❷回答に時間がかかる時は正常ではない　**根拠▶** 実際には，固定した時の感覚である受動的な姿勢感覚によって，方向性を答えていることがほとんどである．受動的運動感覚が障害され，受動的姿勢感覚が正常であれば，固定された姿勢を正答できるが，その逆であると動いていることがわかるが，固定された姿勢は答えられない

母趾を足底側と足背側に大きく動かす

〈関節位置覚を検査する〉(❶)
①患者は閉眼した状態で，片方の上肢を看護師が両手で保持しながら，その手の母指を立たせた状態で軽く拳を作るように握らせる
②この上肢を看護師が空中でいろいろ動かし，任意の位置で任意の姿勢で固定する
③閉眼させたまま，この任意の姿勢で固定された母指を患者の他方(反対側)の母指と示指でつかませる(母指さがし試験)
④左右で比較する．通常はまっすぐに母指をつかむように動く

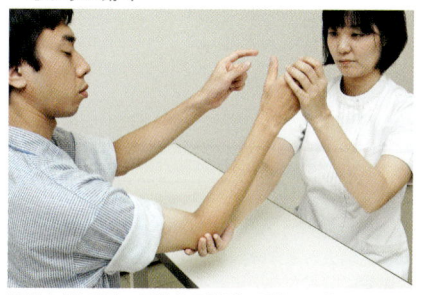

❶固定している側の上肢の受動的な姿勢感覚をみていることに注意する．診察においては，あらかじめ運動肢の能動型運動感覚に異常がないことを確認しておく(「第8章　運動調節機能【3】フィジカルイグザミネーション／検査」の協調運動の診察法を参照)　**根拠▶** 運動肢に能動的な運動感覚障害がある場合，母指さがし試験は同じ結果をきたすためである

母指さがし試験：母指を反対側の母指と示指でつかませる

9 感覚機能

373

要点	留意点・根拠
5 頭頂葉連合野における感覚統合機能を診察する 〈二点識別覚を検査する〉 ①開眼した状態でノギス（もしくはコンパス様の道具）を用いて，患者の皮膚上の2点を同時に触れる．臨床では看護師の2本の指で同時に触れる方法でよい ②2点が識別できる距離を測定する．健常であれば四肢遠位部ほど距離が短い（❶）	❶部位別の診察はあまり意味がない．左右で比較して，距離に大きな隔たりがある場合を異常と考える．識別可能なおおよその距離は，指先：2〜5 mm，手掌：8〜15 mm，手背・足底：20〜30 mm，足背・脛骨前面：30〜40 mm，背中・腹壁：50 mm である
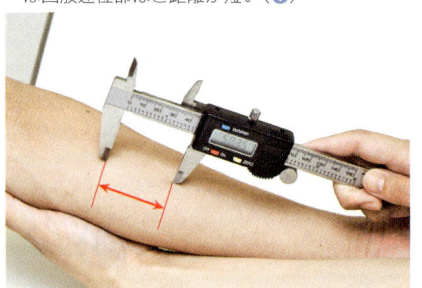 ノギスなどを用いて識別できる2点間の距離を測定する	
〈立体覚を検査する〉 ①閉眼した状態で患者の手掌内に似たような素材で異型のものを持たせ，十分に触らせ認識させる（❶） ②両者の鑑別が困難ないし不良な時に障害と判断する	❶素材識別感覚と混同しないようにする．時に鍵や硬貨などでは患者が素材から推察して答えている場合がある．安全ピンとクリップなどのように形で識別できるものを用意する
〈書字感覚（皮膚読字感覚）を検査する〉（❶） ①患者を閉眼させた状態で，皮膚上に文字や数字を書き，これを当てさせる ②必ずしも患者の側から見たように書く必要はなく，手掌に十分書ける大きさでよい．	❶二点識別と異なり，文字として書かれる線の方向性や長さも把握して全体的に認知する．この方法は臨床で簡便にできる方法であり，識別感覚障害の有無の判定に大いに役立つ
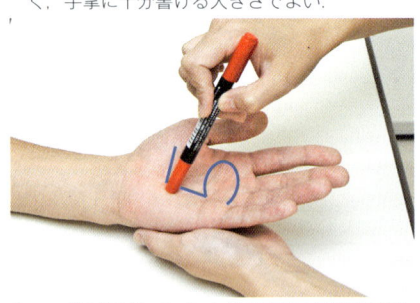 キャップ付きのボールペンなどで手掌に文字や数字を書き，識別できるか検査する	
〈両側同時刺激検査を行う〉（❶） ①患者の身体の左右対称な部位を同時に同じように刺激する（実際には看護師の左右の示指で同時に触れるようにするとよい）	❶知覚消去現象をみる検査である．あくまで表在感覚に障害がないことを把握しておく

要点	留意点・根拠
②一点刺激(片側刺激)，二点刺激を不規則に行う ③感覚鈍麻がないのに，片側で常に触れたことがわからない場合，反対側の頭頂葉障害が疑われる	
6 脳神経系を診察する<br〈嗅覚を検査する〉⇒嗅神経(❶)	❶外来や通常の診療では簡便な方法で十分である．嗅覚障害を患者自身は味覚の変化として自覚することが多いので注意する
①タバコや香水などを用意しておく(❷) ②片側の鼻腔を押さえてもらい，閉眼させる ③「においを感じたら答えてください」と指示してにおいのもとを近づける	❷においのもとは刺激の強いものは避ける 根拠▶刺激が強いと鼻粘膜の三叉神経が刺激されてしまう
〈視力・視野を検査する〉⇒視神経 [視力検査] ①大まかな視力検査として，身近にある印刷物を見せ，看護師の視力と比較する．特殊な近距離視力表を用いれば，簡便に定量的な検査が可能である [視野検査] ①通常の診療における視野検査を行う場合，1 mくらいの距離で患者と正対して座る ②看護師が右眼(続いて左眼)を閉じ，患者は左眼(続いて右眼)を自分の手で覆ってもらった上で，相対する眼を見つめ，視線を動かさないように指示する ③看護師は片手を自分の視野のぎりぎりのところにあげる．この時あげた手が看護師と患者のちょうど中間にあるようにする(❶) ④「指が動いているのが見えたら教えてください」と指示し，どちらかの母指と示指を動かす ⑤外側から内側に向かって動かし，見えた瞬間を答えさせる方法や，左右同時に動かし答えさせる方法もある(❷) ⑥視野は4分割して検査すれば十分である	❶手を水平位にあげると，看護師の視野より外れた範囲となるが，これでは患者からは丸見えとなる．必ず互いの中間位(看護師の前外方)に手をあげるように心がける ❷乳幼児，失語症，意識障害，詐病などで患者の協力が確実ではない時には，患者の興味を引くようなものを視野の4分割で動かし，その反応性から推察することも有用である

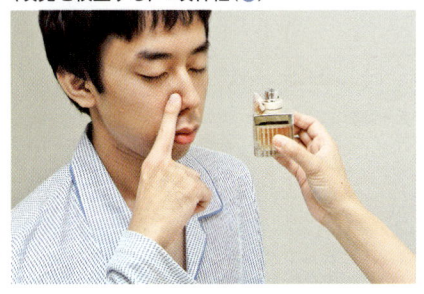

要点	留意点・根拠

看護師は患者との中間位に手をあげる

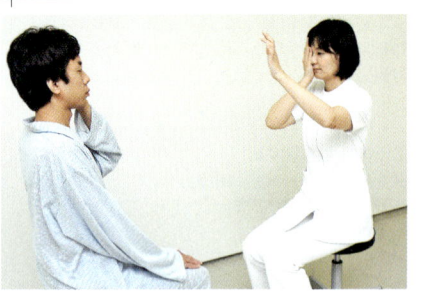

視野を4分割して検査する

〈眼瞼，瞳孔を診察する〉⇒視神経，動眼神経
[眼瞼の診察]
①リラックスして開眼した時の眼裂の大きさと左右差を観察する
②左右差がある場合には，「大きく目を開けてください」と指示する．その時に眼瞼下垂があれば，前額部の収縮で補おうとするために，しわ寄せが強くなる(❶)

[瞳孔の診察]
①左右の瞳孔について，瞳孔計を用いて大きさ，形，対称性を観察する
②瞳孔の大きさが1〜2 mm以下は縮瞳であり，病的な意義をもつ．両側では薬物(モルヒネ，ドパミンなど)，脳幹(橋部)病変などが疑われ，片側では頸部交感神経障害によるホルネル症候群などを疑う
③瞳孔径が5 mm以上は散瞳であり，両側で散瞳があれば，脳局在症状よりも重篤度の指標となり，重度の脳幹機能障害，交感神経過緊張などを疑う．片側では同側の動眼神経麻痺を強く疑う．対光反射，眼球位置(外転位)，眼瞼下垂など他症状も確認する

❶指示どおりできない場合には，「顔を動かさずにこの指を見るように」と説明して，看護師の示指を眼の高さから徐々に上の方に移動させ，しばらく固定する．これによって，自然に前額部が収縮するようになるはずである

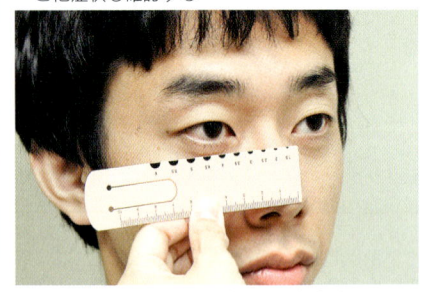

瞳孔計を用いて瞳孔径，形，対称性を観察する

④遠くを見つめるように指示して，ペンライトの光を外側方から当て，当てた側の縮瞳の有無を観察する(直接的対光反射)．反対側も同様に確認する(❶)

❶できるだけ遠くを見つめるように指示して，明るいペンライトで検査する．外来や病棟など，明るい室内では開眼するだけで反射が生じてしまい，弱い光では明確でないことがあるため注

要点	留意点・根拠
⑤同じようにペンライトを当て，当てた側ではない方の瞳孔の縮瞳の有無を観察する（間接対光反射）(❷)	意する　根拠▶ 看護師のペンライトを見つめてしまい近見反射（輻輳，調節，縮瞳）が生じることがあるため，できるだけ遠くを見るようにさせる ❷外側方から光を当てる時に，反対側にも同時に光が当たることがあるため，正中に手を当て遮光するように工夫するなど注意する

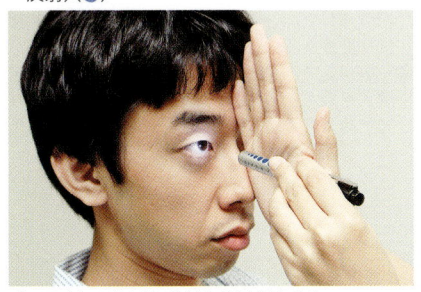

ペンライトの光を当て対光反射を観察する

〈眼球位置，眼球運動を検査する〉⇒動眼神経，滑車神経，外転神経
[眼球位置の検査]
①自然な状態での眼球の位置を確認する
②角膜表面の反射光と瞳孔の相対的な位置関係でわずかな眼球偏位を知ることができる
[眼球運動の検査]

①患者の眼前 30〜40 cm に看護師の示指を立て，先端を注視させたまま，「顔を動かさずに眼で追いかけてください」と指示した上で，ゆっくりと左右水平方向，正中で上下方向，外上方から内下方，内上方から外下方，そして最後に徐々に示指を近づけ寄り眼をさせ，近くを見ることができるか確認する(❶)	❶近見反射の生じない距離で検査する．顔を動かしてしまう場合には，看護師の反対側の手で軽く前額部を押さえ固定するとよい

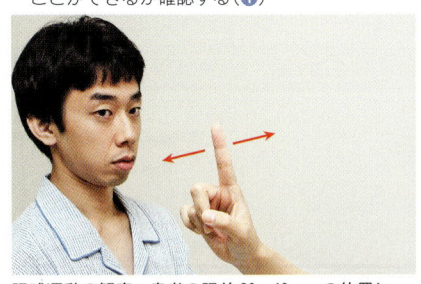

眼球運動の観察：患者の眼前 30〜40 cm の位置に右手の示指をまっすぐに立て，患者に示指の先端を注視させたままゆっくり左右水平に動かし，眼球の左右の動きを観察する

②動かす角度が大きすぎると自然でも眼振を生じるため，動かす範囲は大きくならないように注意する

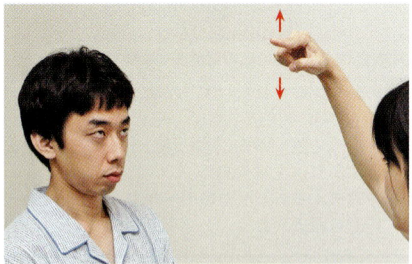

次いで指を横にして正中で上下に動かし，眼球の上下の動きを観察する

要点	留意点・根拠
③まず正中で注視させた時の眼球位のずれ，眼球運動の範囲（左右差）と速度，運動の滑らかさ，眼振の有無，複視の訴えの有無に注意して観察する ④近くを見るようにした時に，瞳孔が縮瞳しているか確認する（近見反射）（❷❸）	❷近見反射で輻輳と縮瞳がみられるのに，対光反射が消失している場合がある（アーガイル＝ロバートソン瞳孔と呼ぶ）．これに上下方向の注視麻痺（パリノー徴候）を伴う場合は，松果体部に病変があることを強く示唆する ❸小脳病変では失調性運動障害で企図振戦や測定過大をきたすが，眼球運動でも同じことが生じるため，患者はしばしば複視や視力障害を訴える　根拠▶視点を定められないことによる
〈顔面の動きと感覚を検査する〉⇒三叉神経，顔面神経 [顔面の動きの検査] ①左右の咬筋に触れながら，かむように指示して，その動きの左右差を確認する ②強く閉眼させ，左右の対称性を観察する．睫（しょう）毛がほとんど隠れるのが正常であり，十分に隠れない場合は，顔面神経麻痺が疑われる（睫毛徴候陽性）．わかりにくい場合は，眼瞼を軽く引っ張るように上げると，麻痺側では抵抗が弱いことがわかる 強く閉眼させ，顔面の左右の対称性を観察する ③患者に軽く開口させた状態で，看護師の左示指を患者の下顎中央部に当て，その上を打腱器（ハンマー）で軽く叩く（下顎反射）．下顎を閉じる動きがあれば正常である ④減弱や消失よりも，反射の明らかな亢進がある時に病的な意義がある	看護師の左示指を患者の下顎中央に当て，その上を打腱器で軽く叩き，下顎反射の有無を観察する

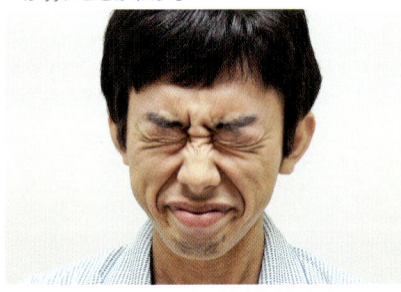

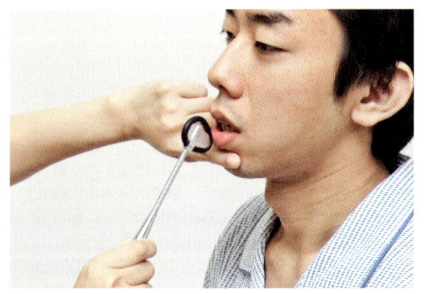

要点	留意点・根拠
[顔面の感覚の検査] ①顔面の感覚は，まずピンによる痛覚を，左右の顔面の前額部（第1枝領域），頬部（第2枝），下顎部（第3枝）で検査して，その上で異常がある場合に，触覚や温度覚を検査する．細かい手技は感覚障害の項を参照のこと（❶）(p.369 参照) ②新しいティッシュペーパーや清潔な綿片をこより状にしたものを用いて，患者の角膜を刺激する（角膜反射），あるいは睫毛に軽く触れる（睫毛反射） ③正常では一側の刺激によって両側のまばたきをみる．反射が減弱ないし消失が片側である場合，同側の顔面神経麻痺が疑われ，両側である場合は刺激側の三叉神経麻痺が疑われる（❷）	❶触覚は三叉神経主知覚核（橋部），温度覚・痛覚は三叉神経脊髄路核（延髄〜頸髄）であり，痛覚を検査したのちに触覚を検査して，感覚解離があるかチェックするとよい ❷角膜反射や睫毛反射は，意識障害時における顔面神経麻痺の有無を診察するのに有用である

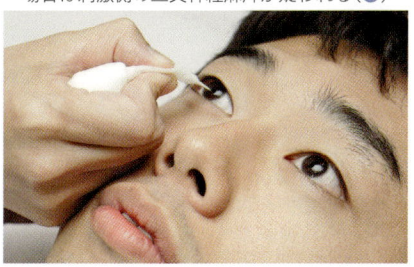

ティッシュペーパーをこよりにして患者の角膜を刺激する

要点	留意点・根拠
[味覚の検査] ①味覚の検査を日常の診療の中で行うのは難しいため，患者の訴えがある場合には，専門外来にて診察することが望ましい 〈聴力および前庭機能を検査する〉⇒聴神経，前庭神経 [聴力検査] ①左右の耳の近くで看護師の指をこすり合わせて聴力を簡便に検査できる．耳からの距離は注意する．左右を比較し，看護師も必ず確認する ②音叉を振動させ，患者の前額部ないし冠状縫合の正中部あたりにしっかりと当てる（ウェーバー検査） ③音が「両方もしくは片側に響くか」確認する．正常では左右同等に響くか頭全体に響くはずである ④「音が聞こえなくなったら合図してください」と説明して，音叉を振動させて，乳様突起にしっかりと当て，骨導を確認する（リンネ検査） ⑤音が聞こえなくなった合図があったら，すぐに外耳孔近くに音叉をもっていき，「音が聞こえる」かどうか気導を確認する．正常では，気導による音の方が骨導による音よりも長く聞こえるはずである（❶）	 ❶ウェーバー検査で片側の耳に響いた場合，響いた側の（患側の）伝音難聴か，反対側の（健側の）感音難聴と診断できる．その上で，リンネ検査の結果，患側で気導より骨導が延長していれば伝音難聴と確認できる

要点	留意点・根拠

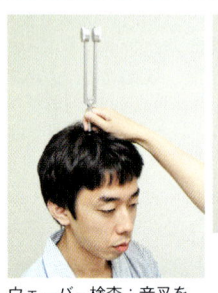

ウェーバー検査：音叉を振動させて患者の前額部あるいは冠状縫合の正中部あたりにしっかりと当て，音が両側もしくは片側に響くか確認する

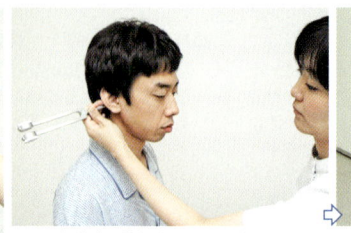

リンネ検査：「音が聞こえなくなったら合図してください」と説明して，音叉を振動させて乳様突起にしっかりと当て，骨導を確認する

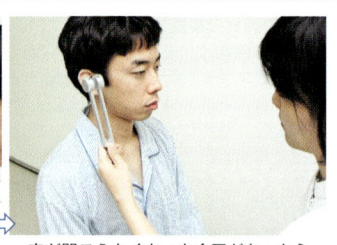

音が聞こえなくなった合図があったら，すぐに音叉を外耳孔近くにもっていき，音が聞こえるか気導による聴力を確認する

要点	留意点・根拠
[前庭機能の検査] ①自発および注視時の眼振は，眼球運動の検査と同じ方法で確認できる．眼球運動の検査方法（p.377）を参照のこと ②仰臥位にて頭位を他動的に動かし，眼振の出現を確認する方法がある(❶)	❶眼振を日常診療で確認するには，まず自発および注視時眼振を眼球運動の検査時に検査しておく．さらに頭位を他動的に動かして確認するが，正確にはフレンツェル眼鏡を用いて観察すべきであり，専門外来での検査が必要となる
③仰臥位にて頭部を30度ほど前屈位とする．鼓膜穿孔がないことを確認して，50 mLの注射器にネラトンチューブをつけ，20～30 mLほどの冷水を左(右)外耳道にゆっくり注入して眼振の出現の有無を確認する（カロリック検査）(❷)．正常であれば，両側の眼球は冷水注入側に偏位し，反対側に向かう眼振を生じる	❷脳幹機能を検査する場合にも用いられる．30度に前屈位をとることで，外側半規管が垂直位になる

〈嚥下と発声，のどの機能を検査する〉⇒舌咽神経，迷走神経，副神経（延髄根）

要点	留意点・根拠
①患者にできるだけ大きく開口させて，安静時の咽頭後壁，軟口蓋，口蓋垂，舌，口腔内を観察する	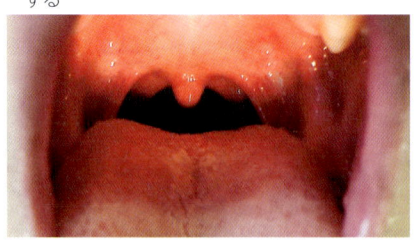
②患者に「あっ」と発音させ，咽頭後壁，軟口蓋，口蓋垂の動きを左右で比較して観察する(❶)．正常では，軟口蓋の正中線縫合と口蓋垂はまっすぐ上に挙上し，左右差がない．咽頭後	❶できるだけ大きく「あっ」と短く発音させるのがよい．麻痺があると，患側の軟口蓋は低位であり，軟口蓋の正中線縫合と口蓋垂は健側上方に引かれる．これをカーテン徴候と誤解するこ

要点	留意点・根拠
壁の動きも左右対称である ③舌圧子を使って軟口蓋と咽頭後壁をこすり，反射の有無を確認する（軟口蓋反射と咽頭反射）．正常では，軟口蓋の軽い刺激で挙上する．咽頭後壁の収縮は動きが小さいためわかりにくい．強く刺激すると催吐反射（嘔吐反射）のため咽頭反射がわからなくなるので注意する（❷）	とが多いが誤りである．カーテン徴候は咽喉後壁が健側やや上方に引かれる動きをいう ❷軟口蓋反射と咽頭反射は別々に両側で検査する．ともに舌咽・迷走神経支配が主であるが，三叉神経が同時に障害されないと軟口蓋反射は保たれることに注意する．嚥下反射は軟口蓋反射と咽頭反射からなる．気道に迷入した異物を排出する反射が咳嗽反射である．通常"むせ"があり誤嚥に気づくが，咳嗽反射が障害されると"むせ"がないため誤嚥に気づかないことがあることを知っておくべきである．催吐反射（嘔吐反射）と咽頭反射は同義語ではないので注意する 根拠▶軟口蓋の遠心性反射弓（運動系）に，疑核→口蓋帆諸筋（口蓋帆張筋以外）と三叉神経核→口蓋帆張筋があるため，三叉神経障害がないと軟口蓋は挙上する
〈頸部の筋肉を検査する〉⇒副神経（脊髄根） ①胸鎖乳突筋と僧帽筋の筋力を検査する（❶） ②両側の胸鎖乳突筋の筋力を検査する場合には，患者を仰臥位とし，前額部に看護師の手を当て，これに抵抗するように頭を持ち上げてもらう．正常では両側の胸鎖乳突筋が隆起して堅く触れることができる ③片側ずつ検査する場合，仰臥位ないし座位にて，検査する側と反対に顔を向けるように指示する．横向きの患者の顔を看護師が押し返すように頰部に手を当て，この力に抵抗しようとすると，胸鎖乳突筋が隆起してくる．これを左右で行い比較する ④僧帽筋の筋力は，看護師が患者の背側に立ち，両方の肩部を押さえ込むように手を当て，これに拮抗するように肩を持ち上げてもらい，その筋力を左右で比較する	❶副神経脊髄根は純粋な運動神経である．僧帽筋も胸鎖乳突筋も一側の核上性病変では明らかな麻痺をきたすことは少ない．筋力低下がある場合には，患側の副神経脊髄根が障害されていると考える 根拠▶副神経核は主に反対側の錐体路支配であるが，同側の支配も受けていることによる
〈舌の機能を検査する〉⇒舌下神経（❶） ①患者に開口させ，安静状態における舌の大きさ，形，表面の状態などを観察する ②さらに舌を突出させ，萎縮や線維束性攣縮などの不随意運動，左右への偏位の有無を観察する	❶舌下神経も純粋な運動神経である．舌の観察は，口腔内にある時の安静状態をみることが重要である

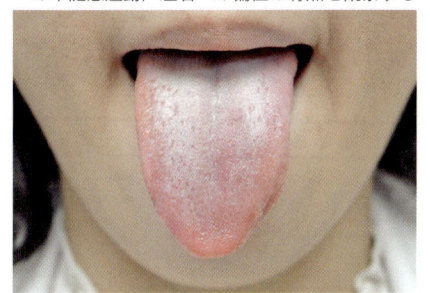

舌を突出させ萎縮や不随意運動，偏位を観察する

アセスメント

1. 脊髄視床路系に異常はないか

アセスメント項目・ポイント	正常所見	異常所見・緊急時対応
① 温度覚・痛覚検査で，異常感覚，感覚過敏，感覚鈍麻・消失などがあるか	●温度覚・痛覚の検査において，正常部位と刺激部位において有意な主観的な差がない	●正常部位と比較して，刺激部位において異なる感覚として感じる（異常感覚） ●正常部位と比較して，刺激部位において弱い刺激でも強い感覚として感じる（感覚過敏） ●正常部位と比較して，刺激部位において全く刺激を感じない，感覚が消失している（感覚脱失）

2. 脊髄後索-内側毛帯系に異常はないか

アセスメント項目・ポイント	正常所見	異常所見・緊急時対応
① 触覚の検査で異常感覚，感覚過敏，感覚鈍麻・消失などがあるか ② 振動覚の検査で，振動を感知できるか ③ 関節運動覚検査と関節位置覚検査で，肢節の動きなどに障害があるか ポイント：関節運動覚の検査は感度が鈍いとされる．この検査が正常でも深部感覚が正常と断言できない．必ず関節位置覚検査を一緒に行う．関節位置覚の検査（母指さがし試験）では，運動肢の能動型運動感覚に異常がないことを確認しておく	●触覚の検査において，正常部位と刺激部位において有意な主観的な差がない ●振動覚の検査において，振動の感知の有無・程度に左右差がない ●関節運動覚の検査において，正しく動きを感知でき，その方向（姿勢）も回答できる．感知の有無・方向に左右差がない ●関節位置覚の検査（母指さがし試験）において，直線的に母指をつまむことができる．その動きに左右差がない	●正常部位と比較して，刺激部位において異なる感覚として感じる（異常感覚） ●正常部位と比較して，刺激部位において弱い刺激でも強い感覚として感じる（感覚過敏） ●正常部位と比較して，刺激部位において全く刺激を感じない，感覚が消失している（感覚脱失） ●振動覚の検査において，①振動停止を感知する正確さと速度が左右で異なる，②患肢では，自然減弱させ振動が感知されなくなったのに，反対肢（健肢）の同一部位では振動が感知される ●関節運動覚の検査において，受動的運動感覚が障害されても，受動的位置感覚が正常である場合，患者は動きが感知されないのに最後の姿勢を回答できる．逆であると，動きは感知できるのに最後の姿勢を正答できない ●関節位置覚検査では，固定肢の自己固有感覚障害がある場合，母指をつまむことができない

3. 頭頂葉連合野に異常はないか

アセスメント項目・ポイント	正常所見	異常所見・緊急時対応
① 二点識別覚，立体覚，書字感覚（皮膚読字感覚）で，左右を比較し異常があるか ② 両側同時刺激検査で，左右を比較し，異常があるか ポイント：いずれも感覚の要素（触覚・痛覚など）において異常がないことが重要である	●それぞれの複合感覚検査において，刺激部位において有意な左右差がなく，正しく回答できる ●一点刺激（片側刺激），二点刺激においても正しく回答できる	●二点識別覚検査において，距離に明らかな左右差があり，判断に誤りが多い時に反対側頭頂葉の障害を疑う ●立体覚・書字感覚（皮膚読字感覚）の検査で，正しく回答できない，時間がかかる場合には反対側頭頂葉の障害を疑う ●感覚鈍麻がないのに，片側で常に触れたことがわからない場合，反対側の頭頂葉障害が疑われる

4. 脳神経系に異常はないか

アセスメント項目・ポイント	正常所見	異常所見・緊急時対応
1 脳神経系の検査で，左右で比較して異常があるか ポイント：脳神経系を検査する際は必ず左右で比較する．慣れない場合は，解剖学的な位置関係を考えて，検査を行っていくとわかりやすい．脳神経系は特殊感覚だけでなく体性感覚や運動神経を含むため，患者の症状の訴えも多岐に及ぶ．陽性所見だけでなく陰性所見も重要となるので，検査結果を必ず記録しておく	●それぞれの脳神経系の検査において，有意な左右差がない	●脳神経系の検査は，脳幹機能に直接関わっていることが多い．特徴的な反射の所見には，解剖学的な位置関係を十分に理解して対応すべきである．それぞれの反射の消失は対応する部位の障害を意味している ①中脳：対光反射 　求心性反射弓(感覚系)：視神経→中脳視蓋前域 　遠心性反射弓(運動系)：動眼神経(副交感神経) ②橋：角膜反射・睫毛反射 　求心性反射弓(感覚系)：視神経 　遠心性反射弓(運動系)：動眼神経 ③延髄：嚥下反射(軟口蓋反射・咽頭反射) ・軟口蓋反射 　求心性反射弓(感覚系)：舌咽神経→孤束核 　遠心性反射弓(運動系)：疑核・三叉神経 ・咽頭反射 　求心性反射弓(感覚系)：舌咽・迷走神経→孤束核 　遠心性反射弓(運動系)：疑核・副神経核→第9, 10, 11脳神経 ●以下の2つの反射は，異常所見から障害部位を特定できるので理解しておく ①対光反射： 　直接対光反射(-)かつ間接対光反射(+)→同側視神経障害 　直接対光反射(-)かつ間接対光反射(-)→同側動眼神経障害 ②角膜反射： 　刺激により両側ともに瞬目反射(-)→同側三叉神経障害 　刺激により片側(患側)で瞬目反射(-)→患側顔面神経障害 ●瞳孔所見は，意識障害時における病態の把握に重要となるので，必ず診察して，左右の大きさ，形，対称性を観察しておく．特に対光反射消失は脳幹(中脳)における重篤な障害を示す

4 アセスメントシート

藤野智子

1）感覚機能の概観

項目	観察項目	観察結果
1. 一般状態	意識レベル	□清明　□傾眠　□昏迷　□昏睡
	バイタルサイン	血圧（　/　）mmHg　□異常なし　□低下　□上昇 脈拍数（　）回/分　□異常なし　□減少　□増加 呼吸数（　）回/分　□異常なし　□減少　□増加 体温　（　）℃　□異常なし　□低下　□上昇
	頭蓋内圧亢進症状	悪心　□なし　□あり 嘔吐　□なし　□あり 頭痛　□なし　□あり
2. 触覚器	疼痛	□なし　□あり（部位　　　　程度　　　　）
	外傷や打撲痕	□なし　□あり（部位　　　　　　　　　　）
	しびれ	□なし　□あり（部位　　　　程度　　　　）
3. 視覚器	視力	□異常なし　□障害あり
	視野	□異常なし　□障害あり
	眼球の動き	□異常なし　□障害あり
	歩き方	□異常なし　□障害あり
4. 聴覚器	難聴	□なし　□あり
	耳閉感	□なし　□あり
	耳鳴り	□なし　□あり
5. 嗅覚器	嗅覚	□異常なし　□障害あり
6. 味覚器	味覚	□異常なし　□障害あり
7. 平衡感覚	平衡感覚	□異常なし　□障害あり

2）インタビュー

項目	観察項目	観察結果
1. 主訴 　1）触覚器	触覚	□異常なし　□障害あり（部位　　　　　　　　）
	疼痛	□なし　□あり　（部位　　　　程度　　　　）

● 4. アセスメントシート

1)触覚器つづき	しびれ	□なし　　□あり　（部位　　　　　程度　　　　　）
	温度覚	□異常なし　□障害あり(部位　　　　　程度　　　　　)
2)視覚器	視力	□裸眼　　　（視力　左　　　右　　　） □視力矯正あり　（視力　左　　　右　　　） 　□眼鏡　□コンタクトレンズ
	視野	□異常なし □障害あり　（□右　　□左　　□両眼） 　□上　□下　□右　□左
	眼球の動き	□異常なし □障害あり　（□右　　□左　　□両眼） 　□上　□下　□右　□左　□右斜め下　□右斜め上 　□左斜め下　□左斜め上
3)聴覚器	聴力	□異常なし □障害あり 　補聴器使用　□なし　　　　□あり 　日常会話　□異常なし　　□困難 　聞こえ　　□異常なし　　□聞こえない
	耳閉感	□なし　　□あり(どのような時　　　　　　　　　)
	耳鳴り	□なし　　□あり(どのような時　　　　　　　　　)
4)嗅覚器	嗅覚	□異常なし　□障害あり 　　　　　　□自覚あり　□自覚なし
5)味覚器	味覚	□異常なし　□障害あり 　　　　　　□どの味が感じにくいか（　　　　　　　　）
	どの味を感じるか	□異常なし　□障害あり 　　　　　　□甘味　□塩味　□酸味　□苦味　□うま味
	どの部位で感じるか	どの部位で感じにくいか　□舌前2/3　□舌後1/3
6)平衡感覚	平衡感覚	□異常なし □障害あり 　□立位バランス　　　　　　　□異常なし　□障害あり 　□座位バランス　　　　　　　□異常なし　□障害あり 　□歩行時のバランス　　　　　□異常なし　□障害あり 　□座位から立位時のバランス　□異常なし　□障害あり 　□立位から座位へのバランス　□異常なし　□障害あり
2. 現病歴		
3. 既往歴	共通	□脳血管障害

9 感覚機能

3. 既往歴つづき	触覚器	☐異常なし　☐脊髄損傷　☐糖尿病　☐ワレンベルグ症候群
	視覚器	☐異常なし　☐頭蓋底骨折　☐グリオーマ ☐その他視覚疾患(　　　　　　　　　　　　　　　　　　　)
	聴覚器	☐異常なし　☐メニエール病　☐頭蓋底骨折　☐聴神経腫瘍 ☐中枢性または末梢性めまい　☐その他耳鼻科疾患(　　　　)
	嗅覚器	☐異常なし　☐頭部外傷　☐頭蓋内腫瘍 ☐その他耳鼻科疾患(　　　　　　　　　　　　　　　　　　　)
	味覚器	☐異常なし　☐ワレンベルグ症候群
	平衡感覚	☐異常なし　☐小脳疾患　☐脊髄小脳変性症
4. 家族歴		
5. 生活習慣因子	触覚器	日常的に特定部位への接触 ☐なし　☐あり(どこへ　　　　　　　　何が　　　　　　　　)
	視覚器	日常的に細かい作業 ☐なし　☐あり(どのような　　　　　　　時間　　　　　　　　)
	聴覚器	日常的な騒音 ☐なし　☐あり(どのような　　　　　　　時間　　　　　　　　)
	嗅覚器	日常的な臭気 ☐なし　☐あり(どのような　　　　　　　　　　　　　　　　　)
6. 生理的因子	年齢	(　　　　)歳
7. 健康状態	日常生活動作	☐異常なし ☐支障あり(どのような場合　　　　　　　　　　　　　　　　　) ☐とても支障あり(どのような場合　　　　　　　　　　　　　)
	内服薬	☐なし　☐あり(薬剤名　　　　　　　　　　　　　　　年より)
8. 生活歴	生活のしかた	1日の生活の流れ 　☐いつも通り 　☐変化あり(いつ頃から　　　　どのように　　　　　　　　)
	仕事内容と勤務状況	☐就業している　(仕事内容　　　　　　　勤務時間　　　　　) ☐就業していない ☐過去の仕事内容
	睡眠と休息	睡眠　(　　　　)時間 　熟眠感　　　☐あり　☐なし 　夜間覚醒　　☐あり　☐なし 　いびき　　　☐あり　☐なし 　日中の眠気　☐あり　☐なし

3) 感覚機能のフィジカルイグザミネーションのチェックポイント

1. 感覚機能に関する所見

項目	観察項目		観察結果
脊髄視床路系	痛覚	開眼	顔面（鋭）　□正常　□異常　（□不明瞭　□感覚なし） 　　（鈍）　□正常　□異常　（□不明瞭　□感覚なし） 上肢（鋭）　□正常　□異常　（□不明瞭　□感覚なし） 　　（鈍）　□正常　□異常　（□不明瞭　□感覚なし） 下肢（鋭）　□正常　□異常　（□不明瞭　□感覚なし） 　　（鈍）　□正常　□異常　（□不明瞭　□感覚なし）
	痛覚：左右差	閉眼	顔面　□なし　□あり（左　右） 上肢　□なし　□あり（左　右） 下肢　□なし　□あり（左　右）
	温度覚	開眼	顔面（温）　□正常　□異常　（□不明瞭　□感覚なし） 　　（冷）　□正常　□異常　（□不明瞭　□感覚なし） 上肢（温）　□正常　□異常　（□不明瞭　□感覚なし） 　　（冷）　□正常　□異常　（□不明瞭　□感覚なし） 下肢（温）　□正常　□異常　（□不明瞭　□感覚なし） 　　（冷）　□正常　□異常　（□不明瞭　□感覚なし）
	温度覚：左右差	閉眼	顔面　□なし　□あり（左　右） 上肢　□なし　□あり（左　右） 下肢　□なし　□あり（左　右）
脊髄後索-内側毛帯系	触覚	開眼	顔面　□正常　□異常　（□不明瞭　□感覚なし） 上肢　□正常　□異常　（□不明瞭　□感覚なし） 下肢　□正常　□異常　（□不明瞭　□感覚なし）
	触覚：左右差	閉眼	顔面　□なし　□あり（左　右） 上肢　□なし　□あり（左　右） 下肢　□なし　□あり（左　右）
	振動覚	開眼	振動確認　部位：□鎖骨　□橈骨下端　□その他（　　） 　　　□正常　　□異常
	振動覚：左右差	閉眼	振動確認　部位：□鎖骨　□橈骨下端　□その他（　　） □なし　□あり（左　右）
	関節運動覚	開眼	上肢　□正常　□異常　（□回答までの時間延長　□不明） 下肢　□正常　□異常　（□回答までの時間延長　□不明）
		閉眼	上肢　□正常　□異常　（□回答までの時間延長　□不明） 下肢　□正常　□異常　（□回答までの時間延長　□不明）
	関節位置覚	閉眼	母指さがし試験 　　右上肢　□正常　□異常 　　左上肢　□正常　□異常 　　左右差　□なし　□あり（左　右）

頭頂葉連合野の感覚統合機能	二点識別覚	開眼	指先	右(第　　指) 左(第　　指)	□感覚あり(幅　　mm) □感覚あり(幅　　mm)	□感覚なし □感覚なし
			手掌	右 左	□感覚あり(幅　　mm) □感覚あり(幅　　mm)	□感覚なし □感覚なし
			手背	右 左	□感覚あり(幅　　mm) □感覚あり(幅　　mm)	□感覚なし □感覚なし
			足底	右 左	□感覚あり(幅　　mm) □感覚あり(幅　　mm)	□感覚なし □感覚なし
			足背	右 左	□感覚あり(幅　　mm) □感覚あり(幅　　mm)	□感覚なし □感覚なし
			脛骨前面	右 左	□感覚あり(幅　　mm) □感覚あり(幅　　mm)	□感覚なし □感覚なし
			背部(部位　　　) 腹壁(部位　　　)		□感覚あり(幅　　mm) □感覚あり(幅　　mm)	□感覚なし □感覚なし
	立体覚	閉眼	右手掌　□正常　□異常 左手掌　□正常　□異常			
	書字感覚	閉眼	右手掌　□正常　□異常 左手掌　□正常　□異常			
	両側同時刺激検査		・表在感覚障害がないことが前提 右(部位　　　)　□正常　□異常 左(部位　　　)　□正常　□異常			
脳神経系	Ⅰ：嗅神経	嗅覚	□正常　□異常			
	Ⅱ：視神経	視力	□正常　□異常			
		視野	右眼　□正常　□異常 　　　□右上　□右下　□左上　□左下 左眼　□正常　□異常 　　　□右上　□右下　□左上　□左下			
	Ⅱ：視神経 Ⅲ：動眼神経	眼瞼	・開眼で検査 眼裂の大きさ　　右眼　□正常　□異常 　　　　　　　　左眼　□正常　□異常 眼裂の左右差　□なし　□あり(左　右) 　　　　　　　□さらに開眼した時の前額部しわの増強			
		瞳孔	右眼　大きさ(　　mm)　形(□正円　□楕円　□変形) 　　　直接対光反射(□+　□－　□緩慢) 　　　間接対光反射(□+　□－　□緩慢) 左眼　大きさ(　　mm)　形(□正円　□楕円　□変形) 　　　直接対光反射(□+　□－　□緩慢) 　　　間接対光反射(□+　□－　□緩慢) 大きさの左右差　□なし　□あり(左眼　右眼)			
	Ⅲ：動眼神経 Ⅳ：滑車神経	眼球位置	右眼　□正常　□異常 左眼　□正常　□異常			

● 4. アセスメントシート

脳神経系つづき	Ⅵ：外転神経	眼球運動	正中注視　　　眼球位のずれ　□なし　□あり（左眼　右眼） 　　　　　　　　眼振　　　　　□なし　□あり（左眼　右眼） 　　　　　　　　複視　　　　　□なし　□あり（左眼　右眼） 左右水平方向　　　□正常　　□異常　（左眼　右眼） 　　　　　　　　　　　　　　□速度　□円滑さ 正中上下方向　　　□正常　　□異常　（左眼　右眼） 　　　　　　　　　　　　　　□速度　□円滑さ 外上方から内下方　□正常　　□異常　（左眼　右眼） 　　　　　　　　　　　　　　□速度　□円滑さ 内上方から外下方　□正常　　□異常　（左眼　右眼） 　　　　　　　　　　　　　　□速度　□円滑さ 正中で接近　　　　□正常　　□異常　（左眼　右眼） 　　　　　　　　　　　　　　□速度　□円滑さ □縮瞳なし
	Ⅴ：三叉神経 Ⅶ：顔面神経	顔面の動き	咬筋　　　　　左右差　　□なし　　□あり（左　右） 強い閉眼　　　左右差　　□なし　　□あり（左　右） 　　　　　　　睫毛の隠れ□あり　　□なし（左　右） 下顎反射　　　下顎の閉口□あり　　□亢進
		顔面の感覚	疼痛刺激　　顔面前額部　　□正常　　□異常（左　右） 　　　　　　頬部　　　　　□正常　　□異常（左　右） 　　　　　　下顎部　　　　□正常　　□異常（左　右） ・上記異常の場合，触覚や温度覚など感覚障害のチェックリストで検査を実施 角膜反射　　　□正常　　□異常（左　右） 　　　　　　　　　　　　□片側の減弱　　□片側の消失 　　　　　　　　　　　　□両側の減弱　　□両側の消失
		味覚	専門外来での実施が望ましい
	Ⅷ：聴神経 前庭神経	聴力検査	指をこすり合わせた音　　□正常　　□異常（左　右） 音叉　　接触部位：□前額部　□冠状縫合正中部 　　　　聞こえ（ウェーバー検査） 　　　　　□正常　　□異常（□片側に反響　□反響なし） 　　　　音の消失・骨導（リンネ検査） 　　　　　□正常　　□異常（□骨導の延長あり）
		前庭機能	眼振 ・自発および注視時の眼振は眼球運動を参照 ・頭位を他動的に動かし眼振を確認する方法は専門外来が望ましい カロリック検査 　眼球偏位　□正常（注水側）　　　　　　　　　□異常 　眼振　　　□正常（注水と反対側に向かう眼振）　□異常
	Ⅹ：迷走神経 Ⅺ：副神経 Ⅻ：舌下神経	嚥下と発声，のどの機能	〈安静時〉 咽頭後壁　□正常　　□異常 軟口蓋　　□正常　　□異常 口蓋垂　　□正常　　□異常 舌　　　　□正常　　□異常

9　感覚機能

389

脳神経系つづき	X：迷走神経 XI：副神経 XII：舌下神経つづき	嚥下と発声，のどの機能つづき	口腔内　　　□正常　　□異常 〈「あ」発声時〉 咽頭後壁　　□左右対称　□左右非対称 軟口蓋　　　□左右対称　□左右非対称 口蓋垂　　　□左右対称　□左右非対称 〈軟口蓋反射と咽頭反射〉 咽頭後壁　　□反射あり　□反射なし 軟口蓋　　　□反射あり　□反射なし
	XI：副神経	頸部の筋肉	胸鎖乳突筋の隆起　□正常　　□異常（左　右） 僧帽筋の持ち上げ　□正常　　□異常（左　右）
	XII：舌下神経	舌の機能	〈安静時〉 大きさ　　□正常　□異常 　　　　　　　　　　　□巨大　□萎縮 形状　　　□正常　□異常 　　　　　　　　　　　□肥厚 表面の状態　□正常　□異常 　　　　　　　　　　　□乾燥　□汚染　□白苔 〈突出時〉 萎縮　　　　　　　　□なし　□あり 線維束性攣縮などの不随意運動　□なし　□あり 左右偏位　　□なし　□あり

4）感覚機能のアセスメント

項目	観察結果	所見の判断と関連項目
脊髄視床路系（痛覚・温度覚）		
脊髄後索-内側毛帯系（触覚・振動覚・関節運動覚・関節位置覚）		
頭頂葉連合野における感覚統合機能（二点識別覚・立体覚・書字感覚・知覚消去現象）		
脳神経系		
総合的なアセスメント所見		

第10章 高次脳機能

情報を分析・集積し，反応する

情報の蓄積と分析・統御に基づいた行動に関与する大脳の機能を高次脳機能という．記憶や言語，情動など複数の機能が連動して働くことによって，ヒトならではの高度で複雑なシステムが成り立っている．

1 フィジカルアセスメントの焦点と高次脳機能の概観

小野 元

A. フィジカルアセスメントの焦点

- 高次脳機能は，情報の蓄積と分析・統御に基づいた行動に関与する大脳の機能であり，他の動物にはみられない高度で複雑なシステムといえる．高次脳機能が障害されると，大脳皮質の障害部位や，皮質間の神経線維の連絡遮断によって多様な症状を示すが，その症状は例えば片側の運動麻痺や知覚障害のように「外から見てそれとわかる」ものではないことが多い．患者や家族とのコミュニケーションや，日常生活動作の観察を通して，重要な情報がもたらされることに注意しておく．
- 高次脳機能のフィジカルアセスメントでは，①意識状態，②情動障害，③呼吸・循環機能，④運動機能，⑤感覚機能，⑥摂食・嚥下機能のデータを収集し，正確にアセスメントすることが重要である．

B. 高次脳機能の概観（全身の観察）

- 日々の診察においては，各個人の病前の様子や生活状態を把握することが前提となる．
- 脳卒中や脳外傷における高次脳機能障害を認識するためには，患者や家族との面接を通して多くの情報を得る必要がある．
- 障害が今後の社会生活において，どのような障壁となるのか，訴える言葉を十分傾聴し，原因はどこにあるのかを確認することが重要である．

項目	留意点・根拠，特に見逃してはならない緊急サインとその対応
１ 一般状態 ①意識状態	① GCS（Glasgow coma scale（p.405））や JCS（Japan coma scale（p.405））を用いて評価する．覚醒が不良であれば評価やリハビリテーションへの移行は困難である．また全般的な意識低下では不可逆的な認知症の存在にも注意する．
②情動障害	②脳卒中では50%程度に情動の変化を認める．特に右大脳半球の障害で生じやすい．リハビリテーション治療においては大きな阻害因子になりやすいので，注意が必要である．時に投薬を行わなければならない状況もある．
③呼吸・循環機能	③呼吸状態をはじめ循環状態の安定は，リハビリテーションやADL拡大を行うために必要となる．
④運動機能	④運動機能の障害として，上下肢麻痺（不全もしくは完全）は中枢神経系病変ではしばしば認められる．バレー徴候（p.400）などで確認する．身体失認があれば別に評価する．
⑤感覚機能	⑤顔面を含めて四肢・体幹で確認する．表在知覚と深部知覚をはじめ，複合感覚（頭頂葉支配）を精査しておく．高次脳機能障害のアセスメントとして非常に重要である．
⑥摂食・嚥下機能	⑥言語訓練を含めて言語聴覚士が対応することがある．食事には一定の体力を必要とする．また，摂食・嚥下機能には精神状態の悪化や失認などが悪影響を与える．
２ その他の高次脳機能障害 ①失行	①失行は，運動麻痺や失調などの症状がないにもかかわらず，運動

● 1. フィジカルアセスメントの焦点と高次脳機能の概観

項目	留意点・根拠，特に見逃してはならない緊急サインとその対応
❷失認	行為を正確に行えない状態である．失行はなすべき行動を理解しているのに正しく動作を行えない状況であり，トイレ動作や着衣行為などがうまくできないことで気がつく．また日常生活において介助行為が多ければ気がつかないことも多いので注意する． **見逃してはならないサイン▶** 失行は運動機能障害である．特に日常生活では，上肢(手，腕)の動きに障害が現れやすい．頭では理解しているが，順番を間違えたり，動作が荒削りであり，一見すると運動失調とも似ている．具体的には「ろうそくにマッチで火をつけることができない」「はしを上手に使えない」「物を上手につまめない」など ❷失認は，意識障害などがないにもかかわらず，身体や事象を認識できない状態である．半側空間の失認や身体失認の頻度が高く，食事動作や移動時に気がつく．脱臼などの合併症の危険もあり患者に認識させるよう注意する．食事では半側のみ残すことがあるので，セットする時はそのことを認識しておくことが必要である．精神機能は十分保たれているが，視覚による認識や聴覚による認識，自分の身体の認識ができない． **見逃してはならないサイン▶** ベッドサイドで眼の前にある物が何かわからない状況．触って確かめる行動がある．見え方では「よく見えない」「暗い」などと視力低下を思わせる訴えをする(視覚性失認)(→視力障害や視野障害がないことをまず確認することが必要となる)
❸ **特に注意すべき神経障害** ❶視野障害，眼球運動障害 ❷摂食・嚥下障害	❶後頭葉の障害では，時おり，視野障害を訴えることがある．視野障害は，空間無視とは異なり正確な診断には眼科医の診察が必要である．眼球運動障害は，特に中脳を中心とした脳卒中症状であり複視を強く訴えるもので，日常生活において注意が必要である． **見逃してはならないサイン▶** ベッドサイドでは簡易的な検査として対座法にてある程度視野障害を確認できるが，眼科での精査が必要となる．視野と視力の関係においては，特に中心視野に暗点があれば，見つめる所が見えず，周辺はよく見える(この場合は視力が低下する)．反対に中心視野以外全体の視野が失われた場合は，視力は正常であるが，著明な視野狭窄となる．いずれの場合も見たものが何なのかよくわからない状況にあることが多い．半盲の症状は様々であるが，視野半分が見えないものは同名半盲および異名半盲の2種類がある．視索障害があれば対光反射はない．視放線障害ならば対光反射は残る． ❷摂食・嚥下障害について詳しくは「第4章 摂食・嚥下機能」および成書にゆだねるが，球麻痺と仮性球麻痺がある．嚥下障害がある場合，唾を飲み込めない，呼吸しにくいなどの症状を訴え

10 高次脳機能

✏️ **memo** 失行と失認

● 失行の代表的なものには，着衣失行(非優位半球頭頂葉)，観念失行(優位半球頭頂葉)，構成失行(優位半球頭頂葉)，観念運動失行(前頭葉〜頭頂葉)がある．
● 失認の代表的なものには，半側空間無視(非優位半球頭頂葉)，ゲルストマン症候群などの手指失認のような身体失認(優位半球頭頂葉)，病態失認(非優位半球頭頂葉)がある．

393

項目	留意点・根拠，特に見逃してはならない緊急サインとその対応
❸排泄障害	る．活動するエネルギーとしても栄養管理は必須であり，専門の言語聴覚士，NST(nutrition support team，栄養サポートチーム)スタッフと評価を行ったリハビリテーションが必要である． ❸排泄は生活動作においても基本となる部分であり，個人の尊厳にも関わる重要な行為である．一般的には失禁として表出されるが，急性期には尿閉にも気をつける．既往歴の確認とともに意識障害やその他の高次脳機能障害がどのように関与しているか判断することが重要である．また泌尿器科医に評価を依頼することも必要となる．排尿パターンや1回尿量をチェックしておく．排泄の管理は，褥瘡の管理にも重要なポイントとなる．

2 インタビュー

小野 元

- インタビューでは，まず主訴と現病歴を確認する．しかし時に主訴を訴えられない，もしくは症状が隠れていることもあり，症状をよく観察することが重要である．また家族や周囲の人から，普段の状況を聞き出し，現状と病前との違いを確認することが必要となる．
- 生活歴・職業および教育歴により，高次脳機能検査では個人差もみられることから，本人と家族からの聞き取りが必要となる．
- 高次脳機能障害を自覚されないことも多いが，強く自覚される状況では，生活や復職に対して非常に不安が強くなるので，安心感を与えるように関わることが重要となる．

質問項目	留意点・根拠，特に見逃してはならない緊急サインとその対応
1 主訴 ❶患者自身 ❷家族	❶高次脳機能障害とは外見からわかりにくく，本人の訴えも様々である．例えば，「仕事がいつものようにできない」「やる気が起きない」「気分が落ち込む」などである． ❷家族から「本人は自宅でほとんど寝ている」「やる気がない」などの訴えがあることも多い．
2 現病歴 ❶急性期 ❷それ以降	❶急性期にベッドサイドで本人から現病歴を聴取することは容易ではないが，重要である．いつから症状が出現し，経過の記憶があるか否かも大切な事項である．高次脳機能障害の原因疾患は脳血管障害や頭部外傷など様々であるが，患者本人の記憶がないことも多く，本人は「どうしてこうなったのか覚えていない」と訴えることが多い．医療スタッフは否定することなくすべて傾聴することが大切となる． ❷急性期を過ぎると，患者は発病当日の話題から現在の状況を中心に訴えてくる．診療録を参照しつつ，さらに傾聴し，長期にわたる経過を診療録に書き加えることが重要となる．つまり，急性期からリハビリテーション治療のため転院した場合でも，著明に改善した場合もあればほとんど経過に変化のない場合もあり，様々である．そのため高次脳機能障害に対しては，常に同じ状況はなく，症例ごとに異なる個別の対応が必要である．
3 社会的因子 ❶生活歴・家族歴 ❷職業，職種 ❸教育歴	❶年齢にもよるが，同居人の確認と家族内での役割を把握することが必要である． ❷教育歴とも関連するが，どのような仕事内容かによって，どの程度の回復度合いで復職できるかが変わってくる．また復職に関連して追加すべきリハビリテーションを考慮する． ❸高次脳機能障害では発症時からの評価となり，教育歴により個人差がみられる．
4 生理的因子 ❶利き手	❶言語障害の評価では，利き手の確認が重要である．右利きであれば多くは左大脳半球が優位半球となる．

質問項目	留意点・根拠，特に見逃してはならない緊急サインとその対応
5 既往歴 ❶既往歴 ❷投薬内容	❶脳卒中や頭部外傷，認知症，精神疾患の既往は，評価と治療において重要な要素である． ❷精神疾患には特に注意する．抗うつ薬や睡眠導入薬により意識レベルが変化する． **見逃してはならないサイン▶** 自発性低下，興奮状態 **想定される疾患▶** うつ状態，通過症候群 **緊急時対応▶** 適切な環境設定を行い，必要なら投薬（抗うつ薬や気分安定薬など）が検討される．

3 フィジカルイグザミネーション

小野 元

A. 概説

- 呼吸状態，血圧などのバイタルサインを最初に確認する．そして意識状態，覚醒度のチェック，嚥下・摂食状態を確認する．
- 発症から神経所見の進行がなく安定していることや，医学的な治療が開始され全身状態が安定していることを確認する．
- 身体の耐久性，精神状態，姿勢保持や運動の程度を確認する．高次脳機能検査やリハビリテーションでは安定した精神状態や耐久性，意欲が基本となるため，診察が困難であれば無理に行わない．
- 高次脳機能障害においては，問題が単独で存在することは少なく，診察や検査はゆっくりと順序立てて行う．

B. 準備

手順 要点	留意点・根拠
1 患者と環境の準備を整える ①患者に説明する（❶）	❶理解しやすい言葉で説明する　根拠▶高次脳機能障害の説明自体が，患者には理解できない，もしくは不安や怒りさえ与えることがある
②環境を整える（❷❸）	❷プライバシーを保護できる個室や，静かな環境が必要である　根拠▶周囲が騒々しいと集中できない，また正確な診察ができない ❸安定した姿勢や疲れないポジションをとることが大切である　根拠▶片麻痺や空間無視などを合併していることがある．もしも疲れていれば，休むことも必要であり，本人が疲れていることを自覚するように促すことも必要である
③患者に診察の準備をしてもらう（❹❺）	❹座位またはベッド上の臥位で行う．空間無視があれば非無視側からアプローチする．ノートやメモを利用することが必要であれば，患者専用の筆記用具を準備しておく ❺互いのコミュニケーションを向上させることは大切であり，失語症においては緊張をほぐし自然な会話を心がける

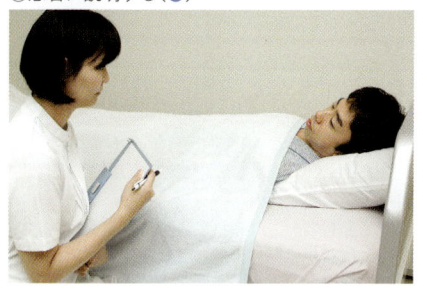

C. 手技

1. 高次脳機能の観察

目的▶ 高次脳機能の状況を把握するために事前の身体状況を確認する。
①呼吸状態
②意識レベル(GCS, JCS)
③神経所見

チェック項目▶ 瞳孔所見，言語障害，運動障害，感覚障害の有無など

必要物品▶ 血圧計，聴診器，ペンライト，瞳孔計，痛覚計(または安全ピン)

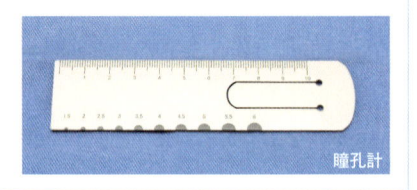

瞳孔計

手順	
要点	留意点・根拠
1 患者と環境の準備を整える ①観察の準備を整える ②バイタルサインを確認する(❶)	❶診察に際しては，呼吸状態や血圧，脈拍を確認する．姿勢により悪化する状況があれば，時間をおいて再度診察を行う **根拠▶** 特に脳卒中の急性期では血圧管理が重要となり，ベッドサイドでの管理下で行うこともある
2 意識レベルを確認する(❶)	❶GCS，JCSにて確認する(p.405) **根拠▶** 少なくとも刺激で開眼し，指示に従える状況でなければ高次脳機能に対して診察することはできない．また，治療に必要な投薬による副作用が意識レベルに影響を与えているか否か確認する
3 神経所見を確認する(❶) ①瞳孔所見を確認する(❷)	❶意識レベルを踏まえ，神経所見を確認する．正確な高次脳機能検査のために最低限の神経所見を確認し，検査への影響を考慮する．また，リハビリテーションへの重大な阻害因子である情動障害への留意が必要である．特に左側大脳半球障害では経過の変化で抑うつ症状がみられ，右側大脳半球障害では情動障害と認知障害，表出障害がみられる ❷瞳孔径，対光反射(直接・間接)，眼球運動をみる

● 3. フィジカルイグザミネーション

要点	留意点・根拠

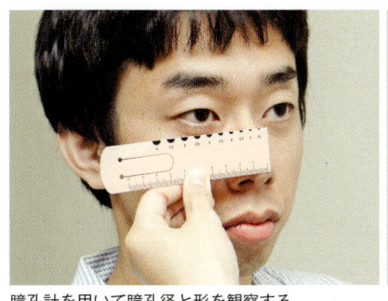

瞳孔計を用いて瞳孔径と形を観察する

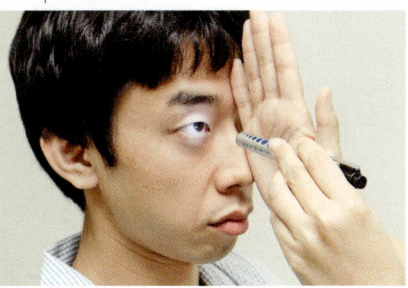

②視野を確認する（❸）

ペンライトを用いて対光反射を確認する

❸詳しい視野の確認は眼科医による精査が必要であるが，ベッドサイドである程度半盲を確認できる．対座法（患者と向き合って行う）で，指やペンを用いて各方向の末梢側から中心部に動かして視野変化を確認する

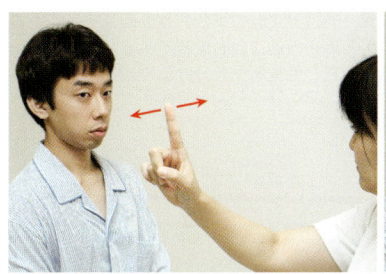

眼球運動の観察：患者の眼前 30〜40 cm の位置に右手の示指をまっすぐに立て，患者に示指の先端を注視させたままゆっくり左右水平に動かし，眼球の左右の動きを観察する

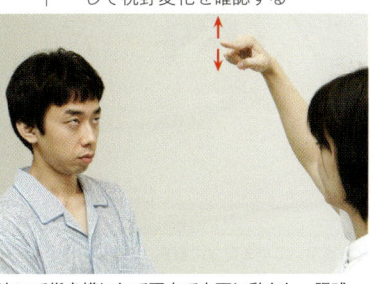

③半側空間無視を確認する（図 10-1）（❹）

次いで指を横にして正中で上下に動かし，眼球の上下の動きを観察する

❹線分二等分検査を実施する

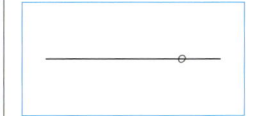

紙に書いた水平な直線（20 cm 程度）の中央に印をつけてもらう．左半側空間無視では中央がわからず右に偏る

■図 10-1　線分二等分検査

④運動麻痺を確認する（❺）

❺上肢と下肢それぞれにおいて確認し，左右差もみる．臥位であってもバレー徴候や第 5 指徴候（「第 8 章　運動調節機能【3】フィジカルイグザミネーション／検査」参照）で確認する

10 高次脳機能

399

第2部／機能障害からみたフィジカルアセスメント

要点	留意点・根拠
下肢バレー徴候の観察：両下肢が接触しないように約45度挙上し，挙上した状態を20～30秒間続けてもらう．患側の下肢は徐々に下がってくる ⑤感覚障害を確認する（❻❼） 痛覚計や安全ピンを用いて感覚障害の有無，部位を確認する ⑥精神症状を確認する（❽）	❻痛覚計（または安全ピン），音叉などの道具を用いて，温痛覚，触覚，振動覚を確認する．四肢と体幹（顔面を含む）を精査し，表在知覚と深部知覚，頭頂葉支配の複合感覚を確認する．左右差の有無をみることも重要である ❼自覚所見と他覚所見を分ける ❽日常生活状態と会話の中で病前との比較を行う

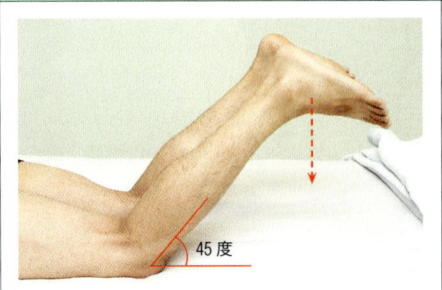

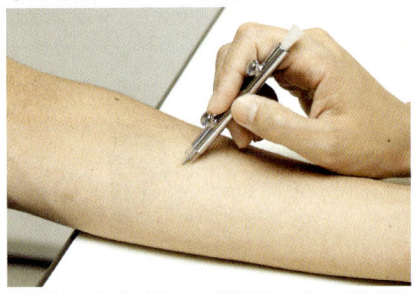

アセスメント

1. 診察

アセスメント項目・ポイント	正常所見	異常所見・緊急時対応
1 意識レベル（GCS, JCS）	●GCS：意識清明は15，最も悪い意識レベルは3となる	●意識レベル低下では多くの要因がある．呼吸状態，血圧，循環状態から確認する 根拠▶ 中枢性病変のみが悪化の原因ではない．発熱も含め全身状態を確認する．そして必要であれば頭部CT，MRIなどの検査を行う
2 瞳孔所見	●瞳孔径の正常はおおよそ3～4mmである．高齢者ではやや縮小している ●瞳孔の形の正常は円形であり辺縁は整である	●瞳孔の異常：散瞳（5mm以上）や縮瞳（2mm以下）がある．その左右差にも注目する

● 3. フィジカルイグザミネーション

アセスメント項目・ポイント	正常所見	異常所見・緊急時対応
3 視野と眼球運動	●全方向で看護師の指の動きが見える	●視力障害を確認した後,特に半盲には注意する.障害部位により半盲のタイプが分かれる
4 運動麻痺	●上肢と下肢それぞれを確認し,正常で,左右差がない	●上肢バレー徴候の患側では回内して落下する.下肢バレー徴候の患側では落下する
5 感覚障害 ①表在感覚 　・痛覚 　・温度覚 　・触覚 ②固有感覚 　・運動および位置覚 　・振動覚 　・圧覚 　・深部痛覚	●上肢,下肢,顔面,体幹で左右差がない	●感覚の程度に左右差が生じていれば,その他の神経所見と合わせて,ある程度の病変部位を特定することができる ●感覚解離がある
6 精神症状	●日常生活状態と会話の中で病前との比較を行い,うつ状態や興奮状態がみられない	●しばしば,うつ状態や興奮状態が発症後に生じることがある ●通過症候群のこともあり,適切な対応が必要である

10 高次脳機能

4 検査

小野 元

A. 見当識障害

- 急性期の意識障害がない状況で、現在の場所、日時などの基本的な判断が可能であるか確認する.

検査項目	方法	判定
1 MMSE（mini-mental state examination, p.406)	●時間, 地点, 即時再生など11項目から構成され, 最高得点は30点.	●点数を付けた後, 低下していれば異常値といった判断ではなく, 本人の緊張や状況に合わせて判断する. また, どの部分を間違えたのかを確認することも重要である. **想定される疾患** ▶ 前頭部の障害

B. 学習, 記憶

- 最も出現頻度の高い症状である. 海馬や帯状回後部, 側頭葉内側部の障害で生じる.

検査項目	方法	判定
1 三宅式記銘力検査	●対の言葉を10例示し, 単純に他方の言葉から対となった言葉を引き出す. 3回繰り返す.	●検査にかかった時間と結果（正答数）をみる. **想定される疾患** ▶ 陳述記憶障害
2 シリアル7（連続7減算）	●単純に100から7を引いていく（5回引き算を行う）.	●作業記憶をチェックするものである. MMSEにも含まれている.

C. 言語活動（失語症）

- 失語症は読む, 聞く, 書くという基本的な機能の障害をきたす状態をいう. 損傷部位としては特に左大脳半球である. 下前頭回後部（ブローカ野）では非流暢性失語が出現し, 上側頭回後部（ウェルニッケ野）では理解障害を主とする流暢性失語が出現する.

検査項目	方法	判定
1 標準失語症検査（standard language test of aphasia ; SLTA）	●正答率や改善度の変化で判断. 誤りの質も判断可能.	●正誤にて判定する. 正答率は100%として判定. また反応時間, 自己修正, 正答への接近度, ヒント活用能力も判定できる. **想定される疾患** ▶ ブローカ失語やウェル

● 4. 検査

検査項目	方法	判定
		ニッケ失語, 全失語など

memo 高次脳機能障害の代表症例のMRI画像

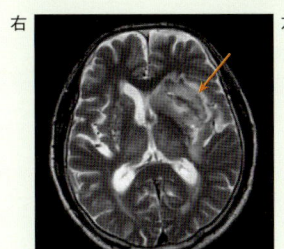

右　　　　　左　　　　右　　　　　左

68歳・男性
左被殻出血：運動性失語と右片不全麻痺あり

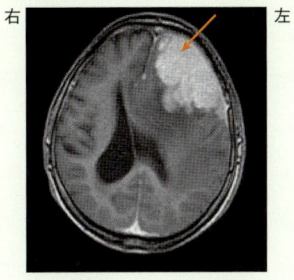

85歳・女性
左前頭部の髄膜腫：性格変化と食欲低下, 右片不全麻痺あり

403

第2部／機能障害からみたフィジカルアセスメント

5 アセスメントシート

小野 元

1）高次脳機能障害を疑うサイン

項目	観察結果
1. 一般状態	意識状態　□清明　□傾眠　□混迷　□昏睡 バイタルサイン 血圧（　　／　　）mmHg　脈拍数（　　）回/分　呼吸数（　　）回/分 全身倦怠感　□なし　□あり 疼痛　　　　□なし　□あり 発汗　　　　□なし　□あり チアノーゼ　□なし　□あり 立ちくらみ　□なし　□あり その他（　　　　　　　　　　　　　　　　　　　　　　　　　　　）
2. 行動(脱抑制)	暴力や暴言　　　　　　　　　□なし　□あり 異性との適切な関係　　　　　□なし　□あり ささいなことにすぐいらだつ　□なし　□あり よく考えず行動する　　　　　□なし　□あり 待つことができない　　　　　□なし　□あり イライラしている　　　　　　□なし　□あり
3. 意欲	何事にも意欲がない　　　　　□なし　□あり 表情が硬い　　　　　　　　　□なし　□あり 自分から始められない　　　　□なし　□あり 他人に興味がない　　　　　　□なし　□あり 話が広げられない　　　　　　□なし　□あり 考えや言葉が出てこない　　　□なし　□あり
4. 注意	一点を見つめて動かない　　　□なし　□あり ボーッとしている　　　　　　□なし　□あり 注意散漫　　　　　　　　　　□なし　□あり 気が散りやすい　　　　　　　□なし　□あり ミスが多い　　　　　　　　　□なし　□あり
5. 言語	文字や文章を書けない　　　　□なし　□あり 文字や文章を読めない　　　　□なし　□あり 自発言語がない　　　　　　　□なし　□あり 話している内容を周りのスタッフが理解できない　□なし　□あり 相手の言葉を理解できない　　□なし　□あり 状況判断が困難である　　　　□なし　□あり
6. 記憶	約束を守れない　　　　　　　□なし　□あり 同じミスをする　　　　　　　□なし　□あり 人物や物の名前を覚えられない　□なし　□あり 直前の記憶がない　　　　　　□なし　□あり
7. 遂行機能	優先順位の判断ができない　　□なし　□あり 一つの事にこだわる　　　　　□なし　□あり

7.遂行機能つづき	要領が悪い	□なし	□あり
8.病識	自分の障害には気がつかない 自分の障害を説明できない	□なし □なし	□あり □あり
9.見当識	日付が言えない 自分の居場所がわからない 置かれている状況がわからない	□なし □なし □なし	□あり □あり □あり

2) GCS（Glasgow coma scale，グラスゴー・コーマ・スケール）

大分類	小分類	スコア
A.開眼 （eye opening：E）	自発的に 言葉により 痛み刺激により 開眼しない	E 4 3 2 1
B.言葉による応答 （best verbal response：V）	見当識あり 錯乱状態 不適当な言葉 理解できない声 発語がみられない	V 5 4 3 2 1
C.運動による最良の応答 （best motor response：M）	命令に従う 痛み刺激部位に手足をもってくる 四肢を屈曲する 　逃避 　異常屈曲 四肢伸展 まったく動かさない	M 6 5 4 3 2 1

3) JCS（Japan coma scale，ジャパン・コーマ・スケール）

GCSと併用して使用される．どの程度覚醒しているかを確認するには重要である．

項目	観察結果
Ⅰ.刺激しないでも覚醒している状態（1桁で表現）	0．意識清明 1．大体意識清明だが，今ひとつはっきりしない 2．見当識障害がある 3．自分の名前，生年月日が言えない
Ⅱ.刺激すると覚醒する状態（2桁で表現）	10．普通の呼びかけで開眼する 20．大きな声または体を揺さぶることにより開眼する 30．痛み刺激を加えつつ呼びかけを繰り返すとかろうじて開眼する
Ⅲ.刺激しても覚醒しない状態（3桁で表現）	100．痛み刺激に対し，はらいのけるような動作をする 200．痛み刺激で少し手足を動かしたり，顔をしかめる 300．痛み刺激に応じない

4) MMSE (mini-mental state examination)

検査日：　　　年　　月　　日
名前：　　　　　　　　　男・女
生年月日：　　年　　月　　日　　歳
利き手：右・左

質問内容		
時間	今年は何年ですか 今の季節は何ですか 今日は何曜日ですか 今日は何月ですか 今日は何日ですか	0　1 0　1 0　1 0　1 0　1
地点	ここの都道府県名は何ですか ここは何市ですか ここの病院名は何ですか ここは何階ですか ここは何地域(地方)ですか	0　1 0　1 0　1 0　1 0　1
即時再生	今から言う言葉を覚えてください(物品名3つ：リンゴ，自動車，帽子) すぐに復唱する 再生テストの意味合いから繰り返してみる(6回まで)	0　1 2　3
シリアル7	100から順に7を引いてください． 間違えたら中止する(筆算はしない．5回まで)	0　1 2　3 4　5
遅延再生	少し前に覚えていただいた言葉は何でしたか？ (正答1つにつき1点)	0　1 2　3
呼称	(時計，鉛筆などを提示しながら) これは何ですか？　提示物の名前を言わせる	0　1 0　1
復唱	「今日の天気は晴れです」などの文章を復唱させる	0　1
3段口頭命令	「右手で紙をもって，2つに折り，床に落としてください」と告げて何項目できるか	0　1 0　1 0　1
読解	「目を閉じてください」の文章を提示し，その通りにさせる 読めて，実際に目を閉じることができれば1点	0　1
文章を書く	自由に書かせる．主語，述語あり，意味のある文章なら1点	0　1
模写	立方体などの図を見せ右側に写させる	0　1

第11章

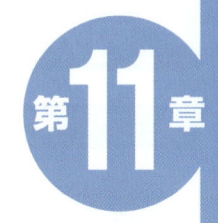

内部環境調節機能
［内分泌機能］

環境の変化に応じて内部環境を調節する

細胞外液によって保持される環境を内部環境といい，種々の調節機能によって生命活動に適した状態に保たれている．この章では，体液循環を介した液性調節を行う内分泌機能のアセスメントについて解説する．

＊内部環境の調節に働くその他の機能のフィジカルアセスメントについては，関連する各章を参照
体液調節機能⇒「第2部　第1章　体液調節機能」
血圧調節機能，体温調節機能⇒「第1部　第2章　フィジカルアセスメントの基本技術【2】スクリーニング ❹バイタルサイン」

内分泌機能

1 フィジカルアセスメントの焦点と内分泌機能の概観

清村紀子

A. フィジカルアセスメントの焦点

- 内分泌系は，視床下部-下垂体系を中心として，エネルギー代謝，成長・発育，生殖に重要な役割を果たすとともに，神経系や免疫系と連携して生体のホメオスタシスの維持に寄与している．内分泌腺から分泌されるホルモンは，血液を介して標的器官に到達し，生体に作用する．
- 内分泌系の機能破綻では，ホルモンの分泌過剰・分泌低下によってもたらされる症状・徴候に関するデータを収集してアセスメントを行い，患者の内分泌機能に関連した問題を明らかにしていく．
- 内分泌機能のフィジカルアセスメントは，ホルモンの作用によってもたらされる患者の症状・徴候をキャッチして，①ホメオスタシスの維持，②エネルギー代謝，③成長・発育，生殖，のいずれの機能障害をもたらしているか，あるいはもたらす危険性があるかを判断する．主として，概観（全身の観察），インタビュー，視診，触診を中心的なスキルとして用いる．

B. 内分泌機能の概観（全身の観察）

- ホルモンの分泌過剰・分泌低下では，時として緊急対応を必要とする場合がある．インタビューに先立ち，緊急に対処する必要性のある症状・徴候の出現がないか全身を概観する．
- 内分泌機能の概観では，ホルモンがもたらす特徴的な症状・徴候で局所的に出現する症状（腫瘤や浮腫など）と全身性に出現する症状（食欲低下，体重の増減など）について観察する．

項目	留意点・根拠，特に見逃してはならない緊急サインとその対応
1 一般状態 **①意識状態** **②バイタルサイン**	❶糖尿病やインスリノーマ，副腎皮質機能低下症などでは血糖値が低下して意識が混濁することがある．また糖尿病で高血糖が進むと糖尿病性昏睡に至ることもある． **見逃してはならないサイン▶** 意識障害 **想定される疾患▶** ①糖尿病による低血糖，②糖尿病性昏睡，③インスリノーマによる低血糖，④副腎皮質機能低下症（コルチゾール欠乏）による低血糖 **緊急時対応▶** ①患者が意識障害を呈する場合は，ドクターコールすると同時に呼吸・循環の安定を図る．②頭蓋内病変を除外するための観察を行う．③血糖値を測定する．④低血糖ではグルカゴン注射やルート確保のための点滴，高血糖ではインスリンとGIK（glucose-insulin-potassium）療法の準備をする． ❷内分泌機能が障害されるとバイタルサインに異常がみられる． ・下垂体前葉機能低下症（汎下垂体機能低下症）による甲状腺刺激ホルモン（TSH）欠乏：徐脈 ・下垂体腺腫（副腎皮質刺激ホルモン（ACTH）産生）：副腎皮質ホルモン過剰によるナトリウムと水の貯留による高血圧 ・尿崩症：バソプレシンの分泌低下により，尿量増加に伴う循環血液量減少症状（低血圧，頻脈など）

項目	留意点・根拠，特に見逃してはならない緊急サインとその対応
	・バセドウ病：甲状腺ホルモンの分泌増加により，エネルギー代謝が亢進し基礎代謝率上昇に伴う頻脈（メルゼブルクの三徴の1つ）や微熱を呈する．また，交感神経の活性化とエネルギー代謝亢進により心拍出量が増加し，収縮期血圧上昇と脈圧拡大がみられる． ・甲状腺機能低下症：甲状腺ホルモンの分泌低下によりカテコールアミンの感受性が低下し収縮期血圧低下，脈圧縮小，徐脈を呈する．組織でのエネルギー代謝が低下するため基礎代謝率が下がることと体温調節機能の低下のために低体温となる． ・糖尿病：糖尿病神経障害（自律神経）では，姿勢変化に伴う血圧調節機構が障害されていることで起立性低血圧を起こす． ・クッシング症候群：コルチゾールの許容作用（他のホルモンの効果を増強する）により，カテコールアミンの血管平滑筋への感受性が高まるため，血管平滑筋が収縮し高血圧になる．また，コルチゾールの電解質コルチコイド（アルドステロン）様の作用によって，ナトリウムと水の貯留による高血圧がみられる． ・副腎皮質機能低下症：アルドステロンの欠乏によって水とナトリウムを喪失し，循環血液量が減少して低血圧になる． ▶見逃してはならないサイン▶ 循環血液量減少症状（ショック） ▶想定される疾患▶ 尿崩症 ▶緊急時対応▶ ①患者が血圧低下，頻脈などプレショックを含むショック症状を呈する場合は，仰臥位にしてドクターコールすると同時に意識レベルを確認する．②気道を確保し，心電図モニターを装着して，呼吸状態と循環動態を確認する．③緊急処置に対応するために酸素吸入，点滴を準備する．④心肺蘇生に備えて救急カート等を準備する． ▶見逃してはならないサイン▶ 38℃以上の発熱，全身の発汗，下肢の浮腫などの心不全徴候，意識障害などを伴った頻脈（脈拍130/分以上） ▶想定される疾患▶ 甲状腺クリーゼ ▶緊急時対応▶ ①患者が血圧低下，頻脈などプレショックを含むショック症状を呈する場合は，仰臥位にしてドクターコールすると同時に意識レベルを確認する．②気道を確保し，心電図モニターを装着して，呼吸状態と循環動態を確認する．③緊急処置に対応するために酸素吸入，点滴を準備する．④心肺蘇生に備えて救急カート等を準備する．⑤甲状腺中毒症状に対しては抗甲状腺薬，高度な頻脈に対してはβブロッカーを準備する．
❸発汗	❸エネルギー代謝に関わる甲状腺ホルモンの分泌が過剰になると，産生される熱を放散するために発汗過多となり，不足すると体温調節機能が低下して発汗が減る．下垂体腫瘍の中で成長ホルモン産生腫瘍（巨人症，先端巨大症）では発汗が増加する．また，糖尿病に合併する自律神経障害でも，汗腺の機能を調節する交感神経が障害されることで発汗異常が生じる．
❹動悸，息切れ	❹甲状腺ホルモンの分泌量増加によって亢進するエネルギー代謝に必要な酸素を補給するため，心拍出量や心拍数が増加して動悸を感じ，酸素消費量が増加して息切れを感じる．
2 体型，外観その他 ❶身体各部と全体の大きさのバランス	❶成長ホルモンの分泌過剰・分泌低下によって身体の特徴的変化が出現する． ・先端巨大症：成人以降（骨端が閉じて以降）に成長ホルモンの分泌

項目	留意点・根拠，特に見逃してはならない緊急サインとその対応
	が過剰になると，眉弓部・額の膨隆，下顎突出，鼻・口唇の肥大，舌の巨大化，手足など身体の先端が肥大し，身体全体のバランスを欠く体型を呈する． ・下垂体性巨人症：小児期（骨端が閉じる前）に成長ホルモンの分泌が過剰になると，高身長（男性 185 cm 以上，女性 175 cm 以上）で全体に骨格が発達するが，身体全体のバランスを欠くことはない． ・成長ホルモン分泌不全性低身長症：小児期に成長ホルモンの分泌が低下すると，低身長（身長 SD スコアが －2 SD 以下か，成長率が 2 年以上続けて －1.5 SD 以下）となるが，身体全体のバランスを欠くことはない．
❷やせ，肥満	❷内分泌機能が障害されると，物質・エネルギー代謝に関与するホルモンの分泌が過剰あるいは低下して，肥満ややせが認められる． ・1 型糖尿病：インスリン欠乏によって細胞内にグルコースが取り込めず，エネルギーが不足してやせる． ・2 型糖尿病：食習慣や運動習慣との関連が指摘され，初期の段階では肥満傾向にある． ・中心性肥満：クッシング症候群では，コルチゾールが過剰となり，糖新生亢進やタンパク異化亢進によって筋肉が萎縮するため四肢が細くなる．また，コルチゾールは四肢での脂肪分解の亢進や脂肪の分布異常を引き起こすため，顔面や体幹，肩甲骨付近に脂肪が沈着し中心性肥満を呈する． ・顕著な皮下脂肪の蓄積を伴う肥満：インスリノーマでは，インスリンの持続的分泌で同化作用が亢進し，肥満傾向となることが多い． ・水牛様肩（バッファローハンプ）：クッシング症候群ではコルチゾールの過剰分泌による脂肪の分布異常によって，顔面や体幹，肩甲骨付近に脂肪が沈着し水牛様肩を呈する．
❸顔貌	❸内分泌機能が障害されると，物質・エネルギー代謝に関与するホルモンの分泌が過剰あるいは低下して，身体に特徴的な変化を認める． ・満月様顔貌：クッシング症候群では，コルチゾールが過剰となり，糖新生亢進やタンパク異化亢進，脂肪分解亢進と脂肪の分布異常が起こる．中心性肥満同様，脂肪の分布異常で顔面では特に頰部に脂肪が沈着するために満月様顔貌を呈する．
❹嗄(さ)声	❹甲状腺ホルモン代謝に問題が生じると，局所のリンパ球で産生された酸性ムコ多糖類が蓄積することで水分量が増大し，圧迫しても圧痕を残さない浮腫を呈する（粘液水腫）．粘液水腫が声帯に及ぶと嗄声がみられ声が低くなる．
❺脱毛・多毛	❺甲状腺ホルモンが不足すると代謝が低下し，毛髪の細胞の増殖も低下する．アンドロゲンが増加すると，男性化によって多毛となる．
❻脱水症状	❻尿崩症では尿量が著しく増加し，水分出納（水バランス）が崩れると脱水症状を呈する．
❼アセトン臭	❼糖尿病でタンパク異化亢進が起こり，脂肪が分解されると副産物としてケトン体が産生されるが，ケトン体は肝臓で無毒化できないために血液に乗って全身へ運ばれ，血液は酸性に傾きアシドーシスの状態になる．ケトン体は皮膚表面から汗とともに，あるいは肺から呼気として排出される．このときの独特の酸っぱい臭い

項目	留意点・根拠，特に見逃してはならない緊急サインとその対応
	をアセトン臭という．
3 精神活動状態 ❶精神的な高揚，情緒不安定 ❷精神活動の低下	❶甲状腺ホルモンの分泌が増加するとカテコールアミンの反応が増強し，興奮した状態を呈する．またインスリノーマでは，低血糖に伴い交感神経が活性化して興奮状態が持続し，イライラするなど落ち着きのない状態が続く． ❷下垂体前葉機能低下症（汎下垂体機能低下症）による TSH 欠乏，甲状腺ホルモンの分泌低下ではエネルギー代謝が低下し，動作緩慢，傾眠，言語緩慢，不活発などがみられる．甲状腺ホルモンの分泌低下は，精神活動に影響を及ぼし，無関心様表情，感情鈍麻，思考力低下を呈する．

2 インタビュー

清村紀子

- インタビューでは，まず主訴，現病歴の順に確認していく．
- 現病歴では，主訴や徴候に変化があるのかといった経過を捉えるとともに，増強させる要因があるかについても確認する．
- 内分泌機能の障害では，全身倦怠感，易疲労感，あるいは食欲低下といった漠然とした全身症状を主訴とするケースが多いため，インタビューではホルモン分泌の過剰・低下に関連し，潜在している症状・徴候を捉える．

項目	留意点・根拠，特に見逃してはならない緊急サインとその対応
1 症候 ❶全身倦怠感，易疲労感	❶ホルモンの作用としての「ホメオスタシスの維持」，「エネルギー代謝」，「成長・発育，生殖」のいずれの機能障害においても出現頻度の高い症状である．下垂体前葉機能低下症(汎下垂体機能低下症)によるACTH欠乏，副腎皮質機能低下症によるコルチゾール欠乏，甲状腺機能低下症での甲状腺ホルモンの分泌低下，糖尿病でのインスリンの欠乏に伴うタンパク異化亢進では，エネルギーが不足するため倦怠感や易疲労感を訴える．また，バセドウ病による甲状腺ホルモンの分泌量増加，下垂体腺腫(ACTH産生腫瘍)による副腎皮質ホルモン分泌過剰では，基礎代謝率が上昇するため倦怠感や易疲労感が出現する．
❷食欲低下	❷原因が思い当たらない，かつ長期間続く食欲低下は内分泌疾患の可能性がある．ACTHが欠乏する下垂体機能低下症，甲状腺機能低下症，副腎皮質機能低下症，進行した糖尿病では出現頻度の高い症状である． 甲状腺機能低下症では食欲が低下しているにもかかわらず体重が増加するのが特徴である．副腎皮質機能低下症では，コルチゾール欠乏によって精神活動が低下するため二次的に食欲が低下する． その他，原発性副甲状腺機能亢進症ではCa^{2+}増加によってガストリンの分泌が亢進するため胃粘膜刺激症状が出現し，結果として食欲低下を招く．
❸慢性的な頭痛	❸下垂体腫瘍がトルコ鞍(あん)上部に増大すると，頭蓋内体積が増すため頭痛が出現し慢性化する．
❹耐寒性低下	❹TSHが欠乏する下垂体前葉機能低下症や甲状腺機能低下症では，代謝が低下し全身の熱の産生が減るため，寒さに弱くなる．
❺口渇，多飲，多尿	❺中枢性尿崩症ではバソプレシンの分泌障害によって尿の濃縮能が低下し，水利尿によって尿量が極端に増加する．高カルシウム血症を呈する原発性副甲状腺機能亢進症では，血清カルシウムの恒常性を保つために尿中カルシウム量が増え(高カルシウム尿症)，尿の浸透圧が上昇するため，ナトリウムと水の再吸収が抑制された浸透圧利尿によって尿量が増加する．また，糖尿病では高血糖で血漿浸透圧が上昇する浸透圧利尿によって尿量が増加する． 多尿になると水分が不足して口渇を感じるため水分を多く摂取するが，水分摂取に関係なく利尿作用が継続するため夜間も尿量が減少することはなく，夜間多尿はほぼ必発する．中枢性尿崩症では3L/日以上に尿量が増加し，水分摂取は約3～30L/日にも及ぶ．氷水を好んで飲むことも特徴の1つである．

項目	留意点・根拠，特に見逃してはならない緊急サインとその対応
⑥体重の増減	⑥中枢性尿崩症では尿量に応じた水分が補給されないと体液量が不足し体重も減少する．糖尿病ではインスリンの欠乏によってグルコースを細胞内に取り込めないために，エネルギーを保持しようとタンパク異化が亢進し体重が減少する．副腎皮質機能低下症では炭水化物，脂肪，タンパク質の代謝が低下するため体重が減少する．また，バセドウ病では食欲が亢進しているにもかかわらず体重が減少し，甲状腺機能低下症では食欲が低下しているにもかかわらず体重が増加する．いずれも甲状腺ホルモンの分泌過剰・分泌低下で各種代謝に変調をきたし，基礎代謝率が変化するために起こる．
⑦筋力低下，脱力感	⑦成長ホルモンが欠乏する下垂体前葉機能低下症や甲状腺機能低下症では，エネルギー代謝や基礎代謝率の低下に伴って筋力も低下する．バセドウ病やコルチゾールが過剰となるクッシング症候群では，タンパク異化亢進によって四肢の筋肉が萎縮し筋力が低下する．また，原発性副甲状腺機能亢進症では，Ca^{2+}の増加による筋収縮の興奮性が低下するため，軽度の筋力低下を認めることがある．コルチゾールが欠乏する副腎皮質機能低下症では炭水化物，脂肪，およびタンパク質の代謝が低下するため，エネルギーが不足し倦怠感や脱力感が現れる．
⑧消化器症状	⑧TSHが欠乏する下垂体前葉機能低下症では便秘がみられる．ACTHが欠乏する下垂体前葉機能低下症では腹部膨満，ガス貯留，下痢，胸やけ，悪心，腹痛，腹部不快感など様々な消化器症状を伴うことがある．ホルモンの作用によって腸蠕動が亢進するバセドウ病では軟便や下痢が認められ，逆に腸蠕動が低下する甲状腺機能低下症では便秘が認められる．糖尿病で神経障害を合併すると，自律神経障害によって便秘と下痢を繰り返すようになる．
⑨月経異常	⑨ゴナドトロピン（卵胞刺激ホルモンや黄体形成ホルモン）が欠乏する下垂体前葉機能低下症では，女性は無月経となり，時には不妊になる．甲状腺ホルモン過剰に伴う子宮内膜の成熟と卵胞成熟のアンバランスをきたすバセドウ病では，過少月経や無月経になる．逆に，甲状腺ホルモン分泌が低下する甲状腺機能低下症では，高プロラクチン血症に伴う卵巣機能障害で月経過多や無月経になる．アンドロゲンを過剰分泌するクッシング症候群や副腎皮質機能低下症では，月経周期の乱れを生じ月経不順となる．
⑩性欲低下，勃起不全	⑩ゴナドトロピンが欠乏する下垂体前葉機能低下症では，男性で性欲低下や勃起不全がみられ，時には不妊になる．
⑪視界障害	⑪小さな虫が飛んでいるように見える（飛蚊症），黒いカーテンがかかったように見える（硝子体出血の疑い）など，視界に異常がないか確認する　根拠▶　糖尿病網膜症の症状が現れはじめると，網膜の毛細血管の血管壁が弱くなり，血管の太さの均一性がなくなったり，血液が漏れ出すようになる．出血が硝子体内に進入することで硝子体に脆い血管が新生するため，出血しやすくなり硝子体出血が起こり，飛蚊症の症状を呈する．
⑫感覚鈍麻	⑫手袋型・靴下型のしびれ，感覚低下の有無を確認する　根拠▶　高血糖が持続すると神経細胞の代謝障害や血流障害で神経障害を呈し，感覚が鈍くなる．しびれの持続は痛みとして認知されるようになる．進行した糖尿病で認められる（糖尿病神経障害：末梢神経障害）．
⑬痛覚過敏	⑬足の先からの「刺すような」あるいは「焼けるような」強い痛み（痛覚過敏）の有無を確認する　根拠▶　痛覚に関与する感覚神経細

項目	留意点・根拠，特に見逃してはならない緊急サインとその対応
⑭排尿障害 ⑮尿臭 ⑯易感染性，創傷治癒遅延	胞では，高血糖に伴うナトリウムチャネルやカルシウムチャネルの機能異常が起こり，この異常が神経の興奮性を高める．糖尿病で末梢神経障害を合併する場合は，痛覚に関係する神経線維が興奮しやすい状態になっており，健常者では痛みと感じない程度の刺激を痛みとして認識する（痛覚過敏）． ⑭排尿に困難が伴っていないか確認する　根拠▶糖尿病で神経障害を合併すると，膀胱の収縮力が低下して排尿が困難になる．また，感覚神経障害が進行すると尿意を感じにくくなる． ⑮尿臭の有無を確認する　根拠▶糖尿病では糖が尿中に排泄されるため甘い尿臭がする． ⑯軽度な傷でも悪化する，あるいは治りにくいといった症状がないか確認する　根拠▶クッシング症候群ではコルチゾールが過剰に分泌される．コルチゾールは好中球の遊走を抑制してリンパ球を減少させるため，免疫機能を抑制して易感染性となる．糖尿病では末梢血管の血流障害が出現するため創傷治癒が遅延する．クッシング症候群では糖尿病を合併することが多いため創傷治癒が遅延する．
2 現病歴 ❶発病から現在までの経過	❶現病歴を聴取することで主訴や徴候，疾患の経過を捉えることができる．現病歴は5W1Hで，もれなく正確に確認することが重要である．
3 既往歴 ❶既往歴	❶副腎皮質機能低下症の1つであるアジソン病の4割弱は，結核や真菌および後天性免疫不全症候群（AIDS）などの感染症に合併して発症する．
4 家族歴 ❶内分泌疾患	❶副腎皮質機能低下症の1つである先天性副腎皮質過形成，バソプレシン遺伝子が関与する中枢性尿崩症では，遺伝との関連が強く指摘されている．また，2型糖尿病は遺伝的因子（インスリン抵抗性のある体質）と生活習慣因子が関与して発症する生活習慣病といわれ，家族性に発症するケースがある．家族の糖尿病歴（発症年齢，治療内容，肥満や合併症の有無など）を把握する．
5 生活習慣因子 ❶食習慣 ❷運動習慣 ❸嗜好品（飲酒，喫煙） ❹社会的環境（ストレス）	❶❷❸❹2型糖尿病は慢性的な過食（間食を含む），高脂肪・高カロリー食，肥満，多量の飲酒，運動不足，ストレス，喫煙との関係が指摘されており，これらの因子によりいっそう悪化する．
6 生理的因子 ❶年齢	❶ホルモンの種類によっては性や年齢の影響を受けるものがあり，内分泌疾患には好発年齢がある．遺伝的素因をもつ内分泌疾患では，先天性甲状腺機能亢進症や先天性甲状腺機能低下症，家族性に発症する先天性副腎低形成，先天性副腎過形成などがある．甲状腺疾患は中年以降に多いが，バセドウ病は小児期にはまれで20〜40歳代に多い．クッシング症候群は40〜50歳代に多い．2型糖尿病は生活習慣と密接に関係しており，発症は中年以降に多い．

項目	留意点・根拠，特に見逃してはならない緊急サインとその対応
❷性別	❷クッシング症候群は女性に多い．また甲状腺疾患に占める女性の割合は圧倒的である．
7 精神活動 ❶意欲，気力の低下 ❷不安 ❸集中力低下 ❹抑うつ感 ❺情緒不安定 ❻性格変化 ❼睡眠	❶ものごとに対する意欲や気力の変化を確認する　根拠▶甲状腺ホルモンの分泌が低下すると精神活動が低下するため，甲状腺機能低下症では意欲，気力がなくなり，忘れっぽくなったり，行動的でなくなったりする． ❷❸❹❺不安，集中力低下，情緒不安定などの精神活動の変化を確認する　根拠▶中枢神経は血液脳関門を有するため末梢神経に比べると低カルシウム血症の影響を受けにくいが，神経細胞の興奮性が高まるため，低カルシウム血症を伴う副甲状腺機能低下症では精神活動の変化に伴う精神症状がみられる．副腎皮質機能低下症では，情動や認知機能に影響を与えるコルチゾールが欠乏するため精神活動が低下する．また，高カルシウム血症を伴う原発性副甲状腺機能亢進症では，細胞外のCa^{2+}濃度上昇がナトリウムチャネルに影響して神経細胞の脱分極が起こりにくくなり，興奮性を低下させる．さらにCa^{2+}が増加することで静止電位が大きくなり興奮性が低下するために精神活動が低下する． ❻❼突然の性格変化や睡眠変化の有無を確認する　根拠▶インスリノーマでは低血糖に伴って交感神経が活性化し，アドレナリンが分泌されるため，興奮状態となって様々な精神症状が出現して性格が凶暴化したり，眠れなくなったりする．また甲状腺ホルモンの分泌低下が起こる甲状腺機能低下症では，代謝の低下に伴い傾眠や活力減退を呈する．
8 その他 ❶常用薬 ❷過食	❶ステロイドの長期投与によって医原性クッシング症候群を呈する場合がある．また，糖質コルチコイドやACTHの投与を中断すると医原性副腎皮質機能低下症を呈することもある． ❷過食の有無を確認する　根拠▶インスリノーマでは，低血糖に伴って交感神経が活性化し，冷汗，振戦，頻脈などの症状が出現するが，摂食で軽快するため過食に傾きやすい．

第2部／機能障害からみたフィジカルアセスメント

3 フィジカルイグザミネーション

清村紀子

A. 概説

- まず患者と環境の準備を整えることから始める．皮膚を露出することもあるため，患者のプライバシーへの配慮も大切である．
- 座位または仰臥位で，視診，触診，聴診の順に実施する．
- 視診，触診，聴診で得られた情報についてのアセスメントでは，いずれの場合においても「緊急に対処すべきかどうか」を必ず判断する．

B. 準備

手順 要点	留意点・根拠
1 患者と環境の準備を整える ①患者に説明する（❶） ②環境を整える（❷❸） ③患者に診察の準備をしてもらう（❹❺）	❶内分泌系のフィジカルアセスメントの目的，方法について患者に説明する　根拠▶ 患者の同意を得て協力を得る ❷室温を確認し，24±2℃に調整する　根拠▶ 皮膚を露出する必要があることから寒さを感じさせないために室温を調整する ❸プライバシーが守られる静かな環境で行う　根拠▶ 呼吸音自体の音量はとても小さいため，周囲が騒々しいと集中しづらく，聴取できないことがある ❹座位または仰臥位で行う ❺患者に襟元を開けるよう促し，頸部を十分に露出してもらう　根拠▶ 正確なイグザミネーションのために，診査部位は十分に露出する

C. 手技

1. 内分泌系の視診

目的▶ ホルモンの作用に伴う所見を把握する．
　①ホルモン分泌過剰による症状・徴候
　②ホルモン分泌低下による症状・徴候
チェック項目▶ ホルモン分泌量の過剰・低下に伴う外観の変化

手順 要点	留意点・根拠
1 患者と環境の準備を整える（上記B. 参照）	
2 視診の準備を整える	

内分泌機能 ● 3. フィジカルイグザミネーション

要点	留意点・根拠
3 頭部・顔面を視診する ①眼球を視診する(❶❷❸) 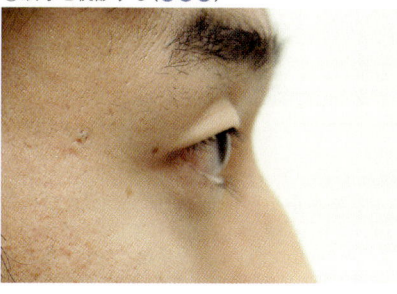	❶眼球突出の有無を正面と側面から確認する　根拠▶ バセドウ病(メルゼブルクの三徴の1つ)や下垂体腺腫では眼球が前方へ突出する．眼球突出は側面から観察するとよくわかる ❷ダルリンプル徴候(眼裂が開大し，びっくりして凝視しているように見える状態)を正面から確認する　根拠▶ 甲状腺機能亢進症では，上眼瞼挙筋の緊張が高まり上眼瞼が閉じにくくなるため眼裂が開大する．眼裂の開大は正面からしか確認できない ❸患者に，まっすぐ前を向いている状態から顔を動かさずに下方を見るよう指示し，グレーフェ徴候(下方視する際，上眼瞼の下降に遅れが生じ，上眼瞼と黒目の間に白目が残って見える状態)の有無を確認する　根拠▶ 通常，顔を動かさずに下方を見ようとすると上眼瞼は下がるが，甲状腺機能亢進症ではグレーフェ徴候が認められる．上眼瞼挙筋の緊張が高まり上眼瞼が閉じにくくなっているか否かの確認をするために，上眼瞼の状態を眼球の位置とともに確認する
②眼瞼を視診する(❹❺)	❹眼瞼の腫脹の有無を確認する　根拠▶ 甲状腺機能低下症での粘液水腫は眼瞼，舌，口唇，前脛骨面に出現しやすい
③瞳孔を視診する(❻)	❺❻ホルネル症候群(眼瞼下垂，縮瞳)の有無を確認する　根拠▶ 糖尿病での神経障害(自律神経)を確認する
④舌を視診する(❼)	❼舌の大きさを確認する　根拠▶ 甲状腺機能低下症では，粘液水腫が舌に及ぶ
4 頸部を視診する ①甲状腺の腫大の有無を確認する(❶) 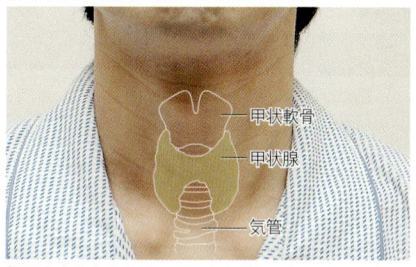 甲状軟骨 甲状腺 気管 顔面を少し上向かせ，正面から前頸下部の腫脹の有無を観察する	❶患者の正面に位置し，前頸下部の腫脹の有無を観察する．この際，顔面を少し上向きにするよう指示すると，軽度の腫脹でも発見しやすい　根拠▶ 左右差の有無や甲状腺以外の頸部腫瘤を確認するためにも，正面から視診するとよい．正常では甲状腺を視診で確認することはできない
5 全身の毛の状態を確認する ①脱毛の有無(❶) ②多毛の有無(❷)	❶❷プライバシーや室温に配慮し，視診する部位以外はバスタオルで覆う　根拠▶ 副腎皮質機能低下症では陰毛・腋毛の脱落が認められ，腋窩

11 内部環境調節機能

要点	留意点・根拠
	や陰部を確認する必要があるため，十分にプライバシーに配慮する．また，クッシング症候群ではアンドロゲン過剰のため男性化がみられ多毛になるが，衣服を着用した状態で確認できる四肢に加え，背部の多毛の有無を確認する必要があるため露出による苦痛に配慮する
6 皮膚の状態を確認する ①皮膚の乾燥の有無（❶） ②粘液水腫の有無（❷） ③色素沈着の有無（❸） ④ざ瘡（にきび）の有無（❹） ⑤皮膚の菲薄化・赤色皮膚線条（伸展性）の有無（❺）	❶❷❸❹❺全身の皮膚の状態を確認する　根拠▶ 甲状腺ホルモン・TSHの不足では皮膚の乾燥，甲状腺ホルモンの分泌異常では粘液水腫，ACTH依存性クッシング症候群や副腎皮質機能低下症では色素沈着，クッシング症候群ではアンドロゲン過剰で男性化徴候によるざ瘡やコルチゾール過剰による皮膚の菲薄化，赤色皮膚線条（伸展性）が認められる．粘液水腫はバセドウ病では前脛骨面，甲状腺機能低下症では眼瞼，舌，口唇，前脛骨面に出現することが多い
7 その他 ①低血糖症状の有無（❶） ②筋萎縮の有無（❷） ③性器・乳房の萎縮の有無（❸） ④手指の振戦（❹） ⑤浮腫（❺）	❶冷汗，振戦，頻脈，意識レベルを確認する．また，いつ（食事との関連），どんな時（運動時，安静時）に症状が出現するのか，何をしたら改善するかあるいはしないか，などを確認する　根拠▶ 糖尿病の薬物療法実施中やインスリノーマでは，低血糖を呈する場合がある．低血糖症状の出現は，食事や運動と関連がある ❷四肢の筋肉に萎縮が認められないか確認する　根拠▶ タンパク異化亢進によって四肢の筋肉が萎縮する ❸性器・乳房の萎縮の有無を確認する　根拠▶ 性機能を含む成長・発育に関与するホルモンが欠乏すると，性器や乳房に萎縮を認める ❹患者に，眼を閉じて両腕を前方に伸ばし，両手の手指を軽く広げてもらい，手指のふるえの有無を観察する　根拠▶ 眼を閉じることで，手指に意識が集中するのを防ぐ ❺脛骨の前面（脛骨粗面）の皮膚を示指・中指・薬指で約10秒圧迫した後，指で触って圧痕の状況を確認する　根拠▶ 静水圧の影響から浮腫は下肢に出現しやすい．また，脛骨部は骨と皮膚との間が狭いため，組織間隙に水分が貯留する

要点	留意点・根拠
	と容易に確認できる
8 視診した結果を記録・評価する	

アセスメント

1. 正常な頭部・顔面の形状をなしているか

アセスメント項目・ポイント	正常所見	異常所見・緊急時対応
1 眼球突出の有無	●眼球突出なし	●眼球突出あり 根拠▶ バセドウ病では眼窩後部の組織に発現したTSH受容体とTSH受容体抗体（自己抗体）が結合することで外眼筋および眼窩脂肪組織に炎症・組織増殖が生じ，また局所のリンパ球で産生された酸性ムコ多糖類が蓄積することで水分量の増大により眼筋や眼窩脂肪組織の体積が増大することで，眼窩内が狭くなり眼球が突出する 根拠▶ 下垂体腺腫では腫瘍が増大すると眼球を前方へ押すため眼球が突出する
2 ダルリンプル徴候の有無	●ダルリンプル徴候なし ●上眼瞼縁は角膜縁の直下にあり1mm程度虹彩にかかっている	●ダルリンプル徴候あり（図11-1） 根拠▶ 甲状腺ホルモンの分泌過剰によって交感神経が活性化された甲状腺機能亢進の状態では，ミュラー筋の緊張が高まる結果，上眼瞼挙筋の緊張が高まり上眼瞼が閉じにくくなる．このため，眼裂が開大して，驚いた時に認められるような目を見開いた状態を呈する
3 グレーフェ徴候の有無	●グレーフェ徴候なし	●グレーフェ徴候あり（図11-1） 根拠▶ まぶたは上眼瞼挙筋の収縮によって開く．上眼瞼挙筋はミュラー筋によってまぶたの先端部分にある瞼板の前面に付着する．ミュラー筋は交感神経の刺激で収縮し，まぶたの開き具合を調節するセンサーの役割を果たす．甲状腺ホルモンの分泌過剰によって交感神経が活性化されるとミュラー筋の緊張が高まる結果，上眼瞼挙筋の緊張が高まり上眼瞼が閉じにくくなり，下降に遅れが生じる
4 眼瞼腫脹の有無	●眼瞼腫脹なし	●眼瞼腫脹あり 根拠▶ 甲状腺ホルモン代謝に問題が生じると，局所のリンパ球で産生された酸性ムコ多糖類が蓄積することで水分量が増大し皮膚病変（粘液水腫：圧痕が残らないのが特徴）を呈する．甲状腺機能低下症の粘液水腫は眼瞼，舌，口唇，前脛骨面に出現しやすい．
5 眼瞼下垂と縮瞳の有無	●眼瞼下垂なし	●眼瞼下垂

アセスメント項目・ポイント	正常所見	異常所見・緊急時対応
	●瞳孔は明るいところで縮小し，暗い所で散大する	●暗いところでも瞳孔が縮小する（ホルネル症候群，図11-1）　根拠▶ 糖尿病での神経障害は感覚神経と自律神経に出現しやすい．眼瞼の開き具合を調節するミュラー筋は，交感神経によって収縮するため，交感神経系が障害されることで眼瞼下垂が生じる．また，瞳孔散大筋を支配する交感神経が障害されるために縮瞳する

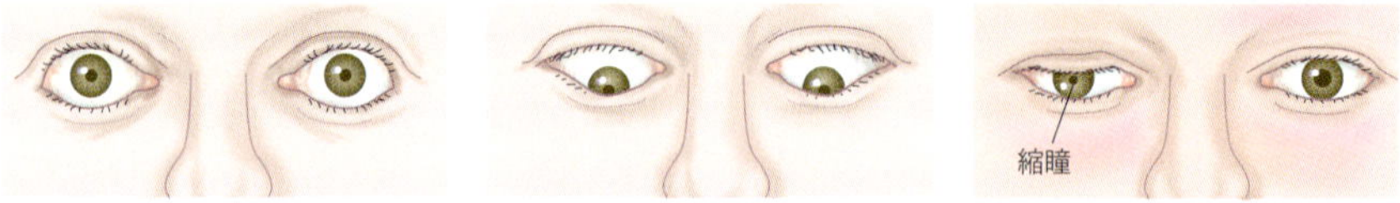

ダルリンプル徴候
驚いたときのように目を見開く

グレーフェ徴候
下方視する際，上眼瞼の下降が眼球運動より遅れ，上眼瞼と黒目の間に白目が残って見える

ホルネル症候群（右）
縮瞳
軽度眼瞼下垂，縮瞳，顔面の発汗低下と紅潮

■図11-1　内分泌疾患の顔面の異常所見

アセスメント項目・ポイント	正常所見	異常所見・緊急時対応
6 巨大舌の有無	●バランスのとれた舌の大きさ	●舌の巨大化　根拠▶ 甲状腺機能低下症では，粘液水腫が舌に及ぶため，舌へのタンパク性基質沈着によって巨大舌をもたらす

2. 正常な頸部の形状をなしているか

アセスメント項目・ポイント	正常所見	異常所見・緊急時対応
1 甲状腺腫大の有無	●甲状腺腫大なし	●甲状腺腫大あり　根拠▶ バセドウ病や橋本病では自己抗体が甲状腺を刺激するため，組織が増殖し甲状腺が腫大する

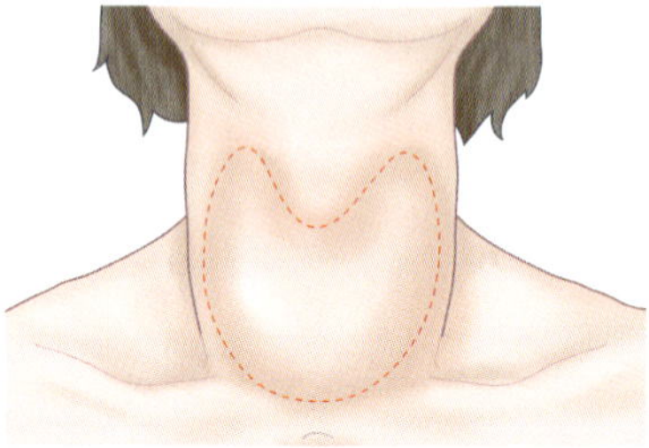

■図11-2　甲状腺腫大

3. 全身の毛の状態に異常はないか

アセスメント項目・ポイント	正常所見	異常所見・緊急時対応
1 脱毛・多毛の有無	●毛髪は年齢相応の生え方で，脱毛も多毛もない	●脱毛あり　根拠▶ 副腎皮質機能低下症では陰毛・腋毛の脱落が認められる ●多毛あり　根拠▶ クッシング症候群では，男性ホルモンであるアンドロゲンの増加によって男性化徴候が出現して多毛になる

内分泌機能 ● 3. フィジカルイグザミネーション

4. 皮膚に異常はないか		
アセスメント項目・ポイント	正常所見	異常所見・緊急時対応
① 皮膚の乾燥の有無	●皮膚の乾燥なし	●皮膚の乾燥あり　根拠▶ 甲状腺ホルモンが不足すると新陳代謝が低下し，皮膚細胞の細胞分裂が低下して皮膚が乾燥するため，下垂体前葉機能低下症（TSH 欠乏），甲状腺機能低下症で皮膚の乾燥を認める
② 粘液水腫の有無	●粘液水腫なし	●瘤状の軽度の腫脹と発赤を伴う圧痕の残らない浮腫あり　根拠▶ 粘液水腫は，局所のリンパ球で産生された酸性ムコ多糖類が蓄積することで水分量が増大して起こる皮膚病変で，バセドウ病では前脛骨面，甲状腺機能低下症では眼瞼，舌，口唇，前脛骨面に粘液水腫を認める
③ 色素沈着の有無	●色素沈着なし	●皮膚の色素沈着あり　根拠▶ ACTH はメラニン細胞刺激ホルモンと構造が似ているため，ACTH が増加するとメラニン細胞刺激ホルモン様の作用によって皮膚に色素が沈着する．特に日光に曝露する皮膚や，摩擦，圧迫などの物理的刺激が加わる部分では黒ずんだ斑点が出現する．ACTH 依存性クッシング症候群や副腎皮質機能低下症で認められる
④ ざ瘡の有無	●青少年期の生理的現象以外のざ瘡なし	●顔面，胸部，背部にざ瘡あり　根拠▶ クッシング症候群では男性ホルモンであるアンドロゲンの増加によって男性化徴候が出現するためざ瘡が生じる
⑤ 皮膚の菲薄化・赤色皮膚線条（伸展性）の有無	●皮膚の菲薄化・赤色皮膚線条（伸展性）なし	●皮膚の菲薄化・赤色皮膚線条（伸展性）あり　根拠▶ タンパク質は線維芽細胞やコラーゲンなどの皮膚の結合組織を構成するが，クッシング症候群ではコルチゾール過剰となり，タンパク異化亢進によってこうした結合組織を構成する細胞が減少するため皮膚が菲薄化し，また皮下の脂肪が急速に沈着するため真皮が伸展して真皮に亀裂が入り線条を呈する

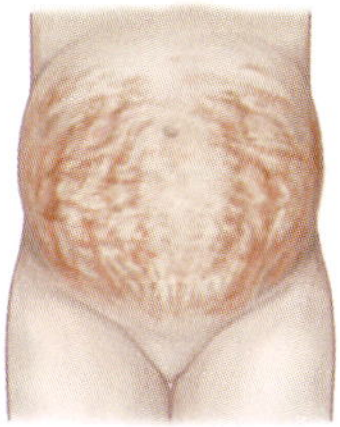

■図 11-3　赤色皮膚線条

11　内部環境調節機能

5. その他の症状・徴候はないか

アセスメント項目・ポイント	正常所見	異常所見・緊急時対応
1 低血糖症状(冷汗，振戦，頻脈，意識消失など)の有無	●低血糖症状なし	●低血糖症状あり　根拠▶ 糖尿病の薬物療法実施中やインスリノーマでは，低血糖に伴って交感神経が活性化され冷汗，振戦，頻脈，意識消失などの低血糖症状が出現する．特にインスリノーマではウィップルの三徴(空腹時あるいは運動時の意識消失発作，発作時血糖が 50 mg/dL 以下，食事やグルコース投与で症状改善)が知られている
2 筋萎縮の有無	●筋萎縮なし	●四肢の筋肉に萎縮あり　根拠▶ クッシング症候群ではコルチゾール過剰となり，タンパク異化亢進によって四肢の筋肉が萎縮する
3 性器・乳房の萎縮の有無	●性器・乳房の萎縮なし	●性器・乳房の萎縮あり　根拠▶ 性機能を含む成長・発育に関与するホルモンが欠乏すると性器や乳房に萎縮を認める ・下垂体前葉機能低下症(FSH欠乏)：性器・乳房の萎縮(女性)，精巣の萎縮(男性) ・下垂体前葉機能低下症(PRL欠乏)：乳房の萎縮(女性) ・下垂体前葉機能低下症(GTH欠乏)：性器・乳房の萎縮(女性)，精巣の萎縮(男性)
4 手指の振戦の有無	●手指の振戦なし	●手指の振戦あり　根拠▶ バセドウ病では，甲状腺ホルモンの作用で交感神経が活性化されるために，細かく規則正しい手指振戦を認める
5 浮腫の有無	●浮腫なし	●浮腫あり　根拠▶ クッシング症候群ではコルチゾール過剰となり，コルチゾールの電解質コルチコイド(アルドステロン)様の作用でナトリウムと水が貯留し，またタンパク異化亢進による血漿タンパク質減少に伴い体液が細胞間隙へ移動するため浮腫を呈する．なお，浮腫は腎疾患・心疾患などによっても出現するため原因の鑑別が必要となる 見逃してはならないサイン▶ 低血糖症状 想定される疾患▶ ①インスリノーマ，②糖尿病における薬物療法中の低血糖発作 緊急時対応▶ ①血糖測定と同時にドクターコール，②低血糖で意識がある場合はグルコースを溶かした水を補給，意識がない場合はグルカゴンを注射

2. 内分泌系の触診

目的▶ ホルモンの作用に伴う所見を把握する.
　①ホルモン分泌過剰による症状・徴候
　②ホルモン分泌低下による症状・徴候
チェック項目▶ ホルモン分泌量の過剰・低下に伴う形状の変化

手順

要点	留意点・根拠
1 甲状腺を触診する ①患者と対座し，顔を真正面でやや上向かせ，母指と示指・中指の間に挟むようにして甲状腺を触診する（❶❷❸❹） 母指と示指・中指の間に挟むようにして甲状腺を触診する 甲状軟骨／輪状軟骨／右葉／峡部／左葉／胸鎖乳突筋／甲状腺 ■図11-4　甲状腺 ②後面から甲状腺を触知する（❺）	❶患者と対座して正面から甲状軟骨と輪状軟骨の位置を確認する　**根拠▶** 甲状腺峡部は甲状軟骨の下方前面中央部に約1cm幅で存在する．甲状腺は男女で位置が異なる（男性の方が低い）が，甲状軟骨と輪状軟骨を目安とするとよい（図11-4） ❷頸部を突き出す姿勢にならないように指示する　**根拠▶** 顎を過度に挙上すると頸部の筋肉が緊張して触知しにくくなる ❸左葉の触診には看護師の右手，右葉の触診には看護師の左手を用いる．輪状軟骨より下方，胸鎖乳突筋より内側の部位で，母指と示指・中指の腹側を使って甲状腺を挟むようにして上から下へ向かって左右片方ずつ触診する　**根拠▶** 小さな病変は指の腹側で気管の側壁に触れるように触知しないと確認できないため，左右に分けて触れていく ❹気管の側壁に看護師の指尖の腹側を当て，患者に唾液を嚥下するよう指示し，嚥下のタイミングで触知する　**根拠▶** 嚥下時は喉頭と気管が上方へ移動し，甲状腺も動くため病変を確認しやすい ❺看護師は患者の後面に立ち，両手の示指・中指・薬指を同側の甲状腺に添えて，柔らかく揉むようにして触れていく　**根拠▶** 甲状腺は喉頭と気管の表層側の頸部前面の皮下にある．食道と後面でつながるのみで固定していない気管を柔らかく揉むようにして動かすと，甲状腺に病変がある場合に触れやすくなる

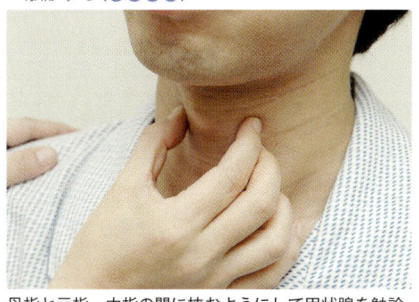

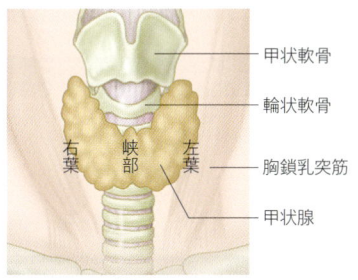

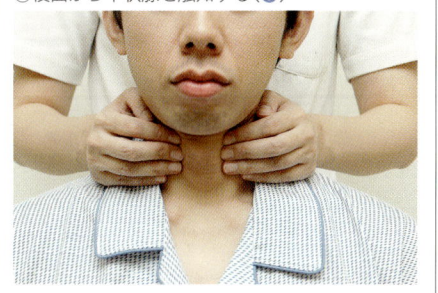

第2部／機能障害からみたフィジカルアセスメント

要点	留意点・根拠
③甲状腺腫大がある場合，甲状腺腫大の大きさを左右別々に計測する（❻）	❻定規などで左右別々に計測する　根拠▶甲状腺腫大には左右差がある場合もある
2 触診した結果を記録・評価する	

アセスメント

1. 甲状腺腫はないか，腺腫の性状はどうか

アセスメント項目・ポイント	正常所見	異常所見・緊急時対応
1 甲状腺腫の大きさ 2 甲状腺腫の硬さ 3 甲状腺腫の可動性と周辺との癒着 4 甲状腺腫の表面の手触り	●甲状腺を触知しない ＊まれに健常者でも甲状腺が前方に位置していて触知できることもある	●表面が平滑で軟らかく可動性のある甲状腺腫　根拠▶バセドウ病では TSH 受容体抗体（自己抗体）が甲状腺を刺激し続けるために組織が増殖し甲状腺が増大する（メルゼブルクの三徴の1つ） ●びまん性甲状腺腫大　根拠▶橋本病（甲状腺機能低下症）では自己抗体によって甲状腺が刺激されるために腫大する．初期には比較的軟らかいが，進行するとゴム状で硬くなり（ゴム様硬）表面に凹凸を感じるようになる ●一般に，良性腫瘍では表面が平滑で可動性があり，悪性では表面や辺縁が不整で周辺組織と癒着し可動性がない場合が多い ●嚥下で腫瘤が動かない場合は甲状腺以外の腫瘍を疑う　根拠▶甲状腺は唾液の嚥下で移動する

3. 内分泌系の聴診

目的▶ ホルモンの作用に伴う所見を把握する．
①ホルモン分泌過剰による症状・徴候
②ホルモン分泌低下による症状・徴候
チェック項目▶ ホルモン分泌量の過剰・低下に伴う血流変化

手順

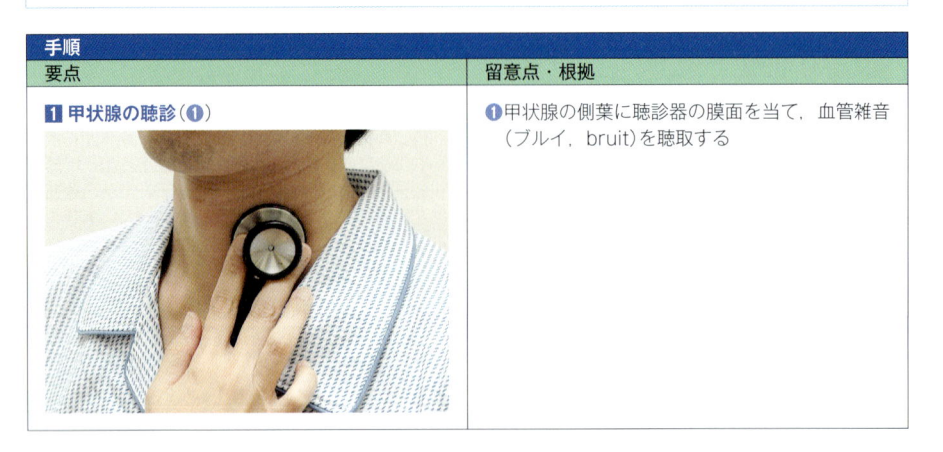

要点	留意点・根拠
1 甲状腺の聴診（❶）	❶甲状腺の側葉に聴診器の膜面を当て，血管雑音（ブルイ，bruit）を聴取する

424

内分泌機能 ● 3. フィジカルイグザミネーション

アセスメント
1. 血管雑音はないか

アセスメント項目・ポイント	正常所見	異常所見・緊急時対応
1 血管雑音の有無	●血管雑音なし	●血管雑音あり　根拠▶バセドウ病では甲状腺腫への血流量が増加し，甲状腺腫部で血管音が聴取される

4. 内分泌系に関わる神経診察

目的▶ホルモンの作用に伴う所見を把握する．
①ホルモン分泌過剰による症状・徴候
②ホルモン分泌低下による症状・徴候
チェック項目▶ホルモン分泌量の過剰・低下に伴う神経学的所見の変化

手順	
要点	留意点・根拠
1 アキレス腱反射（下腿三頭筋腱反射）をみる（❶）	❶患者に仰臥位をとって下肢の力を抜いてもらう．股関節と膝関節を軽く屈曲させた状態で，看護師は打腱器を持たない手で患者の足を軽くつかみ，アキレス腱を打腱器で叩打する　根拠▶下肢に力が入っていると腱反射が起こらないため，下肢の力を極力取り除く．また，こうした肢位でアキレス腱反射が出やすい
1 クヴォステック徴候を確認する（❶）	❶下顎骨角を軽く叩き，顔面神経を刺激して同側の顔面筋が不随意に収縮するか確認する　根拠▶低カルシウム血症では，末梢神経線維は高度に興奮性が高まるため，わずかな刺激で容易に興奮する
1 両側内果の振動覚を確認する ①強い叩打で振動させた音叉を足関節内果に当て，振動を感じなくなるまでの時間を測る（❶）	❶左右の内果で同じように確認する　根拠▶糖尿病では末梢神経障害が起こり，振動覚が低下する．糖尿病の神経障害は両側対称性・遠位優位に生じる
1 トルソー徴候を確認する（❶）	❶上腕部にマンシェットを巻き，収縮期血圧よりやや低めで緊縛したときに生じる手の痙攣による肢位（手指伸展，母指内転，他の4指は中手指関節で屈曲）を確認する．4分以内に出現すると陽性　根拠▶低カルシウム血症では，神経筋接合部の興奮性が高まり骨格筋が容易に興奮する

11 内部環境調節機能

425

第2部／機能障害からみたフィジカルアセスメント

要点	留意点・根拠
1 視力・視野を確認する（❶）	❶視力・視野の確認は「第9章 感覚機能【3】フィジカルイグザミネーション／検査」参照

アセスメント

1. 神経伝達に異常はないか

アセスメント項目・ポイント	正常所見	異常所見・緊急時対応
1 アキレス腱反射の異常の有無	●アキレス腱反射は左右差なく正常な反射を認める	●アキレス腱反射弛緩相の遅延　根拠▶甲状腺機能低下症ではアキレス腱にムコ多糖類が沈着することで反射が遅延する ●アキレス腱反射の両側性の低下あるいは消失　根拠▶腱反射は脊髄髄節の障害や求心路（α線維）・遠心路（下位運動ニューロン）の障害で低下・消失する．糖尿病では全身性に末梢神経障害を呈するため腱反射が消失する．アキレス腱など遠位の腱では脊髄からの距離が長いため大きな障害を受け，腱反射が低下・消失する
2 クヴォステック徴候の有無	●クヴォステック徴候なし	●クヴォステック徴候あり　根拠▶副甲状腺機能低下症では低カルシウム血症を伴う．低カルシウム血症では，末梢神経線維は高度に興奮性が高まり，時には刺激がなくても静止状態にとどまれずに反射性に放電し筋の過剰な収縮を起こすため，筋肉の強直や痙攣を呈する
3 両側内果の振動覚の異常の有無	●振動覚に異常なし（10秒より長い）	●振動覚低下（10秒以下）　根拠▶糖尿病の神経障害は感覚神経と自律神経に出現しやすい．音叉の振動は骨膜のパチニ小体で感知されて求心路から中枢に至るが，特に末梢での障害が顕著なため，内果からの振動覚の伝達・伝導が障害されて振動覚は低下する
4 トルソー徴候の有無	●トルソー徴候なし	●トルソー徴候あり　根拠▶副甲状腺機能低下症では低カルシウム血症を伴う．血中カルシウムイオン濃度が低下すると神経筋接合部の興奮性が高まり，骨格筋がわずかな刺激で容易に収縮する

2. 神経圧迫所見はないか

アセスメント項目・ポイント	正常所見	異常所見・緊急時対応
1 視力・視野障害の有無	●視力・視野障害なし	●視力・視野障害あり　根拠▶下垂体に腫瘍があると，腫瘍が視交叉を圧迫して視力の低下や耳側半盲が生じる

4 検査

清村紀子

- 内分泌疾患の中には，一般的な血液検査で電解質異常を示すものがあり，症状とともに内分泌疾患を発見する手がかりとなる．また，血液中のホルモン値はホルモンの過剰・不足が確認できる検査である．ここでは，特に内分泌疾患の診断に有用な検査を取り上げる．

A. ホルモン検査

検査項目・ポイント	基準値	異常値・想定される疾患
1 下垂体		
①成長ホルモン(GH)インスリン負荷試験，成長ホルモンアルギニン負荷試験，成長ホルモンL-ドーパ負荷試験	● GH 頂値 6 ng/mL 以上，成人では 3 ng/mL 以上（リコンビナントヒト GH を標準品として測定）	● GH 頂値低値 想定される疾患▶ 成長ホルモン分泌不全性低身長症，成人成長ホルモン分泌不全症
②GHRH 負荷試験（成長ホルモン放出ホルモン負荷試験）	● GH 頂値 6 ng/mL 以上（リコンビナントヒト GH を標準品として測定）	● GH 頂値低値 想定される疾患▶ 成長ホルモン分泌不全症，成長ホルモン分泌不全性低身長症 ● 前値・高値，過剰反応 想定される疾患▶ 先端巨大症の一部，ラロン症候群
③インスリン様成長因子-I (IGF-I)	―	● 成長ホルモンの分泌量を反映して年齢による変動がみられるので患者の年齢・性別によって基準範囲が異なる． ● IGF-1 低値 想定される疾患▶ 下垂体機能低下症，成長ホルモン分泌不全性低身長症 ● IGF-1 高値 想定される疾患▶ 先端巨大症，下垂体性巨人症
④副腎皮質刺激ホルモン (ACTH)	● 7.2～63.3 pg/mL	● ACTH 低値（基準値内低値も含む） 想定される疾患▶ クッシング症候群（副腎腫瘍），下垂体機能低下症 ● ACTH 高値，コルチゾール高値の場合 想定される疾患▶ クッシング病（ACTH 産生下垂体腫瘍） ● ACTH 高値，コルチゾール低値の場合 想定される疾患▶ 原発性副腎皮質不全
⑤コルチゾール	● 2.7～15.5 μg/dL	● コルチゾール低値 想定される疾患▶ 下垂体機能低下症，アジソン病 ● コルチゾール高値 想定される疾患▶ クッシング病，クッシング症候群（副腎腺腫）

検査項目・ポイント	基準値	異常値・想定される疾患
⑥プロラクチン(PRL)	●10歳まで 1.2～12 ng/mL ●成人女性 1.5～15 ng/mL ●成人男性 1.5～10 ng/mL ●70歳以上 1.2～15 ng/mL	●高プロラクチン血症：早朝空腹時の血中PRL値が複数回20 ng/mL以上 ●PRL 低値 想定される疾患▶プロラクチン分泌低下症，下垂体機能低下症 ●PRL 高値 想定される疾患▶プロラクチノーマ，二次性高プロラクチン血症
⑦甲状腺刺激ホルモン(TSH)	●RIA固相法：0.34～3.5 μU/mL ●ECLIA：0.523～4.19 μU/mL	●TSH 低下 想定される疾患▶甲状腺中毒症，下垂体性甲状腺機能低下症，視床下部性甲状腺機能低下症 ●TSH 上昇 想定される疾患▶原発性甲状腺機能低下症，TSH不適合分泌症候群(SITSH)
⑧黄体形成ホルモン(LH)	●年齢，性別によって基準範囲が異なる．女性では，月経周期，妊娠時，閉経後でも異なる．	●LH 低値 想定される疾患▶下垂体機能低下症，視床下部性性腺機能低下症 ●LH 高値 想定される疾患▶原発性性腺機能低下症，中枢性思春期早発症
⑨卵胞刺激ホルモン(FSH)	●年齢，性別によって基準範囲が異なる．女性では，月経周期，妊娠時，閉経後でも異なる．	●FSH 低値（高値ではない） 想定される疾患▶下垂体機能低下症，視床下部性性腺機能低下症 ●FSH 高値 想定される疾患▶原発性性腺機能低下症，FSH産生下垂体腺腫
⑩LHRH(黄体形成ホルモン放出ホルモン)負荷試験	●LH：基礎値の5～10倍の増加 ●FSH：基礎値の1.5～2.5倍の増加	●LH，FSHの測定値を参考に判定する． ●反応低下 想定される疾患▶下垂体機能低下症，視床下部性性腺機能低下症(LHRH分泌不全)
⑪バソプレシン(抗利尿ホルモン[ADH])	●0.3～4.2 pg/mL	●ADH 低値 想定される疾患▶バソプレシン分泌低下症（中枢性尿崩症） ●ADH 高値 想定される疾患▶異所性バソプレシン産生腫瘍，異所性バソプレシン産生腫瘍以外のバソプレシン分泌過剰症(SIADH)，腎性尿崩症
2 甲状腺 ①サイロキシン(T_4)	●5～12 μg/dL	●T_4 低下 想定される疾患▶慢性甲状腺炎，甲状腺機能低下症，下垂体性(中枢性)甲状腺機能低下症 ●T_4 上昇 想定される疾患▶バセドウ病，亜急性甲状腺炎，無痛性甲状腺炎，甲状腺機能亢進症

検査項目・ポイント	基準値	異常値・想定される疾患
②トリヨードサイロニン(T₃)	●80～180 ng/dL	●T₃低下 想定される疾患▶甲状腺機能低下症 ●T₃上昇 想定される疾患▶バセドウ病，甲状腺機能亢進症，亜急性甲状腺炎，無痛性甲状腺炎
③遊離サイロキシン(FT₄)	●0.9～1.8 ng/dL	●FT₄低下 想定される疾患▶慢性甲状腺炎，甲状腺機能低下症，粘液水腫，下垂体性(中枢性)甲状腺機能低下症 ●FT₄上昇 想定される疾患▶バセドウ病，甲状腺機能亢進症，無痛性甲状腺炎，亜急性甲状腺炎の病極期，TSH産生下垂体腫瘍，甲状腺クリーゼ
④遊離トリヨードサイロニン(FT₃)	●2.0～4.0 pg/mL	●FT₃低下 想定される疾患▶原発性甲状腺機能低下症，下垂体性(中枢性)甲状腺機能低下症 ●FT₃上昇 想定される疾患▶バセドウ病，甲状腺機能亢進症，無痛性甲状腺炎，亜急性甲状腺炎，T₃甲状腺中毒症
⑤甲状腺刺激ホルモンレセプター抗体(TRAb)	●10％以下(定量法では1.0 IU/L以下)	●陰性を示す甲状腺機能亢進症は，亜急性甲状腺炎か無痛性甲状腺炎の可能性が強い． ●TRAb高値 想定される疾患▶バセドウ病
⑥抗甲状腺ペルオキシダーゼ抗体(TPOAb)	●PA(ミクロソームテスト)：陰性(100倍未満) ●RIA，EIA：0.3 U/mL以下	●PA高値(1,600倍以上)，RIA，EIA高値(100 U/mL以上) 想定される疾患▶慢性甲状腺炎(橋本病)，萎縮性甲状腺炎(粘液水腫)，バセドウ病，無痛性甲状腺炎
3 副甲状腺 ①副甲状腺ホルモンC末端(PTH-C)	●0.8 ng/mL以下	●PTH-C上昇 想定される疾患▶原発性副甲状腺機能亢進症
②インタクト副甲状腺ホルモン(intact-PTH)	●15～65 pg/mL	●intact-PTH低下 想定される疾患▶二次性副甲状腺機能低下症，特発性副甲状腺機能低下症 ●intact-PTH上昇 想定される疾患▶原発性副甲状腺機能亢進症，偽性副甲状腺機能低下症
4 副腎皮質 ①コルチゾール	●2.7～15.5 μg/dL	●コルチゾール低下 想定される疾患▶下垂体機能低下症，アジソン病 ●コルチゾール上昇

検査項目・ポイント	基準値	異常値・想定される疾患
②アルドステロン	●30〜160 pg/mL	想定される疾患▶ クッシング病，クッシング症候群（副腎腺腫），異所性ACTH産生腫瘍 ●アルドステロン低下 想定される疾患▶ アジソン病，選択的低アルドステロン症 ●アルドステロン上昇 想定される疾患▶ 原発性・特発性・糖質コルチコイド反応性・続発性アルドステロン症
③尿中17-ケトステロイド(17-KS)	●男性 9〜22 mg/日 ●女性 6〜15 mg/日	●17-KS低下 想定される疾患▶ 下垂体機能低下症，アジソン病，副腎腺腫によるクッシング症候群 ●17-KS上昇 想定される疾患▶ クッシング症候群（異所性ACTH産生腫瘍），先天性副腎皮質過形成（21-ヒドロキシラーゼ欠損症，11β-ヒドロキシラーゼ欠損症），精巣腫瘍，卵巣腫瘍
④尿中17-ヒドロキシコルチコステロイド(17-OHCS)	●男性 2.1〜11.5 mg/日 ●女性 2.6〜7.8 mg/日	●17-OHCS低下 想定される疾患▶ 下垂体機能低下症，ACTH単独欠損症，アジソン病，先天性副腎皮質過形成（21-ヒドロキシラーゼ欠損症） ●17-OHCS上昇 想定される疾患▶ クッシング病，クッシング症候群，異所性ACTH産生腫瘍，先天性副腎皮質過形成（11β-ヒドロキシラーゼ欠損症）
5 性腺 ①テストステロン	●血中テストステロン（男性：2.01〜7.50 ng/mL，女性：0.06〜0.86 ng/mL）	●テストステロン低下 想定される疾患▶ 性腺機能低下症，下垂体機能低下症，エストロゲンないしプロラクチン産生腫瘍，糖尿病，クッシング症候群 ●テストステロン上昇 想定される疾患▶ 男性：男性ホルモン産生腫瘍（性腺および副腎），先天性副腎過形成，甲状腺機能亢進症 女性：先天性副腎皮質過形成
6 副腎髄質 ①カテコールアミン	●尿中（アドレナリン：3.4〜26.9 μg/日，ノルアドレナリン：48.6〜168.4 μg/日，ドーパミン：365.0	●尿中カテコールアミン上昇（アドレナリン27 μg/日以上，ノルアドレナリン168.5 μg/日以上） 想定される疾患▶ 褐色細胞腫

検査項目・ポイント	基準値	異常値・想定される疾患
	～961.5 μg/日	

B. 一般検査

検査項目・ポイント	基準値	異常値・想定される疾患
1 血清Na	●135～149 mEq/L	●Na 低下 想定される疾患▶ ADH分泌症候群（SI-ADH）、アジソン病、糖質コルチコイド欠乏、甲状腺機能低下症、高血糖 ●Na 上昇 想定される疾患▶ 尿崩症、原発性アルドステロン症、クッシング症候群
2 血清K	●3.6～5.0 mEq/L	●K 低下 想定される疾患▶ 原発性アルドステロン症、クッシング病、クッシング症候群、ACTH産生腫瘍 ●K 上昇 想定される疾患▶ 副腎不全、先天性副腎過形成
3 血清Cl	●96～108 mEq/L	●Cl 低下 想定される疾患▶ ADH分泌異常症、原発性アルドステロン症
4 血清Ca	●8.5～10.5 mg/dL	●Ca 低下 想定される疾患▶ 特発性・続発性・偽性副甲状腺機能低下症 ●Ca 上昇 想定される疾患▶ 原発性副甲状腺機能亢進症、甲状腺機能亢進症、アジソン病
5 血清P	●2.4～4.3 mg/dL	●P 低下 想定される疾患▶ インスリン作用（特に糖尿病性ケトアシドーシス時）、原発性副甲状腺機能亢進症 ●P 上昇 想定される疾患▶ 副甲状腺機能低下症、甲状腺機能亢進症
6 血糖	●空腹時70～110 mg/dL	●低血糖（60 mg/dL 以下） 想定される疾患▶ インスリン・経口糖尿病薬の使用、インスリノーマ、下垂体機能低下症、副腎機能低下症、甲状腺機能低下症 ●高血糖（126 mg/dL 以上） 想定される疾患▶ 糖尿病

検査項目・ポイント	基準値	異常値・想定される疾患
7 ヘモグロビン A1c（HbA1c）	●HbA1c（NGSP）：4.6〜6.2%	●HbA1c 上昇 想定される疾患▶ 糖尿病
8 総コレステロール	●130〜220 mg/dL	●コレステロール低下 想定される疾患▶ 甲状腺機能亢進症 ●コレステロール上昇 想定される疾患▶ 糖尿病，甲状腺機能低下症，先端巨大症，下垂体機能低下症，クッシング症候群
9 トリグリセリド（TG）	●50〜150 mg/dL	●TG 低下 想定される疾患▶ 甲状腺機能亢進症 ●TG 上昇 想定される疾患▶ 甲状腺機能低下症，糖尿病，クッシング症候群，下垂体機能低下症
10 血漿浸透圧（P_{osm}）	●275〜295 mOsm/kgH$_2$O	●尿浸透圧との比較で判断する． ●P_{osm} 低下 想定される疾患▶ ADH 分泌過剰症 ●P_{osm} 上昇 想定される疾患▶ 糖尿病
11 尿浸透圧（U_{osm}）	●100〜1,300 mOsm/kgH$_2$O	●尿浸透圧は血漿浸透圧と比較して判断する． ●P_{osm} が 275 mOsm/kgH$_2$O 未満（低浸透圧血症） 想定される疾患▶ $U_{osm}>P_{osm}$：ADH 分泌症候群 ●P_{osm} が 295 mOsm/kgH$_2$O 以上（高浸透圧血症） 想定される疾患▶ $U_{osm}>P_{osm}$：糖尿病，$U_{osm}<P_{osm}$：尿崩症
12 尿比重	●1.005〜1.030	●中枢性尿崩症ではバソプレシンの分泌障害によって尿の濃縮能が低下するため低比重尿（1.010 未満）となる． ●尿比重低値 想定される疾患▶ 高カルシウム血症（原発性副甲状腺機能亢進症），尿崩症 ●尿比重高値 想定される疾患▶ 糖尿病，ADH 分泌過剰症

C. 負荷試験

検査項目・ポイント	基準値・正常	異常値・想定される疾患
1 ブドウ糖負荷試験（グルコース負荷試験，75 g OGTT）	●負荷前血糖値：110 mg/dL 未満 ●負荷後2時間血糖値：140 mg/dL 未満	●負荷後2時間血糖値：200 mg/dL 以上（糖尿病型） 想定される疾患▶ 糖尿病 ●負荷後2時間血糖値：140〜200 mg/dL（境界型） 想定される疾患▶ 耐糖能異常
2 水制限試験	●尿量変化なし ●尿浸透圧変化なし ●血漿浸透圧上昇	●水分摂取を制限することで腎臓の尿濃縮機能を確認する試験である ●中枢性尿崩症は腎臓の機能障害ではないため，尿量や尿の浸透圧に変化を認めない
3 高張食塩水負荷試験	●バソプレシン分泌量に変化なし	●高張食塩水を経静脈的に投与して血漿浸透圧を上昇させ，それに反応するバソプレシンの分泌能を直接評価する ●中枢性尿崩症ではバソプレシン分泌に障害があるためバソプレシンは低値のままである

D. 心電図検査

検査項目・ポイント	正常	異常値・想定される疾患
1 心電図	●QT時間（Q波の開始点からT波の終了点までの時間）が 0.40秒±10%	●副甲状腺機能亢進症では高カルシウム血症となる．Ca^{2+}は心筋の収縮力を増強するため，心室筋の活動電位持続時間が延長してQT時間が延長する ●副甲状腺機能低下症では低カルシウム血症となる．低カルシウム血症では，末梢神経線維は高度に興奮性が高まり，時には刺激がなくても静止状態にとどまれずに反復性に放電する．このため心室筋の活動電位持続時間が延長しQT時間が延長する

5 アセスメントシート

清村紀子

1) 内分泌機能の概観

項目	観察結果				
1. 一般状態	意識状態 バイタルサイン 　体温（　　　）℃ 　血圧（　／　）mmHg 　脈拍数（　　　）回/分 　呼吸数（　　　）回/分 発汗 動悸 息切れ	□清明 □異常なし □異常なし □異常なし □普通 □なし □なし	□傾眠 □低下 □減少 □減少 □少ない □あり □あり	□昏迷 □上昇 □増加 □増加 □過多	□昏睡
2. 体型，外観など	身体各部と全体のバランス 身長 体型 脂肪分布異常 嗄声 脱毛 アセトン臭	□異常なし □普通 □普通 □なし □なし □なし □なし	□異常あり（ □高身長 □肥満 □中心性肥満 □あり □あり □あり	 □低身長 □やせ □水牛様肩	） □満月様顔貌
3. 精神活動状態	高揚，情緒不安定，イライラ感　□なし　□あり 精神活動の低下（傾眠，言語緩慢，動作緩慢，思考力低下） 　　　　　　　　　　　　　　□なし　□あり（　　　　　　　　　　　）				

2) インタビュー

項目	観察結果
1. 症候	□全身倦怠感，易疲労感　□食欲低下　□頭痛　□耐寒性低下 □口渇，多飲，多尿　□体重の増減（　　　　　　　　　　　） □筋力低下，脱力感　□軟便，下痢　□便秘　□腹部膨満　□腹痛 □月経異常（□無月経，過少月経　□月経過多　□月経不順）□勃起不全 □視界障害（□飛蚊症　□硝子体出血の疑い） □感覚鈍麻　□痛覚過敏　□排尿障害　□尿臭　□易感染性，創傷治癒遅延
2. 現病歴	
3. 既往歴	
4. 家族歴	
5. 生活習慣因子	□過食　□高脂肪・高カロリー食　□飲酒（　　　　　　） □喫煙　□運動不足（　　　　　）　□ストレス過多

内分泌機能 ● 5. アセスメントシート

6. 生理的因子	年齢(　　　)歳			
7. その他	服用薬剤	□なし	□あり(薬剤名：　　　　　　　　　　年～)	
			(薬剤名：　　　　　　　　　　年～)	
			(薬剤名：　　　　　　　　　　年～)	

3) フィジカルイグザミネーションのチェックポイント

内分泌機能に関する視診所見

項目	観察項目	観察結果		
頭部，顔面	眼	眼球突出	□なし	□あり
		ダルリンプル徴候	□なし	□あり
		グレーフェ徴候	□なし	□あり
		眼瞼腫脹	□なし	□あり
		眼瞼下垂	□なし	□あり
		縮瞳	□正常	□異常
	舌	巨大舌	□なし	□あり
頸部	頸部前面	甲状腺腫大	□なし	□あり
毛	脱毛	□なし　□あり		
	多毛	□なし　□あり		
皮膚	乾燥	□なし　□あり(部位：　　　　　　　　)		
	粘液水腫	□なし　□あり(部位：　　　　　　　　)		
	色素沈着	□なし　□あり(部位：　　　　　　　　)		
	ざ瘡	□なし　□あり(部位：　　　　　　　　)		
	菲薄化・赤色皮膚線条	□なし　□あり(部位：　　　　　　　　)		
その他	低血糖症状	□なし　□あり		
	筋萎縮	□なし　□あり(部位：　　　　　　　　)		
	性器・乳房の萎縮	□なし　□あり(部位：　　　　　　　　)		
	手指振戦	□なし　□あり		
	浮腫	□なし　□あり(部位：　　　　　　　　)		

内分泌機能に関する触診所見

項目	観察項目	観察結果	
甲状腺	大きさ	腫大	□なし
			□あり(右葉　　　cm × 　　　cm，左葉　　　cm × 　　　cm)

11 内部環境調節機能

甲状腺つづき	硬さ	□軟　　□弾性軟　　□弾性硬　　□硬
	可動性	□なし　　□あり
	性状	□平滑　　□凹凸あり　　□辺縁不整

内分泌機能に関する聴診所見

項目	観察項目	観察結果
甲状腺	血管雑音	□なし　　□あり

内分泌機能に関する神経診察

項目	観察項目	観察結果
神経伝達	アキレス腱反射	弛緩相の遅延　　□なし　　□あり
		反射低下，消失　　□なし　　□あり(□右　　□左　　□両側性)
	クヴォステック徴候	□なし　　□あり
	両側内果の振動覚	□異常なし　　□異常あり(□右　　□左　　□両側性)
	トルソー徴候	□なし　　□あり
神経圧迫所見	視力障害	□なし　　□あり
	視野障害	□なし　　□あり

第12章

生体防御機能
[皮膚]
[免疫・リンパ系]

外部環境から生体を守る

生体は常に，外界からの化学的・物理的刺激，病原微生物などにさらされている．この章では，外界との境をなす皮膚と皮膚付属器，および生体内の異物を排除する免疫・リンパ系のアセスメントについて解説する．

1 皮膚

1 フィジカルアセスメントの焦点と皮膚の機能の概観

鹿嶋聡子

A. フィジカルアセスメントの焦点

- 皮膚は1枚の膜で身体内部と外部を隔て，外界からの微生物や化学物質，紫外線などの人体にとって有害な物質，圧力や摩擦などの物理的刺激から身体内部を守っている．また，水分など身体に必要なものを外部に逃さないように働き，身体内部の恒常性を維持するのに重要な役割を果たしている．
- 皮膚は身体の外から確認できる唯一の臓器であるとともに，身体内部の状態を映し出してもいる．そのため皮膚の観察を行うことで，身体内部の変化の重要な手がかりが得られる．
- ここでは皮膚と，皮膚付属器（毛，爪，脂腺，汗腺）を対象としたアセスメントについて述べる．皮膚と皮膚付属器を合わせて外皮と呼ぶ．
- 皮膚と皮膚付属器に関するデータを収集し，正確なアセスメントにより患者の「身体の内と外を隔て身体内部を守る」機能の問題を明らかにするとともに，「身体内部の変化の徴候」の確認を目的とする．
- フィジカルアセスメントは一般にインタビュー（問診），視診，触診，打診，聴診を用いるが，皮膚のフィジカルアセスメントでは，打診，聴診は行わず，インタビュー，視診，触診が用いられる．

B. 皮膚の機能の概観（全身の観察）

- インタビューに先立ち，全身を概観することで緊急に対処する必要性の有無を判断する．
- 皮膚は常に外界と接しているため，外部環境からの影響を反映しやすい．外部環境を整えた状態でアセスメントを実施することが重要となる．

項目	留意点・根拠，特に見逃してはならない緊急サインとその対応
1 一般状態 ❶外傷の有無 ❷熱傷の有無	❶❷明らかな外傷や熱傷がある場合は，ただちに医療処置の必要性の有無と緊急度を判断し，緊急度に応じた対処をする． ❷①低タンパク血症，②脱水，③気道熱傷など．熱傷部位からは体内のタンパク成分や水分が漏れ出る．熱傷範囲が広範になると低タンパクや脱水をきたす．また，熱傷深度が浅いと痛みを強く訴えるが，深度が深くなると痛みは生じない．顔面に熱傷が認められ，特に受傷機転が火事の場合は，一見，軽症に見えても熱風を吸い込んで気道熱傷を呈していることがある．気道熱傷では上気道の浮腫に伴う窒息の危険性もあるため，鼻毛の状態や嗄（さ）声の確認が必要である．熱傷が認められたら，熱傷深度，熱傷面積，気道熱傷の有無，年齢など，注意して観察する． **緊急時対応▶**①受傷時刻，熱傷の原因（受傷機転）の確認をする．②熱傷の程度の確認のため，熱傷部位，熱傷深度，熱傷面積，気道熱傷の有無，年齢を確認する．③熱傷部位は保護した上で，冷却する．冷たいシャワーもしくは清潔な冷たいタオルの準備をする．④バイタルサイン，意識レベル，呼吸困難の有無，ショック症状の有無を確認し，医師に報告する．⑤重症熱傷の場合や気道熱傷を伴う場合には，酸素投与，静脈確保と輸液の準備をしてお

1 皮膚 ● 1. フィジカルアセスメントの焦点と皮膚の機能の概観

項目	留意点・根拠，特に見逃してはならない緊急サインとその対応
❸皮膚症状の有無と程度	く．⑥重症熱傷の場合は尿量測定のために膀胱留置カテーテルの準備をする．⑦血液検査，血液ガス検査を実施する． ❸❹全身性のじん麻疹は，アレルギー症状の出現も考えられるため，呼吸状態，意識レベル，バイタルサインも確認する． 見逃してはならないサイン▶ ショック症状（末梢循環不全，血圧低下，喉頭浮腫など） 想定される疾患▶ アナフィラキシー 緊急時対応▶ 血圧低下，チアノーゼ，意識障害を伴うアナフィラキシーショックに陥ると，しばしば致死的である．早急にドクターコールし，酸素や薬剤の投与，救急救命処置が必要．薬剤（抗菌薬など），食事，蜂毒など様々な誘因があり，原因物質の特定は曝露を避けるために重要であるが，まずは救命を優先する．
❹バイタルサイン ❺発汗 ❻表情	❹❺冷汗が出現している場合は，血流低下に伴うショックなど体内で重大な変化が生じている可能性がある．意識レベル，バイタルサインと併せて確認し，必要時は医師へ連絡する． ❻苦痛様顔貌は疼痛，呼吸困難，瘙痒感などの場合にみられ，アレルギー症状，外傷や炎症，皮膚病変の出現を示唆するため，注意深く観察する．
2 皮膚・爪の色調 ❶チアノーゼ	❶チアノーゼが認められる場合は，酸素供給の不良による低酸素状態の可能性がある．中心性チアノーゼでは口唇，眼瞼（がんけん），爪床に，末梢性チアノーゼでは四肢末端にチアノーゼが出現する． 見逃してはならないサイン▶ チアノーゼ 想定される疾患▶ チアノーゼの出現は低酸素血症や末梢循環不全を反映するため重要な指標となる．①肺疾患，②心疾患．還元ヘモグロビンの減少でチアノーゼを生じるが，寒さやヘモグロビンの異常によっても出現する．チアノーゼを確認した場合は，まず局所性か全身性のものか確認するため，粘膜や爪を観察し，呼吸状態や経皮的酸素飽和度を確認する． 緊急時対応▶ ①来院した患者がチアノーゼを呈していたり，または病棟で急に発症した際は，まず呼吸が楽になる姿勢を保ち，ドクターコールすると同時にバイタルサインを測定する．②呼吸状態と循環動態，酸素供給状態を確認する．③緊急処置に対応するため，酸素吸入，点滴を準備する．④迅速な原因究明のために，胸部X線検査の手配も並行して行う．
❷顔面蒼白	❷顔面蒼白は，貧血状態や血圧低下などで出現する．貧血状態や血圧低下状態にあると酸素運搬能力が低下する．著明な顔面蒼白が出現している場合には，意識レベルやバイタルサインと合わせて確認していく．
❸発赤	❸発赤は熱傷（Ⅰ度），褥瘡などの際に出現する．熱傷では疼痛のある発赤が出現し，褥瘡では通常骨突出部に限局的な発赤を認める．
3 体型，その他 ❶体型の観察（やせ） ❷骨突出 ❸麻痺の有無 ❹活動性（離床が可能か） ❺可動性（寝返りが可能か）	❶❷やせでは，骨が突出しやすく，褥瘡発生のリスクが高まる．全身を概観し，やせや骨突出が認められる際は，褥瘡の好発部位を特に注意して観察する． ❸❹❺麻痺が存在すると皮膚が伸展しやすくなる．皮膚の伸展がある場合や活動性・可動性が低下している場合は，同一部位に体圧がかかりやすい状態となり，褥瘡発生のリスクが高まる．

12 生体防御機能

2 インタビュー

鹿嶋聡子

- インタビューでは，主訴(自覚症状の有無)，現病歴，既往歴，生活環境の順に確認していく．
- 現病歴では，症状の出現や症状の変化の有無，程度についての経過を，具体的に捉えられるように確認していく．いつから，どの部位が，どのような症状で，広がりがあるか，どのように対処しているか，増悪因子や軽快因子の有無についても確認する．
- 皮膚は環境からの影響を受けやすいため，環境因子(生活環境，職業歴，職場環境など)，生活習慣因子(おむつの着用，失禁の有無など)にも注意して観察する．また，生理的因子(加齢に伴う変化など)，既往歴といった皮膚に影響を及ぼす危険因子についても系統的に情報を得る．
- 皮膚は加齢による生理的変化として，表皮・真皮の菲薄(ひはく)化，弾力性の低下，乾燥が生じるため，患者の年齢も確認する必要がある．

質問項目	留意点・根拠，特に見逃してはならない緊急サインとその対応
1 主訴 ❶皮膚症状の有無 ❷瘙痒感 ❸発赤など色調の変化 ❹腫脹 ❺疼痛 ❻熱感・冷感の有無	❶❷❸❹❺❻皮膚障害がある場合，患者自身が自覚していることが多い．患者に直接尋ねることで，外から見えない部分の見逃しを防ぐことができる．
2 現病歴 ❶発病から現在までの経過 ・いつ症状に気づいたか ・皮膚症状の部位 ・皮膚症状の広がりの有無 ・皮膚症状への対処方法 ・皮膚症状の原因の心当たり ・皮膚症状の増悪因子 ・皮膚症状の軽快因子	❶現病歴を聴取することで疾患の経過を捉え，原因を推測することができるため，系統的に詳しく尋ねることが重要である．皮膚症状に特徴がある疾患では，症状の部位や広がり方などが，診断確定の決め手になることもあるため注意して確認する． 　例：水痘は体幹から症状が出現し手足に広がる，ヘルペスは神経走行に沿って広がる． 皮膚症状の増悪因子・軽快因子を明らかにすることで，原因を推測する手助けとなる．
3 既往歴 ❶内臓疾患などの確認 ❷アレルギーの有無	❶皮膚症状は内臓疾患に関係することも多いので，既往歴を確認する． ❷アレルギーによる皮膚症状の出現の有無を判断する．
4 環境因子 ❶生活環境(ペット，生活習慣) ❷職業・就業環境など	❶❷ペットや生活習慣が原因となり，アレルギー反応を引き起こして皮膚症状が出現することがある．また，化学物質との接触，強い紫外線，温度変化，強い圧迫や摩擦などの侵襲的な刺激の有無など，職業・就業環境も確認する必要がある．
5 生活習慣因子 ❶おむつ着用の有無 ❷失禁の有無	❶❷失禁により便や尿が付着すると皮膚表面のpHバランスが崩れ，皮膚への刺激となる．おむつの着用や失禁による湿潤環境は皮膚を浸軟させ，皮膚統合性の低下をきたす．

質問項目	留意点・根拠，特に見逃してはならない緊急サインとその対応
6 生理的因子 ❶年齢	❶加齢に伴い表皮・真皮の菲薄化，弾力性の低下，乾燥などが出現する．このような生理的変化により皮膚は損傷や感染を受けやすい状態となり，同時に皮膚の修復速度は遅延化する．また，毛包の活動低下に伴い，毛は細くまばらになり，白髪がみられるようになる．
7 心理的因子 ❶ストレス	❶皮膚の脆(ぜい)弱化や機能低下は心理的要因によってももたらされる．
8 現在の健康状態 ❶栄養状態 ❷睡眠状況 ❸使用している薬剤・健康食品	❶❷栄養状態の低下や睡眠不足などの影響が皮膚，毛，爪にも現れる． ❸薬剤や健康食品によって皮疹(薬疹)が生じることがある．原因薬剤は服用歴から推測する．また，がん治療における分子標的薬では皮膚障害が出現しやすい．

第2部／機能障害からみたフィジカルアセスメント

3 フィジカルイグザミネーション

鹿嶋聡子

A. 概説

- まず患者と環境の準備を整えることから始める．皮膚のフィジカルイグザミネーションでは，皮膚を露出するため，患者のプライバシーへの配慮も大切である．また，患者に化粧を落としてもらうこと，体に触れることを説明し，了承を得る．
- 皮膚機能に関するフィジカルイグザミネーションでは，まず衣服の上から確認できる箇所の観察から始め，必要に応じて衣服を脱いでの観察を行う．
- 座位または仰臥位で，視診，触診の順に実施する．打診，聴診は実施しない．
- 暗い人工照明下では色調の観察がしづらい場合があるため，できる限り自然光で観察する．または十分な明るさの室内で実施する．
- 視診では，①色調，②性状，③病変の有無(形，大きさ，左右差など)などを観察する．
- 触診では，①皮膚の温度，②湿潤・乾燥の有無，③弾力性，④浮腫の有無を確認する．
- 皮膚病変部を診察する時は，感染防止の観点から必ず手袋を着用する．

B. 準備

手順	
要点	留意点・根拠
1 患者と環境の準備を整える ①患者に説明する(❶)	❶皮膚のフィジカルアセスメントの目的，方法について患者に説明する　根拠▶ 皮膚を露出することで羞恥心を伴う恐れがあるため十分に説明し，同意を得てから実施する
②環境を整える(❷❸)	❷室温を確認し，24±2℃に調整する　根拠▶ 皮膚は環境の影響を受けやすいため，適温に調整し，身体の情報を正確に得ることができるよう配慮する必要がある ❸プライバシーが守られる静かな環境で行う　根拠▶ 皮膚を露出するため，患者が羞恥心を抱かないように配慮する
③患者に診察の準備をしてもらう(❹❺❻)	❹座位または仰臥位で行う ❺不要な露出は避け，脱衣後は速やかに上半身をバスタオルで覆う　根拠▶ プライバシーの保護および保温 ❻化粧をしている場合は落としてもらい，皮膚に汚れがある場合には清潔にしておく　根拠▶ 化粧をしていたり，皮膚が汚れていると皮膚の観察がしにくいため

1 皮膚 ● 3. フィジカルイグザミネーション

C. 手技

1. 皮膚の視診

目的▶ 皮膚に出現している機能障害につながる症状の有無と身体内部のサインを身体の外から把握する．
①皮膚の状態
②付属器（毛・爪・脂腺・汗腺）の状態
チェック項目▶ 色調，乾燥の有無，皮膚病変の有無，爪の形状，毛のつや・分布・量
必要物品▶ バスタオル，くし，定規，ガラス板，ディスポーザブル手袋

手順 要点	留意点・根拠
1 患者と環境の準備を整える（p.442 参照）	
2 視診の準備を整える（❶）	❶視診を行うには十分な明るさが必要となる．できれば自然光の下で，もしくは明るい照明の下で視診を行う **根拠▶** 暗い照明下では，チアノーゼや黄疸などの色調が観察しづらい
3 皮膚の性状を視診する（❶❷❸） ①色素沈着，皮膚の色調の変化の有無と部位を確認する（❹❺） ②黄染，蒼白，チアノーゼなどの有無と部位を確認する（❻❼❽）	❶顔面，体幹，四肢など全身の見えている部分から観察を始め，必要があれば衣服で隠れている部分も患者の了解を得て確認する．頭頂から足の先まで，系統立てて確認する **根拠▶** 全身を系統立てて確認することで，見逃しを防ぐことができる ❷頭皮は脂腺が多く，身体の中でも特に汚れやすい部位であるため，くしを用いて毛髪を分けながら注意して観察する ❸患者の正面から左右同時に確認していく．前面が確認できたら，背部も同様に確認する．前後左右を比較することで，全身性か局所性か，また一側性か両側性かを判断できる ❹皮膚の色調には個人差があり，部位によっても異なる．日焼けなどの影響を受けにくい前腕内側の色を，個人の基準とする ❺手足など末梢の色調から血流の状態を確認することができる ❻チアノーゼには中心性と末梢性がある．中心性チアノーゼは，呼吸器疾患や心疾患などにより酸素の取り込みや運搬能力が障害され，酸素飽和度の低い動脈血が全身に送られることにより出現する．労作によりチアノーゼは増強する．末梢性チアノーゼでは動脈血酸素濃度は正常であるが，末梢の循環不全などのために局所的な血流量の低下をきたし，酸素飽和度が低下して特に四肢末梢にチアノーゼが出現する ❼重度の貧血がある場合はチアノーゼが出現しにくい．このように判別しにくい場合には爪，眼瞼結膜などの色と合わせて観察する **根拠▶** 爪

12 生体防御機能

443

要点	留意点・根拠
③乾燥・湿潤の有無と状態，発汗量を確認する（❾❿）	床や結膜は血管が豊富な部位なので，チアノーゼなどを確認しやすい ❽寒冷な場所では血流の低下により末梢の皮膚が蒼白になることがあるので，注意が必要である ❾鱗屑（りんせつ）や落屑，ひび割れの部位と程度から脱水の有無を判断する．ひび割れは口唇に，鱗屑は下腿に生じやすい．また異常な発汗の有無をみる ❿おむつ内の皮膚の状態も観察する　根拠▶ 密閉されている陰部・殿部は湿潤環境となりやすく，尿の成分である尿素の長時間の付着により浸軟を生じやすい．浸軟した状態は，皮膚のバリア機能を低下させる
4 皮膚病変を視診する（❶） ①発赤，発疹，出血斑，腫瘤などの病変の有無と部位を確認する（❷❸） ②創傷，出血，褥瘡の有無と部位を確認する（❹） ③浮腫の有無と程度，部位を確認する（❺）	❶患者の正面から左右同時に確認していく．前面が確認できたら，背部も同様に確認する．前後左右を比較することで，全身性か局所性か，また一側性か両側性かを判断できる ❷おむつ内の皮膚の状態も観察する ❸異常な皮膚病変がないか，確認する．皮膚病変が確認された場合は，大きさや形状を確認する ❹外傷はないか，緊急性のある外傷か否かを確認する．褥瘡を疑う発赤はガラス板などで圧迫し，発赤が消退しなければ褥瘡と判断できる ❺浮腫とは細胞間質液が過剰に増加した状態を指す．細胞間質液が2,000～3,000 mL以上に増加すると，浮腫として確認できる．浮腫が出現すると，循環障害により皮膚への酸素や栄養の供給が不十分となり，抵抗性が低下した状態になる．また，浮腫のため表皮は伸展した状態となっており，外力などの物理的刺激により損傷しやすい状態となる．その結果，感染や褥瘡の危険性が高まる．また浮腫が生じると血流障害をきたすため，皮膚温が低下する
5 爪を視診する（❶） ①爪の色調を観察する（❷） ②爪の形状を観察する（❸❹❺）	❶爪は表皮の角化したもので，爪の色や形状は栄養状態や酸素供給状態などにより変化をきたす．爪の外観の変化は，身体内部の変化や疾患の存在の有用なサインである ❷左右差の有無，色，色のつき方などをみる ❸爪の形状（反っている，平べったい，隆起しているなど），厚みを確認する ❹爪甲と爪甲基部が作る爪郭角をみる．正常では160度程度だが，ばち指では180度を超える 根拠▶ 慢性的に末梢への酸素供給が不足することにより爪の部分に浮腫が生じ，その結果，爪甲基部が盛り上がる．慢性的な低酸素状態にある呼吸器疾患や循環器疾患をもつ患者に多くみられる

1 皮膚 ● 3. フィジカルイグザミネーション

要点	留意点・根拠
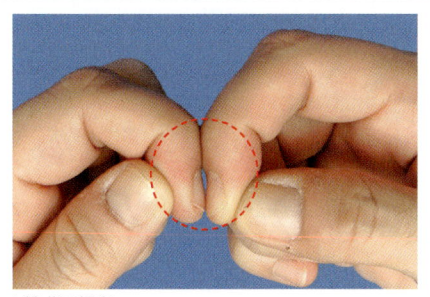 ばち指の観察	❺ばち指の観察方法（図12 1 -1）：患者に左右の示指の第1関節部をつけ，爪の先端をあわせてもらう．その間にできた隙間の形状を，看護師の目の高さで確認する　根拠▶ 爪の角度を正確に読むため 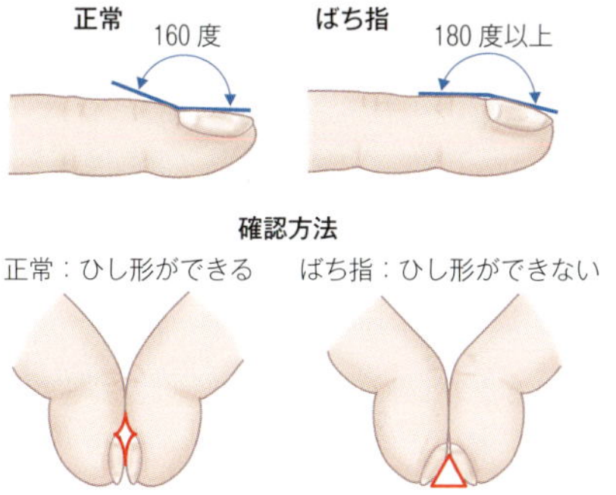 正常　160度　　ばち指　180度以上 確認方法 正常：ひし形ができる　　ばち指：ひし形ができない ■図12 1 -1　ばち指
❻ 毛を視診する ①毛髪の色調，つやを確認する（❶❷） ②毛髪の分布・量・太さを確認する 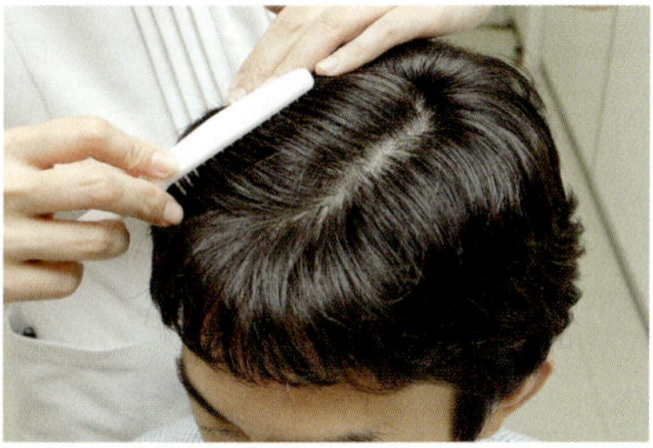 ③体毛の分布・量を確認する（❸）	❶毛髪はくしなどを用いて，少しずつ毛髪を分けながら確認する ❷ぱさつき，つや，脱毛の有無をみる　根拠▶ ビタミンD欠乏や免疫機能の低下で認められる ❸全身の体毛が極端に毛深い場合には，クッシング症候群など内分泌系の疾患の可能性がある
❼ 視診した結果を記録・評価する	

アセスメント

1. 皮膚の色調に異常はないか

アセスメント項目・ポイント	正常所見	異常所見・緊急時対応
1 皮膚の色調変化の有無	●皮膚は自然な肌色	●皮膚の蒼白　根拠▶ 皮膚の血管内での酸化ヘモグロビンは鮮紅色の色素であり，血中ヘモグロビン値が 10 mg/dL 以下になると，皮膚，口唇，口腔粘膜，眼瞼結膜が蒼白になる 想定される疾患▶ 貧血 ●皮膚の黄染　根拠▶ 通常，血中ビリルビン

12 生体防御機能

アセスメント項目・ポイント	正常所見	異常所見・緊急時対応
正常な皮膚の色		値は 1 mg/dL 以下である．2～3 mg/dL 以上に上昇すると，ビリルビンは黄褐色の色素のため，皮膚や粘膜，組織が黄染する ●眼球結膜，口腔粘膜にも黄疸が出現する ●黄疸は瘙痒感を伴うことが多く，皮膚を掻破していることがあるため，同時に観察していく 想定される疾患▶ 黄疸の存在は，肝疾患または過度の溶血を示唆する ●チアノーゼ：口唇，爪床，口腔粘膜が暗紫色を呈する　根拠▶ 血管内での還元ヘモグロビンの含有量が増加すると皮膚は青味がかりチアノーゼとなる．重度の貧血があるとチアノーゼが出現しにくいため注意する 想定される疾患▶ 原因として呼吸器系・循環器系疾患（心疾患によるシャント，急性換気不全，肺胞低換気）の可能性，ヘモグロビンの異常，寒さがある ●発赤 想定される疾患▶ 全身の皮膚の発赤は発熱，局所の場合は感染などによる炎症や熱傷，褥瘡の可能性がある

2. 皮膚の性状に外観上の異常はないか

アセスメント項目・ポイント	正常所見	異常所見・緊急時対応
1 鱗屑・落屑やひび割れの有無	●適度な湿潤があり，鱗屑・落屑やひび割れがみられない	●皮膚の異常な乾燥，鱗屑・落屑やひび割れ：脱水や皮膚の乾燥があると鱗屑・落屑やひび割れがみられるようになる
2 浸軟の有無	●浸軟がない	●明らかな湿潤や浸軟がある
3 発汗の程度	●発汗の程度が正常である	●大量の発汗：通常量を超えて発汗がある場合は多汗症などの可能性がある． ●冷汗：冷汗は皮膚の血管が収縮し，血流が低下していることを示す．全身の皮膚がしっとりとし，冷汗を生じている場合は，血行動態を確認するためバイタルサインを測定し，意識レベルと末梢冷感の有無を合わせて観察する

3. 皮膚病変はないか

アセスメント項目・ポイント	正常所見	異常所見・緊急時対応
1 皮疹・発疹・腫瘤の有無	●発疹など皮膚病変がない	●発疹，腫瘤などの皮膚病変が認められた場合には，部位，大きさ，形状，広がりを同時に確認する（表12 1-1）　根拠▶ 発疹の部位，大きさ，形状，広がりを確認することで疾患の原因の特定に役立つ．免疫機能が低下していると皮疹や発疹が認められることがある

1 皮膚 ● 3. フィジカルイグザミネーション

■表12 1-1 皮膚障害：発疹の構造と用語の説明(次頁に続く)

原発疹		
●紅斑・紫斑・色素斑	紅斑 紫斑 色素斑 血管の拡張　メラニン色素 赤血球	紅斑：真皮毛細血管の拡張，充血によって生じた赤い斑である．ガラス板で圧迫すると血管内の赤血球は移動し，圧迫部位の紅色調が減少する． 紫斑：皮膚組織内出血によって生じた紫紅色の斑である．ガラス圧診によって退色しない．小さいものを点状出血と呼び，大きいものを斑状出血と呼ぶ． 白斑：皮膚色素が脱色したもので白色の斑である．メラニン色素の欠如によることもあり，また局所性の貧血によって白斑に見えることもある． 色素斑：表皮基底膜を中心にメラニン色素が増加したもので，茶褐色や青色を呈す．
●膨疹		皮膚の限局性浮腫であり，皮膚表面から扁平に軽度盛り上がった局面である．一過性に跡形なく消失し，かゆみがある．
●丘疹		皮膚面から隆起した充実性の皮疹で，直径5mmくらいまでのものをいう．真皮の炎症に基づく細胞成分の増加による皮膚の限局性の盛り上がりである．
●結節		皮膚面から隆起した充実性の皮疹で，直径5～30mm以下の大きさのものである．
●水疱	表皮下水疱	水疱：小水疱より大型のものを水疱という． 小水疱：表皮細胞間の浮腫によって出現する．皮膚面から半球状に隆起し，中に透明な液があり，小豆くらいまでのものを小水疱という．内容は漿液が多いが，血液の場合もある．
●膿疱		水疱・小水疱の内容が膿汁のもの．内容物は白から黄色に混濁する．

アセスメント項目・ポイント	正常所見	異常所見・緊急時対応
2 出血斑の有無	●出血斑はみられない	●出血斑：点状出血は血小板が5万/μL以下で出現する．新しいものは赤色で，時間の経過とともに紫色→青色に変化する．点状出血が多発する時は，血液疾患の可能性も考えられる．紫斑の有無も併せて観察する 想定される疾患▶ 血小板減少性紫斑病，白血病
3 褥瘡の有無	●褥瘡はみられない	●褥瘡が存在する場合はDESIGNツールで評価を行う．褥瘡と思われる発赤を確認した場合は，ガラス板などで発赤部位を圧迫し，圧迫しても発赤が消退しないようであれば褥瘡と判断することができる．発赤が消退するものを反応性充血という

4. 爪の異常はないか

アセスメント項目・ポイント	正常所見	異常所見・緊急時対応
1 爪の色調変化の有無	●爪の色がピンク色	●蒼白：貧血の可能性が示唆される．また，寒冷地でも爪の蒼白がみられるため，鑑別する必要がある ●暗紫色：末梢の血流障害やチアノーゼの出

12 生体防御機能

447

(表12 1-1 皮膚障害：発疹の構造と用語の説明 つづき)

続発疹

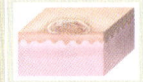

●びらん		水疱，膿疱の疱膜が破れて生じた表皮基底膜までの組織欠損である．表皮は漿液が漏出して湿潤する．基底層が残っているので，瘢痕を残さずに治癒する．
●潰瘍		びらんよりも深く，真皮から皮下組織に及ぶ組織の欠損である．真皮に及ぶ組織欠損であるため瘢痕を残して治癒する．
●表皮剥離		掻破・外傷などが原因となり生じた表皮の欠損である．
●痂皮		皮膚の表面に滲出液，膿汁，血液が固まり固着したものである．俗に「かさぶた」と呼ばれる．
●亀裂		表皮深層または真皮に達する細い裂け目で，角層が厚くなり弾力性を失うことで生じる．痛みを伴うことが多い．
●瘢痕		真皮もしくは皮下組織に及ぶ組織欠損が修復され，置き換えられた状態である．以前その部位に傷があったことを示唆する．平滑で光沢があり，毛，汗腺，脂腺はない．俗に「ひきつれ」と呼ばれる．
●べんち		表皮の角質層が増殖し，肥厚して生じた硬い扁平隆起．その部位に機械的刺激を繰り返し受けたことを示唆する．俗に「たこ」と呼ばれる．

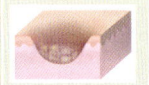

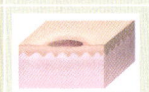

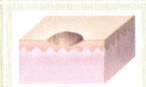

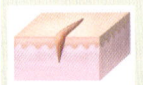

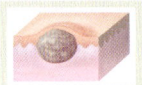

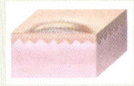

アセスメント項目・ポイント	正常所見	異常所見・緊急時対応
		現が考えられる ●白濁 想定される疾患▶ 爪白癬
2 外観上の形状，厚さの変化の有無	●変形がない	●爪が反り返る（さじ爪） 想定される疾患▶ 栄養状態の低下，特に鉄欠乏性貧血の際に特徴的に出現する ●爪の肥厚・肥大 想定される疾患▶ 爪白癬など感染症が原因で生じることが多い．また，血流不足，外傷などの可能性もある ●爪甲に点状・線状白斑：マニキュアなどの乱用によることが考えられる
3 欠損の有無	●爪の欠損がない	●爪の欠損あり：爪は栄養状態を反映し，栄養状態が低下するともろくなる．
4 爪の横溝の有無	●爪に溝がない	●横溝あり：爪の横溝は一次的に爪母が刺激されたために起こるもので，現在の疾患の状態を示すものではない

1 皮膚 ● 3. フィジカルイグザミネーション

アセスメント項目・ポイント	正常所見	異常所見・緊急時対応
		●すべての爪の同じ場所に横溝がある：過去に全身性の疾患があったことを示す ●局所的に横溝がある：外傷などによる
5 爪の角度	●爪郭角が160度程度 ●爪と爪の間にひし形の隙間ができる	●ばち指：爪郭角が180度以上．指先がばち状に膨れて爪が凸に彎曲（わんきょく）するため，隙間がなくなる（図12 1-1） 想定される疾患▶ 慢性呼吸不全など

5. 毛の外観上の異常はないか

アセスメント項目・ポイント	正常所見	異常所見・緊急時対応
1 毛の色調変化の有無	●毛髪：黒，褐色，灰白色，白色	
2 つやの有無	●適度なつやがあり，弾力がある	●ぱさつきあり，つやがない．免疫機能低下では毛髪のつやがなかったり，ぱさつきが認められる．また，時に脱毛なども認められることがある
3 分布，量，太さの変化の有無	●体毛は均等な分布	●多毛 想定される疾患▶ クッシング症候群など内分泌系の疾患 ●貧毛，無毛 想定される疾患▶ 甲状腺機能低下症，下垂体性低身長症，クラインフェルター症候群，ターナー症候群
	●脱毛なし	●脱毛が多い
4 寄生虫の有無	●寄生虫なし	●毛髪に虫卵を認める 想定される疾患▶ アタマジラミ症 ●陰毛に虫卵や虫体を認める 想定される疾患▶ ケジラミ症

2. 皮膚の触診

目的▶ インタビュー，視診で得た情報をもとに，皮膚病変や皮膚の下の組織の異常を把握する．
チェック項目▶ ①皮膚温，②皮膚の性状，乾燥・湿潤の有無，③皮膚の緊張度，④浮腫の有無，⑤爪の厚さ・手触り，⑥毛の強度・手触り
必要物品▶ バスタオル，定規，ディスポーザブル手袋

手順	
要点	留意点・根拠
1 患者と環境の準備を整える（❶）	❶カーテンなどでプライバシーの保護に努め，皮膚に触ることを説明し，事前に了承を得ておく．ベッド上であれば仰臥位に，それ以外であれば椅子などに座って座位になってもらう
2 触診の準備を整える（❶）	❶患者の皮膚に触れる前に，看護師は患者に不快

12 生体防御機能

449

要点	留意点・根拠
	な思いをさせないように，手指消毒後，手を温めておく
3 皮膚の温度を確認する ①熱感，冷感の有無を手背で左右同時に確認する（❶） 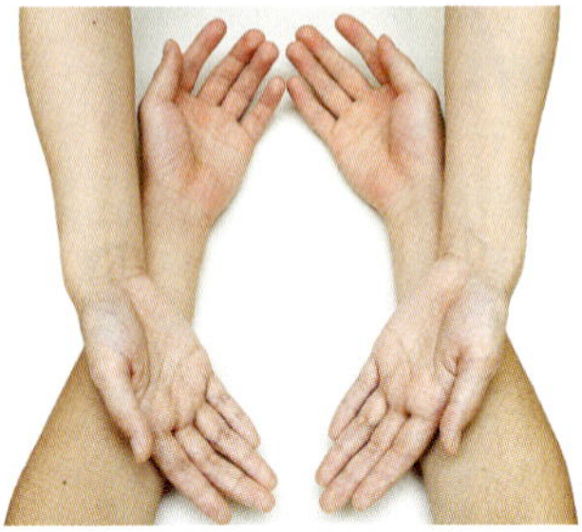	❶**根拠▶** 手掌より手背の方が温度に敏感であるため，左右同時に触れることで瞬時に左右差の確認ができ，局所性のものか全身性のものかの判断ができる
②皮膚病変の部位の熱感を調べる（❷）	❷病変部位の触診の前にディスポーザブル手袋を装着する
4 皮膚の性状を確認する ①皮膚表面の荒れ，ざらつきを調べる（❶） ②皮膚表面の乾燥，湿潤の程度を確認する（❷）	❶皮膚の凹凸，ひび割れ，落屑などを確認する **根拠▶** 脱水状態では皮膚が乾燥し落屑をきたす ❷発汗量は気温や湿度などの環境や運動などの影響を受ける
③皮疹や発疹，腫瘤などがある場合は，可動性，圧痛の有無，腫瘤などの硬さを確認する	
5 皮膚の緊張度を確認する ①ツルゴールテストを実施して確認する（❶❷） 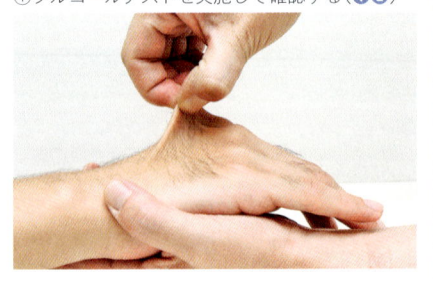	❶患者の手背または前腕の皮膚をつまんで離す．元に戻るまでの時間と状態を観察する ❷脱水症，低栄養状態，低ナトリウム血症で皮膚の緊張度が低下する

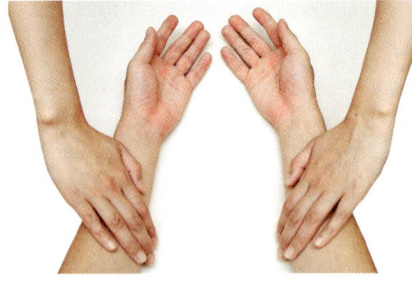

[1] 皮膚 ● 3. フィジカルイグザミネーション

要点	留意点・根拠
6 浮腫の有無と程度を確認する ①両下肢の脛骨前面や足背を指で圧迫し，指圧痕の有無を確認する(❶)	❶可能であれば患者に臥位か座位になってもらう．10秒以上圧迫し，指圧痕の有無をみる 根拠▶ 浮腫は下腿の脛骨や足背で観察されやすい
②指圧痕が残る場合は，その深さを計測する(❷) ③左右差の有無を確認する(❸)	❷浮腫のレベルを判定する ❸全身性か局所性かを判断する
7 爪を触診する ①爪の厚さを確認する(❶) ②爪甲の表面を確認する(❷) 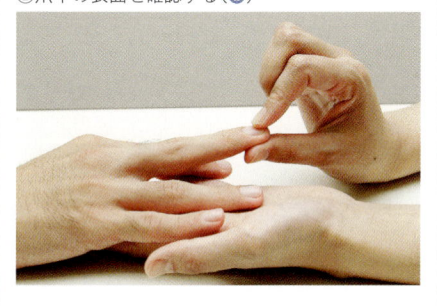	❶患者の爪を看護師の母指と示指ではさむようにして持ち確認する ❷爪の縦裂や割れ目の有無，爪の強度をみる
8 毛を触診する ①毛髪の強度を確認する(❶) ②毛髪の手触りを確認する	❶看護師は患者の毛髪を束にしてつかんで，軽く引っ張り，容易に脱毛しないかを確認すると同時に手触りを確認する
9 触診した結果を記録・評価する	

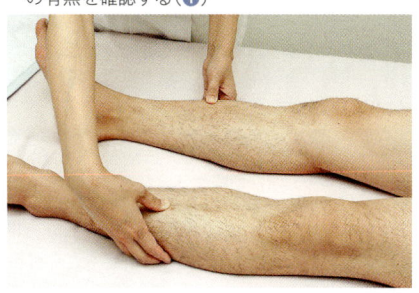

アセスメント

1. 皮膚の温度に異常はないか

アセスメント項目・ポイント	正常所見	異常所見・緊急時対応
1 皮膚温の変化の有無	●皮膚が温かい ●左右差がない	●皮膚が冷たい　根拠▶ 局所的な低温は動脈硬化などで生じる ●皮膚温に左右差がある　根拠▶ 局所的な循環不全や感染を示す ●皮膚に熱感がある　根拠▶ 皮膚の温度の局所的な上昇は，その部分の感染もしくは炎

12 生体防御機能

451

アセスメント項目・ポイント	正常所見	異常所見・緊急時対応
		症で生じる．皮膚温が全身にわたって上昇した場合は発熱である．全身性の皮膚温の低下はショック状態で生じる．ただし，感染性ショックでは皮膚が赤味を帯び温かくなるウォームショックを経て，血圧の低下に伴うコールドショックとなる

2. 皮膚は適度に保湿されているか

アセスメント項目・ポイント	正常所見	異常所見・緊急時対応
1 乾燥・湿潤・性状の変化の有無	●適度に乾燥または湿潤している	●皮膚の異常な乾燥や落屑があり，ひび割れが認められる 想定される疾患▶ 脱水，甲状腺機能亢進症 ●生理的な量以上の発汗は多汗症などの可能性がある ●冷汗を生じている 想定される疾患▶ ショックの徴候 緊急時対応▶ 血圧や意識レベルなどのバイタルサインと，末梢冷感の有無を合わせて観察する
2 皮膚の緊張度の有無	●弾力性がある，つまんだ皮膚がすぐに元に戻る（ツルゴールテスト）	●つまんだ皮膚がそのままの形状で数秒残る．ただし，加齢に伴って弾力性は失われる ●皮膚がつまめない 想定される疾患▶ 強皮症（皮膚の硬化），浮腫
3 浮腫の有無と左右差の有無	●左右ともに指圧痕が残らない	●指圧痕が残る

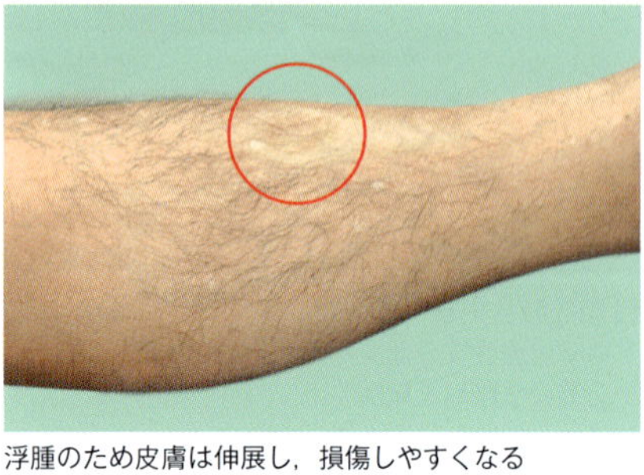

浮腫のため皮膚は伸展し，損傷しやすくなる

■図12 1 -2　浮腫のある皮膚

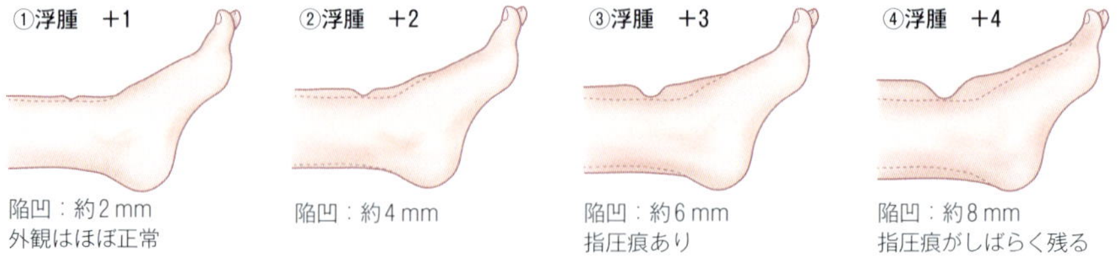

①浮腫 +1　　　　②浮腫 +2　　　　③浮腫 +3　　　　④浮腫 +4

陥凹：約2mm　　陥凹：約4mm　　陥凹：約6mm　　陥凹：約8mm
外観はほぼ正常　　　　　　　　　　指圧痕あり　　　　指圧痕がしばらく残る

■図12 1 -3　圧痕による浮腫の判定
稲葉佳江編著：成人・高齢者看護のためのヘルスアセスメント，p.126，メヂカルフレンド社，2004を改変

アセスメント項目・ポイント	正常所見	異常所見・緊急時対応
4 腫瘤・圧痛の有無	●腫瘤がない ●圧痛がない	●腫瘤を触れる ●腫瘤が硬い，柔らかい ●腫瘤は固定している，可動性である **想定される疾患▶** 腫瘍．軟部腫瘍では良性は比較的上半身に，悪性は体幹と下肢に好発する傾向がある．悪性では腫瘍の発育が急速である ●触れると痛い **想定される疾患▶** 損傷や炎症の可能性がある

3. 爪の表面に異常はないか

アセスメント項目・ポイント	正常所見	異常所見・緊急時対応
1 爪の表面の状態	●なめらかで平らである	●凹凸がある

4. 毛髪の強度や手触りに異常はないか

アセスメント項目・ポイント	正常所見	異常所見・緊急時対応
1 強度の有無	●容易に脱毛しない	●軽く引っ張るのみで容易に脱毛がある **根拠▶** 毛髪は全身の栄養状態を反映するため，タンパク質が極度に不足した食事を続けていると毛髪の成長にも影響し，強度が低下する．また，毛根が萎縮し脱毛しやすくなる
2 手触り	●適度にしっとりしており，ぱさつきがない	●ぱさつきがある

4 検査

A. 皮膚の検査

- 皮膚に関連する検査は各種あるが，ここでは看護職が関与する可能性の高いものについて取り上げ，検体検査や病理学的検査は割愛する．

検査項目	検査内容
1 ガラス圧法	● ガラス板で皮疹を圧迫する． 想定される疾患▶ 色調が消退すれば紅斑，消退しなければ出血や紫斑と判定できる．
2 皮膚描記法	● 皮膚を固いものでこすった時，通常以上に強い膨疹ができる． 想定される疾患▶ 皮膚の過敏性（アトピー性皮膚炎など）の亢進状態である場合が多い．全身型若年性関節リウマチ（スチル病）でもみられる．
3 ニコルスキー現象	● 一見正常な皮膚を摩擦すると，水疱を生じる． 想定される疾患▶ 天疱瘡患者など
4 ケブネル現象	● 皮疹の出現していない部位に物理的刺激（摩擦，光線，温熱など）を加えると病変を生じる． 想定される疾患▶ 乾癬，扁平苔癬など
5 光線過敏性試験	● 長波長紫外線（UVA）あるいは短波長紫外線（UVB）を照射し，24時間後に紅斑をきたした必要な最小光線量（最小紅斑線量）を測定する． 想定される疾患▶ 内因性の光過敏症
6 パッチテスト（貼布試験）	● 接触性皮膚炎（Ⅰ型アレルギー，一部Ⅳ型アレルギーも含む）のアレルゲン検査として行う．絆創膏に被検液の原液あるいは希釈液を付着させ，患者に貼付する．48時間後に皮膚反応を判定する．ただし遅延型反応の可能性もあるので，72時間後，1週間後にも皮膚反応の推移を観察する． ● 評価は，ICDRG（International Contact Dermatitis Research Group，国際接触皮膚炎研究グループ）の基準による（表12 1-2）．

■表12 1-2 パッチテスト判定基準

日本の基準		ICDRG の基準	
−	反応なし	−	反応なし
±	軽度の紅斑	+?	紅斑のみ
+	紅斑	+	紅斑＋浸潤，丘疹
++	紅斑＋浮腫，丘疹	++	紅斑＋浸潤＋丘疹＋小水疱
+++	紅斑＋浮腫＋丘疹＋小水疱	+++	大水疱
++++	大水疱	IR	刺激反応
		NT	施行せず

1 皮膚 ● 4. 検査

検査項目	検査内容
7 プリックテスト，スクラッチテスト	● I 型アレルギーのアレルゲン検査として行う．被検液（抗原液）を皮膚に滴下し，針で搔破あるいは単刺して，15～30 分後に皮膚反応を観察評価する（図 12 1-4）．
8 針反応	● 針先で皮膚を皮下まで穿刺すると，その部位に小膿疱ができる．好中球の機能亢進反応と考えられている． 想定される疾患 ▶ ベーチェット病の診断に有用である．ベーチェット病患者では採血の翌日に針反応陽性となることがある．
9 皮内反応	● I 型アレルギーのアレルゲン検査として行う．被検液（抗原液）の原液あるいは希釈液 0.02 mL を皮内（真皮内）に注射し，15～30 分後，皮膚に現れる紅斑や膨疹を観察評価する（図 12 1-5）．即時型の反応をみるので，検査時間内は患者のそばを離れず，全身状態も併せて観察する．
10 ツベルクリン反応	● 典型的 IV 型アレルギー反応である．結核菌培養濾液より抽出精製した PPD (purified protein derivative：一般診断用精製ツベルクリン）液 0.1 mL を皮内に注射する．48 時間後に発赤を計測し，硬結，二重発赤，水疱，壊死の有無を評価し，結核既感染の有無を診断する（「第 2 章　呼吸機能【2】インタビュー」参照）．ただし結核菌予防接種（BCG）者は，当然陽性となることが多く，ツベルクリン反応陽性者が結核症患者とは限らない． ● 最近，患者リンパ球を結核菌抗原で刺激し産生されるインターフェロンγの量を測定する方法（クォンティフェロン®検査）や，結核菌遺伝子を PCR (polymerase-chain reaction：ポリメラーゼ連鎖反応）法で検出する方法など，より特異性の高い検査法キットが市販されるにいたり，ツベルクリン反応の利用頻度は相対的に低下している．
11 苛性（かせい）カリ法（真菌直接鏡検）	● 苛性カリ（水酸化カリウム）は，主に浅在性の真菌症（白癬菌，カンジダ，癜風（でんぷう）菌など）の検出に用いる．ピンセットやメスで皮膚角質層や爪の断片をスライドグラスの上に剝離せん断し，20％苛性カリ溶液を滴下，カバーグラスをかけて検鏡し，直視下に真菌細胞を確認する．加温すると角質の融解が促進され，真菌の検出が容易となる．

＊誘発試験：上記 6 7 8 9 や RAST（ラスト）法，DLST（薬剤リンパ球刺激試験）法などで確認されたアレルゲンを，患者に経口的あるいは非経口的に投与して，皮膚症状を再現できるか確認する検査が，臨床の場で行われることがあった．しかし，この方法は，症状を再発再燃させる，あるいは最悪の場合アナフィラキシーなどにより重篤な症状を惹起する可能性があり，倫理上の観点から現在は検査法としては推奨されない．

455

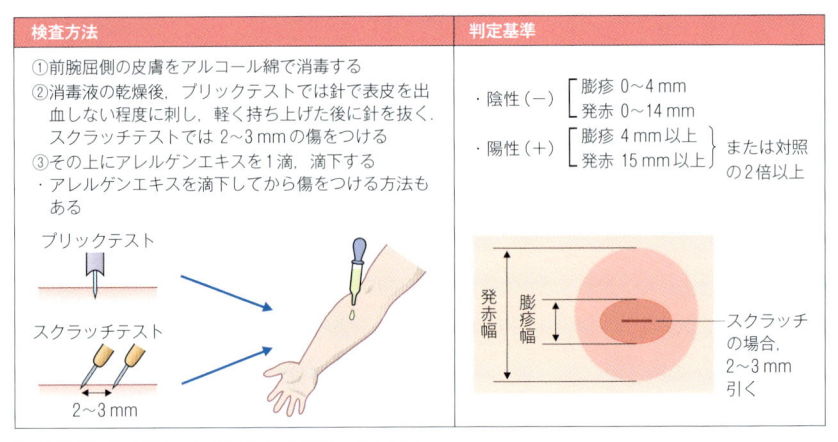

第2部／機能障害からみたフィジカルアセスメント

検査方法	判定基準
①前腕屈側の皮膚をアルコール綿で消毒する ②消毒液の乾燥後，プリックテストでは針で表皮を出血しない程度に刺し，軽く持ち上げた後に針を抜く．スクラッチテストでは2〜3mmの傷をつける ③その上にアレルゲンエキスを1滴，滴下する ・アレルゲンエキスを滴下してから傷をつける方法もある	・陰性（−） 膨疹 0〜4 mm／発赤 0〜14 mm ・陽性（＋） 膨疹 4 mm 以上／発赤 15 mm 以上　または対照の2倍以上

■図12 1-4　プリックテストとスクラッチテスト

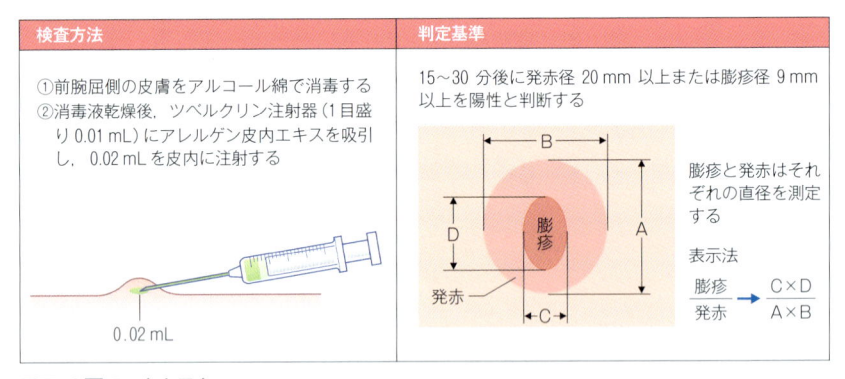

検査方法	判定基準
①前腕屈側の皮膚をアルコール綿で消毒する ②消毒液乾燥後，ツベルクリン注射器（1目盛り0.01 mL）にアレルゲン皮内エキスを吸引し，0.02 mLを皮内に注射する	15〜30分後に発赤径20 mm以上または膨疹径9 mm以上を陽性と判断する 膨疹と発赤はそれぞれの直径を測定する 表示法　膨疹／発赤 → C×D／A×B

■図12 1-5　皮内反応

① 皮膚 ● 5. アセスメントシート

5 アセスメントシート

鹿嶋聡子

1）皮膚に関する概観

項目	観察項目	観察結果				
全身の外観	外傷	□なし	□あり	疼痛	□なし	□あり
	熱傷	□なし	□あり	チアノーゼ	□なし	□あり
	皮膚病変	□なし	□あり	顔面蒼白	□なし	□あり
	発汗	□なし	□あり	やせ	□なし	□あり
	骨突出	□なし	□あり（部位： ）			
	麻痺	□なし	□あり（部位： ）			
	活動性（離床）	□可能	□不可能			
	可動性（寝返り）	□可能	□不可能			

2）インタビュー

項目	観察項目	観察結果
1. 主訴	□発疹　□瘙痒感　□発赤　□腫脹 □疼痛　□熱感 □その他（　　　　　　　　　　）	右　左　　　　左　右
2. 現病歴	症状に気づいた時期　（　　　　　　　　　　　　　　　　　　　　　　　） 皮膚症状の広がり　　□なし　□あり（　　　　　　　　　　　　　　　） 皮膚症状への対処方法　□なし　□あり（　　　　　　　　　　　　　　） 皮膚症状を起こす原因　□なし　□あり（　　　　　　　　　　　　　　） 皮膚症状の悪化要因　□なし　□あり（　　　　　　　　　　　　　　　） 皮膚症状の軽減要因　□なし　□あり（　　　　　　　　　　　　　　　）	
3. 既往歴	皮膚疾患　　□なし　□あり 　　　　　（疾患名：　　　　　年　月〜　□治療　□未治療　□治療中断） 　　　　　（疾患名：　　　　　年　月〜　□治療　□未治療　□治療中断） 皮膚以外の疾患　□なし　□あり 　　　　　（疾患名：　　　　　年　月〜　□治療　□未治療　□治療中断） 　　　　　（疾患名：　　　　　年　月〜　□治療　□未治療　□治療中断） アレルギー　□なし　□あり　□薬剤（薬剤名：　　　　　　　　　　　） 　　　　　　　　　　　　　　　□食物（食物名：　　　　　　　　　　　） 　　　　　　　　　　　　　　　□その他（　　　　　　　　　　　　　　）	
4. 環境因子	ペット　　　　□なし　□あり（種類：　　　　　　　　　　　　　　　） 職業（　　　　　　　　　　　　　　　　　　　　　　　　　　　　　　）	

12 生体防御機能

457

4. 環境因子つづき	職場上接触する有害物質 強い紫外線 温度変化 強い圧迫 摩擦	□なし □あり(具体的内容：　　　　　　　　　　) □なし □あり □なし □あり □なし □あり □なし □あり
5. 生活習慣因子	おむつの着用　□なし □あり 失禁　　　　　□なし □あり	
6. 生理的因子	年齢(　　　　)歳	
7. 心理的因子	ストレス　□なし □あり(　　　　　　　　　　　　　　　　　　　　　)	
8. 現在の健康状態，その他	栄養状態　□良好　□不良 睡眠状況　□良好　□不良 使用薬剤　□なし　□あり(薬剤名：　　　　　　　　　　　年～　　　) 　　　　　　　　　　　　(薬剤名：　　　　　　　　　　　年～　　　) 　　　　　　　　　　　　(薬剤名：　　　　　　　　　　　年～　　　)	

3) フィジカルイグザミネーションのチェックポイント

皮膚の視診所見

項目	観察項目	観察結果
皮膚の色調	蒼白 発赤 チアノーゼ 色素沈着(茶褐色) 色素脱失(白斑) 黒色 黄色(黄疸) その他色調の変化	□なし　□あり(部位：　　　　　　　　　　　　　　) □なし　□あり(部位：　　　　　　　　　　　　　　) □なし　□あり(部位：　　　　　　　　　　　　　　) □なし　□あり(部位：　　　　　　　　　　　　　　) □なし　□あり(部位：　　　　　　　　　　　　　　) □なし　□あり(部位：　　　　　　　　　　　　　　) □なし　□あり(部位：　　　　　　　　　　　　　　) (　　　　　　　　　　　　　　　　　　　　　　　)
皮膚の性状	鱗屑・落屑 浸軟 発汗の程度	□なし　□あり(部位：　　　　　　　　　　　　　　) □なし　□あり(部位：　　　　　　　　　　　　　　) □所見なし　□所見あり(部位：　　　　　　　　　)
皮膚障害	皮膚障害(原発疹)	□なし　□あり　□紅斑　□紫斑　□白斑　□膨疹 　　　　　　　　□丘疹　□結節　□水疱　□膿疱 　　　　　(部位：　　　　　　　形状：　　　　　　)
	皮膚障害(続発疹)	□なし　□あり　□びらん　□潰瘍　□表皮剝離　□亀裂 　　　　　　　　□痂皮　□瘢痕　□べんち　□壊疽 　　　　　(部位：　　　　　　　形状：　　　　　　)
	出血斑	□なし　□あり(部位：　　　　　　　　　　　　　　)
	褥瘡	□なし　□あり(部位：　　　　　　　　　　　　　　) 　　　　　(DESIGN-R：　　　　　　　　　　　　　)
付属器(爪)	色調 形状	□ピンク色　□チアノーゼ　□白濁　□黒色 □所見なし　□さじ状爪　□凹凸あり　□陥入爪

1 皮膚 ● 5. アセスメントシート

付属器(爪)つづき	欠損 横溝 角度	□菲薄　　□肥厚 □なし　　□あり(部位：　　　　　　　　　　　) □なし　　□あり(部位：　　　　　　　　　　　) □160度程度　□180度以上(　　　　　　　　度)
付属器(毛)	色調 つや 毛の分布 毛の量 寄生虫	□黒　□褐色　□灰白色　□白色 □光沢あり　□ぱさつきあり　□べたつきあり □所見なし　□所見あり(分布　　　　　　　　　) □普通　□少ない　□多い □なし　□あり

皮膚の触診所見			
項目	観察項目	観察結果	
皮膚	熱感 冷感 左右差 乾燥 湿潤 緊張度(ツルゴールテスト) 浮腫 腫瘤・圧痛	□なし　□あり(部位：　　　　　　　　　　　) □なし　□あり(部位：　　　　　　　　　　　) □なし　□あり(部位：　　　　　　　　　　　) □なし　□あり(部位：　　　　　　　　　　　) □なし　□あり(部位：　　　　　　　　　　　) □すぐ戻る　□戻りが悪い(部位：　　　　　　　) □なし　□あり(部位：□全身性　□眼瞼　□顔面 　　　　　　　　　　□上肢　□下肢　□その他) 　　　　　　　　□+1　□+2　□+3　□+4 □なし　□あり(部位：　　　　　　　　　　　) 　　　　　圧痛　□なし　　□あり	
付属器(爪)	手触り 肥厚	□なめらか　　□凹凸あり □なし　　□あり(　　　　　　　　　　　　　)	
付属器(毛)	強度 手触り	□引っ張った時，容易に脱毛しない □引っ張った時，容易に脱毛する □なめらか　　□ぱさつきあり	

4）皮膚機能のアセスメント

項目	観察結果	所見の判断と関連項目
保護		
体温調節		
分泌・排泄		
免疫		
総合的なアセスメント所見		

12 生体防御機能

② 免疫・リンパ系

① フィジカルアセスメントの焦点と免疫・リンパ系の概観

大田明英

A. フィジカルアセスメントの焦点

- 免疫系とは,体内に侵入してきた異物(具体的には微生物や体内の癌細胞,移植された組織などの"非自己")を認識し,排除することで生体を防御するシステムである.免疫系を主に担当する細胞はリンパ球と単球であり,全身の血液循環・リンパ循環によって全身のあらゆる場所で免疫反応を起こすことができる.
- 免疫系におけるフィジカルアセスメントでは,①免疫機能低下の結果もたらされる易感染性,②免疫系の副次的反応としてもたらされるアレルギー,③免疫寛容(トレランス)の破綻により起こる膠原病などの自己免疫疾患という観点から,またリンパ系におけるフィジカルアセスメントでは,①リンパ液の循環・濾過による体液コントロールの機能障害,②リンパ節などの末梢リンパ組織が侵入してきた異物により免疫系が活性化される場所であるとともに,それ自身が感染や腫瘍増殖の場にもなり得るという観点から,データを収集し,正確にアセスメントすることで,患者の免疫・リンパ系に関する問題点を明らかにしていく.

B. 免疫・リンパ系の概観(全身の観察)

- 免疫機能に関する概観では,易感染性,特に日和見感染(一般にはほとんど病原性を示さないような弱毒微生物によって容易に感染症を起こすもの)の有無およびアレルギーや自己免疫疾患について,病態に基づいた臨床像を観察する.
- リンパ系では,主にリンパ浮腫,リンパ節腫脹や脾腫の有無について系統立てて観察する.

項目	留意点・根拠,特に見逃してはならない緊急サインとその対応
１ 感染に関する観察 ❶インタビュー	❶感染症は免疫機能が正常な成人にも起こるが,特に感染を繰り返す患者や日和見感染を起こした患者では,免疫不全の可能性を考えて情報を集める.小児では,繰り返す感染の既往(原発性免疫不全症),成人では,免疫不全をきたしやすい慢性疾患(糖尿病,腎不全,膠原病など)や悪性腫瘍を合併していないか,免疫機能を低下させる薬剤(ステロイドや免疫抑制薬,抗癌剤など)の投与の有無,また AIDS(acquired immunodeficiency syndrome,後天性免疫不全症候群)の可能性に関連して性感染症のハイリスク要因(不特定多数の相手との無防備な性行為)についてもプライバシーに配慮しながら慎重に情報を集める.
❷バイタルサイン	❷感染症では多くの場合発熱するが,高齢者では発熱がみられない場合もある.発熱の程度や熱型(稽留熱,弛張熱,間欠熱,周期熱など)から熱の原因や病態を判別するのは困難なことが多く,随伴する臨床徴候(呼吸器症状や皮膚所見など)から主に罹患した臓器を判断する.免疫機能が低下した患者では,感染に伴う炎症が１つの臓器にとどまらず全身に波及する場合があり,敗血症(sepsis)と呼ばれる.この場合には発熱以外に頻呼吸(> 20

項目	留意点・根拠，特に見逃してはならない緊急サインとその対応
	回/分)や頻脈(> 90 回/分)もみられやすい．この状態が改善されない場合には，さらに全身状態の悪化，末梢循環不全(チアノーゼ)，血圧低下を伴う敗血症性ショックに至ることもある．
❷アレルギー疾患に関する観察 ❶インタビュー ❷呼吸・循環状態 ❸局所所見 ❹アナフィラキシーショック	❶アレルギーの既往歴，家族歴，アレルゲンへの曝露についての情報を集める．特に症状の出現と抗原曝露の関連性(季節性，特定の場所，食事など)は大事である． ❷気道の平滑筋収縮と分泌液増加により，気道狭窄・閉塞を起こし，呼吸困難に至る(気管支喘息)．また血管透過性亢進により局所の浮腫，血圧低下が起こる． ❸抗原曝露後，花粉症では結膜炎や鼻炎，じん麻疹では瘙痒感を伴う膨疹の出現などに留意する． ❹ 緊急時対応▶ アナフィラキシーショックでは抗原曝露後，短時間のうちに(数分以内)急激な血圧低下，呼吸困難，意識消失が起こる．一刻を争うので他のスタッフの援助を求めるとともに，救急処置(アドレナリン注および呼吸・循環の確保)を行う．
❸膠原病に関する観察 ❶皮疹	❶特徴的な紅斑を見落とさない．蝶形紅斑(全身性エリテマトーデス；SLE)やヘリオトロープ疹(皮膚筋炎)などの皮膚病変(図12❷-1, 2)がある．

顔の蝶形紅斑　　　　　手のしもやけ様紅斑

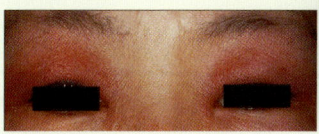

■図12❷-1　SLE 患者の皮疹

眼瞼周囲のヘリオトロープ疹　　　手指関節伸側のゴットロン徴候

■図12❷-2　皮膚筋炎患者の皮疹

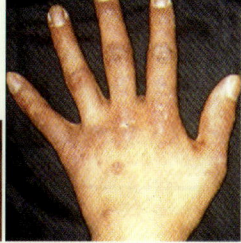

項目	留意点・根拠，特に見逃してはならない緊急サインとその対応
❷レイノー現象と皮膚硬化	❷寒冷時の白から紫の手指の色調の変化(図12②-3).冷感やジンジン感を伴う.強皮症を主とする膠原病でみられやすい.全身性強皮症では皮膚硬化(末梢から始まり近位部に進行する)に留意して観察する.
	レイノー現象の蒼白変化と手指腫脹　　皮膚硬化とそれに伴う関節の屈曲拘縮,複数の皮膚潰瘍瘢痕と手指末梢部の短縮 ■図12②-3　強皮症患者の手指
❸関節炎	❸関節の炎症(発赤，疼痛，腫脹，熱感)，特に圧痛と腫脹の有無をよく観察する(図12②-4).
	尺側偏位と多発皮下結節　　関節裂隙狭小化と骨びらん(矢印) ■図12②-4　RA患者における関節腫脹，変形，皮下結節および手指小関節X線像
4 リンパ系の観察 ❶リンパ節腫脹	❶表在性リンパ節，特に両側の耳介後部，顎下(がくか)，頸部，腋窩(えきか)，肘(ちゅう)部，鼠径(そけい)部，膝窩(しっか)を順序よく触知していく.触知したリンパ節については，その大きさ，硬さ，自発痛・圧痛の有無，可動性や表面の性状について観察し記録する.

2 インタビュー

末次典恵
大田明英

- 生体には，体内に侵入した病原微生物などの異物を特異的に排除する防御機構が備わっている．免疫系の働きが低下している場合には免疫不全となり，主に感染症に罹患しやすくなる．免疫系の働きが亢進ないし調節異常をきたしている場合には，防衛反応はアレルギーや自己免疫疾患といった身体にとって好ましくない影響を及ぼす．
- インタビューでは，これらの病態を念頭において，まず主訴と随伴する症状の有無について確認する．
- 免疫機能低下の場合には，繰り返す感染や基礎疾患の有無，投与薬剤（ステロイドや免疫抑制薬など）に留意する．
- アレルギーが疑われる場合には，全身の状態とともに，特定の環境要因（アレルゲンへの曝露）や既往歴，家族歴などについても系統的に情報を得る．
- 膠原病では多臓器がおかされるので，全身の状態について現病歴を詳しく聞いていく．

質問項目	留意点・根拠，特に見逃してはならないサインとその対応
1 主訴 ①発熱 ②体重減少 ③倦怠感 ④皮疹 ⑤リンパ節腫脹 ⑥関節痛 ⑦筋肉痛	①②③全身症状は，炎症性サイトカインの作用や全身の消耗によるものである．免疫抑制薬や大量のステロイド薬を使用している場合の発熱は，免疫機能の低下による感染を考慮する必要がある． ④色調，隆起性変化の有無を確認し，瘙痒感，熱感，疼痛の有無を尋ねる． ⑤腫脹や熱感，疼痛，違和感を自覚する部位を尋ねる． ⑥腫脹や熱感の場所と程度，出現時期，疼痛（圧痛，安静時痛，運動時痛），手指関節のこわばり（関節リウマチであれば朝が強い）について尋ねる．この時，関節の変形の有無や関節可動域も視診で観察する． ⑦筋肉痛がある場合には，筋力低下の有無もあわせて尋ねる．
2 現病歴 ①発病から現在までの経過	①いつから，どのような症状が出現しているのか，その症状は軽快傾向なのか，不変か，増悪傾向か，また症状が出現する前の状況について，詳しく尋ねる．
3 既往歴 ①感染 ②基礎疾患 ③アレルギー	①②③免疫・リンパ系の疾患の既往を把握する．既往がある場合には，正確な診断名と行われた治療，薬剤（特に免疫機能を低下させる免疫抑制薬やステロイド，抗悪性腫瘍薬など）やその経過に関して情報を集める． ①②③過去に受けた予防接種や感染症の有無についての情報を得る． ①②③感染・免疫系の疾患を起こす可能性のある行為（海外渡航，不特定多数者との性行為など）や，輸血・移植などの医療についての既往も確認する． ③アレルギーの既往については，判明している場合にはアレルゲンについても尋ねる．
4 家族歴 ①免疫不全やアレルギーなどの有無	①家族における免疫不全（繰り返す感染）やアレルギー，自己免疫疾患の有無を把握し，遺伝性素因や共通の環境要因，生活環境要因についての情報を得る．

質問項目	留意点・根拠，特に見逃してはならないサインとその対応
5 生活歴 ❶年齢，性別，生活習慣など ❷妊娠の有無など	❶年齢や性別，食生活や喫煙習慣，常用している薬剤，睡眠，嗜好物などの生活習慣についての情報を得る． ❷女性の場合には，妊娠の有無，月経周期や更年期との関連などは免疫系に影響する要因であり，正確な情報を得ておく．
6 環境因子 ❶生活環境，職場環境など ❷抗原曝露の有無	❶生活環境や職場環境などに関連して起こり得る要因の有無を確認する． ❷アレルギーの場合には，特定の抗原曝露の有無，特定の場所や季節性の発症についての情報を得る．

●参考文献
1) 藤崎郁：フィジカルアセスメント完全ガイド 第2版，学研メディカル秀潤社，2012

② 免疫・リンパ系 ● 3. フィジカルイグザミネーション

3 フィジカルイグザミネーション

末次典恵
大田明英

A. 概説

- 免疫系に異常が生じると，自己免疫疾患やアレルギー疾患，感染症，悪性腫瘍など，全身に様々な反応が起こる．例えば，免疫反応の1つであるアナフィラキシーショックでは，緊急処置を要する呼吸困難，血圧低下，意識障害などが，特異抗原との接触から短時間で出現する．
- 救急対応が必要な場合のフィジカルイグザミネーションについては，対象となる臓器について記載されている各項を参照（「第2章　呼吸機能」「第3章　循環機能」参照）．
- ここでは，免疫・リンパ系に関わる異常のうち，炎症反応の身体所見として特徴的な以下の4項目のフィジカルイグザミネーションについて解説する．
  ① 侵入してきた微生物に対する早期の免疫応答の場としての免疫・リンパ系の徴候：扁桃腫大・炎症，リンパ節炎・腫脹，リンパ管炎，脾腫
  ② アレルギーにみられる皮膚所見
  ③ 膠原病にみられる皮膚所見，関節所見
  ④ リンパ系のうっ滞：リンパ浮腫
- 免疫・リンパ系のフィジカルイグザミネーションで主に用いる手技は，視診と触診であるが，膠原病に伴う内臓病変の評価のためには聴診や打診も必要となる．

B. 準備

手順 要点	留意点・根拠
1 患者と環境の準備を整える ①患者に説明を行い，同意を得る（❶） ②環境を整える（❷） ③患者に診察の準備をしてもらう（❸）	❶フィジカルイグザミネーションの目的と方法を説明する．説明は患者の理解度に合わせて，表現や発語のスピード，声の大きさを調整しながら行う ❷室温 24±2℃，湿度 55〜70％ に調整する．照度は 100〜200 ルクスとする．プライバシーが守られた静かな環境で行う　根拠▶室温や照明は観察内容に影響する．特に膠原病では末梢循環障害を伴いやすいので，寒くないように室温を至適温度に保つ ❸座位，または仰臥位で行う．触診を行う場合には，必要に応じて衣服を脱いでもらう．その際は，バスタオルや掛け物で不必要な皮膚の露出がないように覆う　根拠▶プライバシーの保護および保温
2 観察する身体の各部位の観察内容を正常や通常の場合と比較できるよう，イメージする（❶） ①扁桃（❷❸）	❶免疫反応の結果により，生じる身体の変化を予測し，インタビューで得た情報と併せて観察を行う ❷扁桃は，口腔の後方の口峡と咽頭の部分を取り囲む位置にあり，口と咽頭の境目にある口蓋扁桃，舌根部にある舌扁桃，咽頭円蓋にある咽頭

12 生体防御機能

465

要点	留意点・根拠
■図12 ②-5 扁桃	扁桃，耳管開口部付近にある耳管扁桃で構成されている ❸原則として座位で行うが，関節機能障害が著明な場合には患者のとりやすい体位，姿勢で行う
②手指関節（❹） DIP関節（distal interphalangeal joint）：遠位指節間関節 PIP関節（proximal interphalangeal joint）：近位指節間関節 MP関節（metacarpophalangeal joint）：中手指節関節 IP関節（interphalangeal joint）：指節間関節 ■図12 ②-6 手指関節	❹手指の関節は，母指にはMP関節とIP関節があり，他の4指には，MP関節とPIP関節，DIP関節がある
③リンパ節の分布（❺） ■図12 ②-7 頸部リンパ節	❺体表から触れることができる主な表在リンパ節の部位は，後頭部，耳介部，耳下腺部，頸部，鎖骨上部，腋窩部，鼠径部である

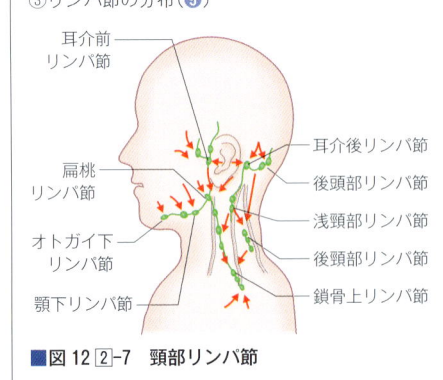

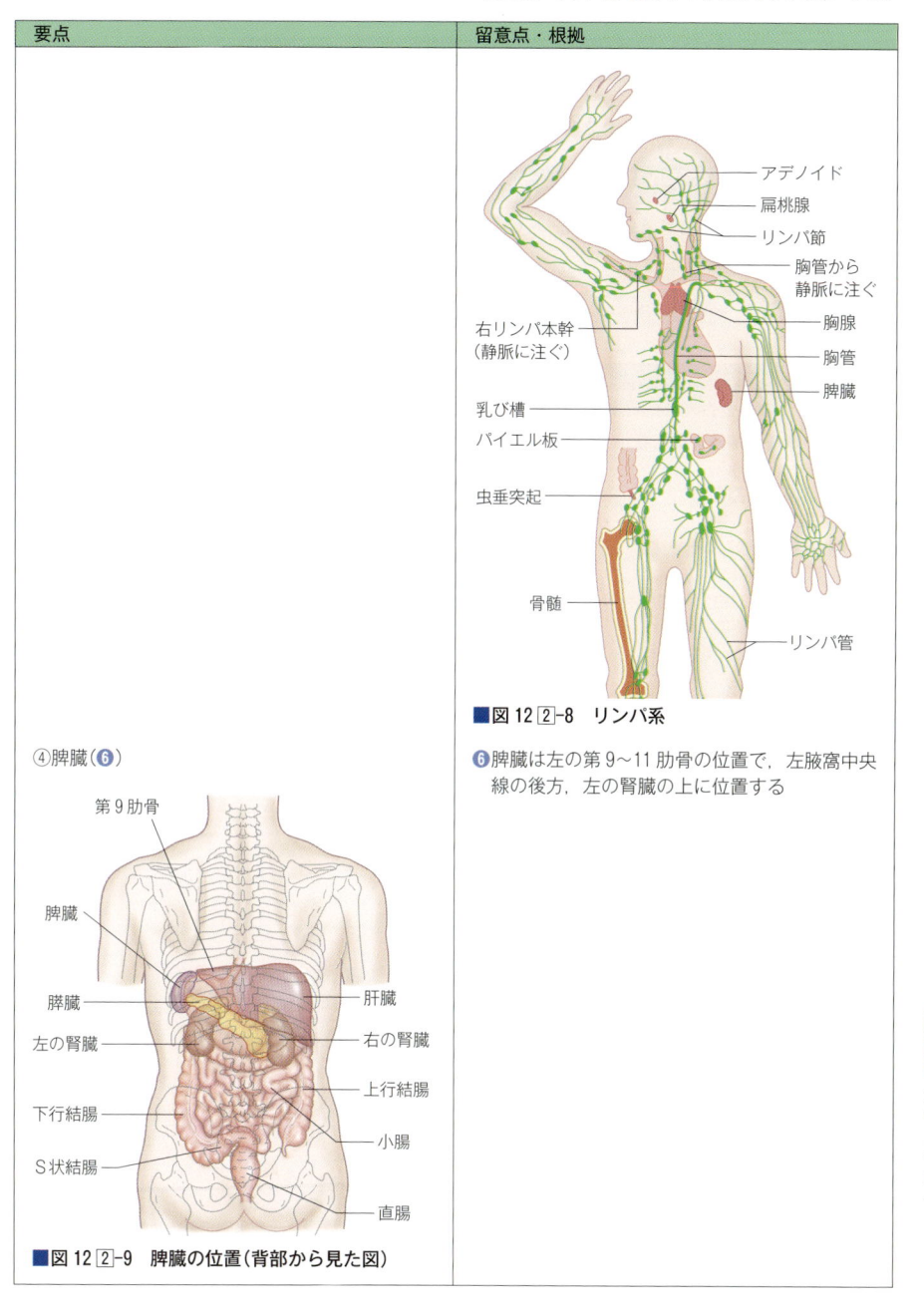

要点	留意点・根拠
	■図12 2-8 リンパ系
	❻脾臓は左の第9~11肋骨の位置で，左腋窩中央線の後方，左の腎臓の上に位置する
④脾臓(❻) ■図12 2-9 脾臓の位置(背部から見た図)	

2 免疫・リンパ系 ● 3. フィジカルイグザミネーション

C. 手技

- 免疫・リンパ系のフィジカルイグザミネーションで用いる観察技術は，主に視診と触診である．

1. 口腔内の視診（感染の徴候）

目的▶ 扁桃の所見により，口腔咽頭内に侵入した病原微生物による免疫応答および炎症について把握する．
チェック項目▶ ①色調，②腫脹の有無，③疼痛・嚥下痛の有無
必要物品▶ 舌圧子，ペンライト，ディスポーザブル手袋

手順 要点	留意点・根拠
1 患者と環境の準備を整える（p.465参照）	
2 観察の準備を整える	
3 視診を行う（❶） ①粘膜発赤の有無 ②扁桃の腫脹や白色分泌物付着の有無 ③口内アフタや潰瘍の有無 ④口腔乾燥（特に舌）の有無	❶扁桃部分の観察には，舌圧子で舌の半分程度を軽く押さえ，患者に「あー」と発声を促し，ペンライトなどを用いて観察部位に照明を当て，咽頭部周囲の視野を十分に確保する **根拠▶** 舌圧子を咽頭部付近まで挿入すると嘔吐反射を招き，患者に苦痛を与えるので注意を払う
患者に「あー」と声を出してもらいながら観察する	
4 観察の結果を記録・評価する	

アセスメント

1. 扁桃の腫大があるか

アセスメント項目・ポイント	正常所見	異常所見・緊急時対応
1 炎症所見の有無	●色調は口腔前庭と同様のピンク色で、出血、疼痛、腫脹、分泌物付着がない	●扁桃の発赤、腫脹 ●扁桃表面の白色～黄色の分泌物の付着

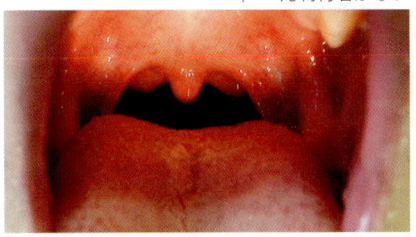

■図 12 2-10　正常な扁桃

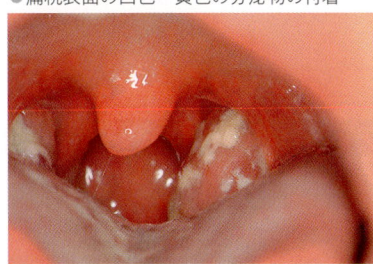

■図 12 2-11　扁桃炎（EB ウイルス感染症）
岩田敏（高久史麿ほか監）：新臨床内科学　第9版, p.1364, 図 10-19, 医学書院, 2009

2. 口内アフタや潰瘍があるか

アセスメント項目・ポイント	正常所見	異常所見・緊急時対応
1 口腔内アフタや潰瘍の有無	●アフタや潰瘍はない	●全身性エリテマトーデス（SLE）では不規則な形状の口腔内潰瘍がみられ、ベーチェット病では円形の口腔内アフタがみられる

3. 舌や口腔乾燥がみられるか

アセスメント項目・ポイント	正常所見	異常所見・緊急時対応
1 舌や口腔乾燥の有無	●口腔内は唾液で湿っている	●シェーグレン症候群では口腔乾燥、特に舌の乾燥、萎縮、真菌感染などがみられやすく、う歯（虫歯）もみられやすい

2. 皮膚の視診・触診

目的▶ 皮膚の病変の有無と性状の把握を行う。免疫の制御異常に関連する皮膚の観察は、身体表面の変化の観察が全身状態や身体内部の疾患のアセスメントにつながる場合が多い。

チェック項目▶ 皮疹や腫瘤、損傷の有無、あればその部位、色調、大きさ、左右対称性、触感、熱感、自発痛や圧痛、可動性（結節や腫瘤の場合）の有無

手順

要点	留意点・根拠
1 患者と環境の準備を整える（❶）（p.465 参照）	❶観察部位を十分に露出する
2 観察の準備を整える（❶）	❶看護師は手を温め、爪を切っておく
3 視診を行う（❶❷） ①皮疹や腫瘤、損傷の有無 ②あれば、その部位、色調、大きさ、左右対称性	❶照明や室温は観察内容に影響を及ぼし、正しい情報が得られない可能性を生じるので、適切な環境に調整して行う。 ❷観察は、患者の羞恥心に配慮しながら実施する

要点	留意点・根拠
4 触診を行う(❶) ①触感，②熱感，③自発痛や圧痛，④可動性の有無	❶滲出液がある場合は，ディスポーザブル手袋を装着して行う
5 観察の結果を記録・評価する(❶)	❶記録は，解剖学的用語や計測結果などの客観的表現を用いる．より正確な観察記録として，患者の同意を得られた場合には，デジタルカメラで撮影し，画像での記録を残す

アセスメント

1. 皮膚所見の把握（アレルギー，膠原病にみられる皮膚所見）

アセスメント項目・ポイント	異常所見・緊急時対応
1 じん麻疹はみられないか	●正常所見は「第12章 **1** 皮膚【3】フィジカルイグザミネーション」参照 ●激しい瘙痒感を伴う一過性，限局性の紅斑や膨疹で，全身皮膚のどこにでも発生する
2 SLE に伴う蝶形紅斑はみられないか	●両頬部に左右対称に広がる血管の拡張と細胞浸潤を伴う紅斑（前掲図12 **2**-1）で，盛り上がりはほとんどないが，まれに潰瘍を伴うこともある．一般に鼻唇溝を越えないので，口唇周囲の皮膚に紅斑はない
3 強皮症に伴う皮膚硬化はないか	●皮膚の変化は手・足などの末梢から始まり，浮腫→硬化→萎縮の順序で進行する（前掲図12 **2**-3）．年数が経つと一般に皮膚硬化は改善する ●皮膚硬化時には皮膚の柔軟性が失われ，皮膚をつまむことができなくなる
4 その他の皮膚病変はないか	●手のしもやけ様紅斑，眼瞼周囲のヘリオトロープ疹，手指のゴットロン徴候，結節性紅斑，皮膚潰瘍，皮下結節など（前掲図12 **2**-1〜4）

3. 関節の視診・触診

目的▶ 主に関節の触診では，関節の状態を観察し，関節炎の有無と程度を評価する．また関節破壊や変形を伴う場合には，関節可動域や日常生活動作を評価して患者の QOL を把握する．
チェック項目▶ ①関節の圧痛，腫脹，熱感，発赤の有無，②関節の変形の有無

手順

要点	留意点・根拠
1 患者と環境の準備を整える(p.465 参照)	
2 観察の準備を整える(❶)	❶インタビューで疼痛を確認した部位の関節可動域の観察時は，無理な動きをする必要がないことをあらかじめ伝えてから行う
3 視診を行う ①左右対称に，関節の腫脹，変形などを観察する(❶)	❶関節リウマチでは通常左右対称に関節の炎症が生じる．手指，手，足，足指の複数の関節が侵

2 免疫・リンパ系 ● 3. フィジカルイグザミネーション

要点	留意点・根拠
②看護師が各関節可動域の動きを示し，患者に実施してもらう(❷)	されやすい ❷関節可動域には個人差があることを考慮する
4 触診を行う ①圧痛や熱感，腫脹の有無を観察する(❶)	❶各関節の関節炎(圧痛，熱感，腫脹を伴いやすい)の有無を明らかにする．観察時には，患者の痛みに留意して無理のないように行う．発赤や熱感が強い場合には，感染や痛風による関節炎の可能性にも考慮する
5 観察の結果を記録・評価する(❶)	❶関節炎(圧痛，腫瘤)の分布や程度を評価・記録する(アセスメントシート参照)．最近ではDAS(disease activity score)28 や SDAI(simple disease activity index)，CDAI(clinical disease activity index)などの評価法(圧痛関節数，腫脹関節数，患者の健康状態(visual analogue scale；VAS)，炎症の程度(血沈値や CRP 値)から成る)がよく用いられる

アセスメント

1. 関節の炎症所見の把握

アセスメント項目・ポイント	正常所見	異常所見・緊急時対応
1 圧痛	●痛みはない	●押さえると痛みを生じる ●炎症を起こした関節の疼痛は運動により悪化する ●痛みは炎症や変形により生じる
2 関節の腫脹	●腫脹はない	●腫脹とともに，発赤，熱感，圧痛があれば炎症が強く疑われる
3 関節の変形	●変形，周囲の組織(皮膚，筋肉)の変化がなく，左右対称である	●手指関節の変形がある(図12 2-12) ●尺側偏位(小指側に傾く)がある ●特に関節リウマチでは，PIP と MP に，多発性で左右対称性の関節腫脹，変形がみられる スワンネック変形 ボタン穴変形 ■図12 2-12　手指関節の変形

12 生体防御機能

471

4. リンパ浮腫の視診・触診

目的▶ リンパ液の循環障害の有無を把握する．
チェック項目▶ ①腫大部位，②周囲長，③左右差，④皮膚の状態
必要物品▶ メジャー，バスタオル

手順

要点	留意点・根拠
1 患者と環境の準備を整える（❶）（p.465 参照）	❶観察部位を十分に露出する
2 観察の準備を整える（❶）	❶看護師は手を温め，爪を切っておく
3 視診を行う（❶） ①浮腫の有無 ②浮腫のある部位の周囲長 ③浮腫のある周辺皮膚の状態	❶続発性リンパ浮腫は，感染や悪性腫瘍，外傷によって，手足の付け根のリンパ系が閉塞した時に生じる．骨盤や足の付け根，腋窩のリンパ節が閉鎖を起こしやすい場所である．また，癌の治療などでリンパ節の郭清や放射線照射治療を行うと，リンパ液が流れにくくなり，リンパ浮腫を生じる
4 触診を行う ①浮腫が認められる部分の皮膚を母指で5〜10秒程度圧迫し，圧痕の有無を確認する（❶）	❶リンパ浮腫により脆弱になっている皮膚は，傷つきやすく，感染を起こしやすくなっている．過度の圧迫はしない
5 観察の結果を記録・評価する（❶）	❶周囲長の計測では，初回に決めた計測点を基準とし，測定値を評価する．周囲長とともに体重の変化も確認する

アセスメント

1. リンパ流の循環障害による浮腫の有無を把握する

アセスメント項目・ポイント	正常所見	異常所見・緊急時対応
1 リンパ浮腫の有無	●浮腫がない	●圧迫部位に圧痕が残る ●リンパ管に沿って線状の圧痛がある ●四肢の場合には体格に比べて，明らかな太さの異常や左右差がある

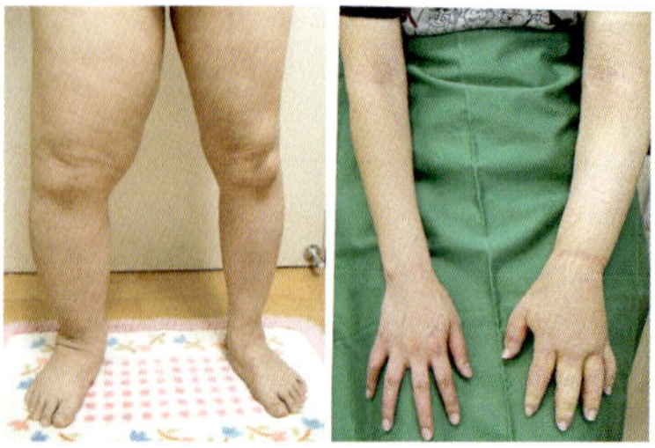

■図12 ②-13　四肢の左右差
増島麻里子編著：病棟・外来から始めるリンパ浮腫予防指導，p.11, 図表1, 医学書院，2012

右下肢リンパ浮腫
Ⅱ期後期

左上肢リンパ浮腫
Ⅱ期

② 免疫・リンパ系 ● 3. フィジカルイグザミネーション

5. リンパ節の視診・触診

目的▶ 炎症や腫瘍増殖によるリンパ節の腫大の有無を把握する．
チェック項目▶ ①大きさ，②硬さ，③形，④数，⑤触知できる部位，⑥圧痛，熱感，可動性の有無
必要物品▶ 定規，バスタオル

手順	
要点	留意点・根拠
1 患者と環境の準備を整える（p.465参照）	
2 観察の準備を整える	
3 触診を行う（❶❷❸❹） 触診は，まず軽く触れ，リンパ節の腫脹が疑わしい場合は，より入念に触れるという2段階で実施する．ここでは，代表的なリンパ節の触診の手技を示す ①顎下リンパ節（❺） ②頸部リンパ節（❻）	❶ 2～3本の手指（示指，中指，薬指）の指腹で触れる ❷ 指で触れている皮膚に小さな円を描くようにして，軽く圧を加えながら左右同時に触れる ❸ リンパ管は静脈に沿って走行しているため，リンパ節を確認する場合は，血管の走行に沿って触れていく ❹ リンパ節の腫大を触知した場合は，定規を用いて大きさを計測する ❺ 下顎骨の裏側に沿って触れる ❻ 胸鎖乳突筋の表面の皮膚をなぞるような感覚で，幅広く触れる

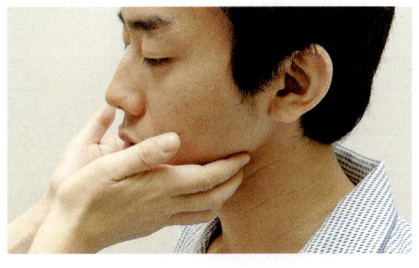

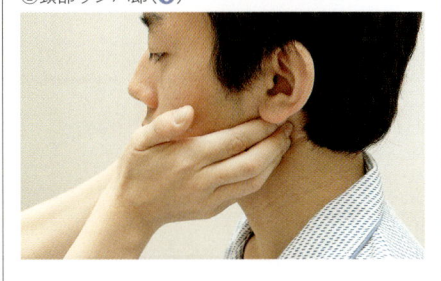

12 生体防御機能

要点	留意点・根拠
③鎖骨上リンパ節（❼） 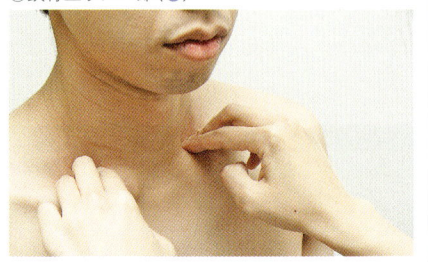	❼鎖骨と胸鎖乳突筋で囲まれた凹みの部分の鎖骨上縁に沿って触診する
④腋窩リンパ節（❽❾❿） 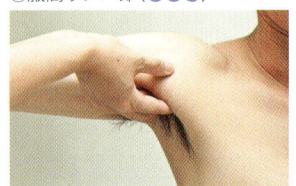 外側腋窩リンパ節 後腋窩リンパ節　中心腋窩リンパ節　前腋窩リンパ節	❽患者に肩関節を外転してもらい，腋窩に十分な空間を確保し，指を腋窩に密着させて触診する ❾片側ずつ実施し，左右の状況を比較する ❿複数の指の指腹を使って，ていねいに，まんべんなくリンパ節の腫脹や圧痛の有無を観察する
⑤鼠径リンパ節（⓫⓬）	⓫仰臥位で下肢を伸展させた状態で鼠径靱帯に沿って触診する ⓬皮膚の露出は最小限にし，患者のプライバシーに配慮する
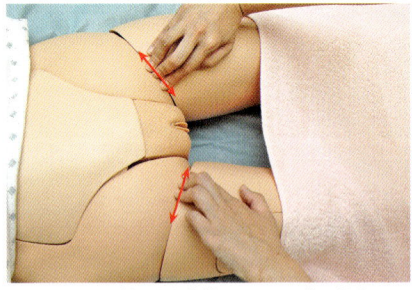 上浅鼠径リンパ節：鼠径靱帯にそって3指の指先で水平に触診する 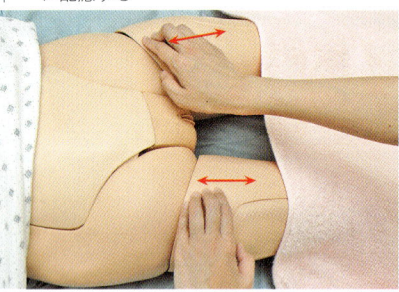	下浅鼠径リンパ節：鼠径部に当てた指を膝関節に向かって触診する
4 観察の結果を記録・評価する	

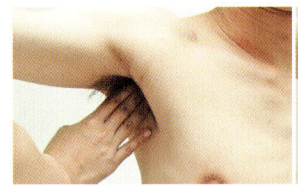

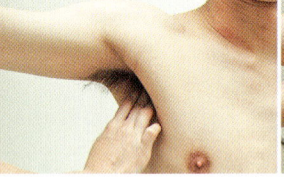

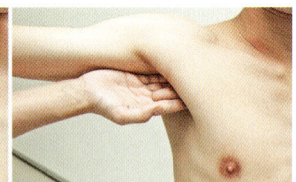

アセスメント

1. リンパ節の腫大があるか

アセスメント項目・ポイント	正常所見	異常所見・緊急時対応
1 リンパ節触知の有無	●触れない ●触れた場合でもごく小さく，円形，卵形，そら豆形である	●腫瘤が触れる ●腫瘤が触れる場合には，大きさ（直径），形状，触感（表面平滑かざらざらしているか），圧痛や可動性の有無も同時に観察する　**根拠▶** 炎症による腫脹では圧痛があり，悪性腫瘍による腫大では痛みを伴わないことが多い

6. リンパ管炎の視診・触診

目的▶ リンパ管の炎症の有無を把握する．
チェック項目▶ 皮膚の線状発赤の有無および部位，圧痛の有無，発熱・倦怠感などの全身症状の有無
必要物品▶ 定規

手順

要点	留意点・根拠
1 患者と環境の準備を整える（p.465 参照）	
2 観察の準備を整える	
3 視診・触診を行う（❶）	❶リンパ管炎は皮下組織の炎症がリンパ管に波及したもので，感染部から四肢の長軸方向に，リンパ管の走行に沿って体表に出現する．リンパ管は静脈に併走するため，静脈の走行に沿って発赤が出現する
■図12 ②-14 リンパ管炎	
4 観察の結果を記録・評価する（❶）	❶リンパ管炎は炎症によって生じるものであり，疼痛や発熱・倦怠感などの全身症状や血液検査データも同時にアセスメントする

アセスメント

1. 静脈の走行に沿った圧痛を伴う発赤があるか

アセスメント項目・ポイント	正常所見	異常所見・緊急時対応
1 皮膚の線状発赤の有無	●静脈の走行に沿った	●静脈に沿って鮮明な帯状の発赤がある（こ

第2部／機能障害からみたフィジカルアセスメント

アセスメント項目・ポイント	正常所見	異常所見・緊急時対応
	線状発赤がない	れに比較して，静脈炎は境界不明瞭な紅斑あるいは結節性の紅斑として現れることが多い）
2 圧痛の有無	● 痛みはない	● 急性期の場合は発赤部位の圧痛がある（慢性化しているものでは疼痛を伴わないこともある）．長期化するとリンパ管が閉塞してリンパ浮腫へ伸展する場合がある

7. 脾臓の触診

目的▶ 脾腫の有無により，全身の炎症や血液疾患などの有無を把握する．
チェック項目▶ 脾腫の有無
禁忌▶ 患者が腹部の痛みや触診による圧痛を訴える場合は，無理に実施しない．
必要物品▶ バスタオル

手順 要点	留意点・根拠
1 患者と環境の準備を整える（p.465参照）	
2 観察の準備を整える	
3 脾臓の触診を行う（❶❷❸） ①仰臥位での触診（❹） 吸気時に圧迫しながら触診するが，疼痛を増強させるような場合は無理に実施しない	❶腹部の触診を行う際は，両膝を軽く曲げ，口呼吸を促して実施すると，腹壁の緊張をとるのに効果的である ❷患者に腹式呼吸をさせながら，腹壁が少し陥没する吸気時に合わせてやや強めの圧を加える ❸圧迫することで疼痛を増強させるような場合には，無理に実施しないよう心がける ❹患者の右側に立ち，左肋骨下部の位置で指先が左側背部に触れるようにして左手掌で左側腹部を支え，前方に持ち上げる．右手で左肋骨下縁部の深い触診を行う

476

2 免疫・リンパ系 ● 3. フィジカルイグザミネーション

要点	留意点・根拠
②右側臥位での触診（❺） 左肋骨下縁を触診する	❺患者の腹部側に立ち，利き手で患者の左肋骨下縁を触診する
4 観察の結果を記録・評価する	

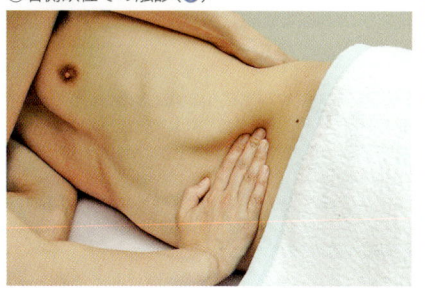

アセスメント
1. 脾臓の腫大があるか

アセスメント項目・ポイント	正常所見	異常所見・緊急時対応
1 脾臓の触知の有無	●健常者では，脾臓はほとんど触知できない	●脾臓の腫大がある場合には，左肋骨下縁の下方に脾臓を触れる．触れる場合には肋骨下何 cm で触れるか観察する

●参考文献
1) Bickley, LS（福井次矢，井部俊子日本語版監）：ベイツ診察法，メディカル・サイエンス・インターナショナル，2008
2) マリーブ，EN（林正健二他訳）：人体の構造と機能　第3版，医学書院，2010
3) 藤崎郁：フィジカルアセスメント完全ガイド　第2版，学研メディカル秀潤社，2012
4) 宮城征四郎，徳田安春編：身体所見からの臨床診断─疾患を絞り込む・見抜く！　羊土社，2010
5) 福井次矢，黒川清監訳：ハリソン内科学　第3版，メディカル・サイエンス・インターナショナル，2009
6) 三上れつ，小松万喜子，小林正弘編：ヘルスアセスメント─臨床実践能力を高める，南江堂，2010

12 生体防御機能

4 検査

大田明英

- 免疫関連検査を表12 [2]-1 にまとめた．
- 免疫機能の検査としては，鋭敏で手軽に施行できる検査は少ない．末梢血中の白血球数，リンパ球数，好中球数の減少があれば免疫機能低下の可能性を考える．液性免疫としては，免疫グロブリン定量検査があるが，感染症を伴っている場合には，これらの白血球数や免疫グロブリン値は一般に増加するので機能低下の指標にはならない．
- ツベルクリン反応は，結核の既往がある場合には陽性になるが，陰性の場合には結核未感染であるこ

■表12 [2]-1　免疫関連検査

検査の種類	項目	内容
1. 免疫機能の検査	①白血球数，リンパ球数，好中球数	
	②液性免疫能	・血清免疫グロブリン定量(IgG, IgM, IgA)
	③細胞性免疫能	・ツベルクリン反応 ・末梢血T細胞サブセット($CD3^+$, $CD4^+$, $CD8^+$ T細胞) ・リンパ球幼若化反応(種々のマイトジェン*や抗原刺激に対する末梢リンパ球の増殖反応)
	④補体，免疫複合体	・C3, C4, CH50(血清補体価) ・血清免疫複合体(C1q)
2. アレルギー性疾患の検査	①アレルギーの診断	・好酸球分画 ・血清総IgE量
	②抗原(アレルゲン)の診断	・抗原特異的IgE測定(RAST) ・皮膚反応(皮内テスト，プリックテスト，スクラッチテスト，パッチテスト)
3. 自己免疫疾患，特に膠原病の検査	①自己抗体	・疾患非特異的自己抗体(リウマトイド因子，抗核抗体など) ・疾患特異的自己抗体(抗CCP抗体，抗dsDNA抗体，抗Sm抗体，抗トポイソメラーゼI抗体，抗Jo-1抗体，抗好中球細胞質抗体など)
	②血清免疫グロブリン定量，補体，免疫複合体	IgG, IgG4, IgM, IgE, IgA, C3, C4, CH50, 免疫複合体(C1q)
	③炎症マーカー	・赤血球沈降速度，血清CRP，白血球数など
	④臓器障害検査	・肝機能(血清AST, ALT, LDH, ALPなど) ・腎機能(尿検査，血清クレアチニンなど) ・筋肉(血清CK, LDH, アルドラーゼ，ミオグロビンなど) ・唾液腺(血清アミラーゼ，ガムテスト，サクソンテストなど) ・MMP-3(関節リウマチ) ・種々の画像検査(単純X線，エコー，CT, MRI, シンチグラムなど)
	⑤病理学的検査(各臓器の生検により特徴的な病理組織像の有無をみる)	・免疫複合体沈着糸球体腎炎(ループス腎炎) ・血管炎(血管炎症候群) ・コラーゲン過剰沈着の真皮肥厚(強皮症) ・筋炎(多発性筋炎，皮膚筋炎)

*マイトジェン：有糸分裂促進剤．細胞分裂における微小管の脱重合を阻害する

と以外に細胞性免疫能低下の可能性がある.
- 補体値は一部の先天性免疫不全症では欠損ないし著明に低下するが,一般に炎症で増加する.また,全身性エリテマトーデス(SLE)や急性糸球体腎炎などの疾患では低下し,疾患活動性の指標にもなり得る.
- アレルギーの一般的な検査としては,好酸球増加の有無や総 IgE 量測定がある.個々のアレルゲンの診断には,特異的 IgE(RAST)の測定や種々の抗原を使った皮膚反応試験が用いられる.
- 誘発試験は重篤なアレルギー症状を誘発する危険性があり,一般には行われない.
- 膠原病を主とする自己免疫疾患の検査としては,最初に疾患を診断するための検査のほか,臓器障害の程度や経過中の疾患活動性把握のための検査などがある.特に自己抗体の検査は診断上大切であり,この中には非特異的に種々の膠原病にみられる疾患非特異的自己抗体と,それぞれの膠原病に特異的に出現する疾患特異的自己抗体がある.
- 膠原病の治療ではステロイドや免疫抑制薬が使われることが多いが,これらの副作用(臓器障害)の早期発見のために,末梢血球数や検尿,肝機能,腎機能および種々の画像検査などの定期的なモニタリングが必要となる.

第2部／機能障害からみたフィジカルアセスメント

5 アセスメントシート

末次典恵
大田明英

1) 免疫系の概観

項目	観察結果
1. 一般状態 　バイタルサイン 　栄養状態など	体温(　　　　　　)℃　　　脈拍数(　　　　　　)回/分 血圧(　　　/　　　)mmHg　呼吸数(　　　　　　)回/分 身長(　　　)cm　体重(　　　)kg　□減少傾向　　□増加傾向 栄養状態　□良好　　□不良

2) インタビュー

項目	観察結果
1. 主訴	現病歴： 全身症状　□なし　□あり(　　　　　　　　　　　　　　　) 局所症状　□なし　□あり(　　　　　　　　　　　　　　　) 出現時期(　　　　　　　　頃から) 　　□不変　□軽快傾向　□増悪傾向 季節による症状の変化　□なし　　□あり
2. 既往歴	感染症 　疾患名(　　　　　　　　　　　)時期：　年　月〜 　経過：□治療　□未治療　□治療中断 悪性腫瘍 　疾患名(　　　　　　　　　　　)時期：　年　月〜 　経過：□治療　□未治療　□治療中断 アレルギー 　疾患名(　　　　　　　　　　　)時期：　年　月〜 　経過：□治療　□未治療　□治療中断 その他 　疾患名(　　　　　　　　　　　)時期：　年　月〜 　経過：□治療　□未治療　□治療中断 予防接種の経験(　　歳：種類　　　　　　　　　　) 輸血歴　□なし　□あり(時期：　　　　　　　　　　)
3. 家族歴	繰り返す感染症の有無　　□なし　　□あり(　　　　　　) アレルギーの有無　　　　□なし　　□あり(　　　　　　) 膠原病の有無　　　　　　□なし　　□あり(　　　　　　) その他(　　　　　　　　　　　　　　　　　　　　　)
4. 生活歴	食生活　□規則的　□不規則 喫煙　　□なし　□現在あり(　　歳から　　年間　　本/日) 　　　　□過去にあり(　　歳〜　　歳　　年間　　本/日) 睡眠(　　　　　)時間　□規則的　□不規則 職業(　　　　　　　　　) 〈女性の場合〉 　妊娠　　　□なし　　　□あり 　月経周期　　　日サイクル　□規則的　　□不規則

480

2 免疫・リンパ系 ● 5. アセスメントシート

5. 環境因子	アレルギーがある場合，予想される抗原 　　□花粉　　□ハウスダスト 　　薬剤(薬剤名：　　　　　　　　　　) 　　食物(食物名：　　　　　　　　　　) 　　その他(　　　　　　　　　　　　　)

3) フィジカルイグザミネーションのチェックポイント

項目	観察結果
扁桃	発赤　　　　　□なし　　□あり 腫脹　　　　　□なし　　□あり 白色分泌物　　□なし　　□あり
皮膚	異常のある部位に観察内容(大きさ，性状など)を記入
関節	✓印：疼痛関節　　○印：腫脹関節 関節変形　□なし　　□あり(部位を図中に記入)
リンパ浮腫	□なし　□あり(部位：　　　　　　周囲長：　　　　　　cm)
リンパ節	顎下リンパ節 　腫脹　□なし　□あり(大きさ・性状：　　　　　　　　　) 頸部リンパ節 　腫脹　□なし　□あり(大きさ・性状：　　　　　　　　　)

12 生体防御機能

リンパ節つづき	鎖骨上リンパ節 　　腫脹　□なし　□あり(大きさ・性状：　　　　　　　　　) 腋窩リンパ節 　　腫脹　□なし　□あり(大きさ・性状：　　　　　　　　　) 鼠径リンパ節 　　腫脹　□なし　□あり(大きさ・性状：　　　　　　　　　)
リンパ管	皮膚の線状発赤　□なし　　□あり(部位：　　　　　　) 圧痛　　　　　　□なし　　□あり(部位：　　　　　　)
脾臓の腫大	□なし　　　□あり(大きさ：　　　　　圧痛　□あり　□なし)

●参考文献
1) Bickley, LS(福井次矢, 井部俊子日本語版監)：ベイツ診察法, メディカル・サイエンス・インターナショナル, 2008
2) マリーブ, EN(林正健二他訳)：人体の構造と機能　第3版, 医学書院, 2010
3) 藤崎郁：フィジカルアセスメント完全ガイド　第2版, 学研メディカル秀潤社, 2012
4) 宮城征四郎, 徳田安春編：身体所見からの臨床診断―疾患を絞り込む・見抜く！　羊土社, 2010
5) 福井次矢, 黒川清監訳：ハリソン内科学　第3版, メディカル・サイエンス・インターナショナル, 2009
6) 三上れつ, 小松万喜子, 小林正弘編：ヘルスアセスメント―臨床実践能力を高める, 南江堂, 2010

第13章

生殖機能

生命をつなげる

生物が子孫をつくることを生殖といい,生命を未来へとつなぎ種を維持するために必要不可欠な営みである.この章では,主として女性の生殖器と生殖機能のアセスメントについて解説する.

第2部／機能障害からみたフィジカルアセスメント

1 フィジカルアセスメントの焦点と女性生殖機能の概観

上野恵子

A. フィジカルアセスメントの焦点

- 女性生殖機能は他の人体の機能と異なり，発育・成長という女性のライフステージの中で生理的に変化するという特徴がある．
- 女性生殖機能の障害は症状や経過が多様であるため，フィジカルアセスメントのためには，リプロダクティブヘルス(性と生殖に関する健康)の視点で女性の生涯を捉え，①外生殖器，内生殖器，乳房の各部位の疾患，②ホルモンの分泌に起因する疾患，を基本にしてデータを収集する．
- アセスメントする部位が生殖器系であるため，患者に対して身体的・心理的に十分な配慮が求められる．
- 収集したデータを正確にアセスメントすることで，患者が女性生殖機能に関して抱えている問題を明確にしていく．

B. 女性生殖機能に関する概観（全身の観察）

- インタビューに先立ち，緊急に対応する必要性の有無を確認し，生殖機能に関連して起こる徴候の出現がないか，全身を観察する．
- 女性生殖器に関する概観では，生殖器の形態的・機能的障害により全身に出現する症状について観察する．

項目	留意点・根拠，特に見逃してはならない緊急サインとその対応
１ 一般状態 ❶意識状態 ❷バイタルサイン ❸不正性器出血 ❹疼痛 ❺腹部膨満，膨隆 ❻苦痛様表情 ❼顔色 ❽眼瞼結膜の蒼白	❶❷❸患者は腹痛や外出血，腹腔内出血など，急激な症状を伴って来院することも多い．緊急度に応じて意識状態，バイタルサイン，不正性器出血の状態(性状，色，量)，全身状態を観察し，的確な情報収集に努める． ❹❺❻❼疼痛は下腹部痛や腰痛として感じるものが多く，発生部位に起因するものか他臓器によるものかを表情や顔色などから確認する．
２ 年齢，体型 ❶年齢 ❷体格(身長・体重)	❶❷性機能は発育・成長の中で変化するので，患者の年齢や体型に注意して観察するが，個人差があることも忘れてはならない．
３ 精神状態 ❶不安感 ❷恐怖感	❶❷患者が不安や恐怖を表出できない場合もあるので，年齢に応じた心理的な配慮が必要である．
４ その他 ❶診察時の付き添い ❷婦人科受診経験	❶❷思春期女子の場合は，本人からのみでは十分聴取できない場合も多く，家族から生活環境，生後の発育状況などを詳しく聴取する．ただし，主観的なものであることも考慮する．

2 インタビュー

上野恵子

- インタビューでは，まず主訴（自覚症状の有無），現病歴，月経歴の順に確認していく．
- 現病歴では症状の出現や変化の有無，程度について経過を具体的に捉えられるように確認していく．
- いつから，どの部位が，どのような症状なのか，どのように対処しているのか，増悪因子や軽快因子についても具体的に確認する．

質問項目	留意点・根拠，特に見逃してはならない緊急サインとその対応
1 主訴 ❶自覚症状の有無と内容	❶患者が自覚している症状について直接尋ね，見逃しを防ぐように努め，患者の症状に対する認識も確認しておく．
2 現病歴 ❶発病から現在までの経過	❶疾患の経過を系統的に捉え，原因を推測するために詳しく尋ねる．
3 月経歴 ❶月経周期 ❷月経の持続期間と量 ❸月経に伴う障害	❶月経周期が不順な場合は，2～3周期さかのぼって聴取する．また，最終月経についても確認する． ❷前回あるいは以前の月経と比較して異常がなかったか否かについて，特に持続期間と量に注意して聴取する． ❸初経・閉経の時期，月経随伴症状や月経困難症，月経前緊張症などがある場合は，その症状（下腹痛，腰痛，乳房の張り，頭痛，吐き気，倦怠感など）と程度，治療の有無を確認する．
4 性生活歴 ❶結婚歴 ❷現在のパートナーの状況	❶❷未婚・既婚の別，初婚・再婚の別，結婚年齢（戸籍上の結婚年月日や事実上の同居年齢），同居か別居か，夫婦生活の状態，同居家族の有無などを聴取することで，患者の社会的・経済的背景を知るための情報となる．不妊や遺伝性疾患に関する情報も得られる． ❶❷性交経験，最終性交日，避妊方法，パートナーの年齢・健康状態に関しても聴取する． ❶❷通常の夫婦生活を営んでいて2年を経過しても妊娠しない場合は，不妊症の可能性を疑う．
5 婦人科受診歴（乳腺疾患含む） ❶婦人科疾患 ❷妊娠歴・分娩歴	❶継続して経過を観察しなければならない疾患もあるので，理由を伝え，丁寧に聴取する． ❶過去に実施した検査やデータ，治療（ホルモン剤内服の有無など）などについて確認する． ❶輸血歴などは肝炎罹患（りかん）の可能性もあるので把握しておく． ❷過去の妊娠・分娩の回数と異常の有無，分娩方法を尋ねる．
6 既往歴（婦人科以外） ❶疾患名 ❷時期	❶隣接臓器の影響を受けやすいため，既往歴を確認する． ❷妊娠歴・分娩歴とも関連づけて聴取する．
7 その他 ❶家族歴 ❷現在の健康状態	❶妊娠時は，遺伝的素因を知る上で重要であり，必ず確認する． ❷患者の自分の健康に対する認識を把握することができる．

第2部／機能障害からみたフィジカルアセスメント

3 フィジカルイグザミネーション

山田　恵

A. 概説

- 患者に診察の必要性をわかりやすく説明し，診察の流れを理解してもらい同意を得る．
- インタビューにより得られた情報を活用しながら，患者に応じたフィジカルイグザミネーションを選択することが重要である．
- 女性生殖器を露出することからゆったりした環境を提供し，羞恥心への配慮，プライバシー保護に努め，恐怖心や不安緩和への声かけを丁寧に行う．
- 看護師が行う女性生殖器の診察には，①腹部の視診，触診，②外陰部および乳房・リンパ節の視診，触診などがあり，砕石位または仰臥位，座位で視診，触診の順で行う（必要時，打診，計測診を行う）．
- 診察に際して，感染防止に努める．
- 視診では，①下腹部の外観（輪郭，左右対称性，皮膚線条など），②外陰部および乳房の状態（性成熟度，形，大きさ，皮膚の状態など），③分泌物および出血の状態を確認する．
- 触診では，①下腹部の状態（腫瘤，圧痛，腹膜刺激症状の有無など），②外陰部の状態（腫瘤，結節，圧痛，分泌物の有無など），③乳房およびリンパ節の状態（腫瘤，圧痛，分泌物，腫脹の有無など）を確認する．
- インタビューとフィジカルイグザミネーションで得られた情報から総合的にアセスメントし（発達段階を十分考慮），緊急に対処すべきかどうか判断することが重要である．

B. 準備

手順	
要点	留意点・根拠
◆**下腹部** **1** 患者に診察の必要性および内容を説明し，同意を得た後，環境を整える ①患者に説明する（❶） ②環境を整える（❷❸） ③患者に診察前の準備について説明する（❹）	❶下腹部のフィジカルアセスメントの目的，方法について患者に説明する　根拠▶ 羞恥心や不安感を考慮し，緊張を和らげる ❷室温を24±2℃に調整し，温かくリラックスできる環境で行う　根拠▶ 寒さや緊張により患者の腹壁を緊張させないため ❸必要物品の確認を行う 〈必要物品〉 ・診察台またはベッド ・掛け物（バスタオルなど）　根拠▶ 保温と羞恥心への配慮 ❹できれば診察前に排尿を促し，膀胱を空にする（状況により尿検査や尿をためて腹部超音波検査を行う場合があり，その際は排尿しないように説明する）　根拠▶ 子宮と膀胱は隣接しているため，膀胱を空にすることで下腹部の緊張をとき，診察が容易になる．腹部超音波の場合，膀胱に尿を充満させることで子宮や付属器の観察が容易となる

● 3. フィジカルイグザミネーション

要点	留意点・根拠
④看護師の準備を整える（❺）	❺手を温める　根拠▶ 触診時，不快感を与えないため，また冷感により腹壁を緊張させると正確な診察ができなくなる
⑤患者の準備が整ったことを確認し，診察の体位をとる（❻❼）	❻仰臥位で行う ❼剣状突起から恥骨結合まで十分に露出させ，その他はバスタオルなどで覆う．ズボンを着用している場合，後ろ側も深めに下方へ下げておく　根拠▶ 正確に観察するため
2 下腹部にある臓器を体表面に思い描き，女性生殖器の位置を確認する ①子宮，卵巣および卵管の位置を確認する（❶）	❶下腹部には女性生殖器，泌尿器，消化器などが存在する
◆外陰部 **1 患者に診察の必要性および内容を説明し，同意を得た後，環境を整える** ①患者に説明する（❶） ②環境を整える（❷❸） 内診台 脱衣かご	❶外陰部のフィジカルアセスメントの目的，方法について患者に説明する．特に初めて診察を受ける患者には十分説明し，納得したことを確認する　根拠▶ 羞恥心や不安感を考慮し，緊張を和らげる．診察に対する恐怖心を取り除く ❷室温を 24±2℃ に調整し，プライバシーが守れる静かな環境で行う（私語，靴音，器械音などにも配慮する）　根拠▶ 寒さや緊張により股関節が閉じられることで外陰部の診察が困難となる ❸必要物品の確認や内診台およびその周囲の準備を行う 〈必要物品〉 ・内診台または診察台 ・照明 ・洗浄液（人肌程度の温度に温めておく） ・殿部の下に敷く防水紙　根拠▶ 分泌物による汚染を防ぐため ・掛け物（バスタオルや足用のシーツなど） 　根拠▶ 保温と羞恥心への配慮 ・ディスポーザブル手袋（両手）　根拠▶ 感染防止 ・ティッシュペーパー 〈内診台の確認〉 ・安全に作動するか ・診察台は清潔か（特に座面に血液などの付着がないか） 〈患者側の準備〉 ・脱衣かご，ティッシュペーパー，ナプキン，ゴミ箱などが整備されているか ・内診台周囲に危険なものがないか　根拠▶ 内診台を使用する場合，通常カーテンで患者側の様子が見えないため，事前に危険を防止する

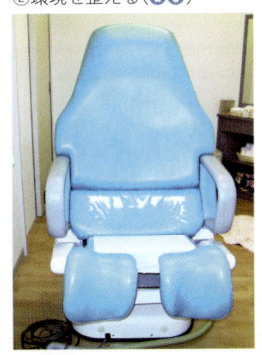

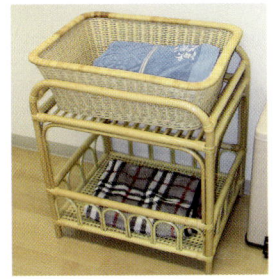

13 生殖機能

第2部／機能障害からみたフィジカルアセスメント

要点	留意点・根拠
③患者に診察前の準備について説明する(❹❺) ④両手に手袋を装着する	❹診察前に排尿を促し，膀胱を空にする(状況により尿検査や尿をためて腹部超音波検査を行う場合があり，その際は排尿しないように説明する) **根拠▶** 子宮と膀胱は隣接しているため，膀胱を空にすることで下腹部の緊張をとき，診察が容易になる．一方，腹部超音波検査の場合，膀胱に尿を充満させることで子宮や付属器の観察が容易になる ❺脱衣(下着は脱ぐが，靴下などは着けたままでよい)について説明する **根拠▶** 不必要な露出を避けるとともに，診察に要する時間を短縮するため
⑤患者の準備が整ったことを確認し，診察の体位をとってもらう(❻❼❽❾❿⓫⓬⓭) 内診台に座り，診察の体位をとってもらう	❻脱衣を確認し，内診台に腰かけてもらい，洗浄液で衣類を汚染しないよう，腰の上まで引き上げられているか確認する ❼内診台が自動的に昇降することを告げ，昇降の際は肘かけやレバーを持つよう促す **根拠▶** 転落防止 ❽殿部が内診台の下端にくるよう調整し，体位を整える(通常は砕石位) **根拠▶** 腹部の緊張を取り除き診察を容易にする ❾外陰部を露出することを告げ，掛け物を腹部側に上げ必要な診察野を確保する **根拠▶** 正確に観察するため ❿診察台またはベッドを使用する場合は，仰臥位で下肢を屈曲外転し，股関節を十分開いてもらう(観察しにくい場合，腰枕を挿入する) ⓫看護師は患者の外陰部を真正面にして腰かけ，リラックスできるよう声かけを行う．緊張が強く十分に股関節を広げられない場合，無理強いせず，手を胸の上に置き深呼吸するよう促す(呼気に集中させ，長く吐くよう誘導する) ⓬患者の外陰部に触れる前に，看護師の手の甲で大腿内側を優しくタッチングし，リラックスさせる(大腿内側に触れる前に必ず触れることを伝える) ⓭常に声かけを行い，患者の状態を声などから確認する．恐怖心や不安感が強い場合は，患者側に他の看護師が付き添い，タッチングや声かけを行う **根拠▶** カーテンで仕切られている場合，表情などの観察ができないため，不安の緩和を図る
2 骨盤内臓器を患者の体表面に思い描き，内性器の位置を確認する ①腟，子宮，卵巣および卵管を確認する ②膀胱，子宮，直腸の位置関係を確認する	

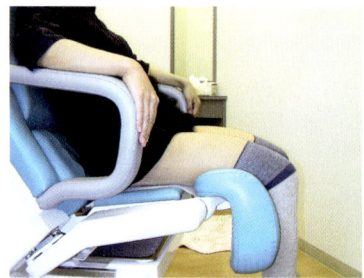

488

要点	留意点・根拠
	■図13-1　内性器と骨盤内臓器（膀胱，子宮，卵管，卵巣，腟，直腸）
◆乳房，リンパ節（腋窩，鎖骨上下）	
1 患者に診察の必要性を説明し，同意を得た後，環境を整える	
①患者に説明する（❶）	❶乳房のフィジカルアセスメントの目的，方法について患者に説明する．特に初めて診察を受ける患者には十分説明し，納得したことを確認する　根拠▶ 羞恥心や不安感を考慮し，緊張を和らげる
②環境を整える（❷❸❹❺）	❷室温を確認し，24±2℃に調整する　根拠▶ 寒さは筋肉を緊張させ，診察が困難となる
	❸自然光または電灯の下など明るい場所で行う　根拠▶ 微細な変化を見落とさないため
	❹プライバシーが守れる静かな環境で行う
	❺座位または立位で行う（触診の場合は仰臥位が望ましい）
③患者に診察の準備をしてもらう（❻）	❻患者に上半身の着衣を脱ぐよう促し，胸部を露出してもらう．視診の際は胸部全体を露出するが，触診時片側ずつ行う場合はバスタオルで片側の乳房を覆うなど配慮する　根拠▶ 視診の場合，左右を相互に比較することで，異常の発見がしやすくなる．触診の場合，羞恥心や寒さへの配慮
バスタオルなどで不要な露出をできるだけ少なくする	
④看護師の準備を整える（❼）	❼手を温める　根拠▶ 触診時不快感を与えない
⑤患者の月経周期から，診察に適した時期であるかを確認する（❽）	❽根拠▶ 月経前はエストロゲンの刺激が増加することで，乳房が膨らみ痛みを伴うことがある．また結節傾向となり正確な評価ができないため，再評価が必要となる．したがって，エストロゲンの刺激が最低となる月経開始後5〜7日が適切な診察時期である

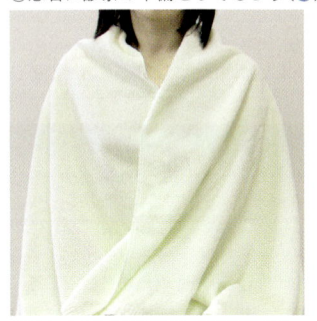

要点	留意点・根拠
2 乳房内部の構造（乳腺（乳腺小葉，乳管），クーパー靱帯（乳房提靱帯），皮下脂肪組織）および大胸筋とリンパの走行を体表面に思い描く ①乳房内部の構造（乳腺（乳腺小葉，乳管），クーパー靱帯，皮下脂肪組織）を確認する（❶） ②胸筋（前腋窩）リンパ節，中心腋窩（腋窩深部）リンパ節，肩甲下（後腋窩）リンパ節，外側腋窩リンパ節，鎖骨上・下リンパ節の位置および乳房からのリンパ流出経路を確認する（❷） 乳房周辺のリンパ節（→はリンパ液の流れ）	❶乳房は前胸部で上方が第2〜3肋間，下方は第6〜7肋軟骨部，外側は前腋窩線，内側は胸骨縁の範囲に位置する ❷乳房からのリンパ管は主に腋窩リンパ節から鎖骨下・鎖骨上リンパ節に至る．しかし，病巣の部位によっては，直接鎖骨下リンパ節，または胸部，腹部，反対側乳房のリンパ節に広がる **根拠▶** 乳房からのリンパ流出経路は乳癌の主な転移経路と一致する

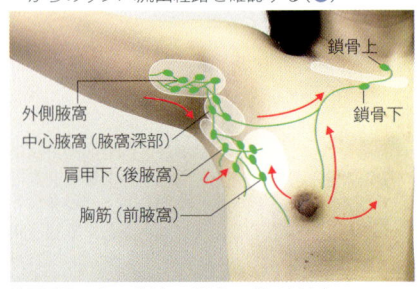

C. 手技

1. 女性生殖器の視診

目的▶ 下腹部，外陰部および乳房の外観と分泌物の状態を把握する．
チェック項目▶ 性成熟度の評価，女性生殖器の形態異常，性感染症症状
必要物品▶ 掛け物（バスタオルなど），ディスポーザブル手袋，タオルまたは小枕

手順 要点	留意点・根拠
◆下腹部 **1 患者の同意を得て，環境を整える**（p.486 参照）	
2 視診の準備を整える（❶）	❶患者を仰臥位にし，側面や斜めから観察する
3 下腹部の状態を視診する ①下腹部の輪郭や形状を確認する（❶） ②膨隆の有無，左右非対称性の有無を確認する（❷）	❶事前に患者の体格を評価する．通常，平坦であるが体格により膨らみがみられる **根拠▶** 肥満の場合，腹腔内に占める脂肪の割合が大きい．また女性は骨盤が男性よりも広いため，胃や横行結腸が下垂しやすく，やせの女性では食後，下腹部の膨らみが目立つ ❷腹部膨隆は女性生殖器に関する疾患以外にもみられるため，インタビューで得た情報を十分活用する．特に成熟期の女性では妊娠の可能性を

3. フィジカルイグザミネーション

要点	留意点・根拠
③皮膚線条（妊娠線），皮膚色を確認する（❸）	考慮する．最終月経，性交経験などの情報が必要である ❸皮膚線条は，肥満や妊娠，腹水貯留，内分泌疾患のクッシング症候群でもみられる
❹ 視診した結果を記録し，評価する	
◆外陰部 ❶ 患者の同意を得て，環境を整える（p.487参照）	
❷ 視診の準備を整える	
❸ 外陰部の形態を確認する ①陰毛の生育と分布状態，外陰部全体の発達状態などを観察する（❶❷） ②大陰唇を観察する（❸） ③小陰唇を観察する（❸❹）	❶発達段階に応じて成熟度に違いがあることを考慮する　根拠▶少女期の性成熟度は陰毛の生育や乳房の発達により評価できる（タナーの分類，表13-1） ❷皮膚の色，状態，傷の有無を確認する ❸対称性，発疹，発赤，腫脹，潰瘍，水疱，硬結，疣贅（ゆうぜい）（いぼ），静脈瘤などを確認する 根拠▶性感染症の特徴的な症状の発見（表13-2） ❹小陰唇を視診する際は，左手で大陰唇を開き確

■表13-1　タナーの分類

期	乳房	陰毛			
		女児		男児	
第1期	乳頭のみの突出		無毛		無毛
第2期	乳房と乳頭が明らかとなり，乳輪径が拡大する		大陰唇に沿ったわずかな発毛		わずかな発毛
第3期	乳房はさらに増大するが乳輪との段差はない		恥丘部分に発毛		明らかな発毛
第4期	乳房と乳輪の段差が形成される		発毛は恥丘部分までに限られた状態		大腿には及ばない発毛
第5期	乳腺実質の発育とともに乳房と乳輪の段差がなくなり成人型となる		発毛の量，面積ともに増大し成人型になる		発毛は大腿から下腹部に及び成人型となる

13　生殖機能

■表13-2 性感染症(STD)と外陰部皮膚病変の特徴

推測される疾患	性器ヘルペス	尖圭コンジローマ	カンジダ腟炎	腟トリコモナス症
皮膚病変の特徴と主な自覚症状	周囲が赤く,小さく,浅い水疱,潰瘍(左右対称性) 急性期:外陰部の激痛	外陰部,肛門周囲に1つまたは多数のカリフラワー様の先の尖った疣贅 外陰部瘙痒感,軽い熱感,異物感	発赤,腫脹 外陰部の強い瘙痒感	腟壁の発赤 帯下の増量,外陰部瘙痒感

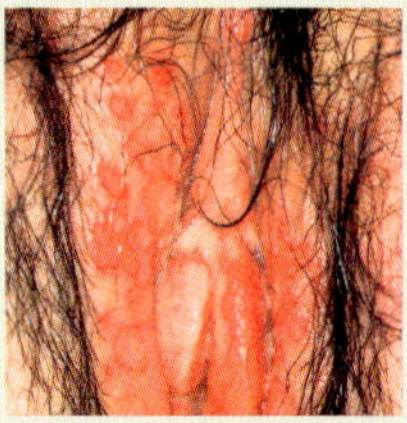

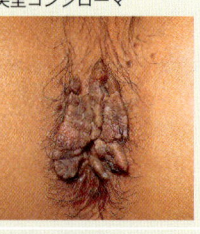

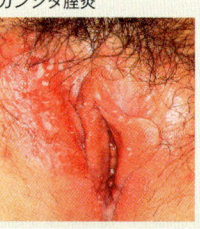

〔写真提供:大蔵尚文先生〕

要点	留意点・根拠
④腟前庭,陰核,外尿道口,腟口を観察する(❺) ⑤会陰を観察する(❻) 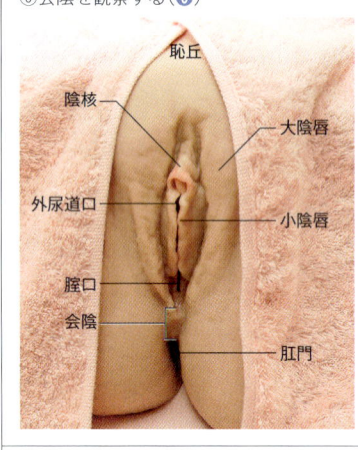	認する ❺腟前庭などを視診する際は,左手で小陰唇を十分開き各部の形,大きさ,色調,腫脹や結節,子宮下垂や子宮脱の有無を確認する ❻会陰切開痕や治癒状態など確認する
４ 分泌物や出血の状態を観察する(❶)	❶分泌物および出血の色や性状,臭い,量などを確認する
５ 視診した結果を記録し,評価する	
◆乳房,リンパ節 １ 患者の同意を得て,環境を整える(p.489参照)	
２ 視診の準備を整える ①患者を座位にする	

要点	留意点・根拠
3 患者の姿勢(体位)を整える ①患者に腕を下げ,肘は軽く曲げ,手を自身の膝の上に置いた状態を保ってもらう(❶)	❶基本となる姿勢で,比較のための基本線〔両乳頭を結んだ線(a),両乳房の下端を結んだ線(b)〕を確認する 基本線 (a)両乳頭を結んだ線 (b)両乳房の下端を結んだ線
②患者に腕を頭上に上げた状態(外転挙上)を保ってもらう(❷) 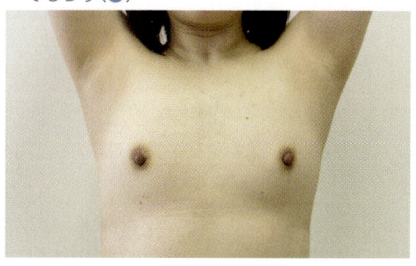	❷腕を挙上することで支持靱帯に緊張が加わり,非対称性,引きつれが強調される
③患者に両手を両腰に当てた状態を保ってもらう(❸) 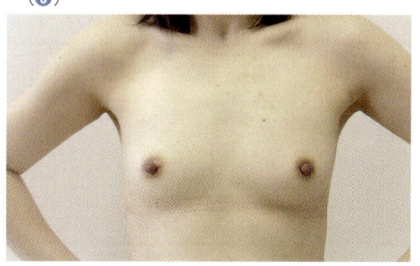	❸胸筋を収縮させることにより,えくぼ症状や対称性の偏位が明らかになる
④看護師は患者の正面に位置し,患者の両前腕を下から支え,軽く自分の方に引いて患者に前かがみの状態を保ってもらう(❹) 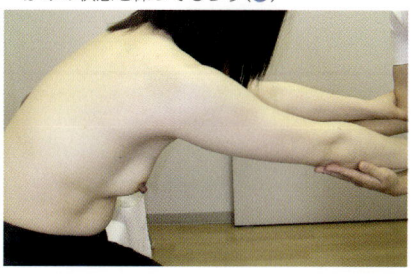	❹前かがみになることで両乳房が同じように対称的に下垂することにより,大きな乳房の動きや輪郭の観察がしやすくなる

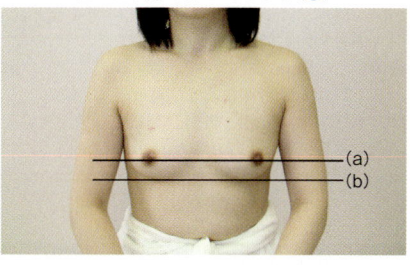

13 生殖機能

493

要点	留意点・根拠
4 乳房，乳輪，乳頭の形態を観察する(**1**)	**1** 乳房の自己検診法を教えるよい機会となることから，観察しながらポイントを丁寧に説明する
①乳房の観察(**2**)	**2** 皮膚の変化(色，発赤，潰瘍，えくぼ症状，陥凹，隆起，平坦化，浮腫，橙皮様変化など)，大きさと左右対称性などを観察する
②乳輪の観察(**3**)	**3** 大きさ，形，左右対称性，色，表面の状態，腫脹，びらんの有無などを観察する
③乳頭の観察(**4**)	**4** 大きさ，形，向き，腫脹，びらん，分泌物の有無などを観察する
5 視診した結果を記録し，評価する	

アセスメント

1. 正常な下腹部，外陰部の状態かどうか

アセスメント項目・ポイント	正常所見	異常所見・緊急時対応
1 正常な下腹部の形態との比較	●通常平坦，左右対称 ●妊娠や妊娠後の皮膚線条(最近形成されたものは紅色または紫紅色，過去の古いものは白色線条)	●下腹部膨隆 想定される疾患▶ 卵巣腫瘍，子宮筋腫，腹水貯留 ●皮膚線条 想定される疾患▶ クッシング症候群，腹水貯留，腹部腫瘤
2 正常な外陰部の形態との比較 ①外陰部の皮膚の色と陰毛の性状や分布	●思春期以降に脂肪沈着が著明となり，陰毛が発生し，成熟女性では通常逆三角形 ●皮膚は体幹の続きで同色もしくはやや黒ずんでいる ●陰毛は粗く縮んでいる	●男性型陰毛の形(ダイヤモンド形) ●陰毛発生の遅発 想定される疾患▶ 精巣性女性化症候群，ターナー症候群，クラインフェルター症候群
②陰唇	●左右対称にあり，褐色もしくは暗褐色を呈する ●成人ではふっくらしている(子どもの時は平滑，老人では萎縮) 根拠▶ エストロゲンが脂肪蓄積に影響を及ぼすため ●初産婦では大陰唇が小陰唇と腟前庭部を覆うように接し，経腟分娩後の産婦では，しわがより裂孔を形成しているように見える	●発赤，腫脹，潰瘍，水疱など 想定される疾患▶ 性感染症(p.492，表13-2)

● 3. フィジカルイグザミネーション

アセスメント項目・ポイント	正常所見	異常所見・緊急時対応
③腟前庭，バルトリン腺 ・陰核 ・外尿道口 ・腟入口，処女膜 ・バルトリン腺（大前庭腺） ④会陰	●見える部分は2cmかそれより短く幅1cm以内 ●外尿道口は細い切れ目様で放射状もしくは逆V字形 ●傍尿道腺（スキーン腺）の開口部は通常見えない ●通常は見えない ●周囲の粘膜と同様の色を呈する ●経腟分娩後の女性の場合，会陰切開痕あり	●陰核肥大 想定される疾患▶先天性副腎皮質過形成（男性化） ●発赤，腫脹，尿道や腺管からの分泌物 想定される疾患▶性感染症（p.492，表13-2） ●バルトリン腺部の腫脹，紅斑，腺の拡張，分泌物 想定される疾患▶バルトリン腺膿瘍や囊胞 ●裂傷，静脈瘤，発赤，発疹，潰瘍，水疱，硬結など
3 正常な分泌物との比較	●無臭 ●色は透明から白色，粘稠性は薄いものから糸をひくような濃いものに変化する 根拠▶月経周期により変化するため	●色のついた悪臭を伴う帯下，膿性帯下（表13-3）
2. 正常な乳房，乳輪，乳頭の形態であるかどうか			
アセスメント項目・ポイント	正常所見	異常所見・緊急時対応
1 乳房の形態は正常であるか	●大きさと形はおおよそ左右対称（完全に同一ではない） ・正常な女性乳房の肉眼的性状と大きさは個人間で異なり，また同一個人でも発育	

■表 13-3 推測される疾患と外陰部分泌物の特徴

推測される疾患	分泌物の色	性状
生理的分泌物	無色，白色	半透明，透明粘稠性
細菌性腟炎	灰白色	クリーム状
カンジダ腟炎	白色	酒かす状またはヨーグルト状，粥状
トリコモナス腟炎	淡黄色	泡沫状
萎縮性腟炎	黄褐色	漿液性
淋菌感染症	黄緑色	膿性
子宮筋腫	赤色，褐色	血性，レバー状（過多月経に伴う）
子宮癌，絨毛性疾患	赤色，褐色	膿性

アセスメント項目・ポイント	正常所見	異常所見・緊急時対応
	の時期によって異なる(p.491, 表13-1) ●皮膚は平滑で,表面の輪郭は同じ高さにあり,凸凹していない ●皮膚の色は腹部や背部と同じ ●血管分布パターンは放射状で対称性(高密度な血管分布パターンは妊娠女性,肥満女性,色白な女性にみられる)	●浮腫や皮膚孔が強調されオレンジの皮のようになる(橙皮様変化) 想定される疾患▶ 主に炎症性乳癌 ●皮膚陥没,皮膚萎縮,潰瘍 根拠▶ 癌細胞がクーパー靱帯へ浸潤することにより,線維性短縮と拘縮が起こり生じる 想定される疾患▶ 進行した乳癌 ●発赤 想定される疾患▶ 局所感染または炎症性乳癌 ●局所的または片側の高密度な血管分布パターン 根拠▶ 悪性病変に伴い血流が増加したため表在静脈が拡張する
2 乳輪の形態は正常であるか	●乳輪の色調はピンクから褐色まで多様であり,大きさも個人差がみられる ●数個から多数のモントゴメリー腺が小隆起として乳輪の表面に存在 ●少数の毛包が乳輪に散在することがある	●副乳腺,副乳頭 ・胎生期の乳腺の原基が完全に退化しないために起こり,日本人女性の約5%にみられる奇形 ・一般的には腋窩部および前胸部に多い ・普段あまり気づかないが,産褥期の乳房腫大に伴い気づくことが多い
3 乳頭の形態は正常であるか	●乳頭は乳房の中央に位置し,左右は対称的に外側に向いている(乳房が左右対称である場合) ●乳頭は円形(反転または乳輪の表面下で凹んでいることもある),無毛で色素沈着があり,隆起している ●先天的な陥没は正常である(授乳により改善される) 乳頭の大きさや形は個人差があり,また同一個人でも収縮程度により差がみられる 根拠▶ 乳頭は上皮と筋線維から構成されており,筋線維は触覚,知覚などの刺激に反応して収縮するため	●乳頭が指す方向が非対称 想定される疾患▶ 乳癌 ●発赤・発疹・びらんや痂皮形成など慢性湿疹様変化 想定される疾患▶ パジェット病 ●成人してからの乳頭の陥没(引きつれによるもの)

● 3. フィジカルイグザミネーション

2. 女性生殖器の触診

目的▶
・下腹部を触診することで内性器の状態を推測する。
・外陰部および乳房・リンパ節の触診では腫瘤・腫脹や圧痛などの異常を発見する。
チェック項目▶ ①外陰部および乳房・リンパ節の異常，②内性器の形態
必要物品▶ ディスポーザブル手袋，掛け物(足袋，バスタオルなど)，小枕(タオル)

手順

要点	留意点・根拠
◆下腹部 **1 患者の同意を得て，環境を整える**(p.486参照)	
2 触診の準備を整える ①事前に疼痛の有無，部位，種類，他の症状(腰痛，残尿感など)，月経周期，性経験の有無などを確認する(❶) ②患者を仰臥位にし，膝の角度が120度前後になるように両膝を立てる(❷)	❶**根拠▶** 下腹部痛は女性生殖器疾患と関連する場合が多い ❷**根拠▶** 腹壁の緊張が最も少なく，触診が容易になる
3 下腹部の触診をする ①看護師は，利き手が右手の場合，患者の右側に立ち，利き手で触診する(❶) ②腹部の力を抜き，口で浅い呼吸をしてもらう ③利き手の指をそろえ，指腹から指の付け根全体を使って軽く触診する(浅い触診)(❷❸) ④利き手の上に他方の手を置いて，腹部を3～5 cm圧迫しながら，両手を引くように触診する(深い触診)(❹) ⑤腫瘤の有無，大きさ，形，硬さ，可動性を観察する ⑥圧痛の有無，部位，程度を確認する(❺❻❼)	❶**根拠▶** 患者の表情を確認しながら触診する ❷**根拠▶** 指先だけで押すと患者に不快感を与え，腹部が緊張し，正確な触診がしにくくなる ❸浅い触診では腫瘤や圧痛の有無を確認する ❹深い触診では臓器の位置，腫大，腫瘤や圧痛の有無を確認する ❺圧痛がある場合は，部位と程度を表情や姿勢と併せて確認する **根拠▶** 身体的苦痛により表情や姿勢などが変化する ❻圧痛がある場合，ブルンベルグ徴候(または反跳痛:腹壁を圧迫した手を急に離した時に感じる強い痛み)の有無，腹壁の緊張，硬直などを確認する **根拠▶** ブルンベルグ徴候は緊急処置を要する腹膜炎の存在を示唆する。腹腔内の炎症が腹壁，腹膜まで及ぶと，腹壁の緊張や硬直などの防御反応が認められる ❼成人女性では妊娠の可能性も考慮に入れて確認する
◆外陰部 **1 患者の同意を得て，環境を整える**(p.487参照)	
2 触診の準備を整える ①両手にディスポーザブル手袋を装着する(❶)	❶通常は視診・触診と連続して行うため視診前に

13 生殖機能

497

第2部／機能障害からみたフィジカルアセスメント

要点	留意点・根拠
②患者を砕石位にする(❷)	手袋を装着しておく 根拠▶時間の短縮，患者の羞恥心への配慮 ❷根拠▶正確に観察するため
3 外陰部の触診をする(❶) ①利き手の母指と示指で陰唇を挟み，陰唇の腫脹や硬結，圧痛の有無を確認する ②利き手と反対の手で大陰唇を開き，小陰唇を触診する ③腟口から示指の半分くらいを腟内に挿入し，前腟壁から外尿道口に向けて，指腹で尿道やスキーン腺の開口部をゆっくりしごき，分泌物の有無を確認する	❶視診で病変が認められた場合，触診を行う．触診は通常，利き手で行う 恥丘／陰毛／陰核／外尿道口／大陰唇／スキーン腺開口部／小陰唇／腟前庭／腟口／バルトリン腺開口部／会陰／肛門 ■図13-2　女性の外性器
④その指を下方へ回転させ，バルトリン腺部を触診し，腫脹や圧痛，分泌物の有無を確認する	
4 骨盤筋肉組織の支持を確認する ①腟内に挿入した示指と同側の母指で会陰を触診し，次に腟内に挿入している示指の周りの腟を引き締めるように患者に促し，会陰と腟口の筋肉組織の支持を観察する ②示指と中指を腟内に挿入し，横に広げ，患者に息むように促し，腟壁支持組織を観察する(❶)	❶尿失禁，膀胱脱，子宮脱の有無などを確認する
◆乳房，リンパ節 **1 患者の同意を得て，環境を整える**(p.489 参照)	

● 3. フィジカルイグザミネーション

要点	留意点・根拠
2 触診の準備を整える ①患者に座位になり，基本姿勢をとってもらう（❶❷）	❶発汗があれば事前に拭いてもらう ❷腋窩リンパ節の触診は患者にとって不快な診察であるため手際よく行う　根拠▶羞恥心への配慮
3 リンパ節（腋窩・鎖骨上下）を触診し，大きさや硬度，癒着の有無を確認する ①左腋窩リンパ節を触知する場合，看護師は患者の左手首または前腕を左手で下から支える（❶） ②中心腋窩リンパ節を触知するためには，右手の示指，中指，薬指をそろえて腋窩の最深部に挿入し，指先を曲げて胸壁につけ，そのまま下方にゆっくり下ろしてくる．その際，強く押さえない（❷❸） ③反対側のリンパ節を触診する場合は，左右の手を逆にして触診する（❹）	❶腋窩部の筋肉を弛緩させた状態で触診する　根拠▶筋肉が緊張すると軽度の腫大リンパ節が不明瞭となる ❷根拠▶強く押さえすぎると，リンパ節をより深い組織へ押しやり，触知できなくなる ❸腋窩リンパ節のうち，中心腋窩リンパ節は最も明瞭に触れることができる ❹触診の順序に決まりはないが，腋窩リンパ節⇒中心⇒胸筋⇒肩甲下⇒外側⇒鎖骨上下リンパ節というように，毎回，同じ順序で行うとよい
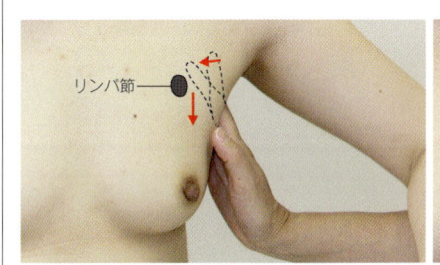 中心腋窩（腋窩深部）リンパ節の触診：右手の示指，中指，薬指をそろえて腋窩の最深部に挿入し，指先を胸壁につけ，そのまま下方にゆっくり下ろしながら触診する	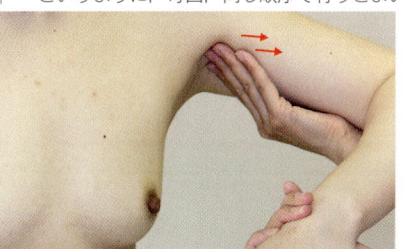 外側腋窩リンパ節の触診：そろえた指先を腋窩に沿って肘方向にゆっくり移動しながら触診する
4 乳房を触診し，硬さ，腫瘤，圧痛の有無などを確認する ①触診は座位と仰臥位の両方で行う（❶） ②仰臥位の場合，触診側の患者の手を外転させ，患者の頭上に置く．乳房が大きい場合は，触診側の上背部に小枕や巻いたタオルを入れる（❷） 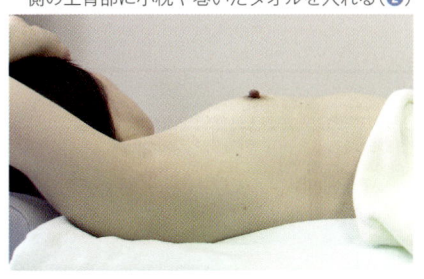	❶根拠▶座位では触れにくい乳房下方の腫瘤が仰臥位で触れやすくなる ❷根拠▶乳房が胸郭に対して平坦になることで乳房の組織が平らになり，触診しやすくなる

第2部／機能障害からみたフィジカルアセスメント

要点	留意点・根拠
③両方の手掌全体を使って（平手法）乳房全体を大まかに触診する ④利き手の示指，中指，薬指を軽く伸ばしてそろえ，指腹で（指腹法）乳房を軽く圧迫しながら，滑らせるように系統的に触診する（❸）	❸最初は軽く，徐々に力を加えて触診する 根拠▶胸部を深く，強く押すと肋骨に到達し，硬い胸部腫瘤と間違う可能性がある

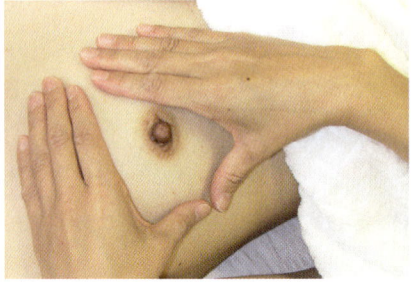

平手法：両手の手掌全体を使って乳房全体を触診する

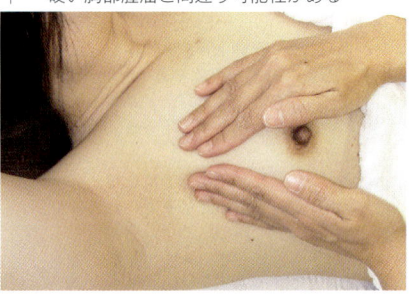

指腹法：利き手の示指，中指，薬指を伸ばしてそろえ，指腹で乳房を軽く圧迫しながら触診する

⑤乳房周囲や乳腺の尾部など，広い範囲を触診する（❹）

❹根拠▶乳腺腫瘍の大半は上外側領域，およびスペンスの尾部に発生する

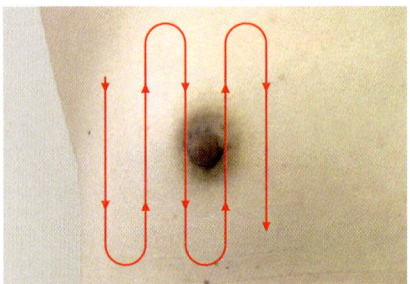

上下垂直方向：腋窩から開始し，ブラジャーの下部のあたりまで，上下垂直方向に触診する

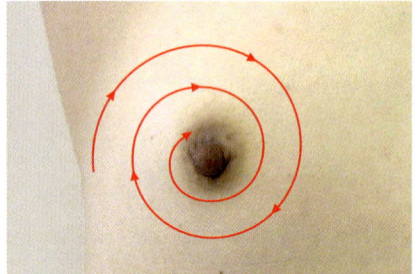

うず巻き状：外側から乳房の中心に向かってうず巻き状に触診する

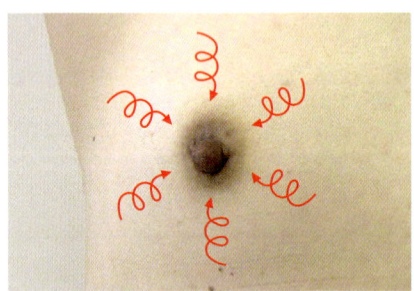

らせん状：乳頭に向かってらせんを描くように触診する

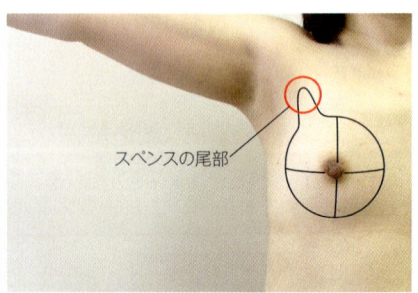

スペンスの尾部：乳房の上外側領域から腋窩に向かう部分にある乳腺組織の解剖学的突出部位

⑥腫瘤を触知した場合，部位，大きさ，形状，硬さ，境界，可動性，圧痛の有無や程度を丁寧に確認する

要点	留意点・根拠
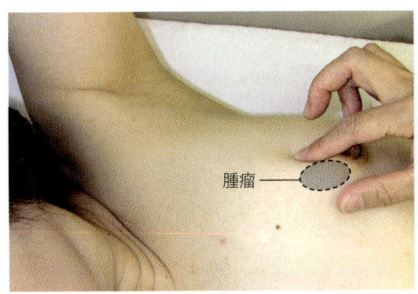 母指と示指で腫瘤を軽くつまみ，形と可動性を確認する	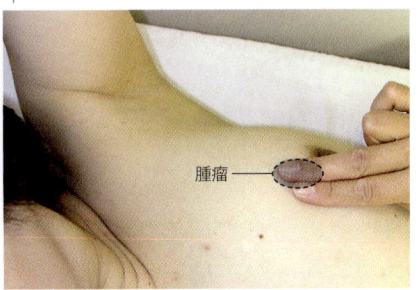 示指と中指を揃え，指先の指腹で腫瘤の硬さ，圧痛を確認する
5 乳輪部を触診し，腫瘤や圧痛の有無などを確認する ①示指と中指をそろえて指腹で円を描くように触診する 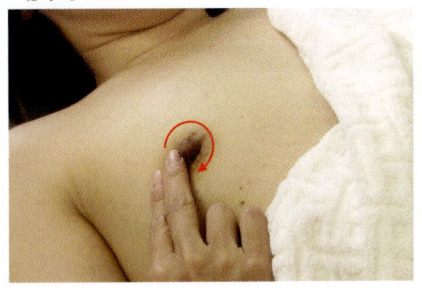	
6 乳頭部を触診し，腫瘤や分泌物の有無などを確認する ①母指と示指の指腹を合わせるようにして，乳輪から乳頭に向けてゆっくり圧迫し，観察する 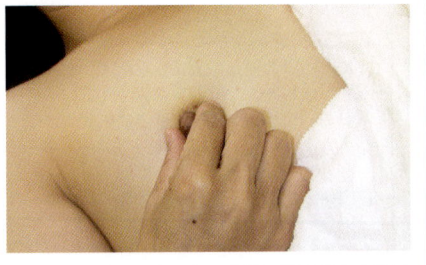 ②分泌物がある場合，色，性状，単孔性か多孔性かなどを観察する（❶）	❶ **根拠▶** 乳汁分泌の起こる原因として，乳腺に起因する場合と乳汁分泌ホルモン異常による場合があり，その鑑別をするため ・高プロラクチン血症：両側の複数の乳管から乳汁の分泌がみられる ・乳癌：片側単孔性で血性の分泌物がみられる

13 生殖機能

第2部／機能障害からみたフィジカルアセスメント

要点	留意点・根拠
7 触診した結果を記録し，評価する（❶❷） 〈右乳房〉　〈左乳房〉 上外側　上内側　　上内側　上外側 下外側　下内側　　下内側　下外側	❶乳頭で交差する水平線と垂直線により，乳房を上外側，下外側，上内側，下内側と四半領域に分け，乳頭を中心に時計の文字盤に見立てて表現する ❷腫瘤が認められた場合は，下の例のように略図にしておくとよい 〈例〉右乳房上外側領域，乳頭より2cm離れた11時方向に3×2cmの腫瘤がある場合 2cm 3cm 〈右乳房〉

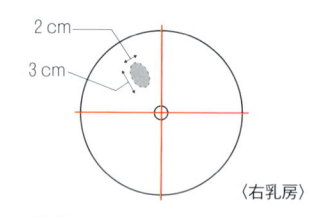

アセスメント

1．下腹部，外陰部の形態に異常はないか

アセスメント項目・ポイント	正常所見	異常所見・緊急時対応
1 下腹部の膨隆，腫瘤，疼痛，圧痛の有無	●腫瘤なし ●疼痛，圧痛なし	●腫瘤あり **想定される疾患▶**①子宮筋腫，子宮腺筋症，②妊娠子宮，③卵巣腫瘍，④異所性妊娠や卵巣出血による腹腔内出血，⑤悪性腫瘍や卵巣過剰刺激症候群による腹水貯留，⑥肥満による脂肪沈着，⑦便秘や腸管のガス充満など ●疼痛，圧痛あり **想定される疾患▶**①卵巣腫瘍の茎捻転，②卵巣出血，③異所性妊娠の破裂 **見逃してはならないサイン▶**激痛や多量出血によるショック症状〔血圧低下，顔面蒼白，冷汗，意識の混濁，脈拍（頻脈，徐脈），呼吸促迫〕 **緊急時対応▶**①直ちにドクターコール，同時にバイタルサインとSpO₂測定，②酸素吸入，血管確保と補液の準備，③エコーや内診などの診察準備，④手術前処置の準備
2 外陰部の腫脹，腫瘤，圧痛の有無，スキーン腺，バルトリン腺からの分泌物の有無	●腫脹，腫瘤なし ●圧痛なし ●バルトリン腺は触れない	●腫瘤あり **想定される疾患▶**子宮脱，膀胱瘤，直腸瘤，外陰癌 ●スキーン腺からの分泌物あり **想定される疾患▶**淋菌感染症やクラミジア感染症による尿道炎 ●バルトリン腺腫脹，圧痛，分泌物あり **想定される疾患▶**バルトリン腺膿瘍，バルトリン腺囊胞（無痛性）

2. 腋窩リンパ節の触知状況，乳房の形態に異常はないか

アセスメント項目・ポイント	正常所見	異常所見・緊急時対応
1 腋窩リンパ節触知の有無，圧痛の有無	● 通常触知しない ● 圧痛なし	● 大きい（≧1 cm），硬い，他のリンパ節と癒合している ・手や腕の感染，最近のワクチン接種後などでも腋窩リンパ節の腫大がみられる ・皮膚や皮下組織に癒着している場合，悪性腫瘍の可能性 ● 圧痛あり 想定される疾患▶ 急性細菌性乳腺炎
2 乳房・乳輪の硬さ，腫瘤や結節の有無および可動性	● 硬さの正常範囲は幅広く，軟らかい，顆粒状（全体的に加齢とともに顕著）や塊状 塊状性⇒乳腺葉やほかの構造物を支持する脂肪，結合組織の形状，または乳腺葉の不規則な密度によって生じるもの ● 腫瘤なし	● 腫瘤触知 想定される疾患▶ 乳腺症，線維腺腫，乳癌 ● 妊娠や月経前期の生理的結節と混同しないよう注意する．これらの時期はプロゲステロンの分泌が増えることで乳房が結節性を増すが，両側性であり圧痛を伴う 見逃してはならないサイン▶ えくぼ徴候（dimpling sign），腫瘤の触れた部位の皮膚をつまんでゆがみをつくると，中央が陥没し，えくぼ状となる 根拠▶ 癌がクーパー靱帯に浸潤し，皮膚に固定されるため生じる ● 腫瘤の可動性良好 想定される疾患▶ 乳腺症，線維腺腫 ● 腫瘤の可動性不良 想定される疾患▶ 乳癌
3 乳房の圧痛の有無	● 月経前にしばしば圧痛がみられる	● 圧痛あり（腫脹や自発痛を伴う） 想定される疾患▶ 乳腺症
4 乳頭の硬さ，分泌物の有無	● 柔らかく，分泌物なし（授乳期除く）	● 肥厚し弾力なし ● 分泌物あり 想定される疾患▶ 乳腺症，乳管内乳頭腫，乳癌

4 検査

濱﨑勲重

- 女性生殖機能をみる検査には様々なものがあるが，ここでは主に外来で行われる検査について解説する．

A. 細胞診

- 組織を擦過，または体腔液を吸引して得た細胞を光学顕微鏡で病理学的に検査する方法である．
- 細胞診は，腟内容のみでなく，体腔液，洗浄液，穿刺液，あるいは擦過物などから，身体各部位の悪性腫瘍の診断に用いられている．
- 子宮癌のスクリーニングに用いられ，また腟上皮細胞診は内分泌学的診断にも応用されている．

検査項目	検査方法・目的
1 子宮頸部擦過細胞診	● 子宮頸癌の検査法 ● 綿棒，ブラシを用いて子宮頸部を擦過して得た検体をスライドグラスに塗抹して，直ちにアルコールとエーテルの等量混合液に固定する（標本＝検体が乾燥しないようにすることが大切）直接塗抹法と，細胞をブラシで採取後，専用の保存液バイアルに回収し，細胞浮遊液として保存した後に専用の機器を用いて細胞診標本を作製する液体検体細胞診法がある ● 近年，細胞診および HPV-DNA テスト（HPV：human papillomavirus，ヒトパピローマウイルス）による検診も注目されている
2 子宮内膜細胞診	● 子宮体（内膜）癌のスクリーニング検査法の1つ ● エンドサイト（専用の器具）などを用いて子宮内膜を擦過して検体を採取する子宮内膜擦過法と子宮内膜吸引スメアなどが行われる

1）細胞診の判定

- わが国では，子宮頸部細胞診報告は従来，形態学的にクラスⅠ，Ⅱ，Ⅲ，Ⅳ，Ⅴと数値化した日母分類が用いられていた．しかし近年，細胞診断学，分子生物学の進歩に伴い，子宮頸癌に関する新しい知見が明らかとなり，また国際的に用いられている細胞診分類との互換性が必要となった．それを受けて，アメリカで提唱されたベセスダシステム（The Bethesda System；TBS）に基づいた報告様式の導入を目的に，2008年に日母分類が改訂された．
- 日母分類改訂の主な理由は，①検診の精度管理のためクラス分類でなく想定病変を記述する，②標本の適正・不適正を評価し，不良（不適正）標本をなくす，③子宮頸癌発癌における HPV 感染のエビデンスを取り入れる，④診断困難な異型細胞に対して新しいクライテリアを設ける，の4点である．表 13-4 にベセスダシステムと日母分類の表記の対応表を示した．

■表13-4　ベセスダシステムと日母分類(クラス分類)表記の対応表

区分	ベセスダシステム	推定病変	日母分類	運用
標本の適否	適正・不適正		判定可能 判定不能	再検査
細胞診判定	陰性 NILM	非腫瘍性所見 炎症	Ⅰ，Ⅱ	異常なし：定期検査
	■扁平上皮系異常			
	ASC-US	軽度扁平上皮内病変疑い	Ⅱ～Ⅲa	要精密検査： ① HPV検査による判定が望ましい ・陰性：1年後に細胞診，HPV併用検査 ・陽性：コルポスコープ診，生検 ② HPV検査非施行 　 6か月以内細胞診検査
	ASC-H	高度扁平上皮内病変疑い	Ⅲa，Ⅲb	要精密検査：コルポスコープ診，生検
	LSIL	HPV感染　軽度異形成	Ⅲa	
	HSIL	中等度異形成	Ⅲa	
		高度異形成	Ⅲb	
		上皮内癌	Ⅳ	
	SCC	扁平上皮癌	Ⅴ	
	■腺系異常			
	AGC	腺異型または腺癌疑い	Ⅲ	要精密検査：コルポスコープ診，生検，頸管および内膜細胞診または組織診
	AIS	上皮内腺癌	Ⅳ	
	adenocarcinoma	腺癌	Ⅴ	
	other malig.	その他の悪性腫瘍	Ⅴ	要精密検査：病変検索

NILM：negative for intraepithelial lesion or malignancy
ASC-US：atypical squamous cells of undetermined significance
ASC-H：atypical squamous cells cannot exclude HSIL
LSIL：low grade squamous intraepithelial lesion
HSIL：high grade squamous intraepithelial lesion
SCC：squamous cell carcinoma
AGC：atypical glandular cells
AIS：adenocarcinoma in situ

B. 組織診

● 組織の一部を切除(生検)して病理組織学的検査を行う方法である．

検査項目・ポイント	検査方法・目的
1 子宮頸部組織診	● 子宮腟部に腫瘍，潰瘍などがみられたり，細胞診が異常の場合に行う ● 細胞診の異常では精密検査目的で行われている
2 子宮内膜組織診	● 不正性器出血(悪性腫瘍，機能性子宮出血など)の時，また不妊症の場合に内膜の状態を知るため(子宮内膜日付け診)にも行う

C. コルポスコープ診（腟拡大鏡診）

- 子宮頸癌の精密検査のために行われる内視鏡検査である．
- 子宮腟部表面に集光照明を当て10～20倍くらいに拡大し，異常所見の有無，範囲をみて狙い組織診を行う．

D. 細菌・ウイルス検査

検査項目・ポイント	検査方法・目的
1 直接顕微鏡検査	●カンジダやトリコモナス原虫の検査に多く用いられている
2 細菌検査	●スライドグラスに採取した腟内容を直接塗抹して，乾燥固定後に染色し，鏡検する
3 培養検査	●綿棒に腟内容を十分に含ませて採取し，それぞれの細菌や微生物に特有な培地上で培養して，細菌や微生物の有無や種類を同定する
4 薬剤感受性検査	●各種薬剤の感受性を調べるため，培養して検出された原因菌に，薬剤を投与して有効性を知る
5 血清抗体検査	●感染が疑われる細菌やウイルスに対し，血清抗体価やペア血清での抗体価の変化をみることで，その細菌やウイルスの感染の有無や，急性期かどうかを調べる ●ヘルペスや風疹などの各種ウイルスやクラミジア，梅毒などの感染検査に用いられている
6 その他	●近年，酵素抗体法，PCR法，DNAプローブ法，TMA法，SDA法などを用いて性感染症などの診断を確実に検査できるようになった

E. 超音波検査

検査項目・ポイント	検査方法・目的
1 経腹超音波断層法（経腹法）	●患者を仰臥位にして腹壁上にプローブを当てて検査する方法で3.5～5.0MHzの超音波を用いてプローブから離れた深達部位まで描出できる ●膀胱充満が不十分だと腸管が影となって子宮や卵巣の描出がしづらくなる ●検査前に患者に排尿しないように伝えるか，また検査までに尿が十分にたまっていなければ検査前に水を飲んでもらうようにする
2 経腟超音波断層法（経腟法）	●内診台に患者をのせて腟内にプローブを挿入して検査する方法で，5.0～9.0MHzの周波数の高い超音波を用いるため，腟円蓋に近い部分が詳細で明瞭な画像が得られる（図13-3） ●膀胱が充満していると，子宮体部が腟円蓋から離れる位置に押しやられて観察しにくくなるため，検査前に排尿してもらう必要が

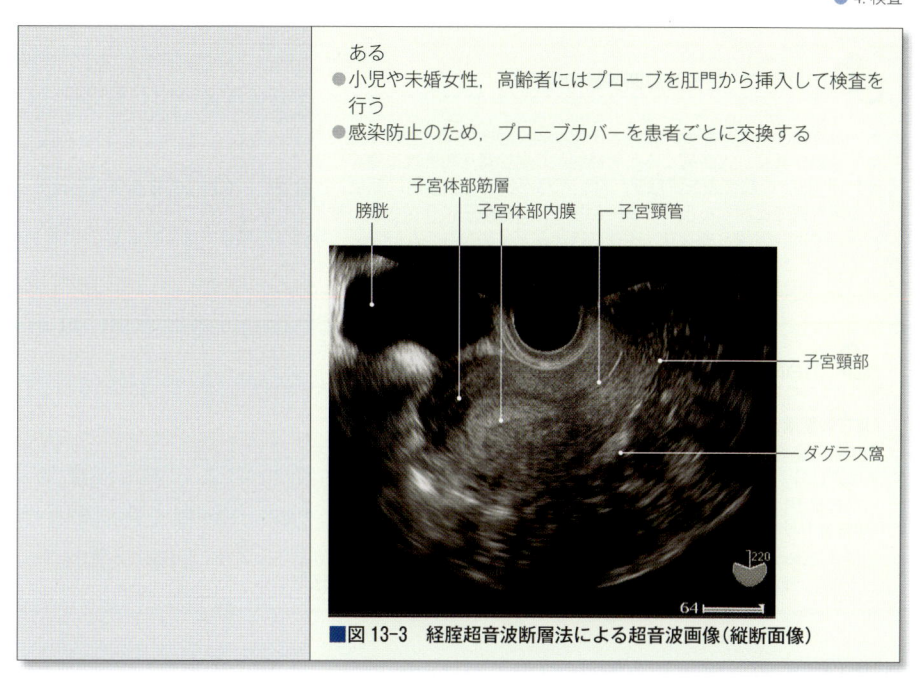

ある
- 小児や未婚女性，高齢者にはプローブを肛門から挿入して検査を行う
- 感染防止のため，プローブカバーを患者ごとに交換する

■図 13-3 経腟超音波断層法による超音波画像（縦断面像）

F. 腫瘍マーカー検査

- 腫瘍細胞から産生される物質，あるいは悪性腫瘍が存在することで産生される物質を検出することで腫瘍を診断する検査である．
- 検査には主に血液，時に尿が用いられる．
- 癌患者における腫瘍マーカーの陽性率（感度）と癌ではない患者の陰性率（特異度）から評価が行われることが多い．
- 表 13-5 に女性生殖器腫瘍に使用される主な腫瘍マーカーを示した．

■表 13-5 女性生殖器腫瘍で用いられる主な腫瘍マーカー

腫瘍		腫瘍マーカー
子宮頸癌 外陰・腟癌	扁平上皮癌	SCC
	腺癌	CA 125
子宮体癌	腺癌	CA 125, CA 19-9
卵管癌		CA 125
卵巣癌	表層上皮間質性	CA 125, CA 72-4, CA 54/61 SLX, STN
	胚細胞性	AFP, hCG, SCC
	性索間質性	エストロゲン
乳癌		CA 15-3, CA 72-4
絨毛癌		hCG, hCGβ, SP-1

memo　超音波診断装置の原理

- 人の耳に聞こえる音の範囲は大体 20～20,000 Hz（20 kHz）といわれている．
- 周波数が高く，人が聞くことを目的としない音を超音波と呼ぶ．
- 3～9 MHz の超音波を探触子（プローブ）を使って人体内に発信し，音響的に性質の異なる組織や臓器の境界面で反射すると，エコーとして元の探触子に受信され，電気的な処理を経て映像化される．
- 超音波は放射線と異なり，生体にほとんど侵襲を与えないため，産婦人科領域では検査に多く使われている．

memo　超音波画像の表示方式

〈超音波断層法〉
- 検査対象を2次元画像として描出する方法でBモードともいう．
- 最近は3次元の立体画像で描出する3D超音波装置やリアルタイムで描出できる4D超音波装置も使用されている．

〈超音波ドップラー法〉
- 検査対象の運動（胎児心拍，血流など）を検知して解析する方法．運動体の速度や方向などの情報を色で表し，超音波断層法を組み合わせたものが，カラードップラー法である．

●参考文献
1) 我部山キヨ子他編：助産師のためのフィジカルイグザミネーション，医学書院，2008
2) 山内豊明：フィジカルアセスメントガイドブック——目と手と耳でここまでわかる　第2版，医学書院，2011
3) アン・ウオー他著，島田達生ほか監訳：健康と病気の仕組みがわかる解剖生理学　改訂版，西村書店，2008
4) 下正宗編：〈コアテキスト〉1 人体の構造と機能，医学書院，2004
5) 井上裕美他監：病気がみえる vol.9 婦人科・乳腺外科　第2版，メディックメディア，2009
6) 大島明，黒石哲生，田島和雄編：がん・統計白書——罹患/死亡/予後(2004)，篠原出版新社，2004

5 アセスメントシート

山田　恵

1）女性生殖機能に関する概観

項目	観察結果
1.一般状態	意識状態　　　□清明　□傾眠　□昏迷　□昏睡
	バイタルサイン 　体温　（　　　　　）℃ 　血圧　（　　　／　　　）mmHg 　脈拍数（　　　　　）回/分 　呼吸数（　　　　　）回/分 　SpO₂　（　　　　　）%
	不正性器出血　　　□なし　□あり
	疼痛　　　　　　　□なし　□あり（部位：　　　　　　　　　）
	腹部膨満，膨隆　　□なし　□あり
	苦痛様表情　　　　□なし　□あり
	顔色の変化（顔面蒼白など）　□なし　□あり
2.年齢，体型	現在　（　　　　　）歳 身長　（　　　　　）cm　体重（　　　　　）kg　BMI（　　　） 体格　　　　　　　□標準　□やせ　□肥満 最近の体重増減　　□なし　□あり　（　　　　　　　　）
3.精神状態	不安感　　　　　　□なし　□あり 恐怖感　　　　　　□なし　□あり
4.その他	診察時の付き添い　□なし　□あり　（　　　　　　　　） 婦人科受診経験　　□なし　□あり

2）インタビュー

項目	観察結果
1.主訴	□月経異常，月経随伴症状 　周期の異常　　□希発　□頻発 　量の異常　　　□過多　□過少 　開始の異常　　□早発（　　歳〜）□遅発（晩発）（現在　　歳） 　閉経の異常　　□早発（　　　歳）□遅発（晩発）（現在　　歳） 　月経随伴症状　□なし　□あり（□月経前症候群　□月経困難症） □不正性器出血 □疼痛 　部位　□腹部　□下腹部　□片側腹部（□右　□左）　□腰部　□外陰部　□下腿 　　　　□乳房　□腋窩　□その他（　　　　　　　　） 　種類　□激痛　□疝痛　□牽引痛　□絞扼痛　□放散痛　□限局痛　□持続痛

1. 主訴つづき	□間欠痛　□鈍痛　□圧痛　□排便時痛　□性交痛 □陣痛様発作(　　分ごと) □帯下異常（色：　　　　　性状：　　　　　　） 　月経周期との関係　□なし　□あり(　　　　　　) 　臭気　　　　　　　□なし　□あり □外陰部症状 　状態　□発赤　□びらん　□腫脹　□水疱　□肥厚　□熱感　□灼熱感 　　　　□瘙痒感　□その他(　　　　　　) □乳房，乳輪，乳頭異常 　状態　□腫瘤（月経周期との関連　□あり　□なし） 　　　　□皮膚異常(　　　　　　　　)　□分泌物(性状：　　　　　　) 　疼痛　　　□なし　　□あり □その他(　　　　　　　　　　　　　　　　　　　　　　　　　　)
2. 現病歴	
3. 月経歴	初経年齢　（　　　歳）　　閉経年齢　（　　　歳） 最終月経　（　　／　　～　　日間） 月経周期　□規則的(　　日)　□不規則(　　　　) 持続期間　（　　　）日間 月経血の量　□少量　□普通　□多量 凝血の有無　□なし　□あり 随伴症状　□なし　□あり(鎮痛薬使用　□なし　□あり　種類：　　　) その他(　　　　　　　　　　　　　　　　　　　　　　)
4. 結婚歴，性生活歴および現在のパートナーの状況	□未婚　□既婚(　　　歳) 性交経験　□なし　□あり(初交年齢：　　歳) 最終性交日　（　　　　　　） 避妊方法　　（　　　　　　　　　　　　） パートナーの年齢　（　　）歳　健康状態　□良　□不良(　　　　) その他(　　　　　　　　　　　　　　　　　　　　)
5. 婦人科既往歴（乳腺疾患含む）	既往疾患　　　　　□なし　□あり(疾患名：　　　　　　　　) 手術既往　　　　　□なし　□あり(術式：　　　　　　　　) 現在の治療　　　　□なし　□あり(　　　　　　　　　　) ホルモン剤内服　　□なし　□あり(開始時期：　　　種類：　　) 細胞診　　　　　　□なし　□あり(最終検査日：　　　結果：　　)
6. 妊娠・分娩歴	
7. 既往歴 （婦人科以外）	
8. 家族歴	
9. 現在の健康状態，その他	□良好　□不良 服用薬剤　□なし　□あり(薬剤名：　　　　　　　年～　　) 排泄状況　排尿　　回/日(夜間排尿回数：　　回)　排便　　回/日

● 5. アセスメントシート

| 9. 現在の健康状態, その他つづき | 排泄トラブル　□なし　□あり(内容:　　　　　　服用薬剤:　　　　　)
 睡眠　(　　　)時間
 食事回数　　　回/日　□規則的　□不規則
 食欲　□なし　□あり　食事バランス　□良　□不良
 喫煙　□なし　□あり(　　　本/日)
 飲酒　□なし　□あり(種類:　　　　　　　量:　　　　　　) |

3) フィジカルイグザミネーションのチェックポイント

女性生殖器に関する視診所見

項目	観察項目	観察結果
下腹部	輪郭, 形状 膨隆 左右対称性 皮膚線条	(　　　　　　　) □なし　□あり □対称　□非対称(　　　　　　　) □なし　□あり　(色:　　　　　　)
外陰部 1. 恥丘 2. 陰唇, 腟前庭, 会陰 3. 性器出血 4. 分泌物(帯下)	皮膚色 陰毛の生育, 分布 形態異常 皮膚症状 分泌物	(　　　　　　　) タナーによる分類(　　　)　□逆三角形 　　　　　　　　　　　　　　□ダイヤモンド形　□その他 □なし　□あり(　　　　　　　　　　　　　　　) □なし　□あり 　　□発疹　□発赤　□腫脹　□潰瘍　□水疱　□硬結 　　□いぼ　□静脈瘤 □なし　□あり(色:　　　　　量:　　　　) □なし　□あり 　　色　□透明　□白色　□灰白色　□淡黄色　□黄褐色 　　　　□黄緑色　□赤色　□褐色　□その他 　　性状　□クリーム状　□酒かす状(ヨーグルト状)　□粥状 　　　　　□泡沫状 　　　　　□漿液性　□膿性　□粘稠性 　　悪臭　□なし　□あり
乳房 1. 乳房, 乳輪, 乳頭 副乳腺, 副乳頭	成熟度, 形 左右対称性 皮膚色の異常 皮膚症状 副乳腺, 副乳頭	タナーによる分類(　　　)　形(　　　　　　) 乳房　□対称　□非対称 乳頭　□対称　□非対称 □なし　□あり(　　　　　　　　　) □なし　□あり(部位:　　　　　　　) 　　□陥没　□引きつれ　□潰瘍　□浮腫　□橙皮様 　　□発赤　□発疹　□びらん　□痂皮形成 □なし　□あり(部位:　　　　　　　)

女性生殖器に関する触診所見

項目	観察項目	観察結果
下腹部	膨隆, 腫瘤 疼痛 腹膜刺激症状 腹水貯留	□なし　□あり(部位:　　　　大きさ:　　　×　　　cm) □なし　□あり 　　□激痛　□疝痛　□牽引痛　□絞扼痛　□放散痛 　　□限局痛　□持続痛　□間欠痛　□鈍痛　□圧痛 　　□陣痛様発作 □なし　□あり □なし　□あり

13 生殖機能

第2部／機能障害からみたフィジカルアセスメント

外陰部 1. スキーン腺 2. バルトリン腺	腫脹，腫瘤 圧痛 皮膚病変 分泌物 分泌物	□なし □あり(部位：　　　　大きさ：　　×　　cm) □なし □あり(部位：　　　　） □なし □あり(　　　　　　　　　　　　　　　） □なし □あり □なし □あり
乳房，乳輪，乳頭	腫瘤	□なし □あり(部位：　　　　大きさ：　　×　　cm) 　　　　　右　　　　　　　　　　左 硬度　　□軟　　　□弾性硬　□石様硬 境界　　□明瞭　　□不明瞭 可動性　□あり　　□なし 圧痛　　□なし　　□あり
腋窩リンパ節	腫脹 圧痛	□なし □あり □なし □あり

4) 女性生殖器のアセスメント

項目	観察結果	所見の判断と関連項目
下腹部		
外陰部		
乳房，リンパ節		
その他		
総合的なアセスメント所見		

● 参考文献
1) Barkauskas, VH 他(花田妙子他訳)：ヘルス・フィジカルアセスメント　上巻，日総研出版，1998
2) Bickley, LS(福井次矢，井部俊子日本語版監)：ベイツ診察法，メディカル・サイエンス・インターナショナル，2008
3) 藤崎郁：フィジカルアセスメント完全ガイド　第2版，学研メディカル秀潤社，2012
4) 日野原重明編：フィジカルアセスメント──ナースに必要な診断の知識と技術　第4版，医学書院，2006
5) マリーブ, EN(林正健二他訳)：人体の構造と機能　第3版，医学書院，2010

索引

記号・数字

％肺活量　146
％理想体重　244
Ⅰ音　76, 77, 173
Ⅰ型アレルギー　455
Ⅰ度高血圧　35
ⅡA　77
ⅡP　77
Ⅱ音　76, 77, 173
Ⅱ度高血圧　35
Ⅲ音　77, 173
Ⅲ度高血圧　35
Ⅳ音　77, 173
Ⅳ型アレルギー反応　455
γ-GTP　81
1/4盲　361
17-KS基準値　430
17-OHCS基準値　430
1回換気量　28, 130, 146
1日尿タンパク量　107
1日尿量，年齢別　105
1秒率　147
1秒量　146
24時間蓄尿　105
3-3-9度方式　17, 48, 49
5Ｗ1Ｈ　156
75ｇOGTT　433

欧文

A

A_2　77
ABCDEアプローチ　292
AC　245, 246
ACTH　408, 427
ADL　290, 294, 296
ADLテスト表　297
A/G比　81
ALP　81
ALT　81
AMC　245
ASO　293
AST　81, 190

B

BE　110, 146
BEE　246
BI　297
BMI　24, 244
BUN　81, 108
Bリンパ球　80

C

Ca　82
CEC　111
CI　189
CK　81, 190
CK-MB　190
Cl　81
CNS　7
CO　189
COMA　55
COPD　76
CPK　190
Cr　81
CRP　80, 191
CT　112
CTR　187
CT検査　82
CVA　97
C反応性タンパク質　80, 191
Cペプチド　81

D

DIC　60
DIP関節　466
DM　293

E

EF　190
eGFR　110
ESR　192

F

$FEV_{1.0}$　146
$FEV_{1.0}$％　147
FIM　297

G

GCS　17, 48, 49, 328, 392, 405
GFR　109
GHRH負荷試験　427
GIK療法　408
GOT　190

H

HbA1c　81, 432
HCO_3^-濃度　146
HDLコレステロール　157, 158
head to toeの原則　15, 54
H-FABP　192
HPV-DNAテスト　504
HRT　157

I

IADL　296
IGF-Ⅰ　427
IP関節　466

J

JARD2001　244
JCS　17, 48, 49, 328, 392, 405

K

K　81

L

LDH　81, 190
LDLコレステロール　157, 158
LHRH負荷試験　428

M

Mg　81
MMSE　402, 406
MMT　303, 312, 340
MP関節　466
MRCスケール　120
MRI　82, 112
MWST　215

N

Na　81
NAG　108

513

NP 7
NST 394

O
OABSS 282
OS 78

P
P₂ 77
PaCO₂ 80, 110, 145
PaO₂ 80, 110, 145
PAWP 189
PCR法 455
PET 112
PET-CT 112
pH，血漿の 145
PIP関節 466
PQ間隔 186
PSP色素排泄試験 111
P波 186

Q
QRS波 186

R
RICEの原則 291
RIシンチ 112
ROM 301, 313
ROMの基準 314〜318
ROS 50
RSST 215

S
S₁ 76, 77, 173
S₂ 76, 77, 173
S₃ 77, 173
S₄ 77, 173
SaO₂ 110, 146
SLE 57, 461
SLTA 402
SpO₂ 155
STD 492
ST波 187

T
TSF 245
TSH 408
Tリンパ球 80

U
UN 108

V
VE 216
VF 216

X
X線検査 82, 112

和文

あ
アーガイル＝ロバートソン瞳孔 378
アキレス腱黄色腫 60
アキレス腱反射 73, 74, 347, 425
悪玉コレステロール 157, 158
握力 305
握力計 299, 306
足クローヌス 348
アシドーシス 93, 110, 145, 410
アスパラギン酸アミノ基転移酵素 81
アスベスト 121
アセスメント 15
アセスメントシート 84
アセスメントツール 50
アセトン臭 410
頭からつま先までの原則 15, 54
アタマジラミ症 449
圧窩性浮腫 58
圧痕による浮腫の判定 102, 103, 452
圧痛 239
圧痛点，急性虫垂炎の 241
圧波 154
アトピー性皮膚炎 454
アナフィラキシー 439
アナフィラキシーショック 461
アネロイド式血圧計 35
あひる歩行 334
アフタ 201, 204, 210, 212
アラニンアミノ基転移酵素 81
アルカリホスファターゼ 81
アルカローシス 110, 145
歩き方の観察 334
アルドステロン基準値 430

アレルギー 461, 463, 479
—— の皮膚所見 470
アレルギー反応 440
アレルゲン 463
アレルゲン検査 455
アレンテスト 159, 180
アンモニア 81

い
易感染性 414
イグザミネーションスキル 9
医原性クッシング症候群 415
医原性副腎皮質機能低下症 415
意識 17
意識障害 48, 55, 92, 222, 326, 360
意識消失 154
意識清明 17, 48
意識レベル 17, 326, 328, 360, 398, 400
萎縮性腟炎 495
異常感覚 382
異常心音 174
異常歩行 17, 293
痛み刺激 369
位置覚 365, 372
一酸化炭素 157
一般検査 82, 83
一般状態 17
溢流性尿失禁 268
移動軸，関節可動域測定の 313
移動濁音界 71
イヌリン 109
胃の運動 234
いびき音 30, 144
易疲労感 412
胃泡 70
イヤーピース，聴診器の 214
陰核 495
陰茎 274, 277, 279
陰唇 274, 494
インスリノーマ 410, 415, 418, 422
インスリン様成長因子Ⅰ 427
インタクト副甲状腺ホルモン 429
インタビュー 12, 13
咽頭反射 210, 212, 381, 383
咽頭部 205
—— の聴診，嚥下時の 214

索引

咽頭扁桃　465
陰嚢　274, 279
陰嚢浮腫　279
陰毛　274, 491, 494

う

ウィーズ　30, 76, 143, 144
ウィップルの三徴　422
ウイルス検査，女性生殖器の　506
ウェーバー検査　379
う歯　201
右腎　273
　——の触診　68, 102
右心不全　155, 162, 180
うっ血性心不全　58, 92
うつ熱　41
ウロダイナミクス　283
運動　290
運動系　300
運動機能　290
運動機能障害　290, 294, 393
運動時振戦　335
運動姿勢感覚　365
運動失調　365, 393
運動調節機能　326, 332, 336
　——の神経診察　336
運動ニューロン障害　327
運動麻痺　327, 328, 335, 338, 351, 352, 401

え

衛生状態　19
栄養サポートチーム　394
栄養障害　335
会陰　274, 495
腋窩温測定　43, 45
腋窩深部リンパ節　490
腋窩リンパ節　474, 499, 503
液性免疫能検査　478
液体検体細胞診法　504
えくぼ徴候　503
エルブ領域　173
遠位指節間関節　56, 466
鉛管様強剛　350
塩基過剰　110, 146
嚥下　198
嚥下検査　380
嚥下時咽頭部音　214
嚥下障害　198, 215

嚥下造影検査　216
嚥下内視鏡検査　216
嚥下反射　200, 202, 381, 383
炎症性乳癌　496
援助的人間関係　9
延髄　383
円柱，尿沈渣の　107
円柱細胞，尿沈渣の　283

お

横隔神経麻痺　138
横隔膜　136
　——の位置　136, 138
　——の可動域　138
　——の呼吸性移動　136
黄色板症　60
黄体形成ホルモン基準値　428
黄体形成ホルモン放出ホルモン負荷試験　428
黄疸　57, 222, 230, 446
　——の確認，視診による　229
嘔吐反射　381
黄斑　62
オースチン＝フリント雑音　175
オープニングスナップ　175
オープンクエスチョン　14
折りたたみナイフ様痙直　351
音叉　371
音声聴診　76
音声伝導　29, 65, 134, 135
音声の異常　143
温痛覚　400
温度覚　362, 370

か

カーテン徴候　208, 380
外陰・腟癌　507
外陰部　275, 491, 498, 502
外陰部皮膚病変　492
外陰部分泌物　495
外眼筋　61
外頸静脈　58, 161, 162, 178, 180
外頸静脈怒張　58, 162, 180
開口障害　207, 212
外呼吸　27
外傷　438, 444
外傷初期看護ガイドライン　292
外傷性脱臼　291
咳嗽反射　381
外側腋窩リンパ節　490, 499

改訂水飲みテスト　215
外転神経　362, 377
外尿道括約筋筋電図　284
外尿道口　495
灰白色便　254
外皮　59
開放音　78
解剖学的基本肢位　313
潰瘍　60, 448
外来患者の診査　54
会話の状態　19
カウプ指数　24
下顎呼吸　132
科学的根拠　6
化学的便潜血検査　261
下顎の動き　209
下顎反射　71, 72, 378
過活動膀胱　268, 282
過活動膀胱症状質問票　282
かかと打ち歩行　334
かかと－つま先歩行　307
かかと・膝試験　64, 344
かかと歩行　307
過共鳴音　139
顎下腺　205, 206
顎下リンパ節　473
顎骨骨髄炎　201
拡張期逆流性雑音　175
拡張期血圧　34, 40
拡張期雑音　78
拡張期ランブル　175
拡張後期雑音　78
拡張早期雑音　78
拡張中期雑音　78
角膜反射　342, 351, 379, 383
過呼吸　28, 131
かさぶた　448
下肢遠位部　339, 340
下肢近位部　339, 340
下肢筋の抵抗性確認　337, 338
下肢試験　340
下肢静脈　184
下肢長　311, 331
下肢の運動麻痺　340, 351
下肢の協調運動　344
下肢の筋緊張　337
下肢の筋力　338
下肢の浮腫　94, 99
下肢バレー徴候　305, 400
下肢膝立て試験　351

515

索引

下肢ミンガチーニ徴候　340, 351
過少月経　413
過剰心音　174, 175
過食　157, 415
過水　58
下垂手　293, 335
下垂足　293
下垂足歩行　17
下垂体腫瘍　94
下垂体性巨人症　410
下垂体腺腫　408
下垂体前葉機能低下症　408
ガス交換　118
苛性カリ法　455
画像診断法　112
加速歩行　334
家族歴　13
下腿三頭筋　183
下腿三頭筋腱反射　425
下腿周囲長　310, 331
肩関節　339
肩呼吸　132
カタトニー　351
滑車神経　362, 377
活動係数　246
カテコールアミン基準値　430
痂皮　448
カフ　35
下腹部　97, 274, 490, 497
　── の圧痛, 疼痛　497, 502
　── の膨隆, 腫瘤　502
下部尿路　265
カラードップラー法　508
ガラス圧法　454
ガラス板圧迫　447
カリウム　81
顆粒円柱　107
カルシウム　82
カロリック検査　380
感音難聴　379
肝下縁　241, 242
感覚　360, 365
感覚解離　401
感覚過敏　382
感覚器　360
感覚機能　360, 365, 368
感覚検査　365
感覚障害　328, 400, 401
感覚性運動失調歩行　308
感覚脱失　382

感覚統合機能　374
感覚鈍麻　413
眼窩の形状　99
肝機能検査　81
眼球位置の検査　377
眼球運動　60, 377, 380, 393, 398, 401
眼球強膜　57
眼球結膜の黄染　222
眼球突出　417, 419
眼球偏位　377
眼筋の異常　61
肝頸静脈逆流　58
観血的血圧測定法　34
間欠熱　42
眼瞼　60, 376, 417
眼瞼黄色腫　60
眼瞼下垂　61, 376, 419
眼瞼結膜　56, 119
眼瞼腫脹　417, 419
看護　7
　── の主要概念　4
看護アセスメント　4
肝硬変　57, 92
看護実践　4
肝縦径　235
看護モデル　50
看護理論　50
カンジダ腟炎　492, 495
間質液　99
肝縦径　235
肝腫大　155
冠状動脈狭窄度　188
冠状動脈の分類, AHA による　188
緩徐相, 眼振の　61
眼振　61, 380
肝腎コントラスト　111
肝性口臭　223
肝性脳症　57
乾性ラ音　30, 143
関節　291
　── の圧痛　471
　── のアライメント　301
　── の炎症所見　471
　── の周囲組織　302
　── の腫脹　471
　── の変形　463, 471
関節位置覚検査　373, 382
関節運動覚検査　372, 382
関節運動時の異常音　295

関節炎　302, 462, 471
関節音　302
関節角度計　313
関節可動域　301, 313
　── の基準　314～318
　── の参考可動域角度　313
関節可動域測定　301, 313
　── の基本肢位　313
　── の基本軸　313
関節強直　293
関節拘縮　293
間接対光反射　377
関節痛　463
間接的血圧測定法　34
間接ビリルビン　81, 106
関節包外脱臼　291
関節包内脱臼　291
関節リウマチ　56, 471
感染症　460
感染性心内膜炎　57
肝臓　235
　── の叩打診　237
　── の触診　66, 241
　── の打診　70, 235
肝臓縦径　235, 238
眼底　62
眼底鏡　62
眼底検査　62
観念運動失行　393
観念失行　393
肝辺縁　67, 242
汗疱　56
顔貌　19
陥没呼吸　132
顔面異常所見, 内分泌疾患の　420
顔面神経　363, 378
顔面神経麻痺　204, 207, 378, 379
顔面蒼白　439
顔面の運動麻痺　333, 335, 351
顔面浮腫　94, 99
眼輪筋　338
冠攣縮性狭心症　157

き

奇異呼吸　28, 132
奇異性分裂　77, 175
既往歴　12
気管　132
　── の位置　133

索引

——の偏位　133, 135
気管・気管支呼吸音　30
気管呼吸音　141
気管支声　76
気管支呼吸音　75, 141
気管支喘息　461
気管支肺胞呼吸音　30, 141
気管挿管　326, 327, 360
気管分岐部　125
聞こえの検査　361
起座呼吸　132
義歯　201, 208
基準身長　244
基準体位　244
基準体重　244
基準値　80
——，臨床検査の　83
寄生虫　449
基礎エネルギー消費量　246
基礎代謝率　412
喫煙　157
喫煙歴　121
亀頭　274
気道管理　326, 327, 360
気道熱傷　438
企図振戦　63
機能性心雑音　79
機能性尿失禁　268
機能的残気量　146
機能的自立度評価法　297
基本肢位，関節可動域測定の　313
基本軸，関節可動域測定の　313
基本的健康歴　12
——の聴取項目　12
奇脈　170
逆流性全収縮期雑音　175
客観的情報　14, 15
ギャロップリズム　77, 174, 175
嗅覚　361, 363
嗅覚過敏　363
嗅覚器　361
嗅覚検査　375
嗅覚減退　363
嗅覚障害　375
嗅覚脱失　363
休止期　28
休止時振戦　335
丘疹　447
嗅神経　363, 375

急性ウイルス性肝炎　57
急性歯槽骨炎　201
急性腎不全　94, 105
急性相反応物質　80
急性虫垂炎の圧痛点　241
急性尿閉　267
急性腹膜炎　68
吸息期　28
急速相，眼振の　61
橋　383
胸郭　128
——の拡大　133, 134
——の可動性　128
——の形状　128, 129, 133, 161
胸郭運動　135
胸郭変形　162
強拡大，尿顕微鏡検査　106
胸筋リンパ節　490
胸骨角　58, 124, 160, 179, 272
胸骨下部　164
胸骨中線　97, 124, 160, 164, 228, 272
胸鎖乳突筋　166, 381, 423
胸式呼吸　29
胸水　92
胸声　76
協調運動　343, 352
協調運動障害　327
胸痛　120, 121, 154, 155
強皮症　452, 462
胸腹部の基準線　272
胸腹部の指標　272
胸部の基準線　124, 125
胸部の指標　125
胸壁拍動　164, 166
胸膜摩擦音　30, 144
共鳴音　69, 136, 139, 172
巨大舌　420
虚脱　291
起立性低血圧　93
起立動作　334
亀裂　448
記録　9
記録用紙　84
近位指節間関節　466
筋萎縮　302, 334, 418, 422
筋強直性ジストロフィー　202
筋緊張　306, 337, 350
筋クローヌス　348
筋原性筋萎縮　302, 334

近見反射　377, 378
筋骨格系検査　9
筋伸展反射　71
筋性防御　68, 239, 241
緊張性気胸　138
筋トーヌス　306
筋肉量　334
筋肥大　335
筋力アセスメント　303
筋力低下　295, 413

く

クヴォステック徴候　425, 426
空腹時血糖　81
クォンティフェロン®検査　122, 455
区画症候群　291
草刈り歩行　308, 334
駆出性雑音　77, 175
駆出性収縮期雑音　77, 78
駆出率　190
クスマウル呼吸　28, 130, 131
クスマウル徴候　58
口すぼめ呼吸　28, 132
苦痛の徴候　17
苦痛様顔貌　439
靴下型しびれ　413
クッシング症候群　409, 445
クモ状血腫　57, 229
グラスゴー・コーマ・スケール　17, 48, 49, 328, 405
グラハム＝スチール雑音　175
クリアランス　109, 110
クリック　78
クリティカルシンキング　8
クリニカルナーススペシャリスト　7
グル音　79, 232
グルコース　81
グルコース負荷試験　433
クレアチニン　108, 109
クレアチニンクリアランス　109
クレアチンキナーゼ　81, 190
グレーフェ徴候　417, 419
黒い舌苔　209
クローズドクエスチョン　14
クロール　81

け

毛　445

―― の外観　449
―― の視診　445
―― の触診　451
脛骨前症候群　292
頸静脈怒張　58
痙性対麻痺歩行　308
痙性片麻痺歩行　308
経腟超音波断層法　506
痙直　306
系統的診査　9, 10
頸動脈　65, 166
軽度脱水　95
経皮的酸素飽和度測定　155
経腹超音波断層法　506
頸部リンパ節　466, 473
鶏歩　17, 308
稽留熱　42
痙攣性便秘　254, 255
外科的血尿　107
下血　224, 254
ケジラミ症　449
血圧　34
―― の基準値　34
血圧計　35
血圧測定　34, 36, 39, 55
血圧値の分類　35
血液ガス分析　80, 83, 110, 145
血液灌流　154
血液検査　80, 83
血液生化学検査　81
――, 腎機能の　108
血液尿素窒素　108
血液の循環動態　34
結核感染　122
血管音　40
血管確保　155
血管雑音　40, 79, 234, 425
血管透過性亢進　461
血球　80
月経　485
月経異常　413
月経周期　485
血漿　80
血漿HCO$_3^-$濃度　146
血漿pH　145
血漿浸透圧基準値　432
結晶成分, 尿沈渣の　283
血小板　80
血小板数　80
血清γグロブリン　192

血清Ca基準値　431
血清Cl基準値　431
血清K基準値　431
血清Na基準値　431
血清P基準値　431
血清アルブミン　81
血清カリウム　109
血清カリウム基準値　431
血清カルシウム基準値　431
血清クレアチニン　81, 109
血清クレアチニン濃度　109
血清クロール基準値　431
血清シスタチンC　109
血清総タンパク　81
血清ナトリウム基準値　431
血清リン基準値　431
結節　447
欠損歯　208
結滞　32, 170
血中クレアチニン　109
血中尿素窒素　81
血糖基準値　431
血尿　107, 265
血便　254
解熱時の症状　42
ケブネル現象　454
下痢　253, 413
検眼鏡　62
肩甲下リンパ節　490
肩甲骨下角　125, 272
肩甲骨下角線　125, 272
肩甲骨線　125
肩甲線　125
健康歴　9, 12
減呼吸　28, 131
検査値の読み方　80
原始的感覚　362
検体検査　80
見当識障害　402
原発疹　447
腱反射　71, 348
現病歴　12

こ

後腋窩線　124, 272
後腋窩ヒダ　124
後腋窩リンパ節　490
好塩基球　80
構音障害　198, 327
口蓋垂　205, 208

口蓋扁桃　205, 208, 465
口角下垂　199, 204
口渇　94, 412
高カリウム血症　92
咬筋　378
口腔温　43, 45
口腔開閉運動　204
口腔乾燥　98, 200, 469
口腔底粘膜　205
口腔内アフタ　469
口腔内潰瘍　469
口腔内の視診　98, 204, 468
口腔内の触診　210
口腔粘膜　208, 212
後脛骨動脈　169
高血圧　34
高血圧基準, 小児の　35
高血圧治療ガイドライン　34
高血糖　222
膠原病　461, 462
―― の皮膚所見　470
咬合異常　209
硬口蓋　205
抗甲状腺ペルオキシダーゼ抗体基
　準値　429
咬合状態　204, 207
構語障害　327
後索型運動失調　365
好酸球　80
高次脳機能　392, 398
高次脳機能障害　392
口臭　19, 201
抗重力筋　18
甲状腺　423
甲状腺機能亢進症　452
甲状腺機能低下症　409
甲状腺峡部　423
甲状腺刺激ホルモン　408
甲状腺刺激ホルモン基準値　428
甲状腺刺激ホルモンレセプター抗
　体基準値　429
甲状腺腫　424
甲状腺腫大　417, 420
甲状軟骨　423
口唇の視診, 触診　204, 207, 210,
　212
口唇ヘルペス　204, 210
構成失行　393
光線過敏性試験　454
高体温　41

索引

叩打痛, 腎臓の 104
好中球 80
高調音 76
高張食塩水負荷試験 433
高張性脱水 94, 98, 100
高調性連続性副雑音 30, 143
硬直 306
——, 腹壁の 239
咬頭 206
喉頭 209, 211, 213
喉頭閉鎖不全 200
紅斑 447, 454, 461
項部硬直 351
高プロラクチン血症 501
硬脈 32
肛門 257, 259
肛門括約筋 258, 277, 280
肛門管 259, 260
肛門変形 258
抗利尿ホルモン基準値 428
口輪筋 338
誤嚥 198, 200, 381
誤嚥性肺炎 198, 200, 208
コース・クラックル 30, 76, 143, 144
鼓音 30, 69, 139, 234
股関節 339
股関節外転力 303
股関節内転力 303
呼気延長 142
小刻み歩行 334
呼気臭 19
呼吸 27, 118
—— の深さ 28, 129, 130
—— のリズム 28, 129, 131
呼吸運動 28, 118, 132
呼吸音 28, 140, 141
——, 異常 75
——, 正常 75
—— の種類 30
—— の分類 142
呼吸音聴取 30
呼吸回数 28, 129, 130
呼吸機能 118
呼吸機能検査 82, 146
呼吸気量 147
呼吸困難 120, 121, 156, 461
呼吸困難度の分類 120
呼吸性アシドーシス 110, 111
呼吸性アルカローシス 110, 111

呼吸パターン 129～131
黒色便 253
固形便 252
誤嚥 63
個人情報 12
呼息期 28
呼息相の延長 130
骨・関節変形 301
骨折 291
骨突出 439
骨盤内臓器 489
固定性分裂 77, 175
ゴナドトロピン 413
鼓膜温 43, 46
コミュニケーションスキル 9
ゴム状硬, 甲状腺腫の 424
固有感覚 401
コルチゾール基準値 427, 429
コルポスコープ診 506
コロトコフ音 40, 41
混合型便失禁 256
混合性脱水 100
昏睡度分類 57
コンパートメント症候群 291

さ

臍 97
採尿部, 聴診器の 214
細菌検査, 女性生殖器の 506
細菌性腟炎 495
最高血圧 34
最高血圧予測値 39
最終月経 485
最大尿流率 283
最大膀胱容量 283
最低血圧 34
催吐反射 381
採尿法 105
臍部 97
細胞外液 109
細胞外液量 58
細胞間質液 444
細胞診, 女性生殖器の 504
細胞性免疫能検査 478
細胞内液 109
細胞浮腫 93
サイロキシン基準値 428
鎖骨 124, 160, 272
鎖骨上・下リンパ節 490
鎖骨上リンパ節の触診 474

鎖骨中線 97, 124, 160, 272
さじ状爪 56, 57, 448, 119, 222
左室機能 189
左腎 273
—— の触診 68, 102
左心不全 155
嗄声 19, 410
ざ瘡 421
擦式消毒薬 53
左右橈骨動脈差 32
猿手 293, 335
酸塩基平衡 110
酸塩基平衡異常 110, 111
酸化ヘモグロビン 445
残気量 146
参考可動域 313
三叉神経 71, 378
三尖弁領域 76, 173
酸素供給状態 92
酸素供給不良 118
酸素飽和度 155, 188
残存歯数 208
三大栄養素 108
散瞳 376, 400
三頭筋腱反射 346
残尿感 265, 267
残尿測定 283
三杯試験 105
残便感 255
三類感染症 255

し

指圧痕 451, 452
シーソー呼吸 132
シェリントンの軸線 366
ジェンドラシック手技 73, 347, 348
歯牙 212
視界障害 413
痔核 258
視覚器 361
自覚所見の確認 400
視覚性失認 393
自覚的知覚異常 362
耳下腺 206
歯冠 206
耳管扁桃 466
色素沈着 230, 421, 443
色素斑 447
識別感覚 362, 374

519

子宮癌　495, 504
子宮筋腫　495
子宮頸癌　504, 507
子宮頸部擦過細胞診　504
子宮頸部組織診　505
子宮体癌　504, 507
糸球体濾過量　109
子宮脱　280
子宮内膜細胞診　504
子宮内膜組織診　505
子宮内膜日付け診　505
視空間認知能力低下　328
指屈筋握力　305
歯頸　206
刺激異常　361
刺激部位　366
止血機能　80
自己抗体　478, 479
自己固有感覚　365
私語ペクトリロキー　143
自己免疫疾患の検査　479
四肢筋力　304
四肢欠損　293
四肢周囲長測定　302, 310
四肢長　301, 331
脂質異常　158
四肢のアライメント　300
四肢の運動麻痺　333, 335
四肢の協調運動　352
四肢の筋肉量　334
四肢の計測部位　331
歯周ポケット　208
視診　9, 53, 55
視神経　362, 375, 376
視神経乳頭　62
シスタチンC　109
システムレビュー　9, 10, 15, 30
姿勢　17, 300, 332, 333, 344
姿勢時振戦　335
指節間関節　466
脂腺　443
自然排尿　105
耳側半盲　426
舌　209, 210, 212, 381, 417, 469
弛張熱　42
膝蓋腱反射　73, 347
失外套症状　328
膝窩動脈　168
疾患特異的自己抗体　478
疾患非特異的自己抗体　478

失禁　440
シックハウス症候群　121
失行　392
失語症　402
失声　19
湿性嗄声　200
湿性ラ音　143, 30
失調性歩行　17, 308
失認　392, 393
失明　362
至適血圧　35
歯肉　206, 208, 212
自発眼振　380
紫斑　447, 454
四半盲　361
しびれ　295, 362
指診法，乳房の触診　500
耳閉感　363
脂肪円柱　107
脂肪塞栓症候群　292
シムス位　257
視野　361, 362, 399, 401
視野狭窄　361, 362
弱拡大，尿顕微鏡検査　106
視野欠損　361
視野検査　375
視野障害　362, 393
尺骨動脈　181
ジャパン・コーマ・スケール　17, 48, 49, 328, 405
斜裂　126
周囲長，浮腫のある部位の　472
自由回答型質問　14
臭気　19
収縮期駆出クリック　79
収縮期血圧　34, 39, 40
収縮期血圧予測値　39
収縮期高血圧　35
収縮期雑音　77, 175
収縮後期雑音　77
重炭酸イオン　110
重度脱水　95
絨毛癌　507
絨毛性疾患　495
手関節　338
主観的情報　14, 15
粥腫　157
縮瞳　376, 400, 419
手指関節　466
────のこわばり　463

────の変形　471
手指屈筋反射　74
手指失認　393
手指消毒　53
手指振戦　418, 422
手掌遠位部　164
手掌近位部　164
手掌紅斑　223, 230
受診動機　12
主訴　12
手段的日常生活動作　296
出血傾向　80
出血性ショック　55
出血斑　447
受動喫煙　121
受動的運動感覚　365, 372, 373
受動的姿勢感覚　365, 372, 373
受容体　360
腫瘍マーカー検査，女性生殖器の　507
腫瘤　446
循環　154
循環機能　154
循環機能障害　154
循環血液量減少　92, 93
循環血液量減少性ショック　55
上位運動ニューロン　71
上位運動ニューロン障害　74
小陰唇　491
消化器運動　233
消化器症状　413
上下肢動脈差　32
上級実践看護師　7
上下顎歯間距離　207
少呼吸　28, 131
上肢遠位部　338, 339
硝子円柱　107
上肢近位部　339
上肢試験　340
硝子体出血　413
上肢長　311, 331
上肢の運動麻痺　340, 351
上肢の協調運動　343
上肢の筋緊張　337
上肢の筋力　338
上肢の転換運動検査　343
上肢バレー徴候　305, 340, 351
症状　53
上肢落下試験　342, 351
小水疱　447

索引

掌蹠膿疱症　56
上前腸骨棘　97, 168, 272
踵足　335
小腸領域の鼓音　238
情緒不安定　415
情動障害　398
小児の高血圧基準　35
小脳型運動失調　365
小脳失調　332
小脳失調症状　361
小脳障害　63, 64
小脳性運動失調歩行　308
小脳の異常　64
上皮細胞,尿沈渣の　282
上部消化管腐敗性病変　201
小脈　32, 170
静脈血　118
睫毛徴候　341, 378
睫毛反射　342, 351, 379, 383
上腕筋囲長　245
上腕三頭筋腱反射　72, 346
上腕三頭筋部皮下脂肪厚　245
上腕周囲長　245, 246, 310, 331
上腕動脈　167
上腕二頭筋　167
上腕二頭筋 MMT　312
上腕二頭筋腱反射　72, 345
食塊移送運動　208
食塊形成　208
食塊形成不全　200
触診　9, 53, 64
――,右腎の　68
――,肝臓の　66
――,肝辺縁の　67
――,気管の　65
――,頸動脈の　65
――,左腎の　68
――,心尖拍動の　65
――,腎臓の　67
――,橈骨動脈の　64
――,脾臓の　67
――,腹水の　66
――,腹痛時の　68
――,腹部膨満の　66
触診法による血圧測定　36
褥瘡　60, 439, 444, 447
食物テスト　215
食欲低下　412
徐呼吸　28, 130
助産師　7

書字感覚検査　374
女性外陰部　279
女性外性器　274
女性生殖器　486, 490, 497
女性生殖機能　484
女性内性器　489
触覚　362, 379, 382, 400
触覚器　360
触覚検査　371
ショック　154, 452
ショック症状　409, 439
ショック状態　92, 154, 156
初尿　105
除脳硬直肢位　48
除皮質硬直肢位　48
徐脈　32, 170
シリアル 7　402
視力　361, 362
視力検査　375
白い舌苔　209
痔瘻　258
心音　76, 77, 173, 174, 176
心拡大　178, 187
人格変化　328
腎画像診断　111
心窩部　97, 229
心窩部拍動　231
腎灌流　94
腎機能検査　81, 108
心機能低下　154
腎機能低下　109
心胸郭比　187
真菌直接鏡検　455
心筋トロポニン I　191
心筋トロポニン T　81
心筋ミオシン軽鎖 I　191
神経因性膀胱　278, 280
神経学的検査　9
神経筋接合部の障害　327
神経原性筋萎縮　302, 334
心係数　189
神経伝達　426
神経麻痺,二次的圧迫による　293
腎血流量減少　109
診察　5
心雑音　76, 77, 78, 175
心室コンプライアンス　77
心室細動　92
心周期　173, 176

新身体計測基準値　244
振水音　79, 233, 234
腎性尿崩症　94
振戦　164, 166, 335
新鮮尿　105
心尖拍動　65, 69, 76, 159, 163
心尖部　159, 163, 172
心尖部拡張期ランブル　175
心臓　154
――の右縁　69
――の大きさ　69, 165
――の左縁　69
――の輪郭　69
腎臓　273
――の炎症　96
――の大きさ　103
――の叩打痛　104
――の触診　67, 103
――の打診　70, 104
腎臓下極　273
心臓カテーテル検査　188
身体計測　10, 22, 244
身体構造の対称性　18
身体失認　392, 393
身体診察　5, 9, 50, 53
心濁音界　69, 137
心濁音界打診法　69
心タンポナーデ　162
身長計　22
身長計測　22
身長の平均値　23
心電図検査　82, 186, 433
浸透圧利尿　412
振動覚　400, 425
振動覚検査　371, 425
腎動脈　232
心内圧　188
浸軟　444, 446
心肺機能低下　326
心拍　31
心拍出量　34, 189
心拍動　31
心肥大　164, 165
腎泌尿器系超音波検査　111
深部感覚　365
深部腱反射　345, 352
心不全　154
腎不全　94
深部知覚　392, 400
腎部膨隆　99

521

索引

心房波　186
じん麻疹　439, 470

す

水牛様肩　410
水銀血圧計　35, 41
水銀体温計　43, 45
推算糸球体濾過量　110
随時血糖　81
錐体外路障害　327
錐体路障害　340, 349
錐体路徴候　350, 352
水平裂　126
水疱　447
水泡音　30, 76, 143, 144
水疱性発疹　59
睡眠変化　415
頭蓋内圧亢進症状　326, 328, 360
スキーン腺　275, 502
すくみ足　334
スクラッチテスト　159, 176, 177, 236, 455
スクリーニング　9, 10, 15, 50
スチル病　454
ストライダー　76
ストレス係数　247
ストレステスト　282
スパイログラム検査　146
スパスム　157
スプーンネイル　57, 222
スポーツ心臓　32
すり足歩行　308
スリル　65, 164, 166
スワン・ガンツカテーテル検査　189
スワン第4点　40

せ

清音　30, 69
声音振盪　29, 65
声音聴診　76
声音伝導　65
生化学検査　83
性格変化　415
生活習慣病　223, 414
生活歴　13
性感染症　492, 494
性器・乳房萎縮　418, 422
性器ヘルペス　492
静止時振戦　335

正常血圧　34, 35
正常高値血圧　35
正常姿勢　17
正常歩行　18
精巣　274
正中線　97
成長ホルモンL-ドーパ負荷試験　427
成長ホルモンアルギニン負荷試験　427
成長ホルモンインスリン負荷試験　427
成長ホルモン放出ホルモン負荷試験　427
生命徴候　27
性欲低下　413
生理機能検査　80, 82
生理的尿タンパク　108
生理的分裂，Ⅱ音の　175
生理的彎曲，脊柱の　300
赤外線鼓膜用体温計　43
赤色皮膚線条　421
脊髄後索-内側毛帯系　368, 371, 382
脊髄視床路系　368, 369, 382
脊柱　97, 300
脊柱アライメント　300
脊柱側彎　301
舌圧子　203, 205
舌咽神経　363, 380
舌下神経　381
舌下腺　206
赤血球　80
──，尿沈渣の　282
赤血球円柱　107
赤血球数　80
赤血球沈降速度　192
舌骨筋群　166
摂食　198
摂食・嚥下機能　51, 198, 203, 209, 213
摂食・嚥下機能障害　201, 393
接触性皮膚炎　454
舌苔　201
絶対的濁音　139
切迫性尿失禁　268, 269
切迫性便失禁　255
舌扁桃　465
セルフケア不足　294

セルフケア不足シンドローム　294
線維束収縮　336
前腋窩線　124, 272
前腋窩ヒダ　124
前腋窩リンパ節　490
前脛骨部浮腫　102
尖圭コンジローマ　492
浅呼吸　131
全収縮期雑音　77
前収縮期雑音　78
全身型若年性関節リウマチ　454
全身倦怠感　412
全身性エリテマトーデス　57, 461
全身性浮腫　95
全身の概観　10, 17
全身のスクリーニング　50
漸増漸減雑音　77
尖足　308
尖足歩行　17, 334
善玉コレステロール　157, 158
先端巨大症　56, 409
前庭機能　380
前庭神経　379
セントラルエコーコンプレックス　111
全肺気量　146
線分二等分検査　399
喘鳴　76
専門看護師　7
専門看護師制度　6
前立腺　277～279
前立腺肥大　280
前腕周囲長　310, 331

そ

造影検査　112
爪郭角　444, 449
爪下線状出血斑　57
総頸動脈　166, 167
爪甲　448, 451
総コレステロール基準値　432
挿耳部，聴診器の　214
双手法　67
創傷治癒遅延　414
早朝第1尿　105
蒼白　55
総ビリルビン　81
僧帽筋　381

索引

僧帽弁領域　76, 173
瘙痒感　446
足関節　339
足関節屈曲力　304
足関節伸展力　304
足底反射　74, 75, 349, 350
足背動脈　169
足背浮腫　102
続発疹　448
続発性リンパ浮腫　472
速脈　32, 170
側彎症　301
鼠径ヘルニア　229
鼠径リンパ節　474
阻血　291
組織呼吸　27
組織診，女性生殖器の　505
咀しゃく　198
咀しゃく機能　208
咀しゃく不全　200
疎性結合組織　293
疎通性　9, 53

た

ターゲット　10
タール便　253
第5指徴候　341, 342
第7頸椎棘突起　125
第12胸椎　97
第12肋骨　97
第12肋骨下縁　272
体位　332, 333, 344
体位時振戦　335
大陰唇　491
体液　92
　——の貯留状況　99, 101
　——の波動　166
　——の不足状況　98, 101
　——の割合　94
体液pH　110
体液調節　96
体液調節機能障害　92
体液量　58
体温　41, 43
体温計　43
体温調節機能　41
体格　18
体格指数　24
体幹　331
　——の失調症　352

体幹協調運動障害　352
耐寒性低下　412
帯下　495
対光反射　60, 61, 377, 378, 383, 398
タイコス式血圧計　35
代謝　222
代謝症候群　26
代謝性アシドーシス　110, 111
代謝性アルカローシス　110, 111
体臭　19
体重計　23
体重計測　22
体重減少率　244
体重増減　413
体重の平均値　23
体性感覚　365
大前庭腺　495
大腿周囲長　310, 331
大腿動脈　168
大腸領域の鼓音　238
耐糖能検査　81
大動脈弁領域　76, 173
　——の聴診　76
大脳基底核　327
タイプA行動パターン　158
大脈　32, 170
体毛　445
ダイヤモンド型雑音　77, 79
唾液　200, 208
唾液腺　206, 209, 210, 213
他覚所見の確認　400
他覚的知覚異常　362
濁音　30, 69, 172, 234
濁音界変位陽性　236
打腱器　71, 299
たこ　448
多呼吸　28, 131
多シナプス反射　349
打診　9, 53, 68
　——，肝臓の　70
　——，胸部の　70
　——，腎臓の　70
　——，打腱器による　71
　——，脾臓の　70
　——，腹水の　66, 70
　——，腹部の　70
　——，膀胱の　70
打診音　138
打診槌指　69

打診板指　69
打診指　69
唾石　205, 212
立ちくらみ　93
脱臼　291
脱肛　258
脱水　58, 92, 94, 98, 100, 101, 444, 452
脱髄　327
脱水症　92
タップ音　40
脱毛　417, 420, 449, 453
脱力感　413
タナーの分類　491
多尿　94, 105, 412
ダブルタイプ聴診器　231
打撲　291
タム・ホースフォールタンパク　107
多毛　410, 417, 420, 449
樽状胸　129
ダルリンプル徴候　417, 419
垂れ足　335
垂れ足歩行　308, 334
単球　460
男性外陰部　279
断続性副雑音　30, 76, 143, 144
断続性ラ音　76
胆道閉塞　57
タンパク異化亢進　412
タンパク尿　106

ち

チアノーゼ　56, 118, 119, 155, 439, 443, 446, 461
チェーン・ストークス呼吸　28, 130, 131
チェストピース，聴診器の　214
知覚　328
知覚過敏　201, 361
知覚障害　328
知覚消去現象　374
知覚低下　361
知覚の不連続線　366
恥丘　274
蓄尿　105
蓄尿障害の検査　282
恥骨結合　168, 277
恥骨上縁　228
致死性不整脈　92

523

索引

腟拡大鏡診　506
腟口　274
腟前庭　495
腟トリコモナス症　492
千鳥足歩行　334
遅脈　32, 170
着衣失行　393
チャドック反射　75
中腋窩線　124, 272
中核温　41
中間尿　105
昼間頻尿　269
注視時眼振　380
注視麻痺　378
中手指節関節　466
中心腋窩リンパ節　490, 499
中心静脈圧　58, 59, 159, 178～180
中心性チアノーゼ　56, 118, 155, 439, 443
中心性肥満　410
虫垂炎　68
中枢神経脱髄　327
中枢性尿崩症　412
中枢性発熱　42
中殿筋歩行　17
中等度脱水　95
中脳　383
超音波画像の表示方式　508
超音波検査　80, 82, 506
超音波診断装置　508
超音波ドップラー法　508
超音波膀胱内尿量測定装置　283
聴覚　361
聴覚器　361
腸管蠕動音　79
蝶形紅斑　461, 470
徴候　53
腸骨稜候　68
腸雑音　79, 232, 233
長趾伸筋腱　169
聴診　9, 53, 75
──, 呼吸器の　75
──, 三尖弁領域の　76
──, 循環器の　76
──, 心尖拍動部位の　76
──, 僧帽弁領域の　76
──, 大動脈弁領域の　76
──, 肺動脈弁領域の　77
──, 腹部の　79

聴診器　231
聴神経　363, 379
聴診法による血圧測定　39
腸蠕動　231, 233
腸蠕動音　233
腸蠕動不穏　230
腸内ガス分布　238
貼布試験　454
長母趾伸筋腱　169
腸腰筋　339
腸腰筋徴候　68
腸腰筋筋力　342
聴力　363
聴力検査　379
直接的血圧測定法　34
直接的対光反射　376
直接塗抹法　504
直接ビリルビン　81, 106
直線上歩行　306, 333, 345
直腸　259
──の指診　259
──の触診　259
直腸温　43, 47
直腸脱　258
直腸内圧　284

つ

椎骨線　125, 272
痛覚　379
痛覚過敏　362, 370, 413
痛覚計　369
痛覚検査　362, 369
痛覚刺激　369
痛覚消失　362, 370
痛覚鈍麻　362, 370
通過症候群　401
継ぎ足歩行　307, 333, 345
ツベルクリン反応　122, 455, 478
つま先立ち歩行　307
つまみ障害　341
爪　444, 448
──の異常　447
──の横溝　448
──の角度　449
──の視診　444
──の触診　451
──の蒼白　447
──の肥厚　448
──の変化　57
爪周囲の血管炎　57

爪白癬　448
ツルゴール　58, 101, 103, 450, 452

て

低栄養　95
低音雑音　175
低血圧　34
低血糖症状　418, 422
低酸素血症　439
低身長症　410
低タンパク血症　95
低調音　76
低張性脱水　93, 94, 100
低調性連続性副雑音　30, 143
データベース　50
笛声音　30, 144
摘便　255
テストステロン基準値　430
手袋型しびれ　413
伝音難聴　379
電解質検査　81
転換運動検査　343
殿筋歩行　17
電子血圧計　35
電子体温計　43, 44
点状出血　60, 447
デンタルミラー　203, 206

と

動眼神経　362, 376, 377
動悸　155
瞳孔　60, 376, 398, 417
瞳孔計　376, 398
瞳孔径　398
橈骨動脈　64, 167, 181
橈骨反射　72, 346
等張性脱水　100
頭頂葉障害　375
頭頂葉連合野　368, 374, 382
疼痛　360, 362
疼痛回避歩行　17
糖尿病性昏睡　408
登攀性起立　334
頭皮　443
頭尾診査　9
橙皮様変化　496
動脈血　118
動脈血pH　110
動脈血液ガスの基準値　111

524

索引

動脈血酸素(O_2)分圧　80, 110, 145
動脈血酸素(O_2)飽和度　110, 146
動脈血二酸化炭素(CO_2)分圧　80, 110, 145
動脈触知　166, 171
動脈拍動　31
動揺性歩行　308, 334
トーヌス　337, 350
特殊感覚　365
吐血　224
徒手筋力検査法　303, 312, 340
努責排尿　269
突進歩行　308
飛び跳ね歩行　334
トラウベの三角　70, 138, 236, 238
トラウベ半月腔　236, 238
トリグリセリド基準値　432
トリコモナス腟炎　495
トリヨードサイロニン基準値　429
努力呼吸　127, 130, 132
トルソー徴候　425, 426
トレムナー徴候　350
トレンデレンブルグ歩行　308
トロポニンⅠ　191

な

ナーシングアセスメント　4
ナースプラクティショナー　7
内果振動覚　425, 426
内科的血尿　107
内頸静脈　155, 161, 178
内頸静脈圧の推定　159
内呼吸　27
内視鏡検査　80
内診台　487
内臓感覚　365
内臓脂肪症候群　26
内臓脂肪蓄積　25, 26
内反尖足位　308
内分泌機能　408
ナトリウム　81
ナトリウム欠乏性脱水　93, 94, 100
軟口蓋　205
軟口蓋反射　381, 383
軟便　413
軟脈　32

に

においの検査　361
ニコチン　157
ニコルスキー現象　454
二次的神経障害　290
日常生活動作　7, 290, 296
日常生活動作評価指標　297
日母分類(改訂)　504
二点識別覚検査　374, 382
二頭筋腱反射　345
二杯試験　105
入院患者の診察　54
乳癌　496, 501, 503, 507
乳酸脱水素酵素　81
乳汁分泌　501
乳頭　494〜496, 501
乳頭浮腫　62
乳び尿　265
乳房　494, 495, 499, 503
乳輪　494〜496, 501
尿　105, 106, 265
——の色　265
——の外観　106
——の混濁　265
——の採取　105
——の性状　265
尿1回排出量　283
尿意切迫感　265, 269
尿ウロビリノゲン　106
尿円柱　107
尿簡易スクリーニング検査　106
尿クレアチニン　107
尿ケトン体　106
尿検査　82, 105
尿細胞診　106
尿失禁　265, 267
尿臭　414
尿浸透圧基準値　432
尿生化学検査　107
尿勢低下　269
尿潜血　106, 107
尿素窒素　108
尿タンパク　106, 107
尿中 $β_2$ ミクログロブリン　108
尿中 17-ケトステロイド基準値　430
尿中 17-ヒドロキシコルチコステロイド基準値　430

尿中 N-アセチル-$β$-D-グルコサミニダーゼ　108
尿中アルブミン　108
尿中赤血球　107
尿中白血球　107
尿沈渣　106, 282
尿沈渣赤血球数　106
尿定性試験　106
尿道下裂　275, 279
尿道口　274, 275, 277〜279
尿毒症　94
尿比重　106, 432
尿ビリルビン　106
尿閉　105, 267
尿崩症　408
尿流測定　283
尿流動態検査　283
尿量　105
尿量減少　94
妊娠線　491
認知症　328
認知障害　328, 398
認定看護師　7
認定看護師制度　6

ね

熱感　450
熱型　42
熱射病　42
熱傷　438, 439
熱中症　42
熱放散　42
ネフローゼ症候群　92
粘液水腫　419, 421
捻挫　291
捻髪音　30, 76, 143, 144
年齢別1日尿量　105

の

脳幹機能検査　380
脳血管障害　329, 363
濃縮尿　94
脳神経系　375, 383
膿性帯下　495
脳脊髄液検査　82
能動型運動感覚　373
濃尿　265
脳波検査　82
脳ヘルニア　326
膿疱　447

525

索引

は

ノギス　374
のど　380

歯　206
パーキンソン歩行　17, 308
バーセル指数　297
パーソナリティ　158
肺活量　146
肺肝境界　69, 70, 137
肺気量　147
敗血症　460
敗血症性ショック　461
肺呼吸　27
肺脂肪塞栓症　292
肺性副雑音　30, 143, 144
肺尖部　126
バイタルサイン　27
肺底部　126
肺動脈楔入圧　189
肺動脈弁領域　77, 173
排尿　265
排尿回数　265
排尿機能　265
排尿筋圧　284
排尿筋過活動　268, 283
排尿困難感　267
排尿時痛　267
排尿障害　268, 283, 414
排尿状態　265
排便　252
排便回数　254
排便機能　252
排便困難　253
排便時痛　254
排便量　254
肺胞音　75
肺胞呼吸音　30, 141
肺野の打診　137
肺葉　126
廃用症候群　294
廃用性筋萎縮　302, 310, 335
白斑　447
歯車様強剛　351
跛行　301, 311
はさみ脚歩行　17, 308
パジェット病　496
橋本病　424
播種性血管内凝固症候群　60
バセドウ病　409

バソプレシン基準値　428
ばち指　56, 118, 119, 445, 449
発汗　56, 439, 444, 446
発汗異常　409
発汗量　444, 450
白血球　80, 190
――, 尿沈渣の　282
白血球円柱　107
白血球数　80
発声　19, 380
パッチテスト　454
パッドテスト　282
発熱　41, 42
バッファローハンプ　410
鳩胸　129
鼻指鼻試験　63, 343
羽ばたき振戦　57
バビンスキー徴候　349, 350, 352
バビンスキー反射　74, 75, 349
ハリス・ベネディクトの式　246
バリノー徴候　378
針反応　455
バルトリン腺　495, 502
バレー徴候　340, 341, 392
バレーの下肢試験　341
汎下垂体機能低下症　408
瘢痕　448
反射性尿失禁　268
反射の消失　71
反射の低下　71
斑状出血　60
半側空間失認　393
半側空間無視　393, 399
反跳痛　68, 239, 240, 241, 497
反動痛　240
反応性充血　447
反復唾液飲みテスト　215
ハンマー　71, 299
ハンマン徴候　30, 144
半盲　361, 362, 399

ひ

ビオー呼吸　28, 130, 131
皮下気腫　134, 135, 161, 162
比較的濁音　136, 139
皮下脂肪厚　244
皮下脂肪厚計　245
皮下脂肪蓄積量　244
皮下出血　60
非観血的血圧測定法　34

引きずり歩行　334
ひきつれ　448
膝押さえ歩行　17
膝立て試験　343
脾腫　476
皮疹　229, 446, 461
脾臓　238, 467
――の叩打診　237, 238
――の腫大　477
――の触診　67, 476
――の打診　70, 236
被打診指　69
ビタミンＤ欠乏　445
必要エネルギー量　246
ヒト心臓由来脂肪酸結合タンパク　192
皮内反応　455, 456
非肺性副雑音　30, 144
ひび割れ　444, 446
皮膚　438
――の黄染　222, 230, 445
――の温度　170, 451
――の色調　443, 445
――の性状　446
――の線状発赤　475
皮膚温　170, 451
皮膚乾燥　99, 421, 446, 452
皮膚筋炎　461
皮膚緊張度　101, 103, 450, 452
腓腹筋　183
皮膚硬化　462, 470
皮膚障害　447
皮膚症状　59, 440
皮膚節　366
皮膚線条　229, 230, 491
皮膚蒼白　444
皮膚統合性の低下　440
皮膚読字感覚検査　374, 382
皮膚菲薄化　421
皮膚描記法　454
皮膚病変　444, 446
皮膚付属器　438
皮膚分節　366
皮膚冷感　101
飛蚊症　413
非凹み型下肢浮腫　58
肥満　155
肥満度　24
肥満判定　24
ヒュー音　30, 144

索引

ヒュー＝ジョーンズの分類　120
表在感覚　362, 365, 401
表在知覚　392, 400
表在反射　348, 352
表在リンパ節　466
表出障害　398
標準失語症検査　402
標準体重　24
表情　19
病態失認　393
病的反射　74, 349, 352
病的分裂，Ⅱ音の　175
表皮剥離　448
病理組織検査　80
鼻翼呼吸　132
日和見感染　460
ヒョレア　335
平手法，乳房の触診　500
ヒラメ筋　183
びらん　448
非流暢性失語　402
ビリルビン値　445
貧血　55, 222, 443
頻呼吸　28, 130
頻尿　105, 265, 267
頻脈　32, 170
貧毛　449

ふ

ファイン・クラックル　30, 76, 143, 144
フィジカルアセスメント　4, 9, 50, 53
── の3つの相　9
── の意義　6
── の位置づけ　4, 5
── の構成要素　9, 50
── の定義　4
── のプロセス　9
── の目的　5
── の目的，看護における　50
フィジカルイグザミネーション　4, 15, 20, 50, 53
── 実施上の注意　53
── の順番　54
── の体位　54
フィッシュバーグ濃縮試験・希釈試験　111
フェノールスルホンフタレイン色素排泄試験　111

フォーカス　10
フォーカスアセスメント　84
フォルクマン拘縮　292
フォン＝ヴィルブランド病　60
付加音　73
腹圧性尿失禁　268, 278, 280, 282
腹囲　25, 242, 243
腹囲測定　25, 242
複合感覚　392, 400
副甲状腺ホルモンC末端基準値　429
副雑音　28, 30, 143, 144
複視　61, 361, 362
腹式呼吸　29
副神経　380, 381
副腎皮質機能低下症　409
副腎皮質刺激ホルモン　408
副腎皮質刺激ホルモン基準値　427
腹水　66, 70, 93, 155, 236
服装　19
腹大動脈　232
腹大動脈領域　232
腹痛　254
腹痛時の触診　68
副乳腺　496
副乳頭　496
副鼻腔　132, 135
腹部エコー　111
腹部基準線　228
腹部筋硬直　241
腹部血管雑音　232, 234
腹部硬直　68, 239
腹部深触診　239, 240
腹部浅触診　239
腹部臓器　228
腹部打診音　234
腹部の4区分　66, 97, 228
腹部の9区分　66, 97
腹部膨満　66, 254
腹部膨隆　490
腹壁静脈　229
腹壁拍動　229
腹壁反射　349
腹膜炎　68
腹膜刺激症状　68
浮腫　58, 92, 99, 101, 422, 444, 452
── の判定，圧痕による　102, 103, 452

不使用性シンドローム　294
不随意運動　327, 333, 335
不正性器出血　484, 505
不整脈　32, 92, 154
腹筋反射　73
舞踏運動　335
ブドウ糖負荷試験　433
不妊　413
プライバシー　53
ブラッダースキャン　283
ブリストル大便チャート　253
ブリックテスト　455
不良姿勢　301
ブルイ　79, 424
ブルンベルグ徴候　68, 241, 497
プレショック　409
不連続線　366
フローボリューム曲線　147
フローボリューム検査　146
プロラクチン基準値　428
分時換気量　28
分泌物，女性生殖器からの　495
分回し運動　308

へ

平滑舌　209, 212
平衡温　43
平衡感覚　63, 361
平衡感覚障害　361, 363
閉鎖型質問　14
閉塞性動脈硬化症　293
ベーチェット病　455
ペクトリロキー　143
凹み型浮腫　58
凹み手徴候　341
ベセスダシステム　504
ヘノッホ・シェーンライン紫斑病　60
ヘバーデン結節　56
ヘマトクリット値　80
ヘモグロビン　157
ヘモグロビンA1c　81, 432
ヘモグロビン値　445
ヘモグロビン濃度　80
ヘリオトロープ疹　461
ベル型，聴診器の　75
ヘルスアセスメント　4
ベル面，聴診器の　75
便　252
── の色　253

527

―― の性状　254
便意　255
変形　293
変形性指関節症　56
便検査　82
便細菌検査　261
便失禁　253, 255
便潜血検査　261
ヘンダーソン・ハッセルバルヒの式　110
べんち　448
扁桃　465, 466, 469
扁桃肥大　119, 199
便培養検査　261
便秘　253, 413
便ヘモグロビン検査　261
片麻痺歩行　17

ほ

膀胱　70, 280, 281
膀胱炎　268
膀胱脱　280
膀胱内圧　284
膀胱内圧測定　283
膀胱内残尿量　283
膀胱部圧痛　279
膀胱不随意収縮　284
放射線検査　80, 82
膨疹　447
乏尿　94, 105
傍尿道腺　275
包皮　274
ホーマンズ徴候　159, 183
歩行　17, 293
―― の異常　308
歩行周期　18
歩行障害　294
歩行状態　17, 306, 332, 333, 345
母指さがし試験　372, 373, 382
補助呼吸筋　127
補体値　479
勃起不全　413
発疹　59, 230, 446, 447
発赤　439, 446
ホフマン反射　74, 349, 350
ホルネル症候群　417, 420
ホルモン検査　427
ホルモン補充療法　257
奔馬調律　77, 174, 175

ま

マーサ・E. ロジャーズ　4
マーフィー叩打徴候　70, 71
膜型, 聴診器の　75
マグネシウム　81
膜面, 聴診器の　75
麻酔看護師　7
マックバーニー圧痛点　241
末梢血液検査　80
末梢血管虚脱　154
末梢血管抵抗　34
末梢血球数　108
末梢循環　170
末梢循環不全　119, 181～183, 439, 461
末梢神経障害　327
末梢性チアノーゼ　56, 118, 155, 439, 443
末梢動脈拍動　154
麻痺　439
満月様顔貌　410
マンシェット　35, 37
慢性呼吸不全　449
慢性の頭痛　412
慢性尿閉　267
慢性腹膜炎　68
慢性閉塞性肺疾患　76

み

ミオクローヌス　335
ミオグロビン　191
ミオトニア　351
味覚　361, 363
―― の検査　361, 379
味覚器　361
味覚障害　363
水欠乏性脱水　94, 98, 100
水制限試験　433
水飲みテスト　215
水利尿　412
身だしなみ　19
耳鳴り　363
脈圧　32
脈拍　31
―― の左右差　32, 170
―― の上下肢差　32, 170
―― の触知部位　31, 171
―― の性状　33, 170
―― のリズム　32, 170

脈拍異常　32, 170
脈拍触知不能　154
脈拍数　32, 33
三宅式記銘力検査　402
ミンガチーニ試験　340

む

無害性心雑音　79
無月経　413
無呼吸　28, 131
むせ　200, 381
無尿　94, 105
胸やけ　200
無毛　449

め

迷走神経　380
メタボリックシンドローム　25, 26, 158, 242
―― の診断基準　26
メドゥーサの頭　230
メルゼブルクの三徴　409, 417, 424
免疫学的便潜血検査　261
免疫関連検査　478
免疫機能低下　460, 463
免疫機能の検査　478
免疫系　460
免疫反応　460
免疫不全　460

も

毛髪　445, 451, 453
網膜静脈　62
網膜剥離　62
問診　9, 53

や

夜間多尿　412
夜間の咳嗽　156
夜間頻尿　265, 269
ヤギ声　76, 143
薬剤性下痢　255
薬剤性便秘　255
やせ　439

ゆ

有酸素運動　158
遊走腎　103
誘発試験　455

遊離サイロキシン基準値　429
遊離トリヨードサイロニン基準値　429
指の変化　56
指鼻試験　333, 343
指指試験　343

よ

溶血性貧血　57
腰仙部皮膚洞　275
腰椎横突起　272
予備吸気量　146
予備呼気量　146

ら

ラ音　30, 143
落屑　444, 446
ラポール　9, 53, 54
卵管癌　507
卵巣癌　507
卵胞刺激ホルモン基準値　428

り

リスクファクター　157
理想体重　244
立位　17
立体覚検査　374

立体覚・書字感覚検査　382
リプロダクティブヘルス　484
流涎　198
流暢性失語　402
隆椎　125
両側同時刺激検査　374
旅行者下痢症　255
淋菌感染症　495
臨床検査　9, 80
臨床検査項目　80, 83
輪状軟骨　423
鱗屑　444, 446
リンネ検査　379
リンパ管炎　475
リンパ球　460
リンパ系　460, 467
リンパ節　466
リンパ節腫脹　20, 462, 463, 473
リンパ節触知　475
リンパ浮腫　58, 465, 472

れ

冷汗　154, 439, 446, 452
冷感　450
レイノー現象　56, 462
レバイン分類　79
レモンイエロー　57

連続7減算　402
連続性雑音　175
連続性副雑音　30, 76, 143, 144
連続性ラ音　76

ろ

漏出性便失禁　255
漏斗胸　129, 162
ローヴジング徴候　68
ローレル指数　24
濾過血液量　109
肋骨下縁　124, 160, 272
肋骨下角の角度　133, 135
肋骨弓下端　97
肋骨脊柱角　70, 97, 104, 272
肋骨の走行角度　128
ロンカイ　30, 76, 143, 144
ロンベルグ試験　63, 307, 332, 344
ロンベルグ徴候陽性　352

わ

枠組み　50
鷲手　293, 335
ワルテンベルグの指屈反射　74
腕橈骨筋腱反射　72, 73, 346